イラスト授業シリーズ

ひと目でわかる HOW THE BODY WORKS

体のしくみとはたらき図鑑

イラスト授業シリーズ

ひと目でわかる

体のしくみとはたらき図鑑

HOW THE BODY WORKS

大橋順／桜井亮太［日本語版監修］
千葉喜久枝［訳］

創元社

DK | Penguin Random House

Original Title: How the Body Works

Japanese translation rights arranged with Dorling Kindersley Limited, London through Fortuna Co., Ltd. Tokyo.

For sale in Japanese territory only.

Printed and bound in China

A WORLD OF IDEAS:
SEE ALL THERE IS TO KNOW
www.dk.com

〈イラスト授業《じゅぎょう》シリーズ〉
ひと目《め》でわかる　体《からだ》のしくみとはたらき図《ず》鑑《かん》

2017年7月20日第1版第1刷　発行

日本語版監修者　大橋順、桜井亮太
訳　者　千葉喜久枝
発行者　矢部敬一
発行所　株式会社 創元社
http://www.sogensha.co.jp/
本社　〒541-0047 大阪市中央区淡路町4-3-6
Tel.06-6231-9010　Fax.06-6233-3111
東京支店　〒162-0825 東京都新宿区神楽坂4-3 煉瓦塔ビル
Tel.03-3269-1051

ISBN978-4-422-41095-1 C0347

CONTENTS

目次

第1章
顕微鏡で見ると

第2章 支え合う

皮膚の奥 …… 30
外側の防衛機構 …… 32
先端部 …… 34
支柱 …… 36
成長する骨 …… 38
柔軟性 …… 40
咀嚼 …… 42
粉砕機 …… 44
皮膚の損傷 …… 46
破損と修繕 …… 48
もろくなる骨 …… 50

第3章 活動中

引き寄せる力 …… 54
どのように筋肉は動くのか？ …… 56
筋肉の伸び縮み …… 58
感覚の入力、行動の出力 …… 60
管制センター …… 62
情報伝達の中枢 …… 64
活性させる輝き …… 66
行動かリラックスか？ …… 68
打撲、捻挫、断裂 …… 70

第4章 感覚

圧力を感じる …… 74
どのようにして感じるのか？ …… 76
痛みの経路 …… 78
眼のしくみ …… 80
映像を作り上げる …… 82
脳の中に映るもの …… 84
眼の異常 …… 86
耳のしくみ …… 88
どのようにして脳は聞くのか …… 90
平衡の維持 …… 92
聴覚の異常 …… 94
香りをとらえる …… 96
舌の先で …… 98
体の位置感覚 …… 100
統合感覚 …… 102
声を使う …… 104
表情を読む …… 106
語らないこと …… 108

第5章
物事の本質

肺を満たす …… 112
空気から血液へ …… 114
なぜ呼吸するのか？ …… 116
咳とくしゃみ …… 118
血液の多くの任務 …… 120
どのように心臓は拍動するのか …… 122
どのように血液は運ばれるのか …… 124
破れた血管 …… 126
心臓の疾患 …… 128
運動と限界 …… 130
より健康に力強く …… 132
運動を健康増進に活用する …… 134

第6章
入口と出口

体に栄養を与える …… 138
どのように食べ物は作用するのか …… 140
食べ物を供給する口 …… 142
腸の反応 …… 144
上がって、下がって、外へ出る …… 146
微生物による分解 …… 148
血液をきれいにする …… 150
水分のバランス …… 152
どのように肝臓ははたらくのか …… 154
肝臓がおこなっていること …… 156
エネルギー・バランス …… 158
砂糖のわな …… 160
ごちそうか、断食か？ …… 162
消化器の異常 …… 164

第7章
体調と健康

体の中の戦場 …… 168
敵か、味方か？ …… 170
細菌は私たちである …… 172
傷を最小限におさえる …… 174
感染症 …… 176
問題を探す …… 178
暗殺部隊 …… 180
風邪とインフルエンザ …… 182
ワクチンの作用 …… 184
免疫の疾患 …… 186

第8章 化学物質のバランス

ホルモン製造工場……190
どのようにホルモンは作用するのか……192
内的平衡……194
ホルモンの変化……196
一日のリズム……198
糖尿病……200

第9章 命のサイクル

有性生殖……204
月のサイクル……206
小さな始まり……208
世代ゲーム……210
成長する命……212
母親の新しい体……214
誕生の奇跡……216
生きるための準備……218
成長する……220
ホルモンの影響を受ける10代……222
老いていく……224
人生の終末……226

第10章 心のはたらき

学習能力……230
記憶を作る……232
眠りにつく……234
夢に入り込む……236
すべては感情……238
闘争／逃走反応……240
情動の障害……242
魅力を感じる……244
並はずれた頭脳……246

索引……248
謝辞……256

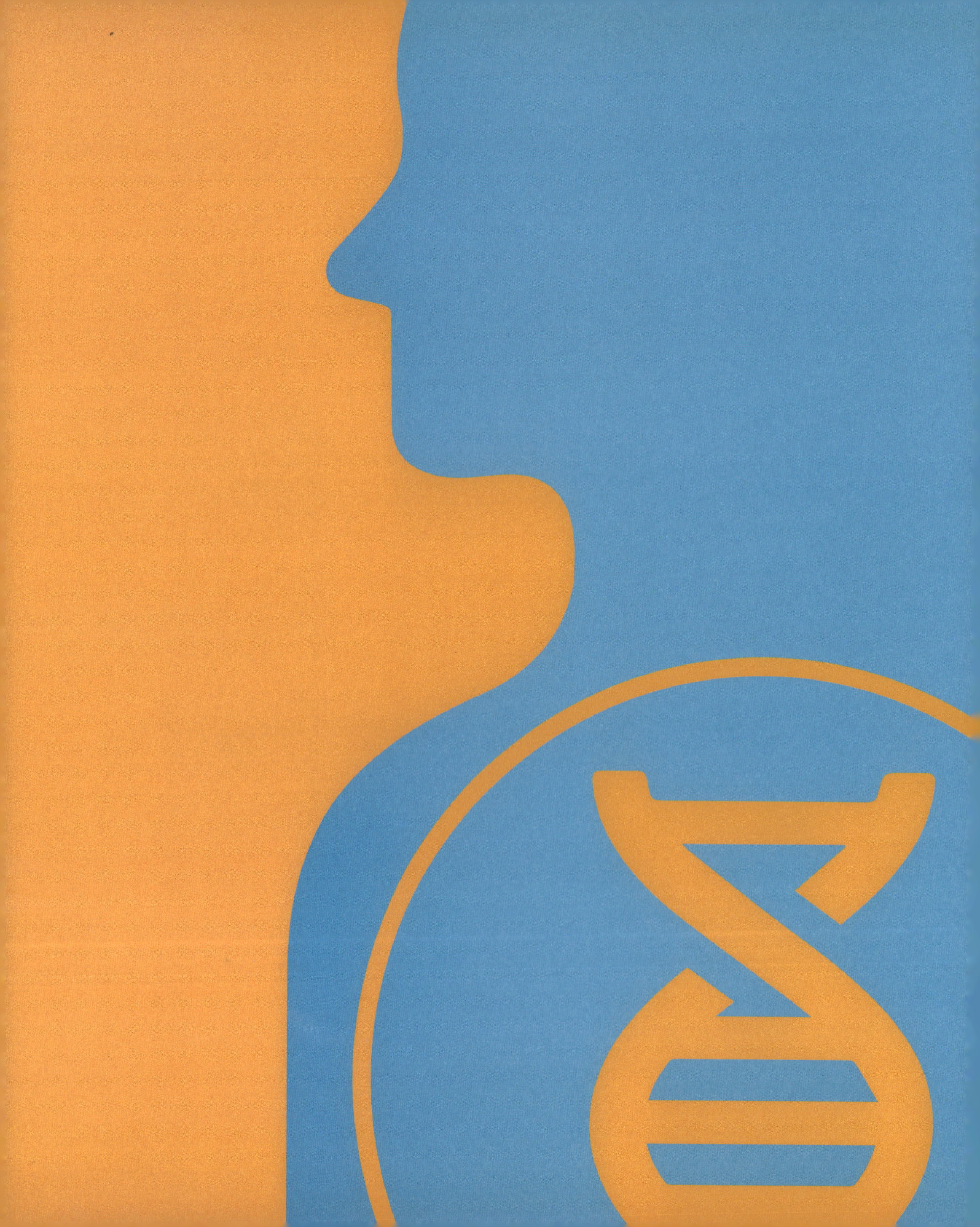

第1章

顕微鏡で見ると

担当者は?

体の多くの部分は、任務を果たすため、系と呼ばれる、器官や組織の集合体として協力してはたらいている。各系は呼吸や消化などの機能を担う。たいていは脳と脊髄が主な調整役であるが、体の系は常に連絡を取り合い、たがいに指示を出し合っている。

なくても生存可能な系はあるか?

私たちの体の系はどれも生命維持に欠かせない。虫垂《ちゅうすい》などの器官と異なり、系全体がはたらかなければ、通常は死に至る。

系統化について

系は単一の機能を持つ体の部分の集まりである。とはいえ、複数の任務を受け持つ器官もある。たとえば膵臓は、消化液を胃に送るので消化器系に属するが、ホルモンを血流に放出するため、内分泌系の一部としてもはたらく。

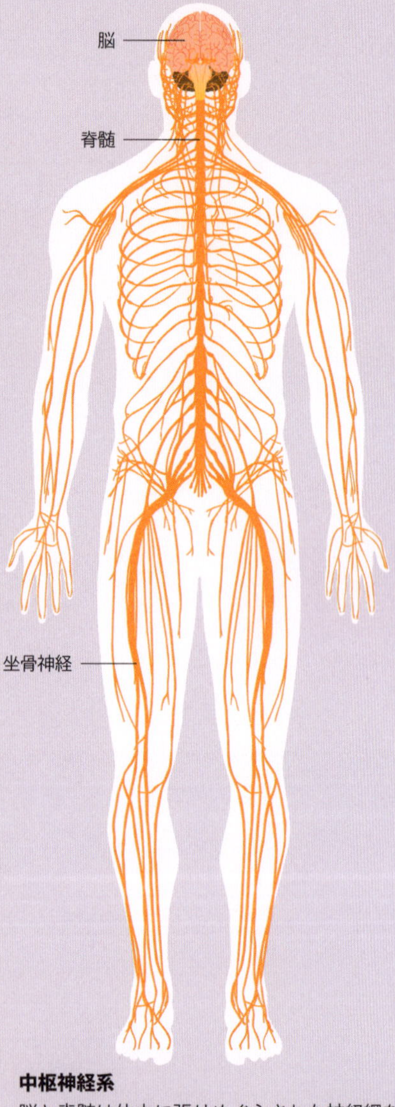

中枢神経系
脳と脊髄は体中に張りめぐらされた神経網を通して得た情報を処理し、それにもとづいて指示を出す。

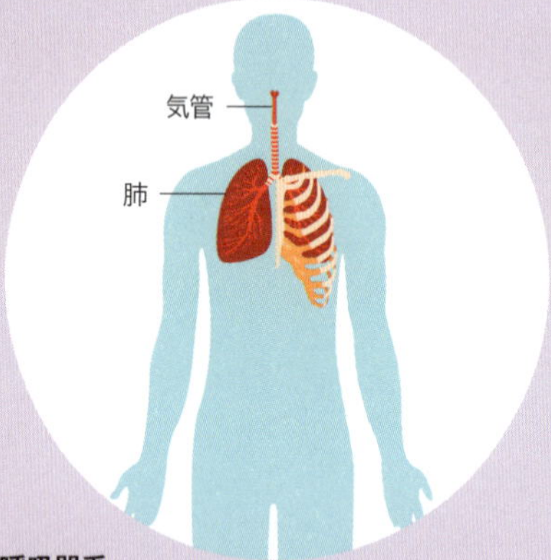

呼吸器系
肺で空気は血管と接触し、酸素と二酸化炭素が交換される。

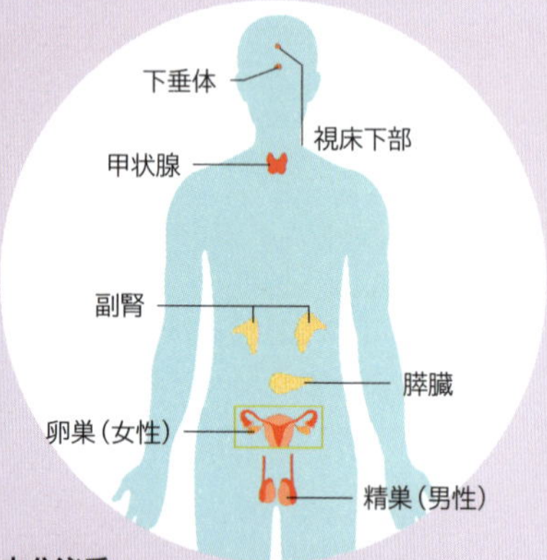

内分泌系
内分泌腺からなるこの系はホルモンを分泌するが、それらは体の化学伝達物質で、他の系に情報を送る。

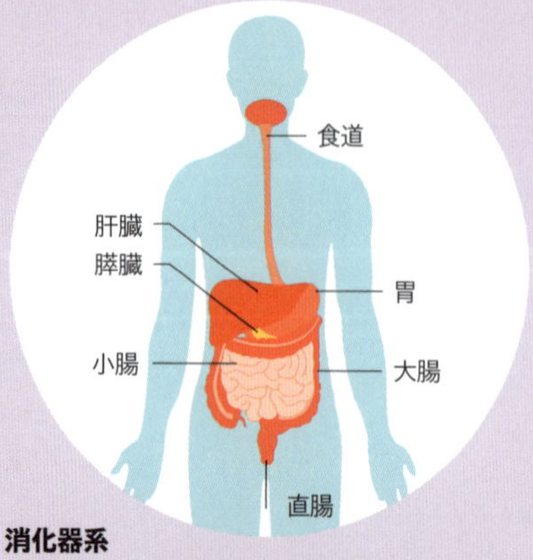

消化器系
胃と腸がこの器官系の主要部で、食物を体に必要とされる栄養へ変える。

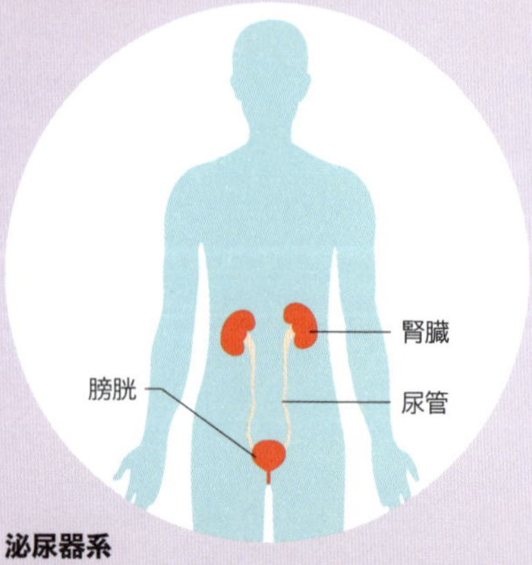

泌尿器系
腎臓が血液を濾過して除いた不要な物質は、膀胱にためられて尿として排出される。

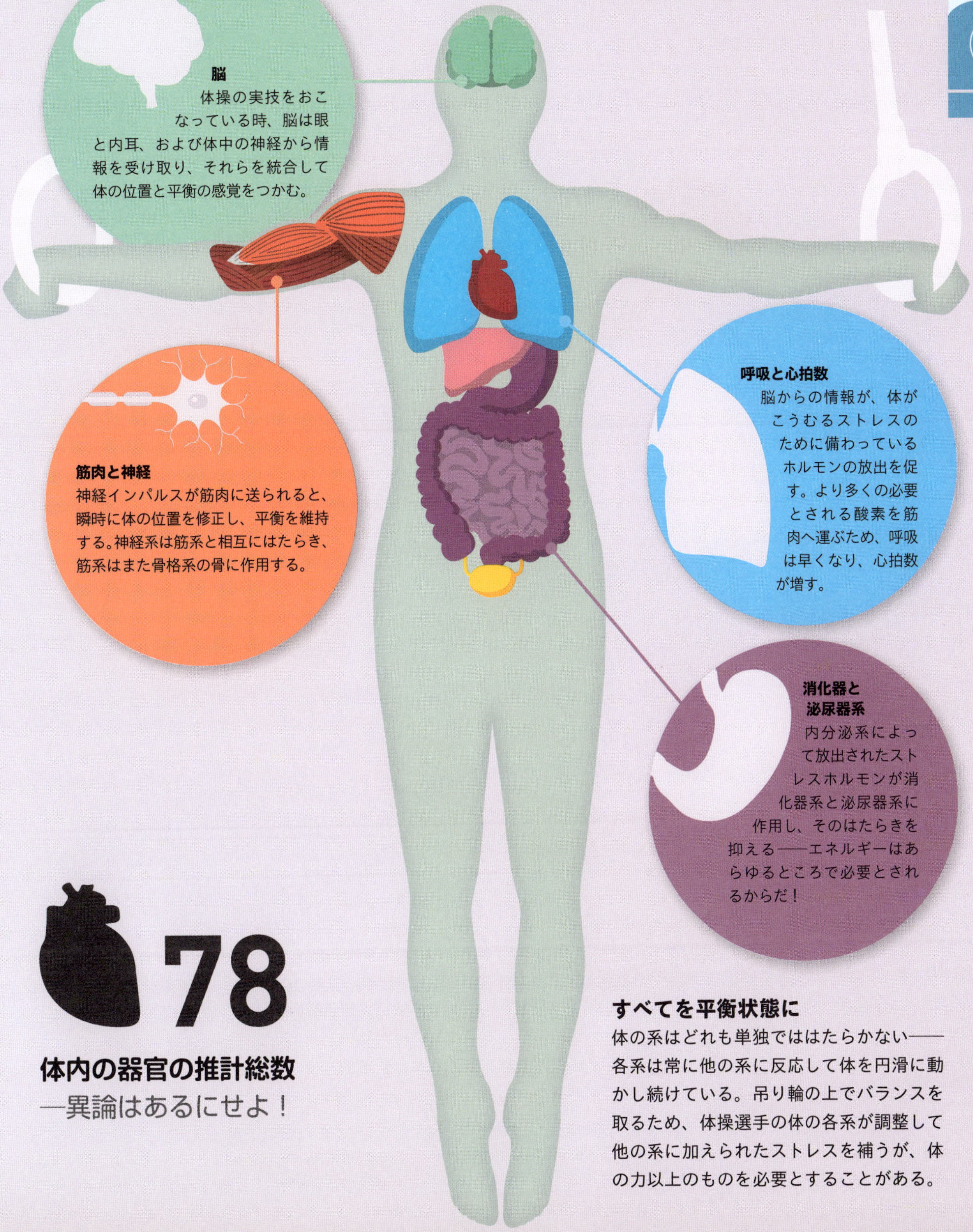

脳

体操の実技をおこなっている時、脳は眼と内耳、および体中の神経から情報を受け取り、それらを統合して体の位置と平衡の感覚をつかむ。

筋肉と神経

神経インパルスが筋肉に送られると、瞬時に体の位置を修正し、平衡を維持する。神経系は筋系と相互にはたらき、筋系はまた骨格系の骨に作用する。

呼吸と心拍数

脳からの情報が、体がこうむるストレスのために備わっているホルモンの放出を促す。より多くの必要とされる酸素を筋肉へ運ぶため、呼吸は早くなり、心拍数が増す。

消化器と泌尿器系

内分泌系によって放出されたストレスホルモンが消化器系と泌尿器系に作用し、そのはたらきを抑える——エネルギーはあらゆるところで必要とされるからだ！

78

体内の器官の推計総数

—異論はあるにせよ！

すべてを平衡状態に

体の系はどれも単独でははたらかない——各系は常に他の系に反応して体を円滑に動かし続けている。吊り輪の上でバランスを取るため、体操選手の体の各系が調整して他の系に加えられたストレスを補うが、体の力以上のものを必要とすることがある。

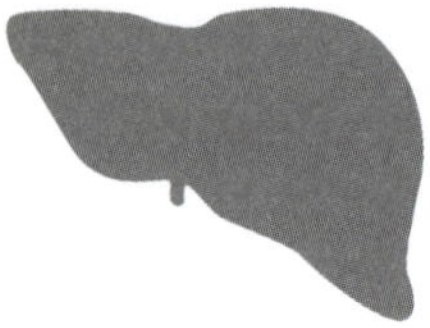

10,000人に1人、すべての内臓が体の逆側にある

器官

体内の器官はおおむね独立して特定の機能を遂行する。器官を構成する組織がそれぞれ独自にそのはたらきを助ける。たとえば胃を構成しているのは主に筋組織で、食物の摂取量に合わせて拡張や収縮することができる。

胃の構造

胃を構成する主な組織は筋肉だが、内側で消化液を分泌する腺組織と、内側と外側の両方の表面でバリアを形成する上皮組織で覆われている。

器官から細胞へ

体内の各器官は裸眼でもはっきり見分けられる。しかし器官を切り開けば、さまざまな組織の層があらわれる。各組織の内側にはさまざまな種類の細胞がある。それらすべてが一緒にはたらいて、器官の任務を遂行する。

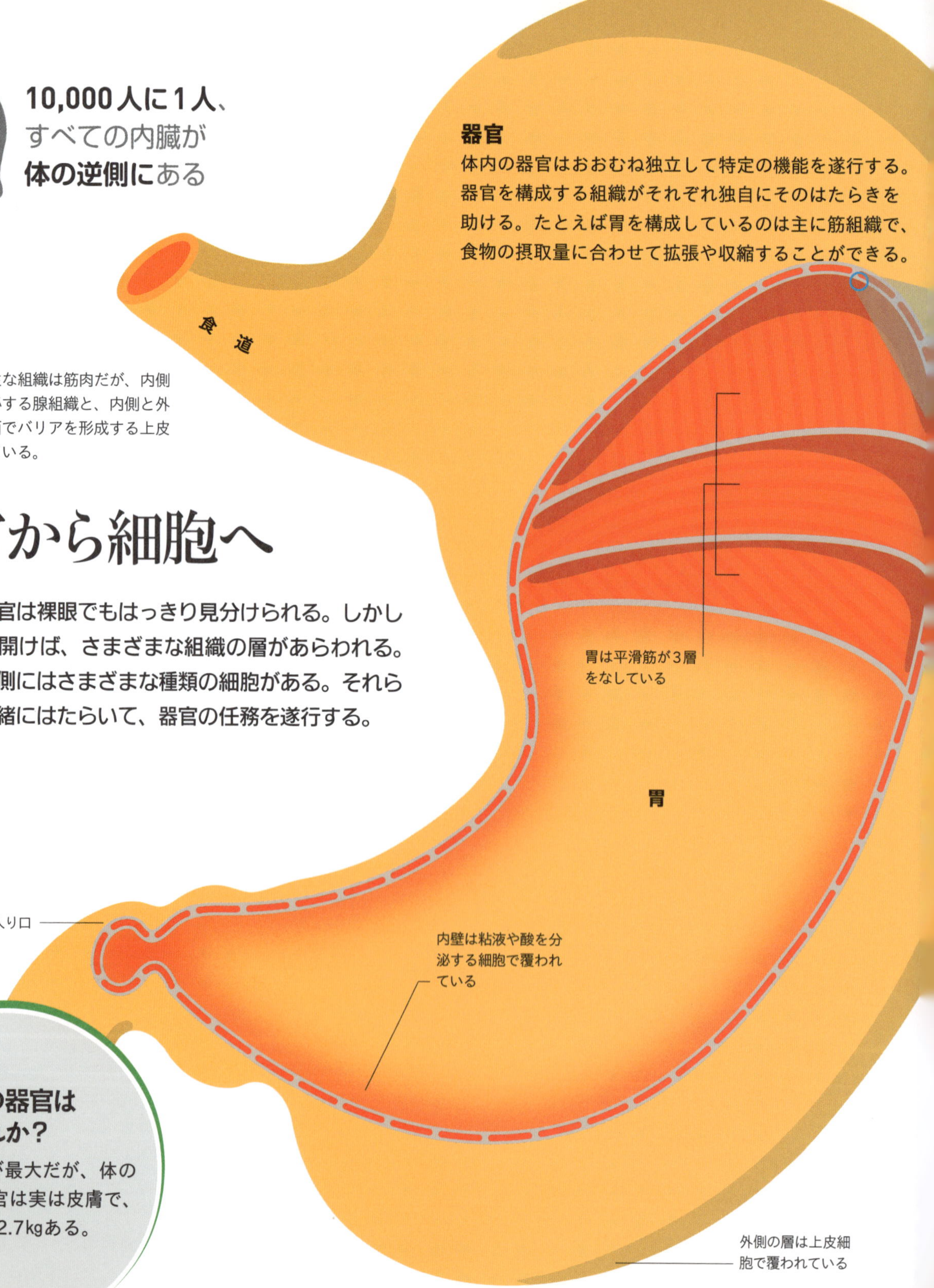

食道
胃は平滑筋が3層をなしている
胃
腸への入り口
内壁は粘液や酸を分泌する細胞で覆われている
外側の層は上皮細胞で覆われている

最大の器官はどれか?

内臓では肝臓が最大だが、体の中で最大の器官は実は皮膚で、重さは約2.7kgある。

組織と細胞

組織はひとまとまりの連結した細胞からなる。組織には、胃壁を形成する平滑筋、骨に付着して骨を動かす骨格筋など、さまざまな種類がある。組織は細胞と同様に、たとえば結合組織内の膠原《こうげん》線維のように、他の構造を含むこともある。細胞は一個の独立した生物単位——あらゆる生物のもっとも基本的な構造である。

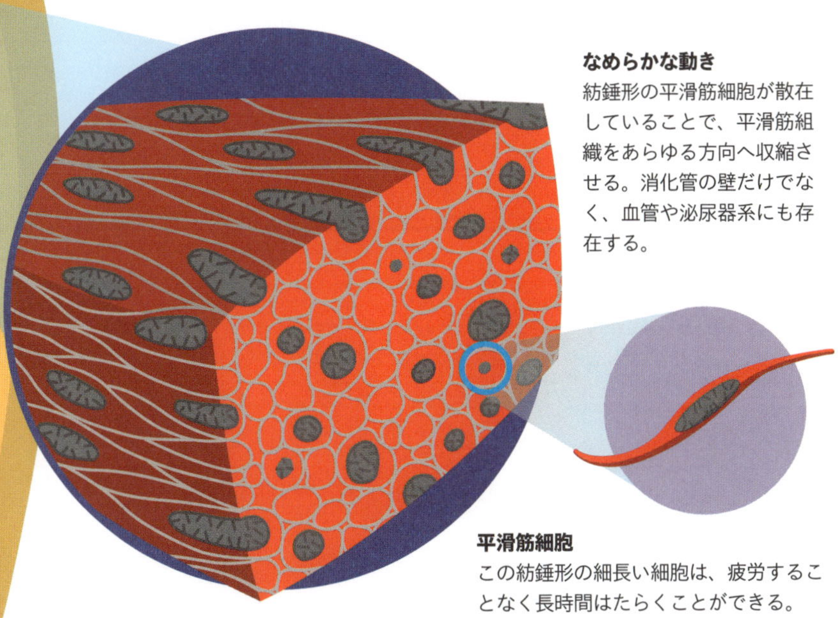

なめらかな動き
紡錘形の平滑筋細胞が散在していることで、平滑筋組織をあらゆる方向へ収縮させる。消化管の壁だけでなく、血管や泌尿器系にも存在する。

平滑筋細胞
この紡錘形の細長い細胞は、疲労することなく長時間はたらくことができる。

組織の種類

人体には４種類の基本的な組織がある。それらはさらにさまざまな種類に分類される。たとえば、血液と骨は結合組織である。各組織には特定の機能に合わせて異なる特性（強さ、柔軟性、動きなど）がある。

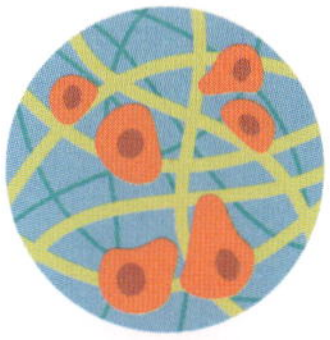

結合組織
他の組織や器官を連結、保持、結合、分離する。

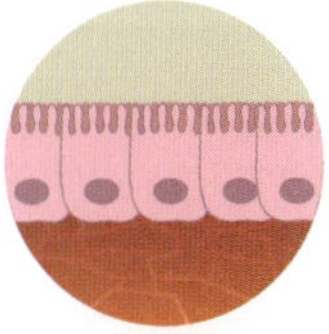

上皮組織
バリアを形成する層の中に密に並んだ細胞。

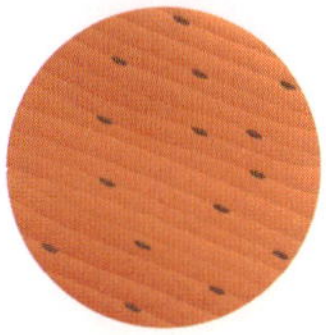

筋組織
動きを作り出すために弛緩と収縮をする、細長い細胞。

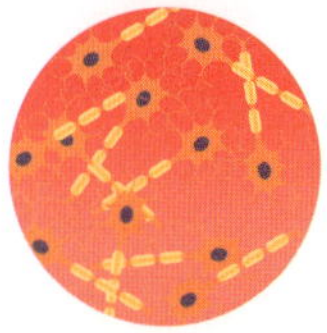

神経組織
電気インパルスを伝えるために、ともにはたらく細胞。

細胞の種類

人体にはおよそ200種類の細胞がある。顕微鏡で見るとまったく異なる形をしているが、大半の細胞には、核、細胞膜、細胞内器官など共通の特徴がある。

赤血球
核がないため可能な限り多くの酸素を運ぶことができる。

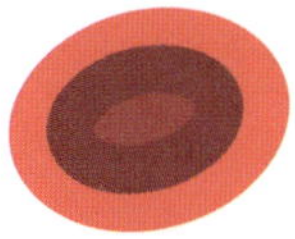

神経細胞
脳と体の各部分との間で電気信号を伝える。

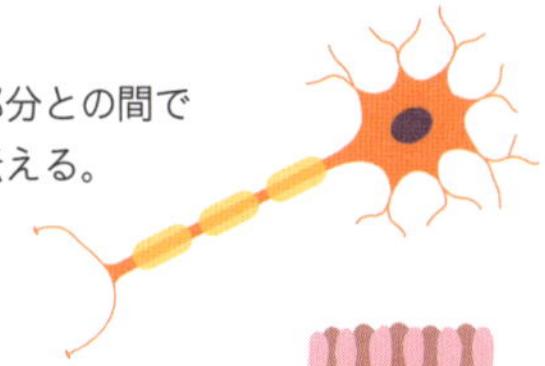

上皮細胞
体の表面や腔を覆い、すき間のないバリアを作る。

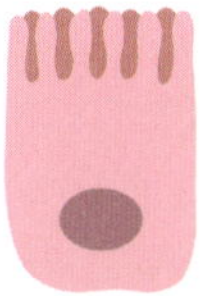

脂肪細胞
体の熱を保ち、エネルギーに変換可能な脂肪の分子を蓄える。

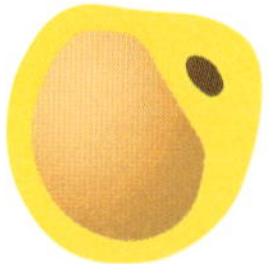

骨格筋細胞
収縮して骨を動かす線維状の束として配列されている。

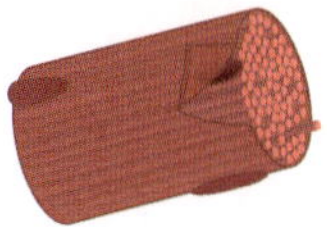

生殖細胞
女性の卵子と男性の精子が結合し、新しい胚となる。

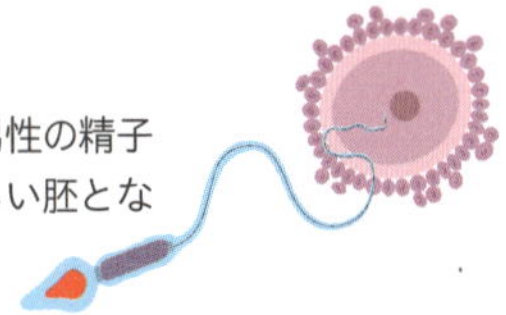

光受容細胞
眼の裏側を覆い、届いた光に反応する。

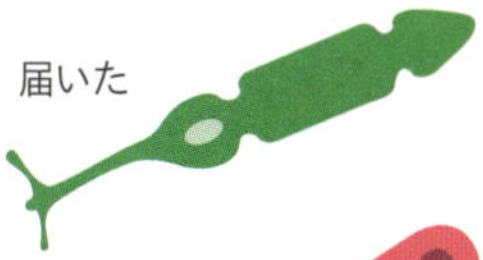

有毛細胞
内耳の液体を通して伝えられる音の振動を受信する。

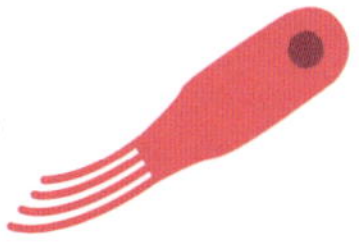

細胞のはたらき

体はおよそ10兆の細胞でできており、各細胞は一個の独立した生物構成単位である。個々の細胞がエネルギーの消費、分裂、老廃物の排出、情報の伝達をおこなっている。細胞はあらゆる生物の基本単位である。

細胞の機能

ほとんどの細胞にはその中心に核という、遺伝情報、すなわちDNAを含む構造体がある。細胞はこの情報をもとに、生きるのに不可欠なさまざまな分子を作る。このことをおこなうのに必要な資源は細胞内部に含まれている。細胞小器官という構造体は、体の器官のように専門の任務を遂行する。細胞小器官は、核と細胞膜の間の領域である細胞質に含まれる。あたかも効率のよい工場のように、分子が細胞内部に運び込まれると別の分子が運び出される。

1 遺伝情報の受け取り
細胞内で起こることはすべて核内部の遺伝情報によって管理される。それらの遺伝情報はメッセンジャーRNA（mRNA）という長い分子にのって運び出される。mRNAの分子は核を出て細胞質に移動する。

2 合成
mRNAは粗面小胞体と呼ばれる、核にくっついた細胞小器官へ移動する。そこで粗面小胞体にちらばっているリボソームがくっつくと、遺伝情報に基づいてアミノ酸の鎖が作られ、タンパク質の分子となっていく。

3 パッケージ
タンパク質は小胞（小さな細胞の泡）に入り、細胞質を通ってゴルジ体までたどり着く。ゴルジ体は郵便仕分けのように、タンパク質をパッケージし、標識をつけ、次の送り先を決定する。

4 輸送
ゴルジ体はタンパク質を、標識の宛先に応じて異なる種類の小胞へ分類する。それらの小胞が分離すると、細胞の外側へ向けられた小胞が細胞膜と融合し、細胞外へタンパク質を放出する。

細胞の内部
非常に多くの細胞小器官が細胞内部の構造を形作るが、細胞によりその種類は異なる。

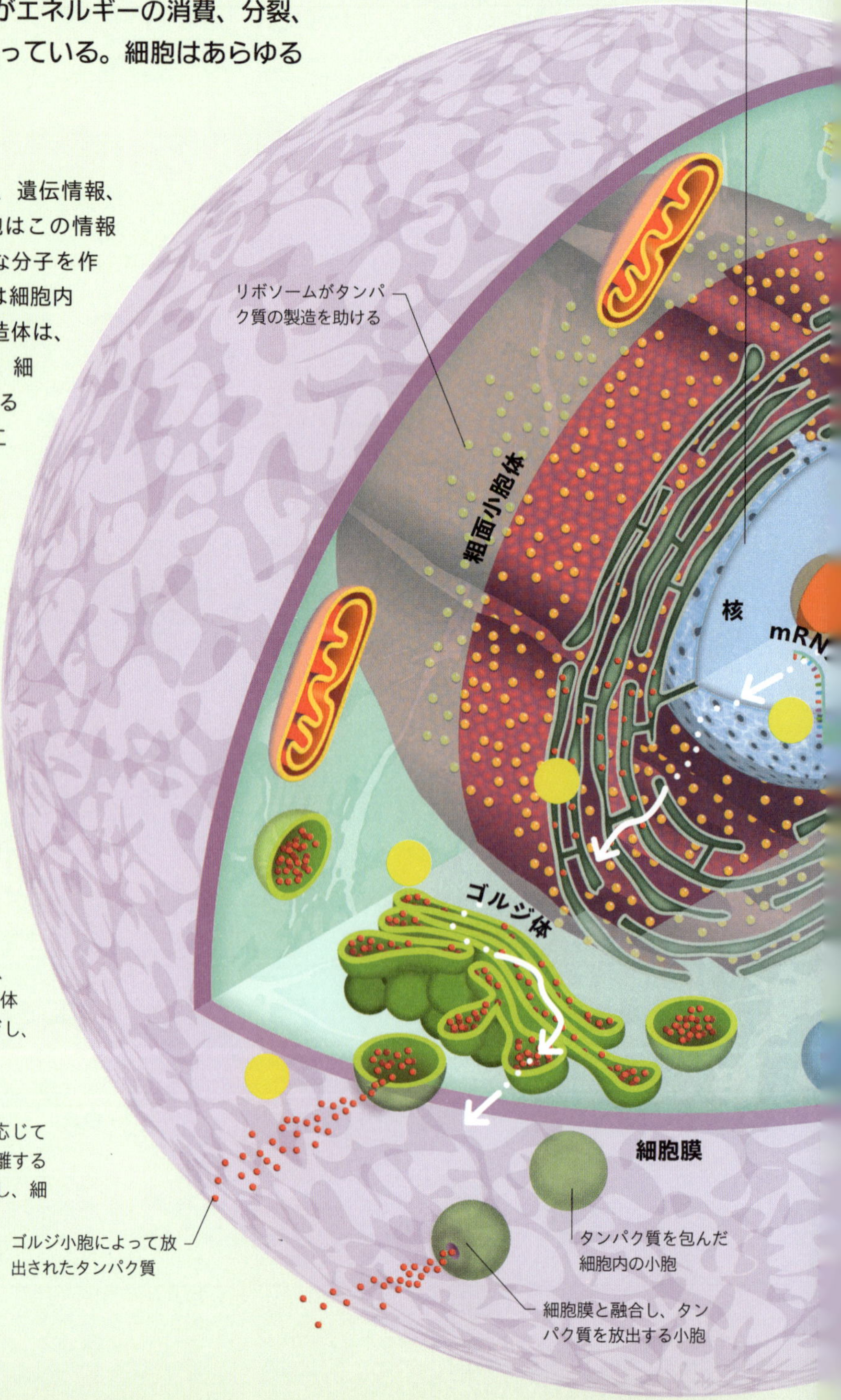

核は細胞の司令センターで、DNAの形で設計図を含む。まわりを覆うのは無数の穴が開いた外膜で、物質の出入りを管理している
リボソームがタンパク質の製造を助ける
粗面小胞体
核
ゴルジ体
細胞膜
タンパク質を包んだ細胞内の小胞
ゴルジ小胞によって放出されたタンパク質
細胞膜と融合し、タンパク質を放出する小胞

細胞はどのように動くのか？

ほとんどの細胞は、タンパク質でできた長い線維を使い、細胞膜を内側から前に押すことで動く。また、精子には尾があり、それを前後に動かすことで進む。

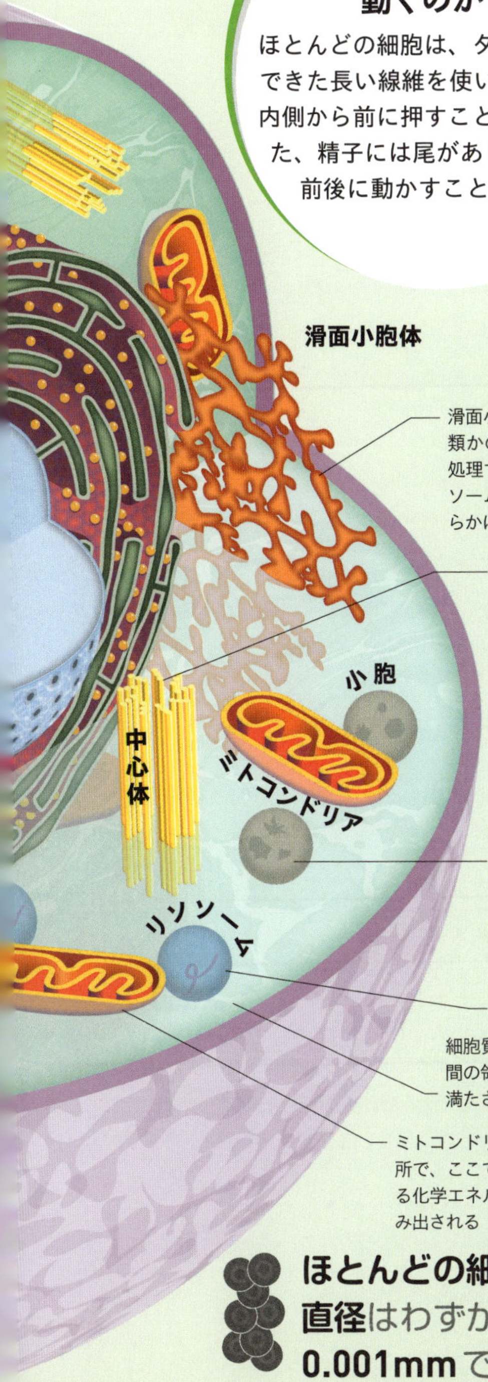
滑面小胞体
滑面小胞体が脂肪と何種類かのホルモンを産生・処理する。表面にはリボソームがないので、なめらかにみえる
中心体は微小管からなる構造体で、細胞分裂時にDNAの分離を助ける
小胞
中心体
ミトコンドリア
小胞は細胞膜の外側から内部へ、また内側から外部へ物質を運ぶ容器である
リソソーム
リソソームは細胞の清掃員としてはたらく。不要な分子の除去に使う化学物質を内包する
細胞質（細胞小器官の間の領域）は微小管で満たされている
ミトコンドリアは細胞の発電所で、ここで細胞に供給される化学エネルギーの大半が生み出される

ほとんどの細胞の直径はわずか0.001mmである

細胞死

細胞が寿命を迎えると、アポトーシスという、細胞に自己破壊と縮小、断片化をもたらす一連の定められた現象が起きる。また細胞は感染や毒素が原因で早く死ぬこともあるが、これはネクローシス（壊死）という、細胞内部の構造体がその膜から分離し、膜を破裂させ、細胞を死に至らしめる過程による。

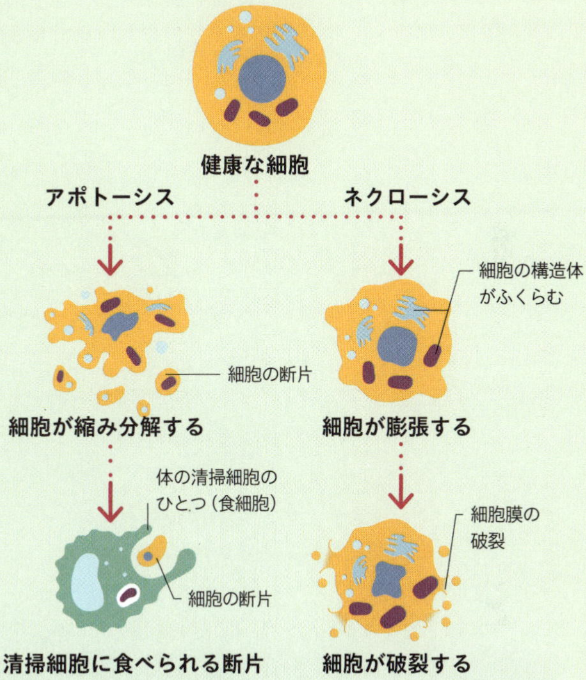
健康な細胞
アポトーシス
ネクローシス
細胞の構造体がふくらむ
細胞の断片
細胞が縮み分解する
細胞が膨張する
体の清掃細胞のひとつ（食細胞）
細胞膜の破裂
細胞の断片
清掃細胞に食べられる断片
細胞が破裂する

伝達し合う細胞

細胞はたがいに情報を伝え合い、遠くの細胞や近くの細胞、さらには同じ細胞によって作り出されたシグナル伝達分子を用いて周囲の状況に反応する。シグナル伝達分子は受容体分子と細胞膜で結合する。この結合により、遺伝子の活性化などの変化が細胞内で起こる。

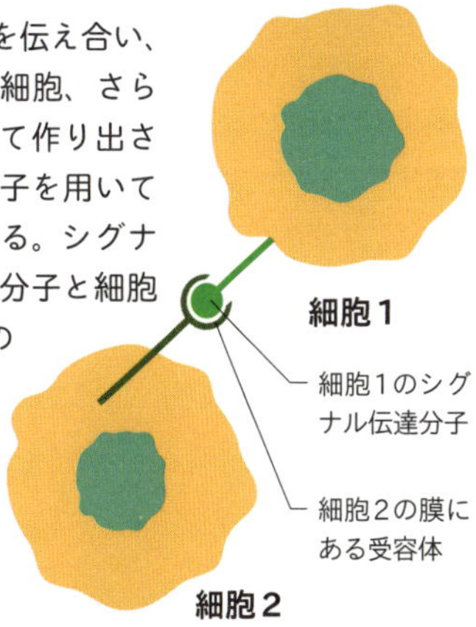
細胞１
細胞１のシグナル伝達分子
細胞２の膜にある受容体
細胞２

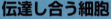

DNAとはなにか？

デオキシリボ核酸、すなわちDNAは、ほとんどあらゆる生物に存在する鎖状の分子である。鎖は塩基と呼ばれる分子がつながってできている。信じがたいことだが、その配列が、一個の生物全体を作るためのコード化された遺伝情報のはたらきをする。私たちは両親からDNAを引き継いでいる。

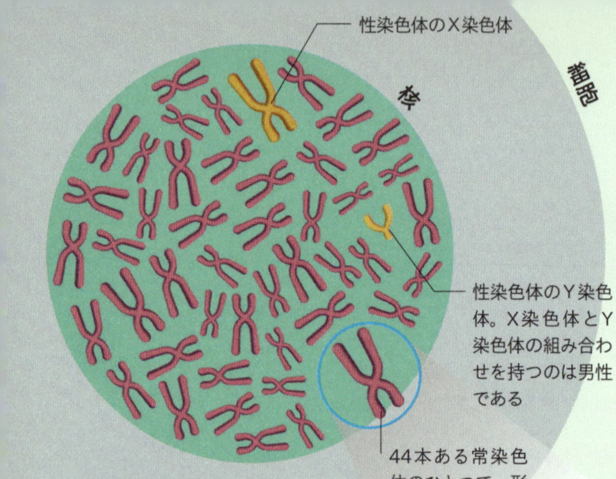
性染色体のX染色体
核
細胞
性染色体のY染色体。X染色体とY染色体の組み合わせを持つのは男性である
44本ある常染色体のひとつで、形や大きさがほぼ同じもの同士で対をなす

管理センター

DNAは（成長するとDNAを失う赤血球を除く）すべての細胞の核におさめられている。それぞれの細胞核には、23対46本の染色体にきつく巻かれた、全部で約２mの長さにおよぶDNAが入っている。私たちは父親と母親からそれぞれ、染色体の各ペアの一方を受け継いでいる。

人類の図書館

DNAは生物体が成長し、生き残り、生殖するために必要な情報をすべて提供するひとつの長い分子である。一対の化学塩基でできた横木がついた、らせん状のはしごのような形をしている。それらの塩基がタンパク質を作るためのコード化された遺伝情報である、遺伝子と呼ばれる長い配列を形成する。ひとつの細胞が遺伝子をコピーするためにそのDNAを複製する、あるいは新しいタンパク質を作る時、はしごが解かれて2つに分かれる。ヒトはDNAの中に30億以上の塩基と、約20,000の遺伝子を持つ。

男か女か？

ヒトの22対の染色体はたがいに似ている（それぞれの染色体上にわずかに異なる遺伝子が配列されている）が、23番目の対は異なる。ほとんどの場合、この23番目の性染色体が性別を決定する。女性には通常X染色体がふたつ、男性にはX染色体とY染色体がひとつずつある。X染色体は、それよりも短いY染色体よりも多くの遺伝子を持つ。Y染色体上にある遺伝子のほとんどは男性的な特徴を作り出すはたらきをしている。

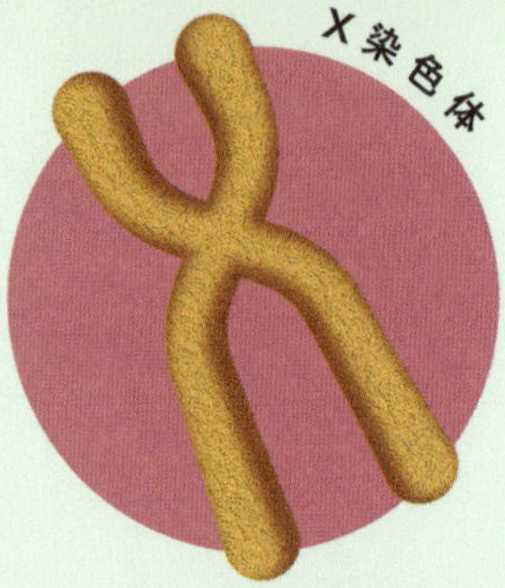
X染色体

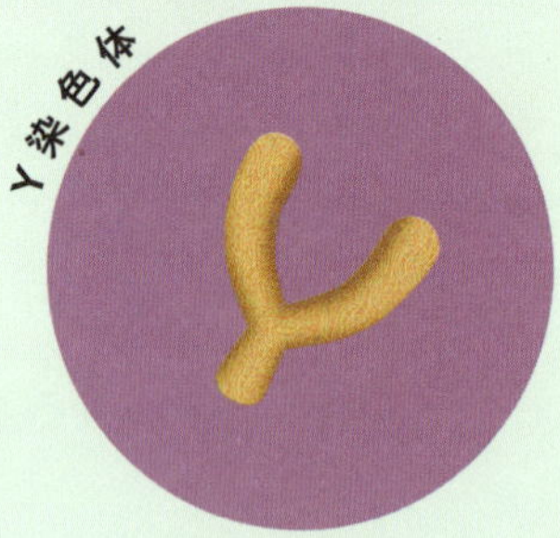
Y染色体

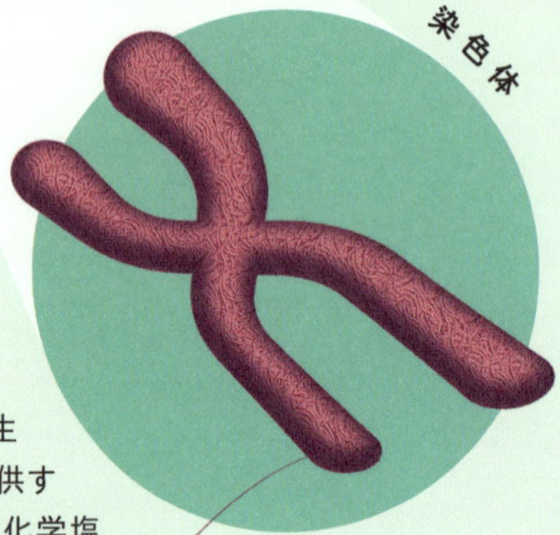
染色体

体を形成するもの

私たちの体を作る遺伝子は長さ数百から200万以上の塩基——この図で示した部分よりも長い——にまでおよぶかもしれない。各遺伝子はただひとつのタンパク質を作る。そのタンパク質が体の基本構成要素で、細胞と組織と器官を形成する。さらには体の作用をすべて管理する。

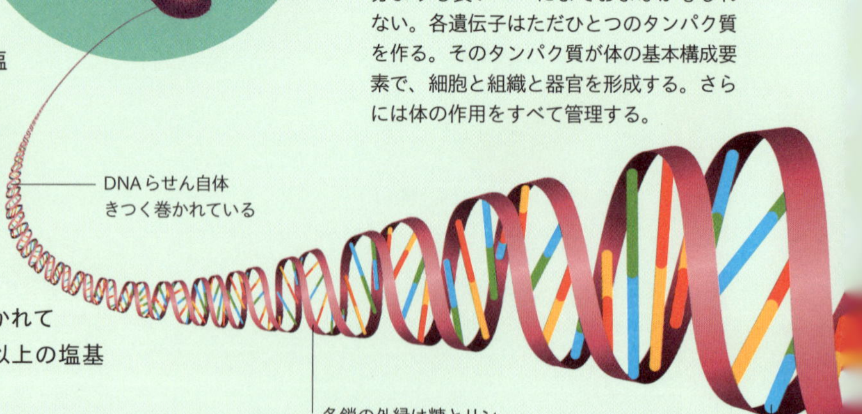
DNAらせん自体きつく巻かれている
各鎖の外縁は糖とリン酸の分子でできている
色のついた棒が4種類の塩基（アデニン、チミン、グアニン、シトシン）を表し、それらが特定の意味を持った配列で並べられている

形質遺伝子の発現

遺伝子の大部分はみな同じである。生存に不可欠な分子をコード化しているからだ。しかし約1%にわずかな違い—対立遺伝子と呼ばれる—があり、個人の身体的特徴を決めている。その多くは髪や眼の色などの無害な形質であるが、血友病や嚢胞性線維症などのように深刻な疾患となることもある。個人がもつ２つの対立遺伝子の組み合わせによっては、一方が他方の影響を無効にすることがあり、そうなるとその形質は現れない。

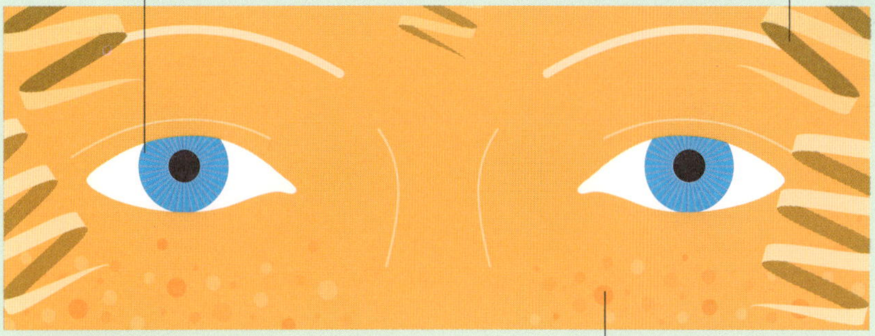
眼の色は遺伝子によって決まり、16個（かそれ以上）の遺伝子がその色に影響をおよぼす
いくつかの遺伝子が巻き毛を規定している。両親が巻き毛でも直毛の子どもは生まれ得る
そばかすはただひとつの遺伝子で決まる。遺伝子の変異がそばかすの数を規定する

予測不可能な結果
身体的特徴の多くは複数の遺伝子によって規定されている。そのため、遺伝子の組み合わせによっては予想外の特徴が現れることがある。

DNAをほどく

染色体は核に合わせてDNAをひとまとめにするのを助ける。各染色体の中心を貫通する糸巻状のタンパク質にDNAは巻かれる。らせんは、一対の塩基によってつながった２本の糖リン酸からなる。塩基は常に同じ組を作るが、鎖の塩基の配列は、やがて作ることになるタンパク質により異なる。

ヒトの遺伝子の数が一番多いのか？

ヒトの遺伝子の数（約20,000）は比較的少ない。ニワトリ（約16,000）よりは多いが、タマネギ（約100,000）やアメーバ（約200,000）よりも少ない。

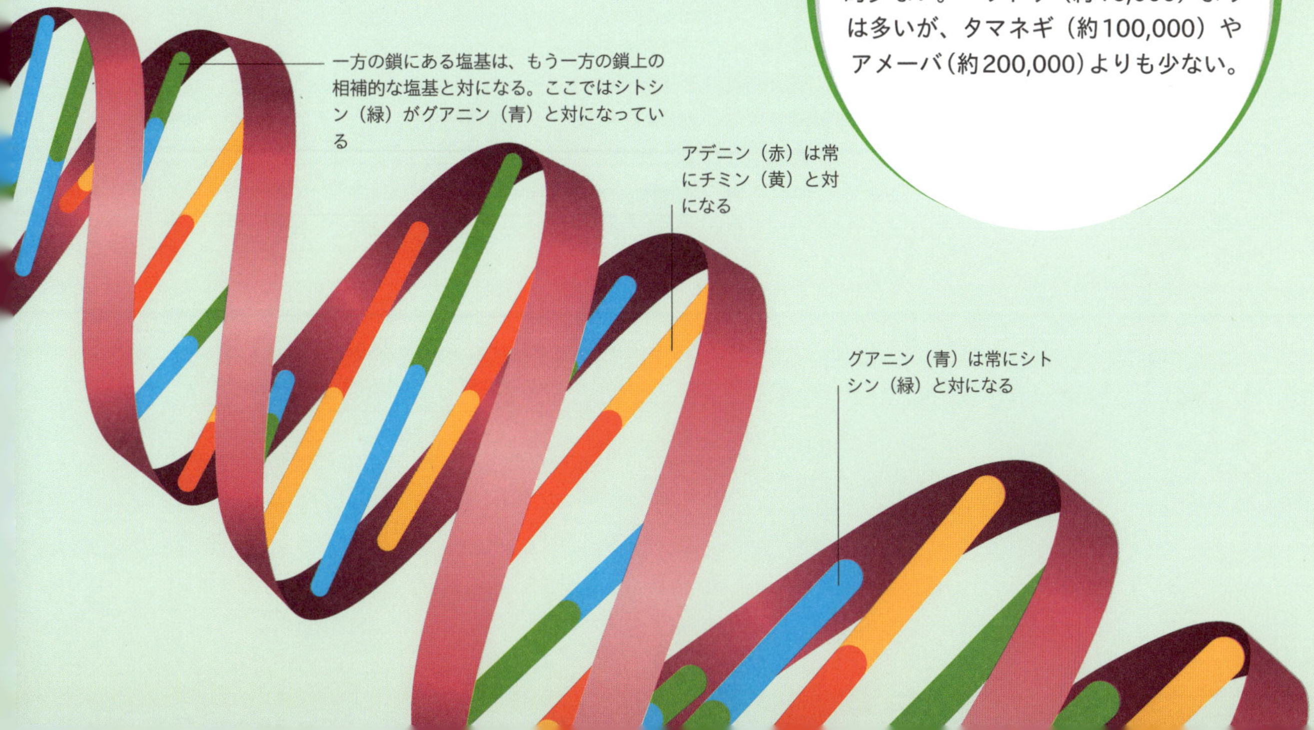
一方の鎖にある塩基は、もう一方の鎖上の相補的な塩基と対になる。ここではシトシン（緑）がグアニン（青）と対になっている
アデニン（赤）は常にチミン（黄）と対になる
グアニン（青）は常にシトシン（緑）と対になる

細胞の増殖法

私たちはみなひとつの細胞として生を受ける。したがって、特定の組織と器官を発展させ、体が成長できるようにするため、私たちの細胞は増殖する必要がある。おとなになってもなお、細胞は損傷したりその寿命を終えたりするため、交換される必要がある。これには2つの過程がある——有糸分裂と減数分裂である。

制御不能

多くのがんは、突然変異細胞が急激に増殖することで発生する。急激に増殖するのは、その細胞が有糸分裂の時に通常のチェックを無視して周囲の細胞よりも早く複製し、入手できる酸素と栄養をより多く吸収できるからである。

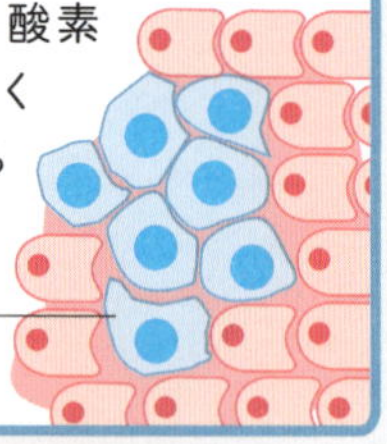
がん細胞

損耗と破損

新たな細胞が必要とされる時はいつでも有糸分裂が起こる。ニューロンなどのようにめったに交換されない細胞もあれば、消化管や味蕾の表面を覆う細胞のように、数日ごとに有糸分裂をおこなう細胞もある。

1 休息
親細胞はDNAの損傷を調べ、必要な修復をおこない、有糸分裂の準備にとりかかる。

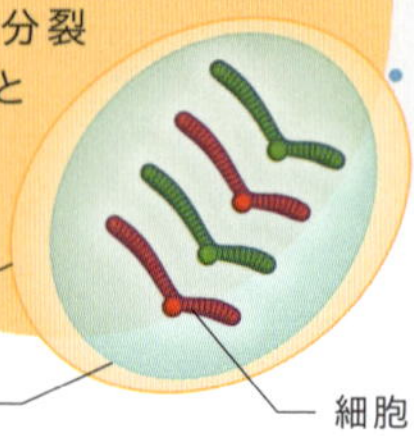
細胞
核
細胞の46の染色体の4つ

2 準備
親細胞の各染色体は有糸分裂に入る前に自身の完璧な複製を作る。複製は動原体と呼ばれる部位で一緒になる。

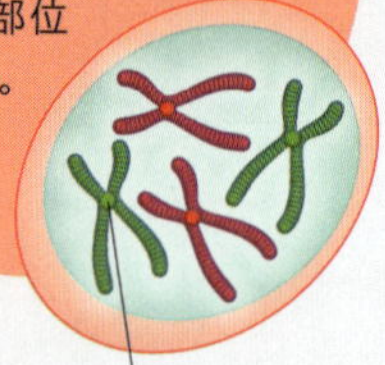
動原体

3 整列
2倍になった各染色体に、特殊な線維が付き、それによって細胞の中心に染色体が並ぶ。

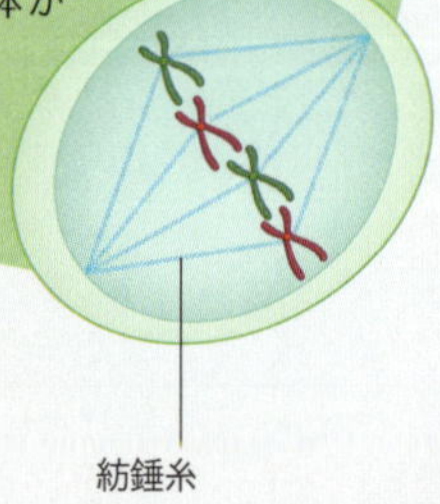
紡錘糸

4 分離
染色体が付着点（動原体）で割れ、細胞の両極へ引っ張られる。

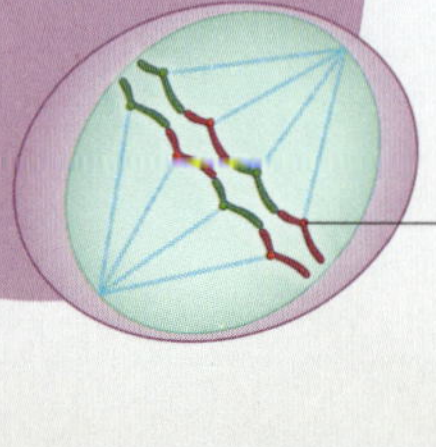
動原体

5 分裂
核膜がそれぞれの染色体グループのまわりに形成され、細胞膜が引き離され、2つの細胞を形成する。

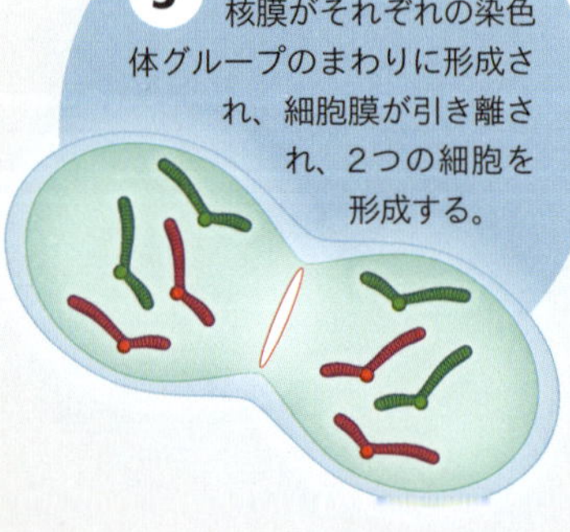

6 子
それぞれの親のDNAを正確にコピーしたDNAを核に持つ2つの娘細胞が形成される。

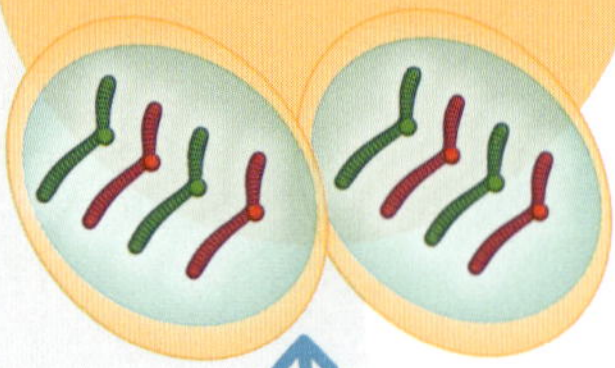

有糸分裂

どの細胞もそのライフサイクルの中で有糸分裂と呼ばれる段階に入る。有糸分裂時に細胞のDNAは複製されてから均等に分裂し、もとの親細胞と同じDNAを持つ2つの同一の核を作る。その細胞は次にその細胞質と細胞小器官を分け、2つの娘細胞を形成する。DNAの複製と分裂の過程を通じて、恒久的な変異と病気を引き起こす可能性のある、損傷を受けたDNAを修復するためのチェックポイントがたくさんある。

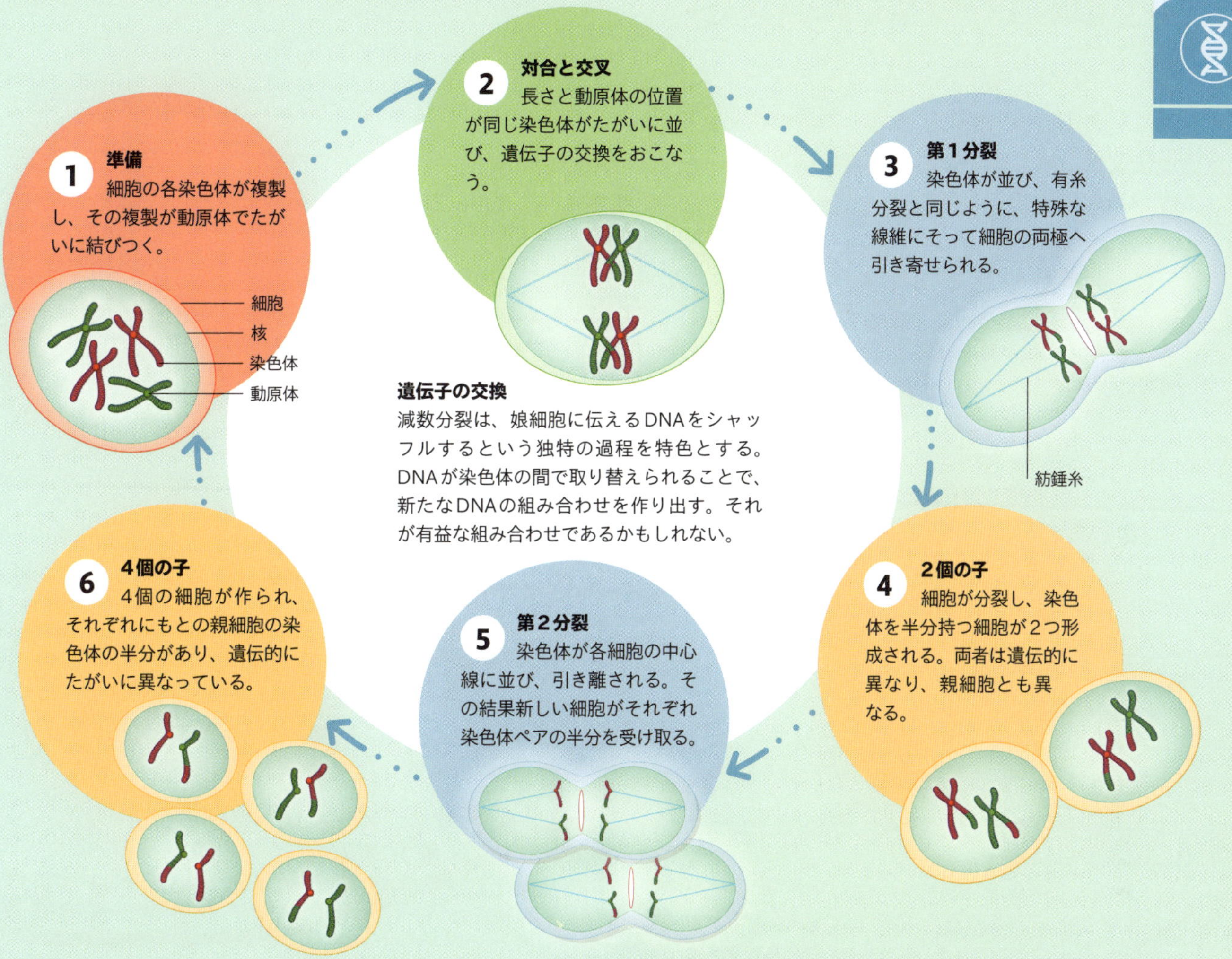
1 準備
細胞の各染色体が複製し、その複製が動原体でたがいに結びつく。
細胞
核
染色体
動原体
2 対合と交叉
長さと動原体の位置が同じ染色体がたがいに並び、遺伝子の交換をおこなう。
3 第1分裂
染色体が並び、有糸分裂と同じように、特殊な線維にそって細胞の両極へ引き寄せられる。
紡錘糸
4 2個の子
細胞が分裂し、染色体を半分持つ細胞が2つ形成される。両者は遺伝的に異なり、親細胞とも異なる。
5 第2分裂
染色体が各細胞の中心線に並び、引き離される。その結果新しい細胞がそれぞれ染色体ペアの半分を受け取る。
6 4個の子
4個の細胞が作られ、それぞれにもとの親細胞の染色体の半分があり、遺伝的にたがいに異なっている。
遺伝子の交換
減数分裂は、娘細胞に伝えるDNAをシャッフルするという独特の過程を特色とする。DNAが染色体の間で取り替えられることで、新たなDNAの組み合わせを作り出す。それが有益な組み合わせであるかもしれない。

減数分裂

卵子と精子は減数分裂と呼ばれる特殊な細胞分裂によって作られる。その目的は、卵子と精子が受精時に融合する時、新しい細胞が46の染色体をすべて備えているようにするため、親細胞からの染色体の数を半分に減らすことである。減数分裂は、親細胞とはそれぞれ遺伝的に異なる4個の娘細胞を作る。私たちの個性を作り出す遺伝的多様性を生み出すのが、減数分裂時の遺伝子交換の過程である。

ダウン症候群

減数分裂の時、失敗が起こることがある。ダウン症の原因は、一部、あるいはすべての体の細胞が余分に複製された第21染色体を持つことである。卵子か精子の減数分裂時に染色体がきちんと分かれなかった（21トリソミーと呼ばれる症状）時、こうしたことが起こる。余分な染色体を持つため、遺伝子がその細胞によって過剰発現し、その機能に問題を起こす可能性がある。

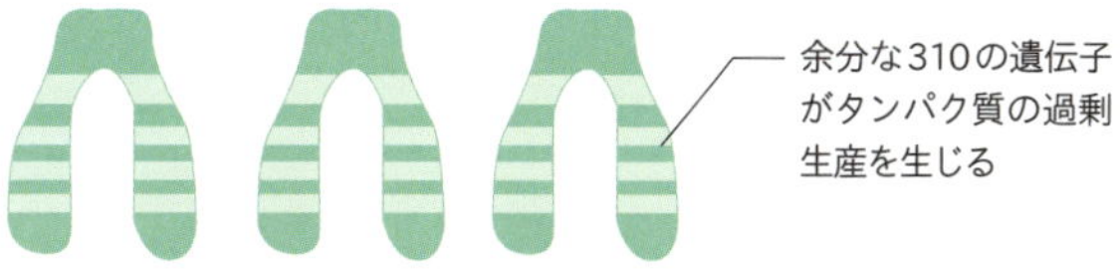
余分な310の遺伝子がタンパク質の過剰生産を生じる

第21染色体の3つの複製

遺伝子のはたらき

私たちのDNAを体のレシピ本とすれば、そのDNA内の遺伝子は、その本の中にあるレシピ、すなわち、ただひとつの化学物質つまりタンパク質を作るための指示である。ヒトにはさまざまなタンパク質を塩基配列によって指定する遺伝子が約20,000個あると推定される。

遺伝子の設計図

遺伝子をタンパク質へ翻訳するために、DNAはまず酵素によって細胞の核の中で複製（転写）され、メッセンジャーRNA（mRNA）の一本鎖を作る。細胞はDNA全体ではなく必要とする遺伝子のみ複製することになる。その後mRNAは核の外の細胞質へ移動し、タンパク質を作るアミノ酸の一本鎖へと翻訳される。

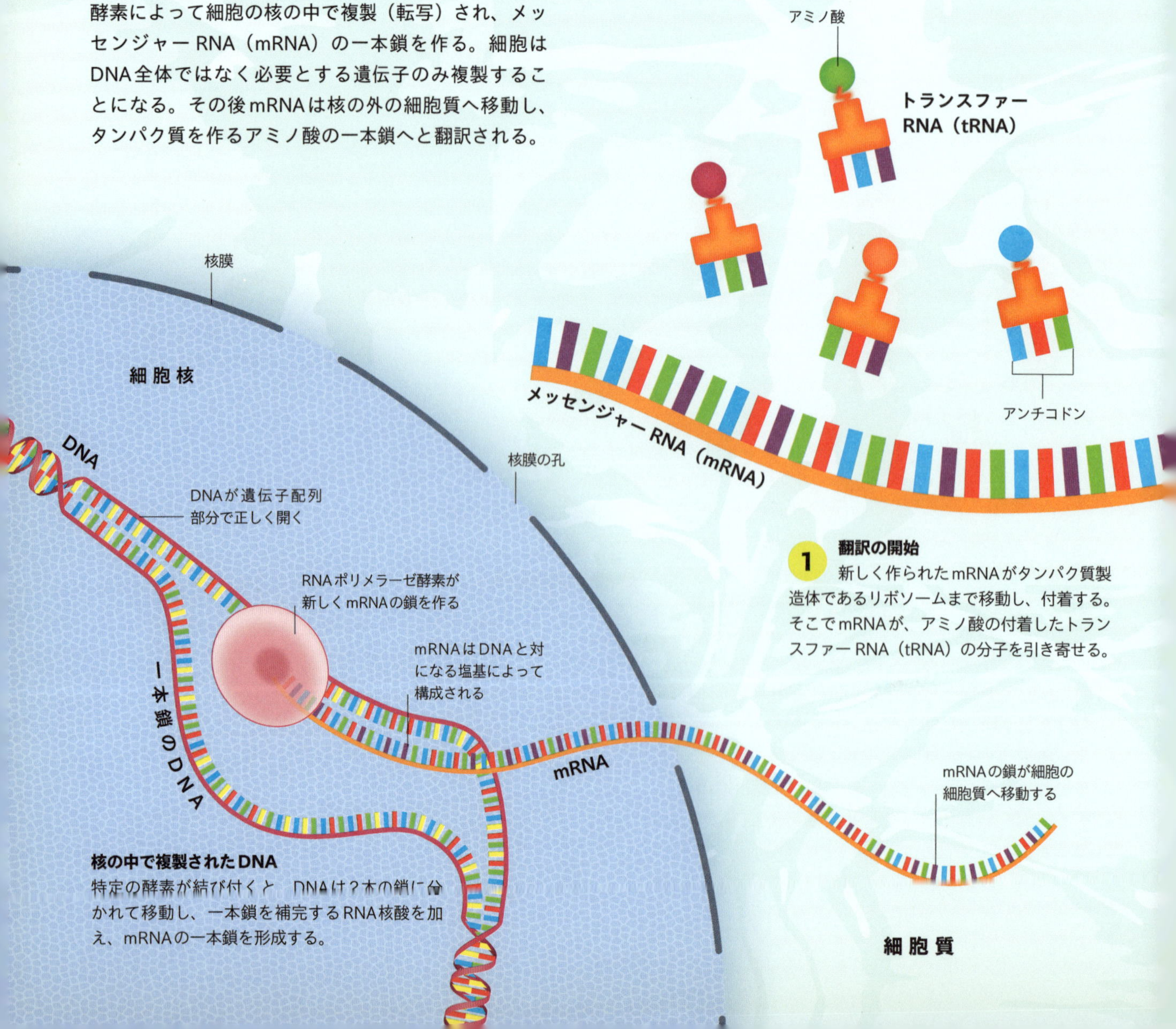

アミノ酸
トランスファーRNA（tRNA）
核膜
細胞核
メッセンジャーRNA（mRNA）
アンチコドン
DNA
核膜の孔
DNAが遺伝子配列部分で正しく開く
RNAポリメラーゼ酵素が新しくmRNAの鎖を作る
mRNAはDNAと対になる塩基によって構成される
一本鎖のDNA
mRNA
mRNAの鎖が細胞の細胞質へ移動する
細胞質

核の中で複製されたDNA

特定の酵素が結び付くと、DNAは2本の鎖に分かれて移動し、一本鎖を補完するRNA核酸を加え、mRNAの一本鎖を形成する。

1 翻訳の開始

新しく作られたmRNAがタンパク質製造体であるリボソームまで移動し、付着する。そこでmRNAが、アミノ酸の付着したトランスファーRNA（tRNA）の分子を引き寄せる。

4 折り畳まれたアミノ酸がタンパク質となる

リボソームがmRNA鎖の最後にある終止コドンへ達すると、アミノ酸の長い鎖が完成する。アミノ酸の配列が、どのように鎖が折れ曲がってタンパク質を形成するかを決定する。

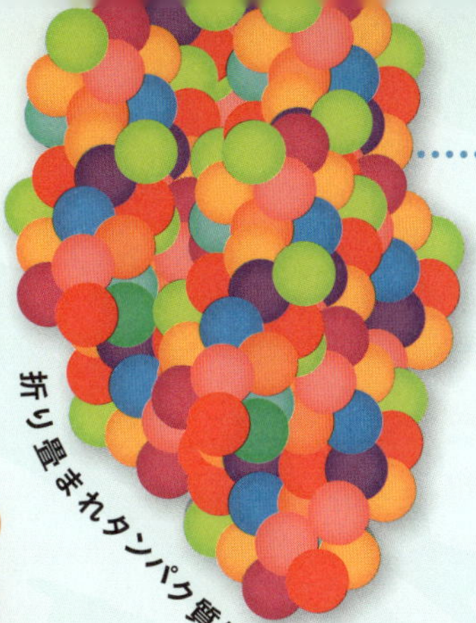
折り畳まれタンパク質になる鎖

タンパク質を作る

mRNA内の３つの塩基はすべてコドンと呼ばれ、各コドンが特定のアミノ酸を決定する。アミノ酸は20種類あり、それらのアミノ酸が何百個連なった鎖からひとつのタンパク質が作られる。

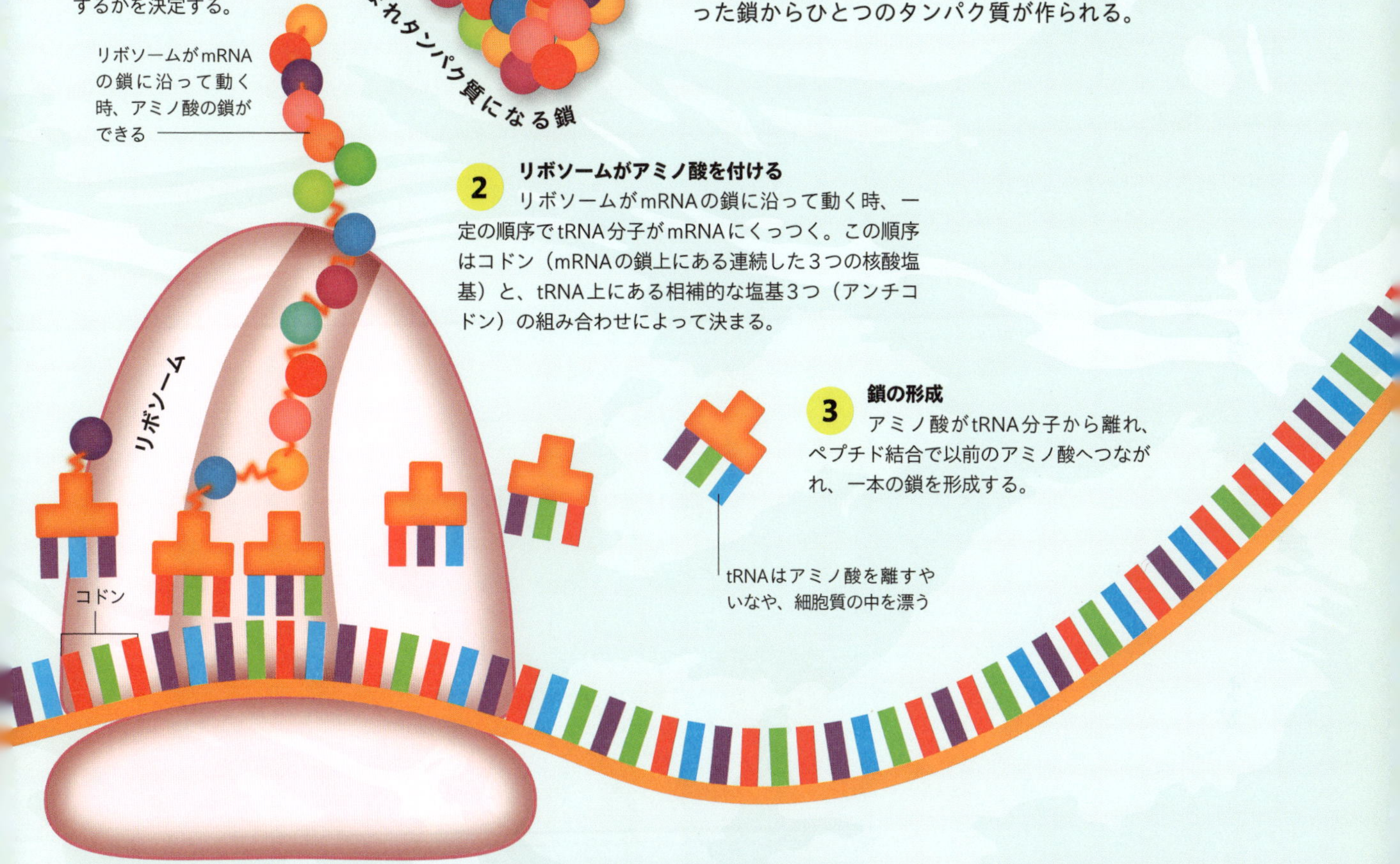
リボソームがmRNAの鎖に沿って動く時、アミノ酸の鎖ができる
リボソーム
コドン
tRNAはアミノ酸を離すやいなや、細胞質の中を漂う

2 リボソームがアミノ酸を付ける

リボソームがmRNAの鎖に沿って動く時、一定の順序でtRNA分子がmRNAにくっつく。この順序はコドン（mRNAの鎖上にある連続した３つの核酸塩基）と、tRNA上にある相補的な塩基３つ（アンチコドン）の組み合わせによって決まる。

3 鎖の形成

アミノ酸がtRNA分子から離れ、ペプチド結合で以前のアミノ酸へつながれ、一本の鎖を形成する。

翻訳ミス

遺伝子の突然変異がアミノ酸配列に変化をもたらすことがある。突然変異によって、髪のタンパク質ケラチンをコードする遺伝子の402番目のアミノ酸がグルタミン酸からリシンに変わると、ケラチンの形が変化し連珠毛になる。

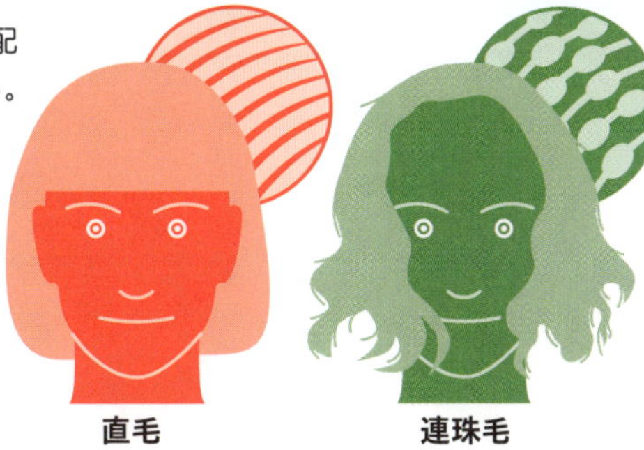
直毛
連珠毛

翻訳後、mRNAに何が起こるか？

mRNAの鎖はやがて細胞内で分解するが、それまで何回もタンパク質へ翻訳される。

遺伝子はどのようにしてさまざまな細胞を作るのか

DNAには生物の設計図がすべて入っているが、細胞は必要な図面（遺伝子）だけを選び出す。細胞はそれらの遺伝子を用いて、細胞の形状だけでなく、体内でのはたらきを定めるタンパク質と分子を作る。

どのようにして細胞は何をなすべきか知るのか？

細胞をとりまく化学的環境、あるいは他の細胞からの信号が、どの組織ないし器官に属しているか、成長のどの段階にあるかを教えてくれる。

遺伝子発現

各細胞は、一部の遺伝子だけを使う、すなわち「発現する」。細胞が分化するにつれ、それだけ多くの遺伝子のスイッチが切られる。遺伝子の発現は厳格に調節され、特定の順序で起こる。通常はDNAがRNAに転写されることで、遺伝子の発現が起こる。

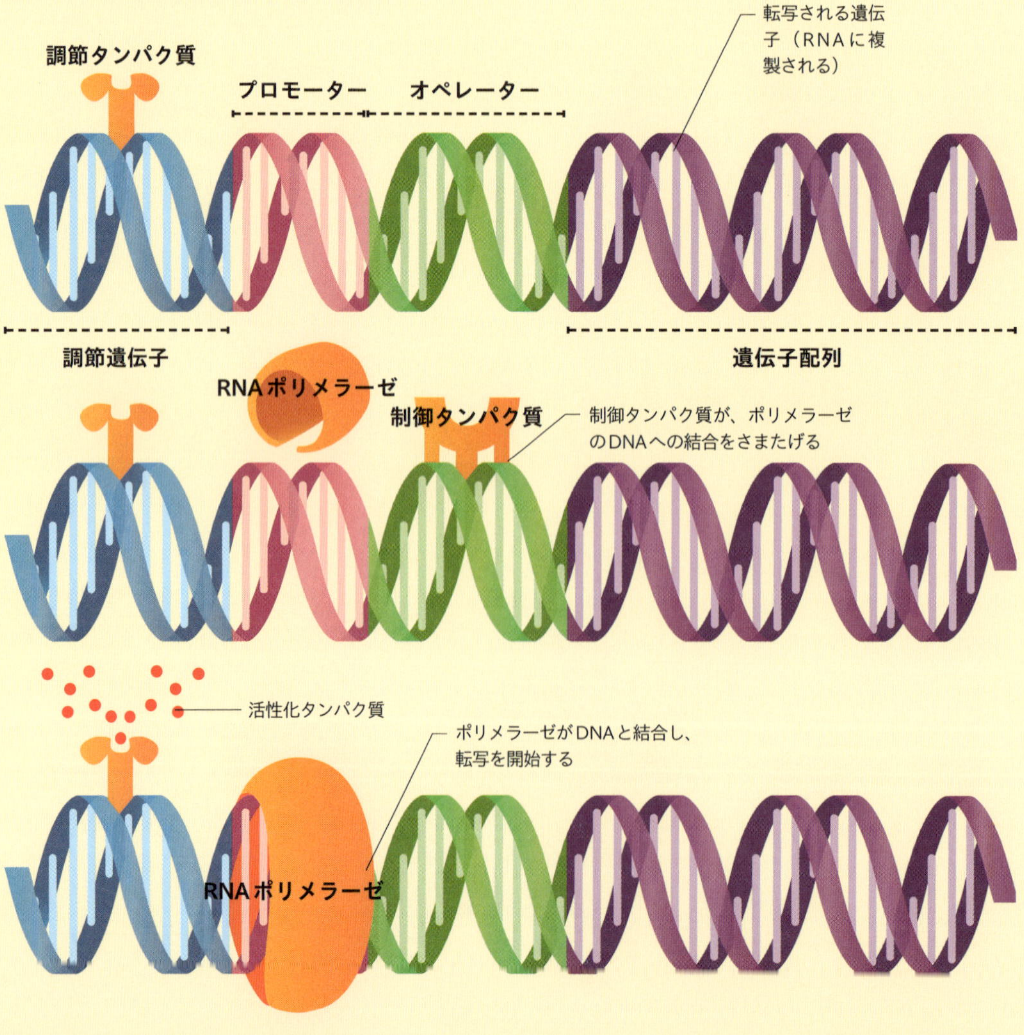

1 調節
必要な遺伝子の転写は、遺伝子前方に位置する、調節、プロモーター、オペレーターと呼ばれるDNAの配列によって制御される。条件が整わないと遺伝子は転写されない。

2 制御タンパク質
制御タンパク質が遺伝子をさまたげると転写は起こりえない。環境の変化が制御タンパク質を取り除いた場合のみ、遺伝子は作動可能となる。

3 活性化
活性化タンパク質が調整タンパク質に結合し、遺伝子を妨害する制御タンパク質が存在しなければ、転写が開始できる。

オンかオフか？

胚細胞は幹細胞（さまざまな種類の細胞へ変わる能力のある細胞）として始まる。初めのうち幹細胞にはスイッチの入ったひとそろいの同じ遺伝子があり、ただ成長と分裂を続けて、さらに多くの細胞を生み出す。胚は成長すると細胞を分化させ、組織とやがては器官の構造をとらせる必要がある。そのため信号が与えられると、細胞はある遺伝子をオフにして別の遺伝子をオンにする。これにより各細胞は特殊な細胞へ変わる。

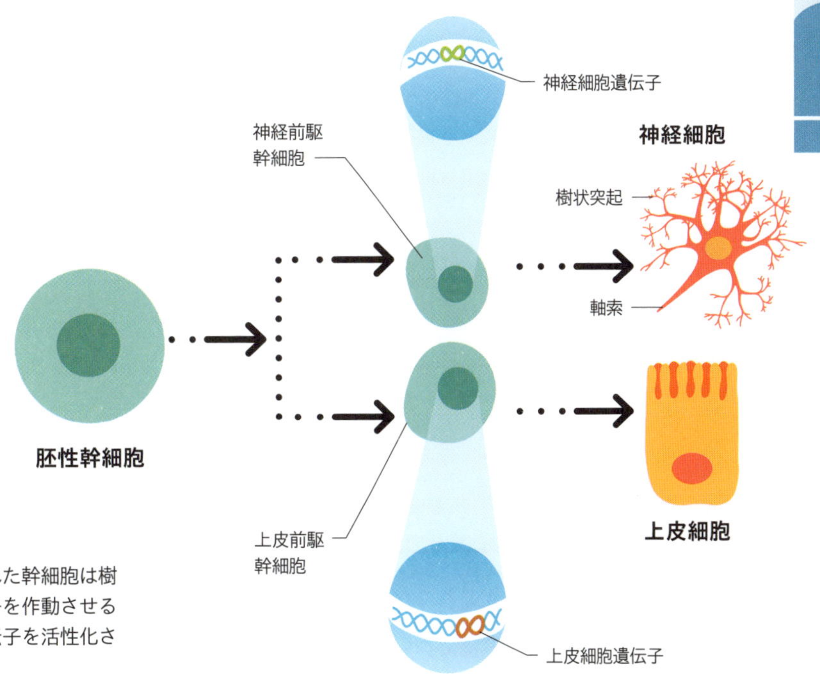

違いを生じる

胚が成長すると、神経細胞へなるよう定められた幹細胞は樹状突起と軸索を成長させるために必要な遺伝子を作動させるが、その他の幹細胞は上皮細胞となる別の遺伝子を活性化させるかもしれない。

ハウスキーピングタンパク質

タンパク質の中には、DNA修復タンパク質や代謝に必要な酵素のように、あらゆる細胞の基本的機能に不可欠であるため、ハウスキーピングタンパク質と呼ばれるものがある。多くは酵素だが、その他、細胞を構成、あるいは細胞の内外に物質を運ぶのを助けるものもある。それらのタンパク質の遺伝子は常に作動している。

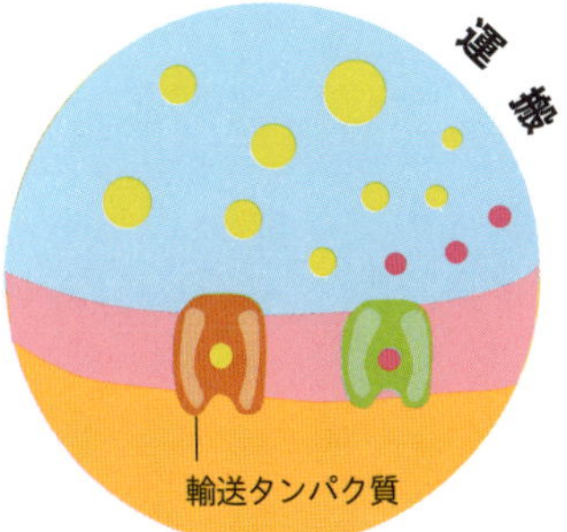

移動中

物質を体中に運んだり、細胞膜を通過させるのを助ける特殊なタンパク質が必要とされる。

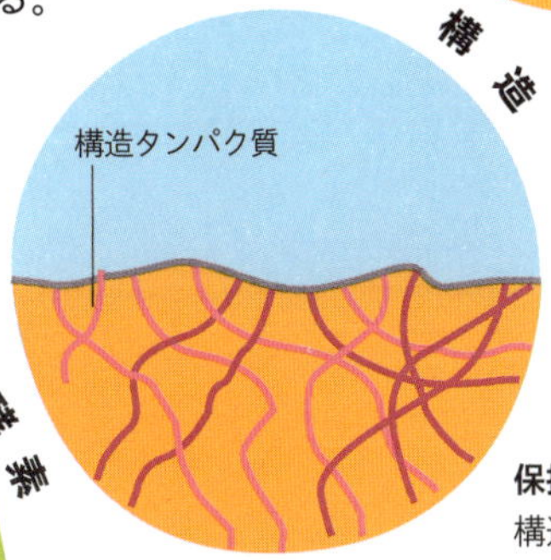

保持する

構造タンパク質はどの細胞にもある。細胞に形を与え、細胞小器官を定位置に保つ。

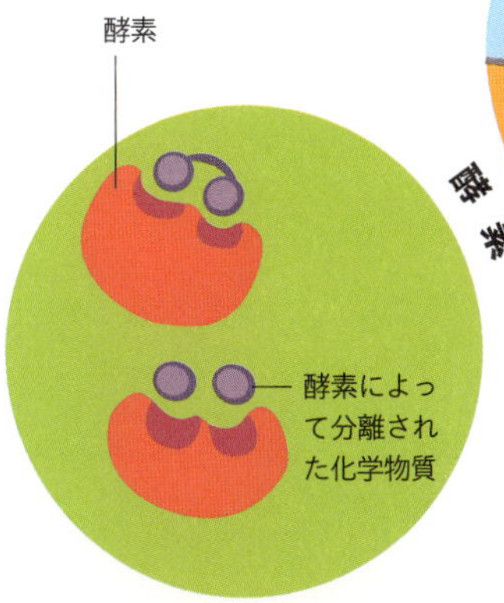

効率を上げる

酵素は食物の分解に用いられるなど、化学反応を促進するタンパク質である。

男か女か？

6週目になると胚には男性と女性の両方に必要な内臓がすべてそろう。遺伝的に男性の胚であれば、Y染色体にある遺伝子がこの段階で作動し、男性生殖器を発達させ、女性器を退化させるホルモンを作りだす。男性に、一見無駄な乳首がある理由は、この最初の6週間で乳首も形成されるからだが、さらに発達するかは、男性ホルモンと女性ホルモンのどちらの影響を受けるかによる。

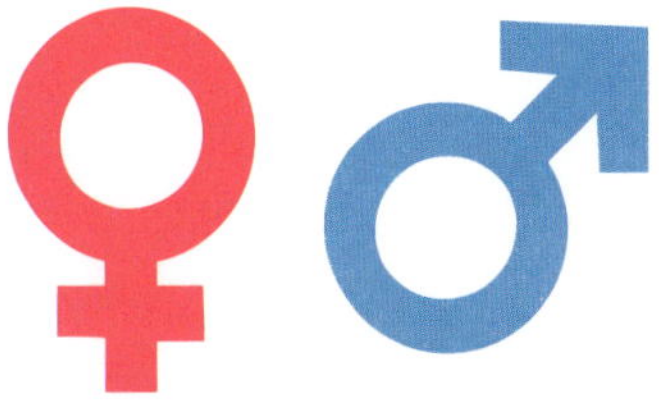

成体幹細胞

成体幹細胞は脳、脊髄、血管、骨格筋、皮膚、歯、心臓、消化管、肝臓、卵巣、精巣で見つかっている。これらの細胞は、細胞を交換するか損傷を修復するための活動を命じられて初めて分裂と分化を開始するまで、長期間休止状態にあることがある。研究者は、これらの細胞が新たな組織と器官を作るために利用可能な特定の細胞になるよう、操作することができる。

成体幹細胞はどこから生じるのか？

これについては目下研究が進められているが、成長後も胚性幹細胞はさまざまな組織に残存するという説がある。

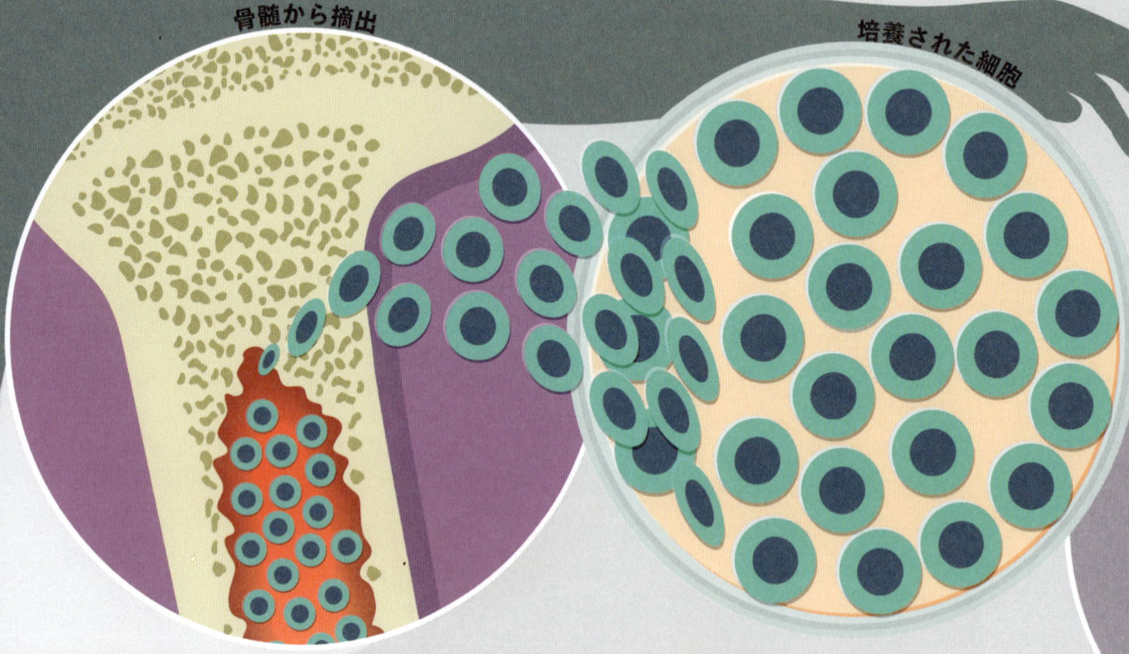

1 採取

幹細胞治療は心臓発作の後で損傷した心臓組織の修復に役立つ可能性がある。幹細胞は骨髄に集まっているため、患者の骨髄が少量採取される。

2 培養

サンプルは濾過され、幹細胞以外の物質を取り除き、研究室へ移して幹細胞を同定する。ラボはこれらの細胞を培養し、増殖させて分化させる。

幹細胞

幹細胞は多種多様な細胞に分化できるがゆえに唯一無二である。幹細胞は体の修復機構の土台であり、体の損傷の回復を助けるのに役立つ可能性がある。

成体か胚性か？

胚性幹細胞はあらゆる細胞へ分化させることができるが、ドナーの卵子と精子を用いて作られる胚は、幹細胞の採取のためだけに育てられるため、この研究は倫理上の問題がある。成体幹細胞は胚性幹細胞ほど可変性がなく、さまざまな血液細胞になるだけだが、新しい処理法でもっと幅広い種類の細胞に変わる可能性が出てきた。

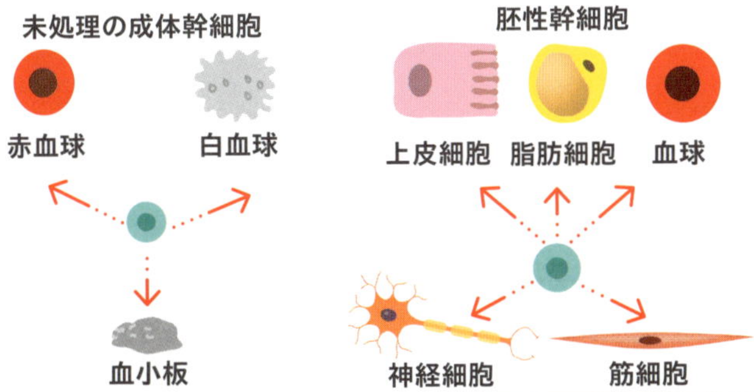

組織を作る

幹細胞を育てるのに使われる支持マトリックス（スキャフォールド）という物理構造が、細胞が成長し分化する過程に不可欠なことに研究者たちは気づいた。

1　型をとる
角膜治療のため、幹細胞が正常な組織（変質していない眼の角膜）から採取され、ドーム状の網で培養される。

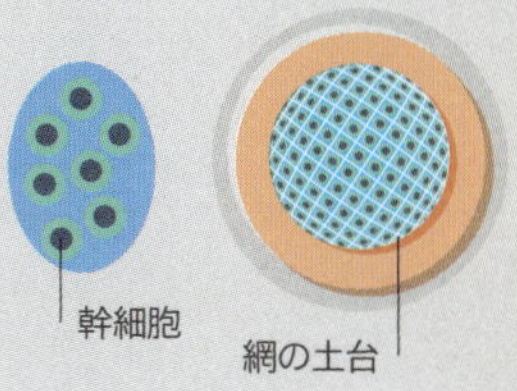

2　移植
角膜の傷ついた細胞が取り除かれ、網の構造物に取り替えられる。数週間後、移植された細胞を残して網は分解するが、患者の視力は移植細胞により回復している。

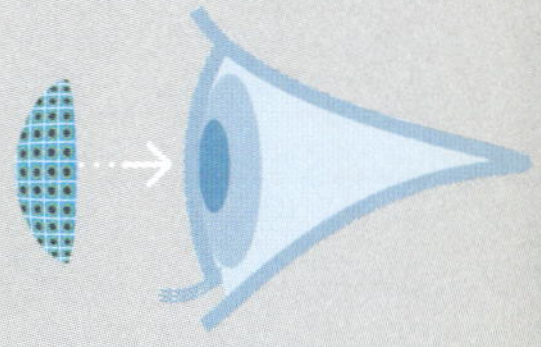

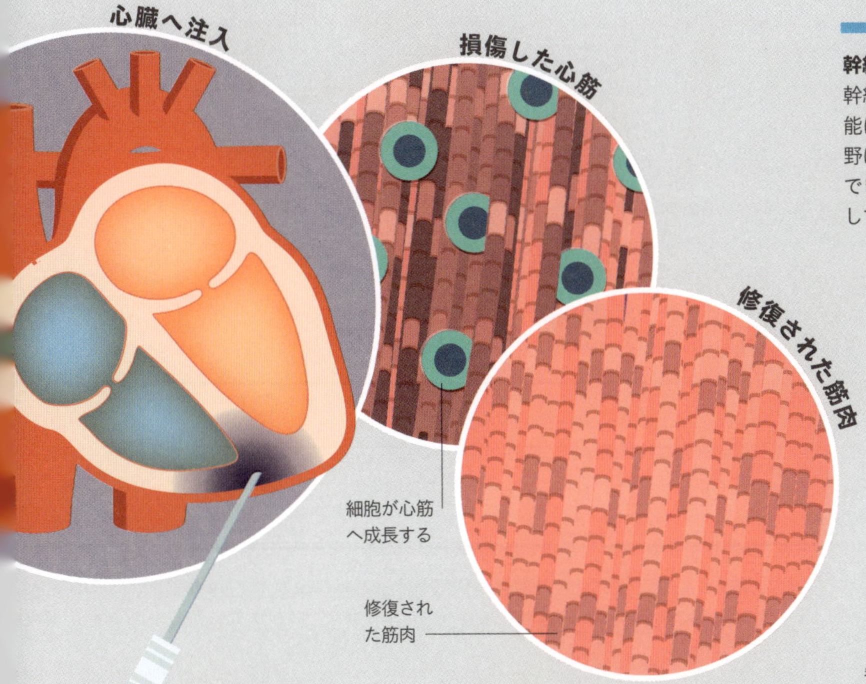

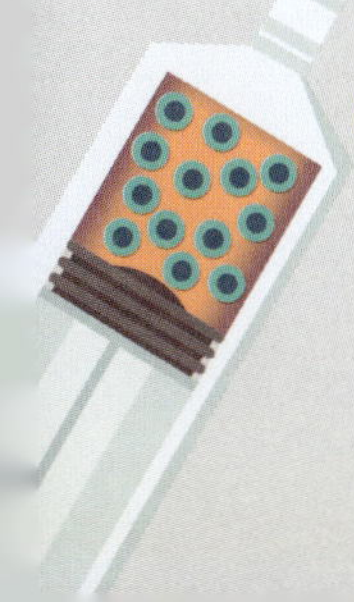

3　注入
幹細胞が傷ついた心筋に注入されると、損傷した線維に付着し、新しい組織に成長し始める。

4　修復
数週間後、損傷した心筋が回復する。さらにこの処置により、心臓の動きを制限する瘢痕を減らす。

幹細胞利用の可能性

幹細胞研究により、胚の発達と体内の自然な修復機能についての理解が進んだ。もっとも活発な研究分野は、脊髄の損傷で麻痺した人々が再び歩くことができるよう、幹細胞を利用して代わりの器官を生成して脊髄を再結合する研究である。

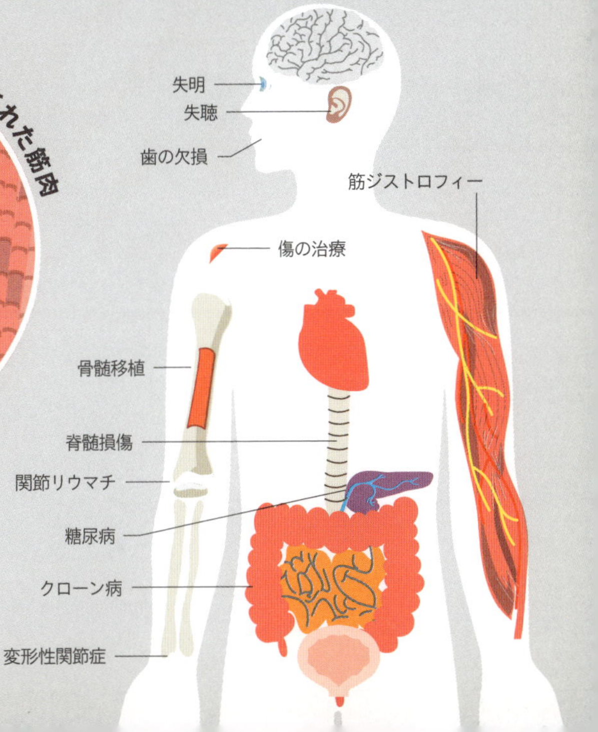

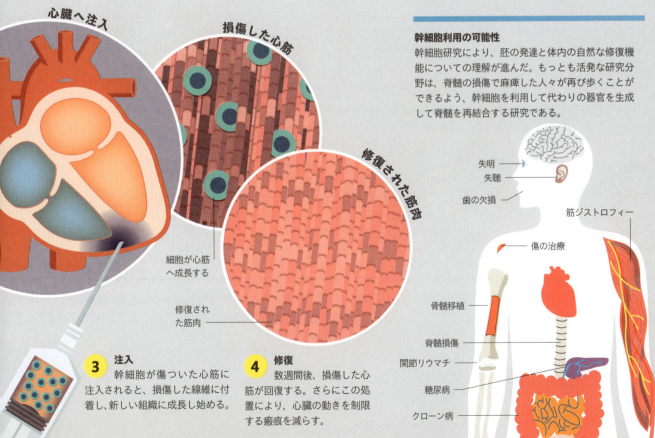

環境からの攻撃

私たちの細胞はそれぞれがDNAを傷つける可能性のある化学物質やエネルギーに日々さらされている。太陽の放射線（紫外線）や環境に存在する毒素、さらには細胞自身の作用によって作り出された化学物質でさえもDNAに変化をもたらし、DNAの複製やタンパク質の生成を含め、そのはたらきに影響をおよぼしかねない。こうした傷がDNAに恒久的な変化をもたらした場合は、突然変異と呼ばれる。

20,000

毎日すべての細胞内で**取り除かれて交換される、傷ついた塩基**の数

損傷は常に修復可能か？

年を取るにつれ、DNAを修復する能力は衰え、損傷が蓄積し始める。これが老化の主な原因のひとつとされる。

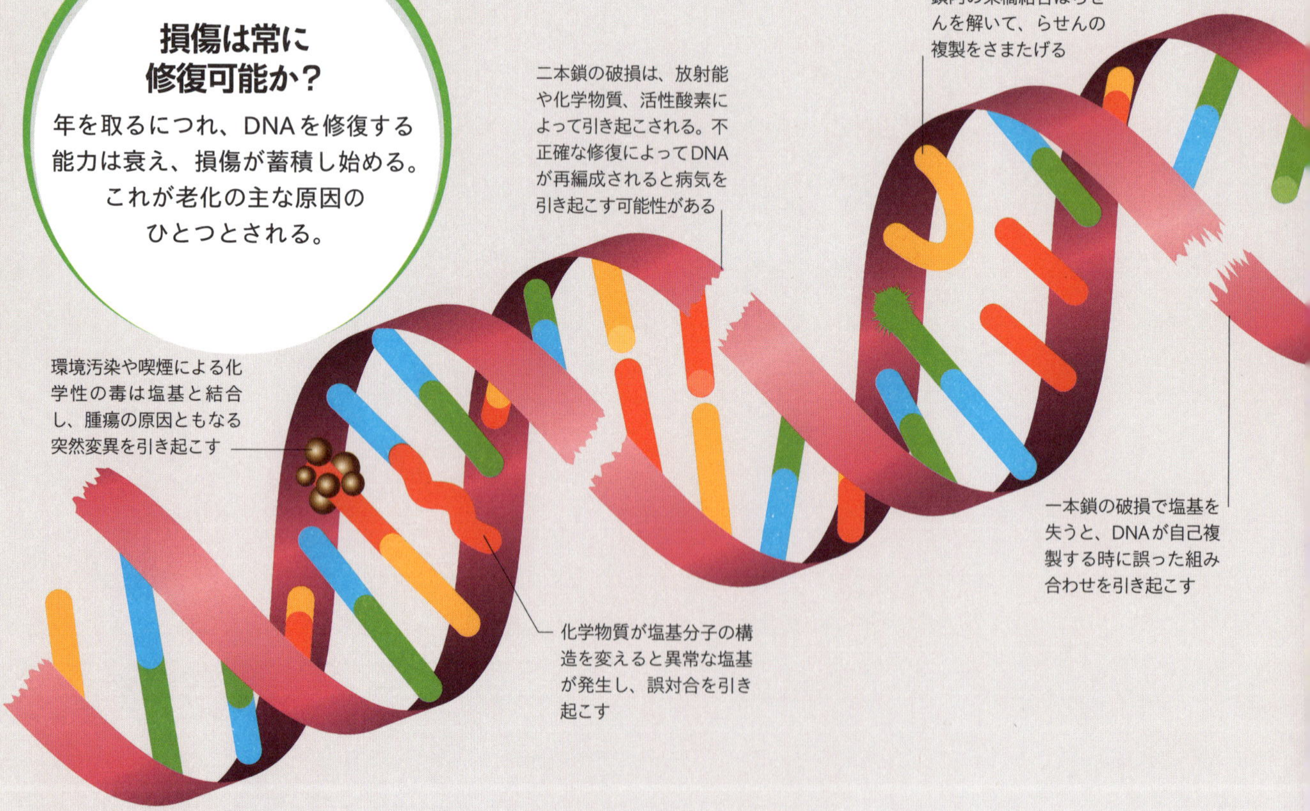

環境汚染や喫煙による化学性の毒は塩基と結合し、腫瘍の原因ともなる突然変異を引き起こす
二本鎖の破損は、放射能や化学物質、活性酸素によって引き起こされる。不正確な修復によってDNAが再編成されると病気を引き起こす可能性がある
鎖内の架橋結合はらせんを解いて、らせんの複製をさまたげる
一本鎖の破損で塩基を失うと、DNAが自己複製する時に誤った組み合わせを引き起こす
化学物質が塩基分子の構造を変えると異常な塩基が発生し、誤対合を引き起こす

DNAに不具合が生じた場合

日々細胞内のDNAは傷ついている――自然な過程と環境因子のどちらが原因にせよ。この傷がDNAの複製や特定の遺伝子の機能に影響をおよぼすことがある。修復不可能であったり、適切に修復されなければ、病気を引き起こす可能性がある。

攻撃を受ける

このDNAの鎖は多くのストレスにさらされている。しかしDNAの損傷がうまく利用されることもある。多くの化学療法剤はがん細胞中のDNAに害をもたらすことを目的とする。たとえばシスプラチンはDNA中で架橋結合を形成して細胞死を引き起こす。残念ながらこの薬剤は正常で健康な細胞も傷つける。

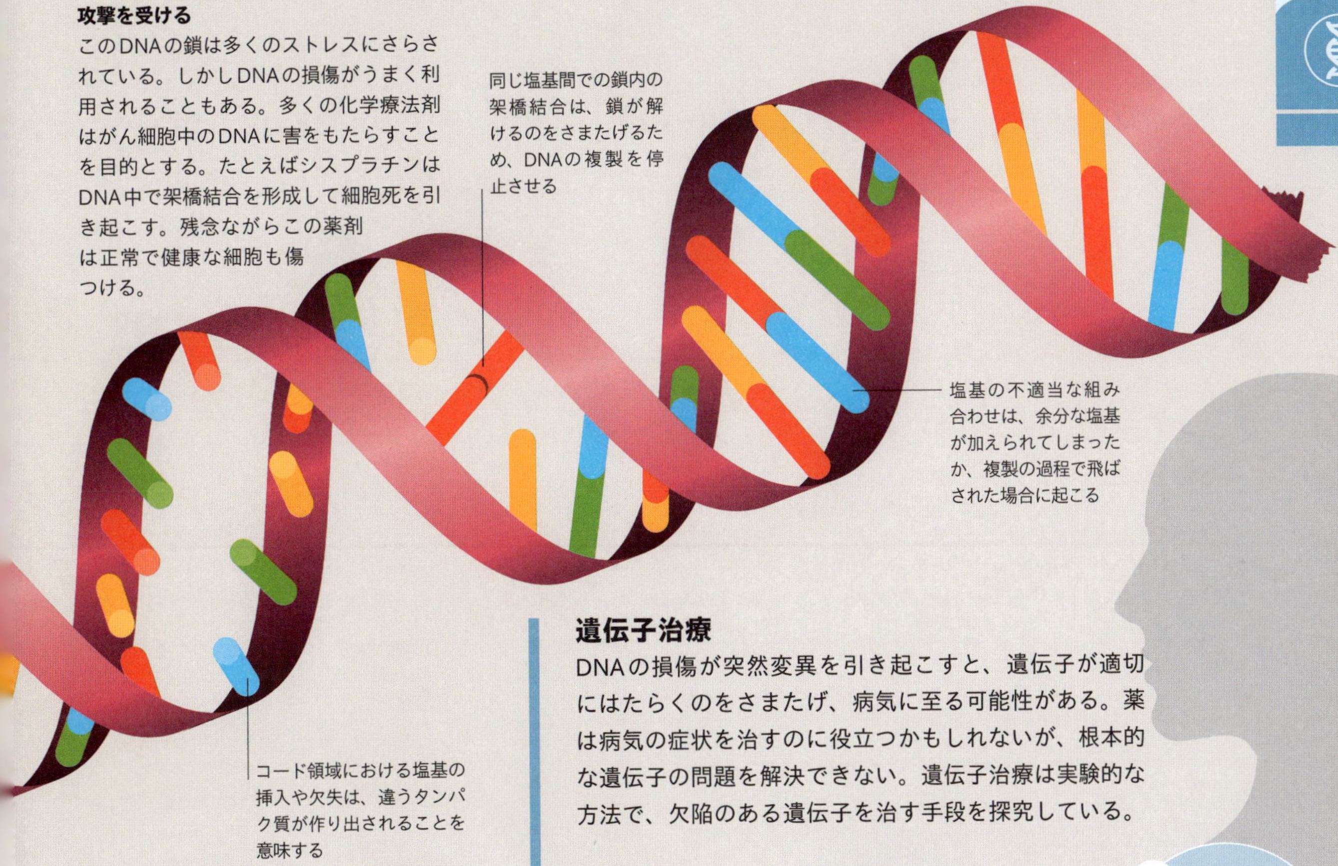
同じ塩基間での鎖内の架橋結合は、鎖が解けるのをさまたげるため、DNAの複製を停止させる
塩基の不適当な組み合わせは、余分な塩基が加えられてしまったか、複製の過程で飛ばされた場合に起こる
コード領域における塩基の挿入や欠失は、違うタンパク質が作り出されることを意味する

遺伝子治療

DNAの損傷が突然変異を引き起こすと、遺伝子が適切にはたらくのをさまたげ、病気に至る可能性がある。薬は病気の症状を治すのに役立つかもしれないが、根本的な遺伝子の問題を解決できない。遺伝子治療は実験的な方法で、欠陥のある遺伝子を治す手段を探究している。

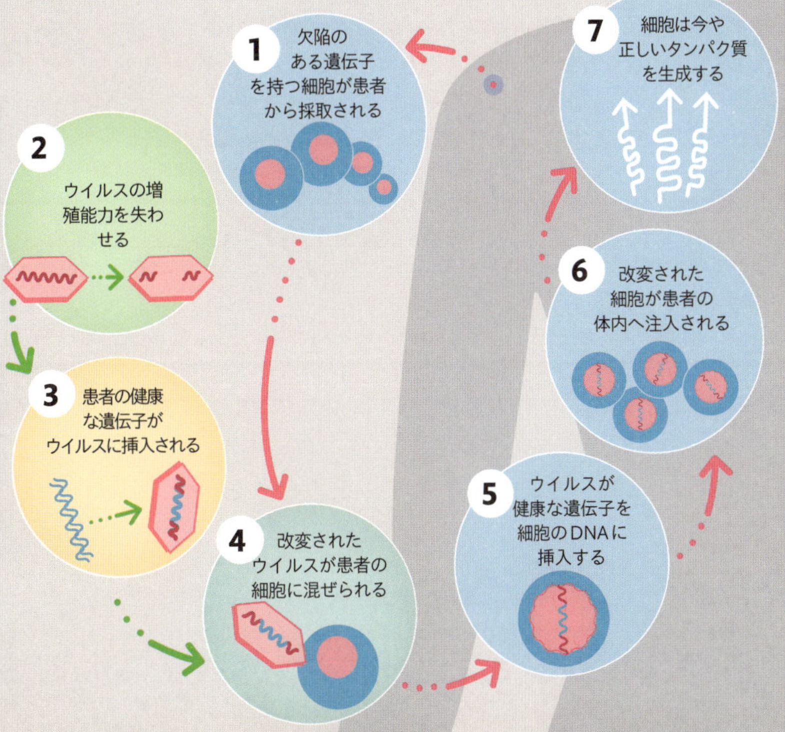
1 欠陥のある遺伝子を持つ細胞が患者から採取される
2 ウイルスの増殖能力を失わせる
3 患者の健康な遺伝子がウイルスに挿入される
4 改変されたウイルスが患者の細胞に混ぜられる
5 ウイルスが健康な遺伝子を細胞のDNAに挿入する
6 改変された細胞が患者の体内へ注入される
7 細胞は今や正しいタンパク質を生成する

DNAの修復

細胞には、DNAが受けた損傷を同定し、修復するのを助ける安全機構が組み込まれている。この機構が常にはたらいていて、損傷を即座に直すことができない時は細胞周期を一時的に停止し、修復にさらなる時間をかける。修復が不可能な場合、アポトーシス（15頁参照）によってその細胞の死を引き起こす。

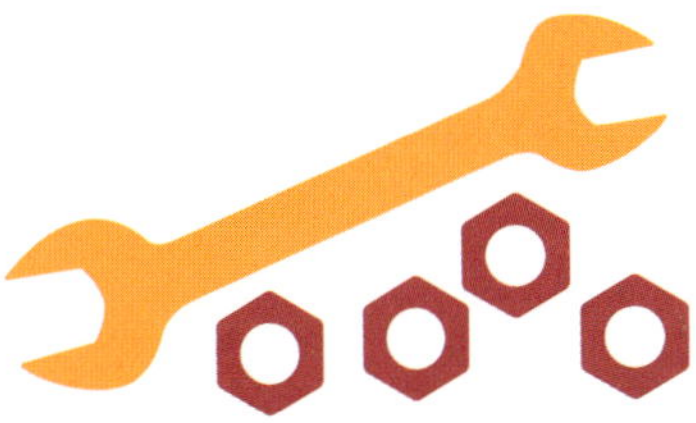

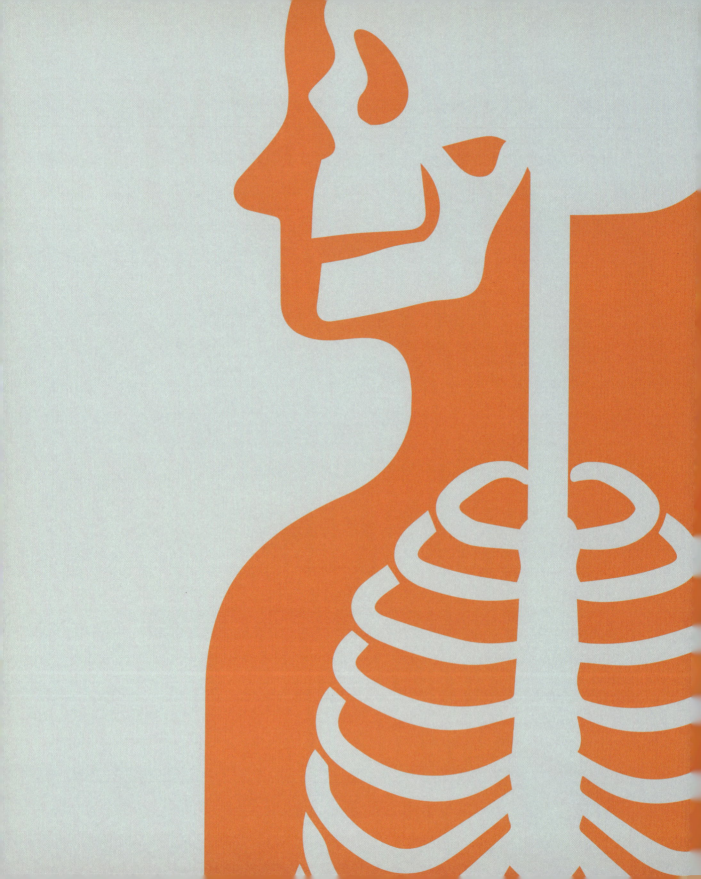

第2章

支え合う

皮膚の奥

皮膚は人体で最大の器官である。体を傷や乾燥、水分過剰、感染から守るだけでなく、体温を調節し、ビタミンDを作る。また無数の特殊な神経終末をそなえている（74-75頁参照）。

保冷と保温

ヒトは、熱帯の暑さと北極の寒さ、さらには中間の温帯性の気候で生き残るために適応してきた。体毛のほとんどを失い、体を温かく保つために服に頼るようになったとはいえ、薄い体毛でも体温を調節する役割を果たしている。暑い時にはたくさんの水を飲み、体温の上昇を防ぐためにかいた汗で失われた水分を補給することが不可欠である。

暑い時の皮膚

皮膚に300万ある汗腺は毎日1ℓ、猛暑の場合は1日に10ℓも汗を分泌する。汗の蒸発は体から熱エネルギーを奪う。血管の周囲の円環状の筋肉も、血液を皮膚に輸送することで助け、体の奥から熱を放出させる。

寒い時の皮膚

寒い気候では、皮膚は熱を保つモードになる。小さな筋肉が体毛を直立させ、暖気を皮膚近くに閉じ込める。一方、毛細血管の筋肉は、皮膚の表層へ血液が流れるのを止める。

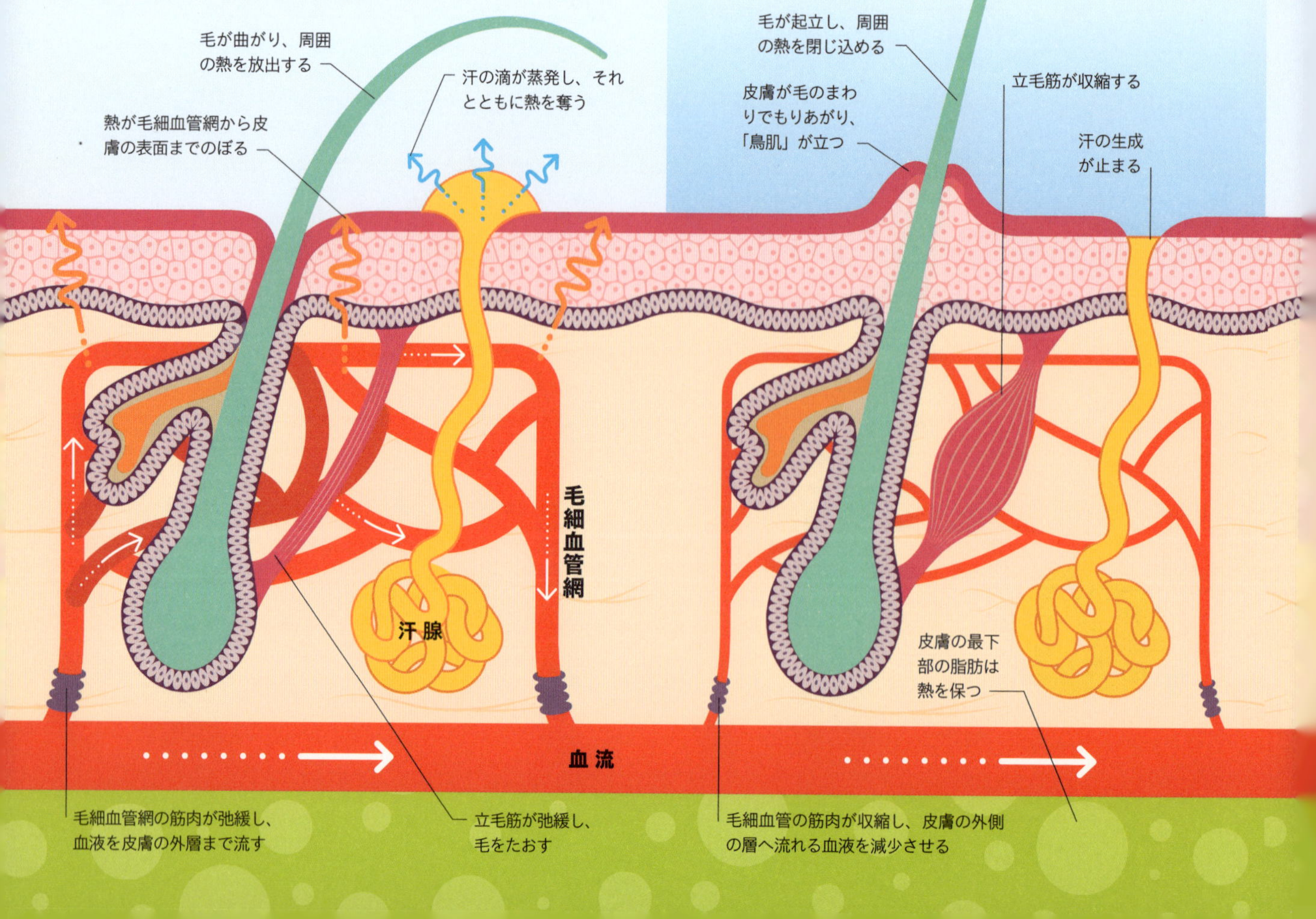

毛が曲がり、周囲の熱を放出する
汗の滴が蒸発し、それとともに熱を奪う
熱が毛細血管網から皮膚の表面までのぼる
毛細血管網
汗腺
血流
毛細血管網の筋肉が弛緩し、血液を皮膚の外層まで流す
立毛筋が弛緩し、毛をたおす
毛が起立し、周囲の熱を閉じ込める
皮膚が毛のまわりでもりあがり、「鳥肌」が立つ
立毛筋が収縮する
汗の生成が止まる
皮膚の最下部の脂肪は熱を保つ
毛細血管の筋肉が収縮し、皮膚の外側の層へ流れる血液を減少させる

防御用のバリア

皮膚は３つの層からなり、各層が私たちの生存に重要な役割を演じている。表皮と呼ばれる一番上の層はたえず再生している防御機構（32–33頁参照）で、真皮と呼ばれる中間の層に基礎がある。最後の層が皮下組織で、私たちを温め、骨を守り、エネルギーを供給し続ける脂肪のクッションである（158–59頁参照）。

平均的な成人の皮膚は面積が 2㎡になる

鳥肌は実際に役立っているのか？

鳥肌は寒い時に熱を保持するのを助ける。しかし、何百年以上昔、ヒトが濃い体毛で覆われていた時はもっとその効果を発揮していた。体毛が濃いなら、毛が逆立てばそれだけ熱を閉じ込められるからだ。

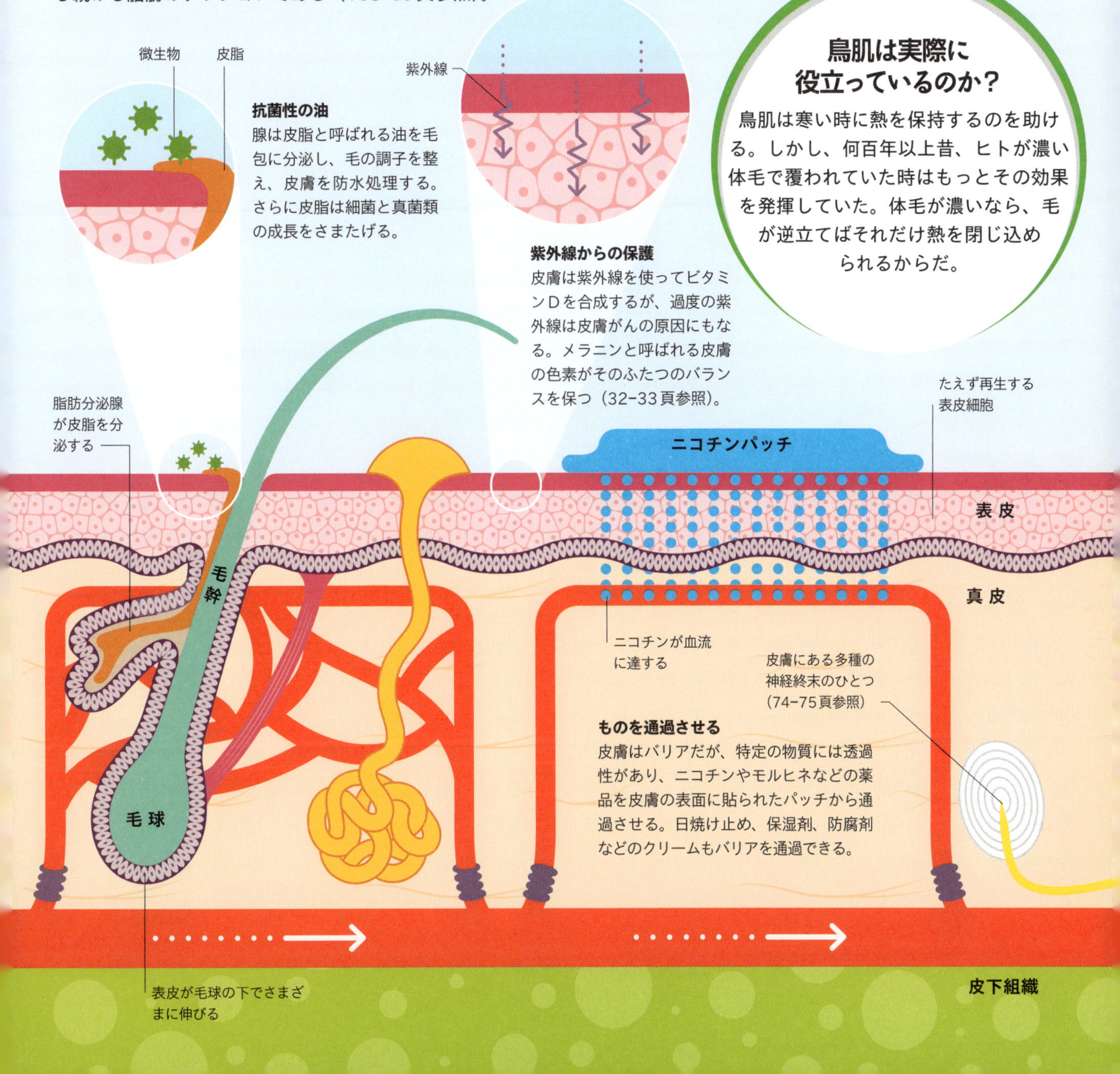
微生物
皮脂
紫外線
脂肪分泌腺が皮脂を分泌する
ニコチンパッチ
たえず再生する表皮細胞
表皮
毛幹
真皮
ニコチンが血流に達する
皮膚にある多種の神経終末のひとつ（74–75頁参照）
毛球
表皮が毛球の下でさまざまに伸びる
皮下組織

抗菌性の油
腺は皮脂と呼ばれる油を毛包に分泌し、毛の調子を整え、皮膚を防水処理する。さらに皮脂は細菌と真菌類の成長をさまたげる。

紫外線からの保護
皮膚は紫外線を使ってビタミンＤを合成するが、過度の紫外線は皮膚がんの原因にもなる。メラニンと呼ばれる皮膚の色素がそのふたつのバランスを保つ（32–33頁参照）。

ものを通過させる
皮膚はバリアだが、特定の物質には透過性があり、ニコチンやモルヒネなどの薬品を皮膚の表面に貼られたパッチから通過させる。日焼け止め、保湿剤、防腐剤などのクリームもバリアを通過できる。

外側の防衛機構

皮膚は私たちと外部の世界の間の境界、すなわち、敵と戦い、味方を中に入れる境目である。その防御の主な特徴は、自己再生する外層と紫外線から私たちを保護する色素である。

指紋は本当にふたつと同じものはないのか？

各指の紋、湾曲、渦巻きは唯一無二で、けがの後も同じように成長する――警察の捜査に便利な事実である。

自己再生する層

表皮は細胞のコンベヤーベルトで、たえず基底部（基底層）で生まれては表面に移動していく。動く間に細胞は核を失って平たくなり、ケラチンと呼ばれるタンパク質でいっぱいになる。そして外側の保護層を作り上げる。この層は定期的にすり減っては、新しく上に押し上がってきた細胞に替えられる。細胞はどれも表面に達するまでに死ぬ。死んだ細胞ははがれ落ちて家のほこりとなる。

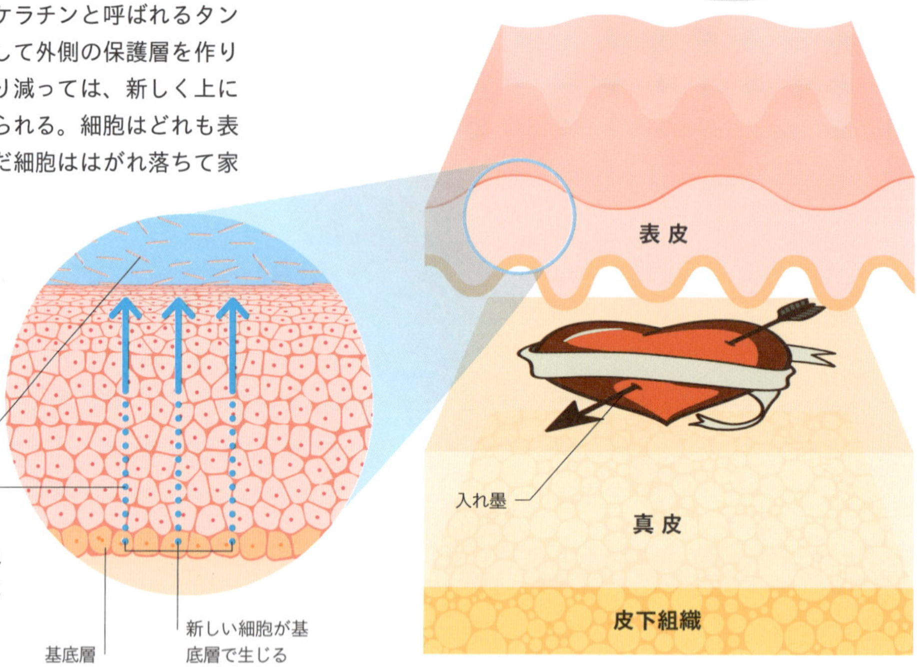

透明な防御
表皮は細胞を脱ぎ捨てるため、入れ墨はその下の真皮に刻まれなくてはならない。幸い、表皮は透明なので、入れ墨が透けて見える。

足場で支える

表皮の下には真皮、皮膚に強度と柔軟性を与える厚い層がある。この中には皮膚の神経終末、汗腺、脂肪分泌腺、毛根、血管がある。おもにコラーゲン線維とエラスチン線維でできており、皮膚が圧力に反応して伸縮できるようにする、一種の足場を作り上げる。

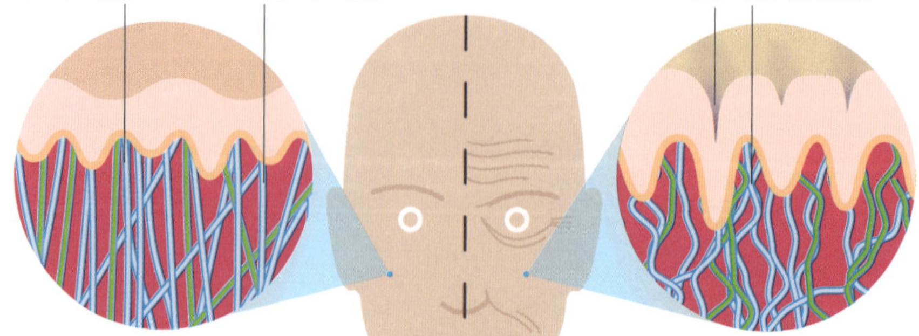

若い肌
若者の皮膚のコラーゲンとエラスチン線維は強く、皮膚をなめらかで引き締まった状態に保つ。適度な水分補給と健康によい食物が皮膚を若々しく保つ。

年老いた肌
老いた肌のコラーゲンとエラスチン線維は弱く、表面にしわをもたらす。喫煙、日光、栄養に乏しい食事は老化の過程を促進する。

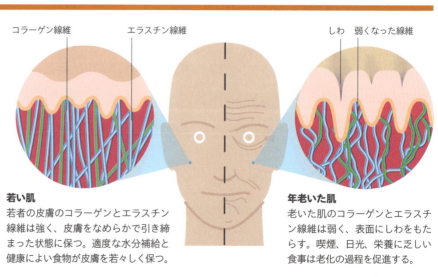

皮膚の色

皮膚の持つ多くの機能のひとつがビタミンDを作ることで、そのために太陽からの紫外線を利用する。しかし紫外線は大変危険でもある（皮膚がんの原因にもなる）ため、防御する必要もある。防護のために皮膚はメラニンを生成する。これは日よけとして役に立つ色素で、肌の色を決定する。

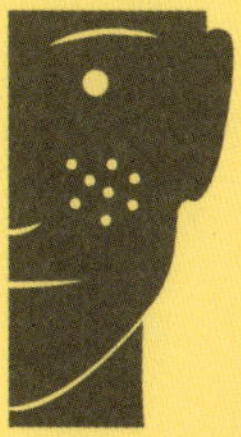

そばかすは凝集したメラノサイトに起因する

黒い肌

赤道では、太陽光線がほぼ垂直に地球を照らすため、きわめて強くなる。すなわち、赤道付近で生活する人々は、紫外線から肌を守る必要性が高い。このために皮膚は大量のメラニンを生成する――その結果が黒い肌である。

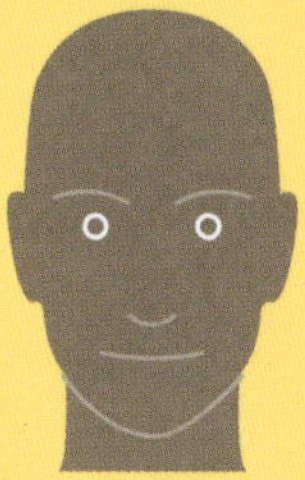

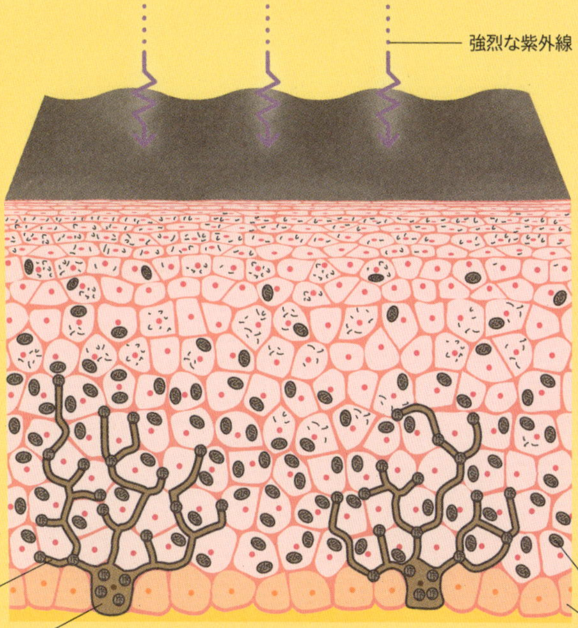
強烈な紫外線
樹状突起
メラノサイト
メラノソーム
基底層

1　メラノサイト
メラニンはメラノサイトと呼ばれる特別な細胞で作られる。この細胞は表皮の基底部に埋まっている。

2　樹状突起
メラノサイトには樹状突起と呼ばれる指のような形の拡張部分がある。それぞれが周囲の約35の細胞に触れる。

3　メラノソーム
メラニンは、メラノソームと呼ばれる小さな束になって樹状突起に沿って移動する。

4　吸収
メラノソームが周囲の皮膚細胞に吸収される。

5　紫外線保護
メラノソームがくだけ、メラニンを皮膚にまき散らす。これが紫外線から守る遮蔽物を作りだす。

白い肌

赤道より北と南へ行くと、太陽光線は次第に低い角度で地球に当たる。角度が低くなるにつれ、光は弱くなり、紫外線から防御する必要も少なくなる。それに応じて皮膚は少量のメラニンしか作り出さない。したがって白い肌となる。

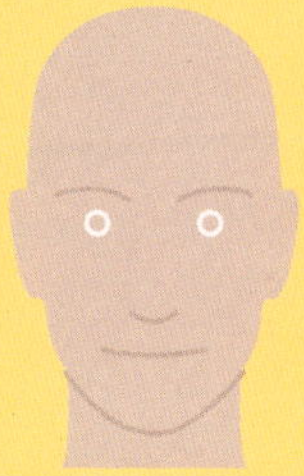

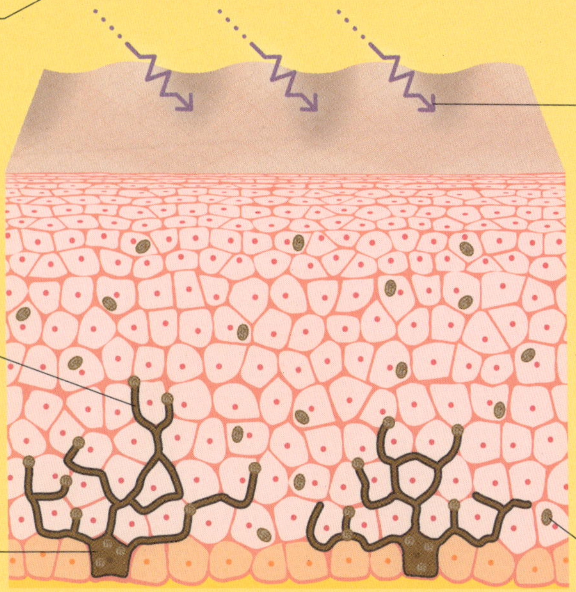

1　メラノサイト
白い肌の場合、メラノサイトは不活発で、樹状突起の数も少ない。

2　色の薄いメラノソーム
メラノソームの色は白っぽく、吸収する周囲の細胞の数も少ない。

3　弱い保護
比較的弱い紫外線に対しては、メラニンの保護が弱くても十分である。

先端部

毛と爪のどちらもケラチンという丈夫な線維質のタンパク質でできている。爪は手足の指の先端を強くして保護し、毛は体からの放熱を減らし、体を温かく保ってくれる。

髪の色、太さ、くせ

髪にはそれぞれ海綿状の核（毛髄）と、ウェーブと弾力を与える柔軟なタンパク質の鎖からなる中間層（毛皮質）がある。外側のうろこ状の層（キューティクル）が光を反射するので、髪は輝いて見えるが、キューティクルが痛めばつやがなくなる。色、くせ、太さ、長さは（髪が成長する）毛包の大きさと形、毛包が作りだす色素の種類によって決まる。

なぜ体毛の長さは異なるのか？

頭髪は何年間も伸びることができるが、その他の体毛は数週間か数ヶ月しか成長できない。体毛が通常短いのは長くなる前に抜けるからである。

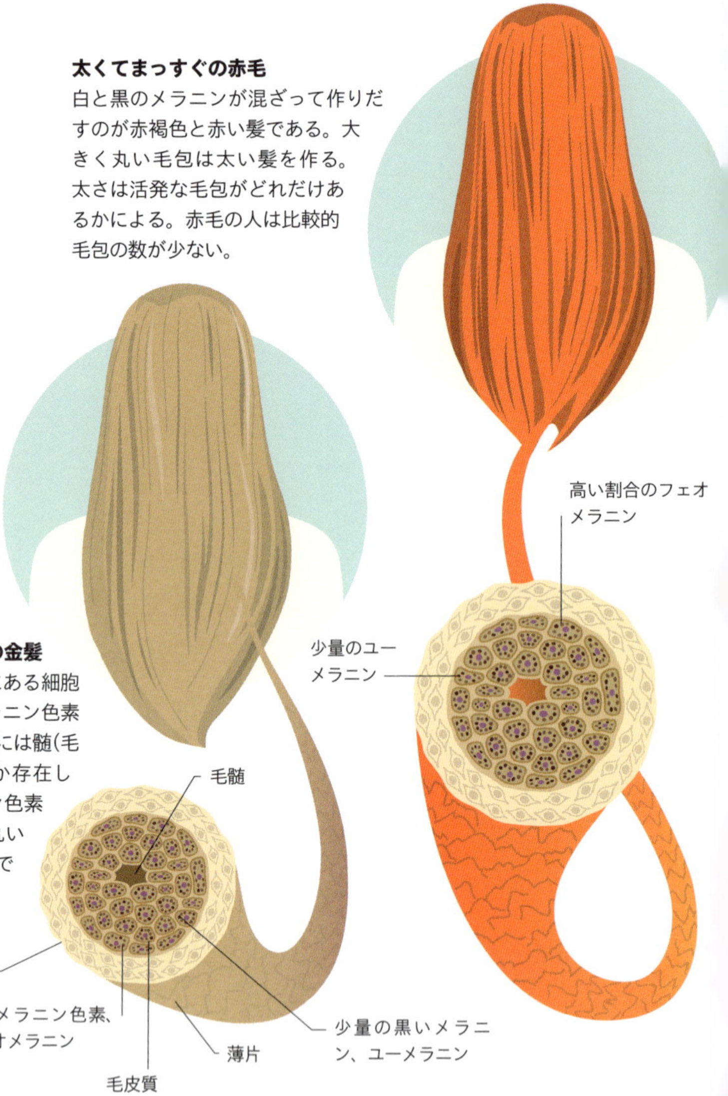

高い割合のフェオメラニン
少量のユーメラニン
毛髄
キューティクル
薄いメラニン色素、フェオメラニン
毛皮質
薄片
少量の黒いメラニン、ユーメラニン

太くてまっすぐの赤毛
白と黒のメラニンが混ざって作りだすのが赤褐色と赤い髪である。大きく丸い毛包は太い髪を作る。太さは活発な毛包がどれだけあるかによる。赤毛の人は比較的毛包の数が少ない。

細くてまっすぐの金髪
各毛包の基底部にある細胞が直接毛根にメラニン色素を供給する。金髪には髄(毛髄）の真中にしか存在しない薄いメラニン色素がある。小さな丸い毛包はまっすぐで細い髪を作る。

毛の成長

それぞれの毛包はその寿命までにだいたい25回成長を繰り返す。各サイクルに成長段階があり、毛が伸びる段階、毛が同じ長さのままでいる休止期に続いて、ゆるみはじめ、抜けていく。休止期間の後で毛包は再び活発になり、新たな毛を作り始める。

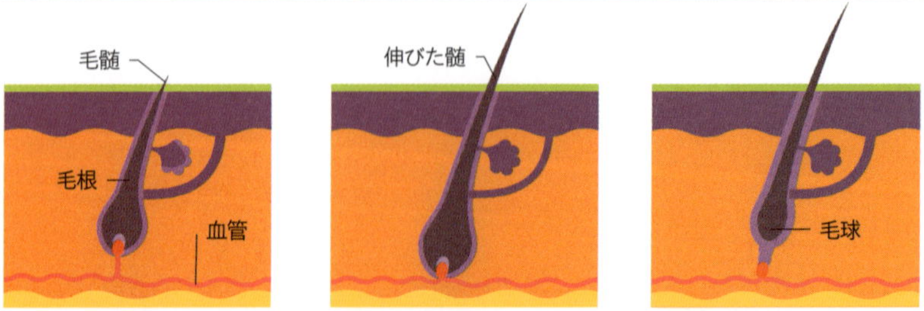

毛髄
毛根
血管
伸びた髄
毛球

1 成長初期
毛包が活発になり、毛根の中に新しい細胞を作りだす。これらが死ぬと上に押され、髄を形成する。

2 成長後期
髄は２～６年以上伸びる。成長期間が長いほど（女性によくみられるように）長い髪となる。

3 休止
毛包は収縮し、毛球が毛根から離れるため、毛は成長を止める。これには３～６週間かかる。

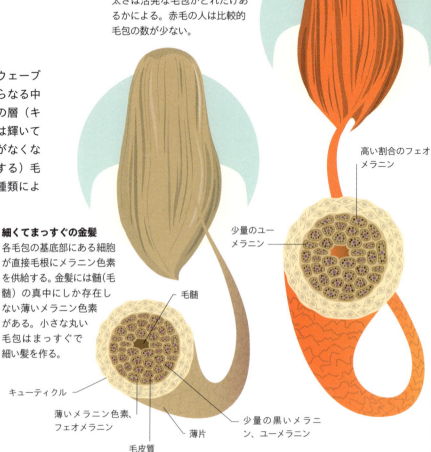

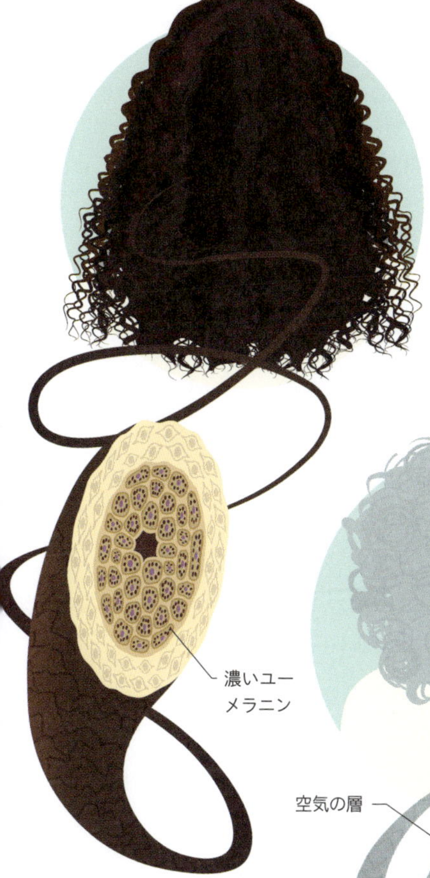
濃いユー
メラニン

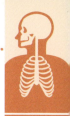

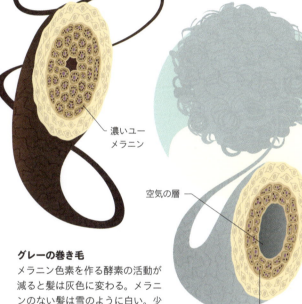

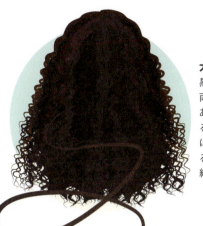

太くて黒い巻き毛

黒い髪には毛皮質と毛髄の両方に黒いメラニン色素があり、色を一層濃くしている。ウェーブのかかった髪は楕円形の毛包から成長する。毛包が平たくなると、縮れが増す。

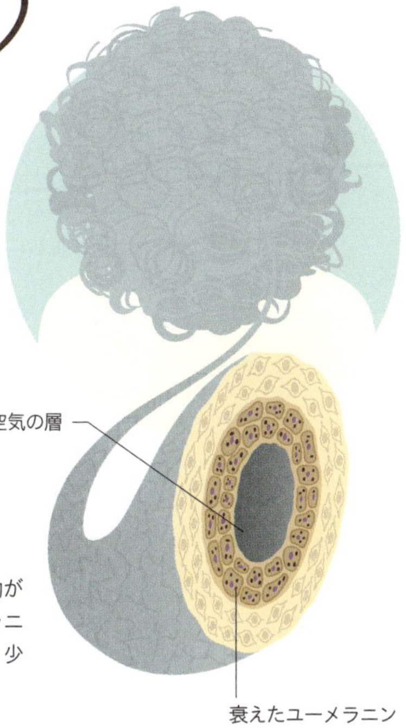
空気の層
衰えたユーメラニン

グレーの巻き毛

メラニン色素を作る酵素の活動が減ると髪は灰色に変わる。メラニンのない髪は雪のように白い。少量の色素があると灰色になる。

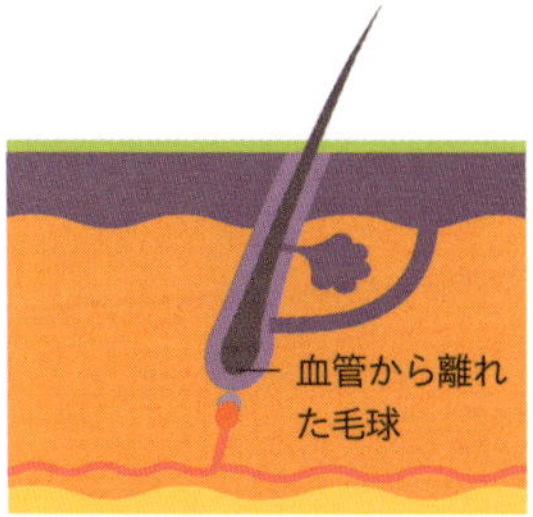
血管から離れ
た毛球

4 剥離

ゆるんだ毛は自然に落ちるか、ブラシや櫛ですくことで取り除かれる。新たな毛の成長によって押し出されることもある。

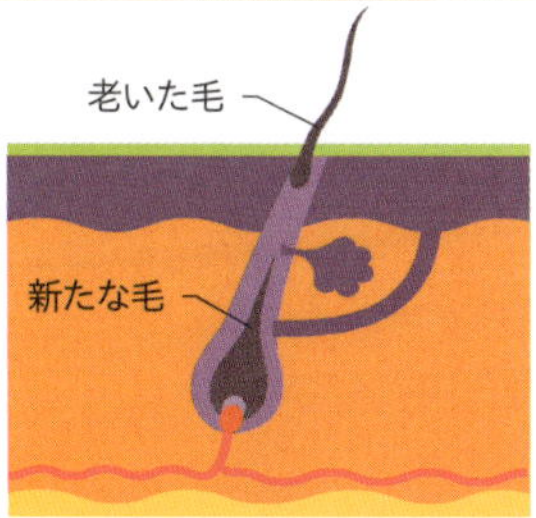
老いた毛
新たな毛

5 新たな成長

毛包は次のサイクルを開始する。次第に再活動する毛包の数が減るため、髪は薄く、生え際は後退し、毛のない部分があらわれる。

爪

爪はケラチンの透明な板である。指先の柔らかい肉を固定させる当て木の役割をし、小さなものをつかむ能力を高める。指先全体の感覚にも大いに貢献している。だが体から突き出ているため、けがしやすい。

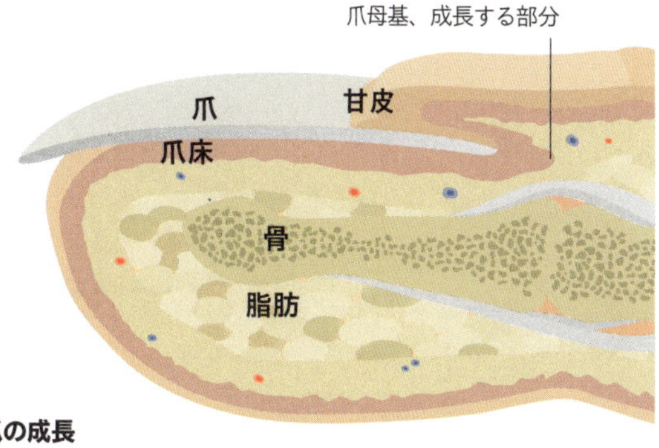
爪母基、成長する部分
爪
甘皮
爪床
骨
脂肪

爪の成長

各爪の基底部と側面の成長部分は、甘皮と呼ばれる皮膚のひだで保護されている。爪床の細胞は人体でもっとも活動的な部分である。たえず分裂し、爪はひと月に5mm成長する。

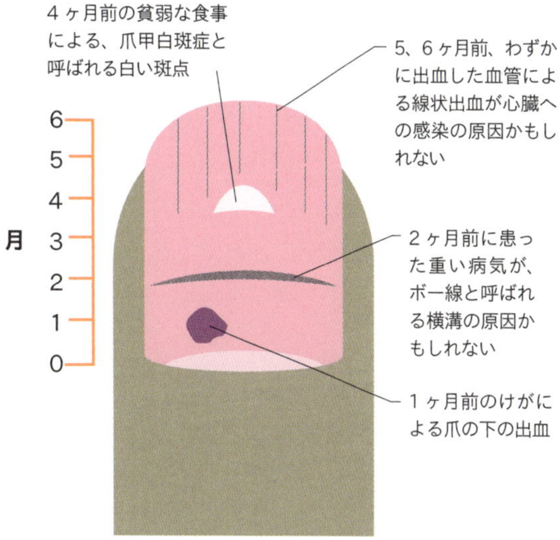
４ヶ月前の貧弱な食事による、爪甲白斑症と呼ばれる白い斑点
5、6ヶ月前、わずかに出血した血管による線状出血が心臓への感染の原因かもしれない
月
6
5
4
3
2
1
0
２ヶ月前に患った重い病気が、ボー線と呼ばれる横溝の原因かもしれない
１ヶ月前のけがによる爪の下の出血

爪日誌

爪は重要な組織ではないため、血液と栄養が不足している時、爪床は迂回される。そのため全身の健康と栄養状態のよい指標となる。爪は数多くの病気を示すこともあるため、医者は患者の手をすばやく見る。

体の骨の**半分以上**は**手足**にある

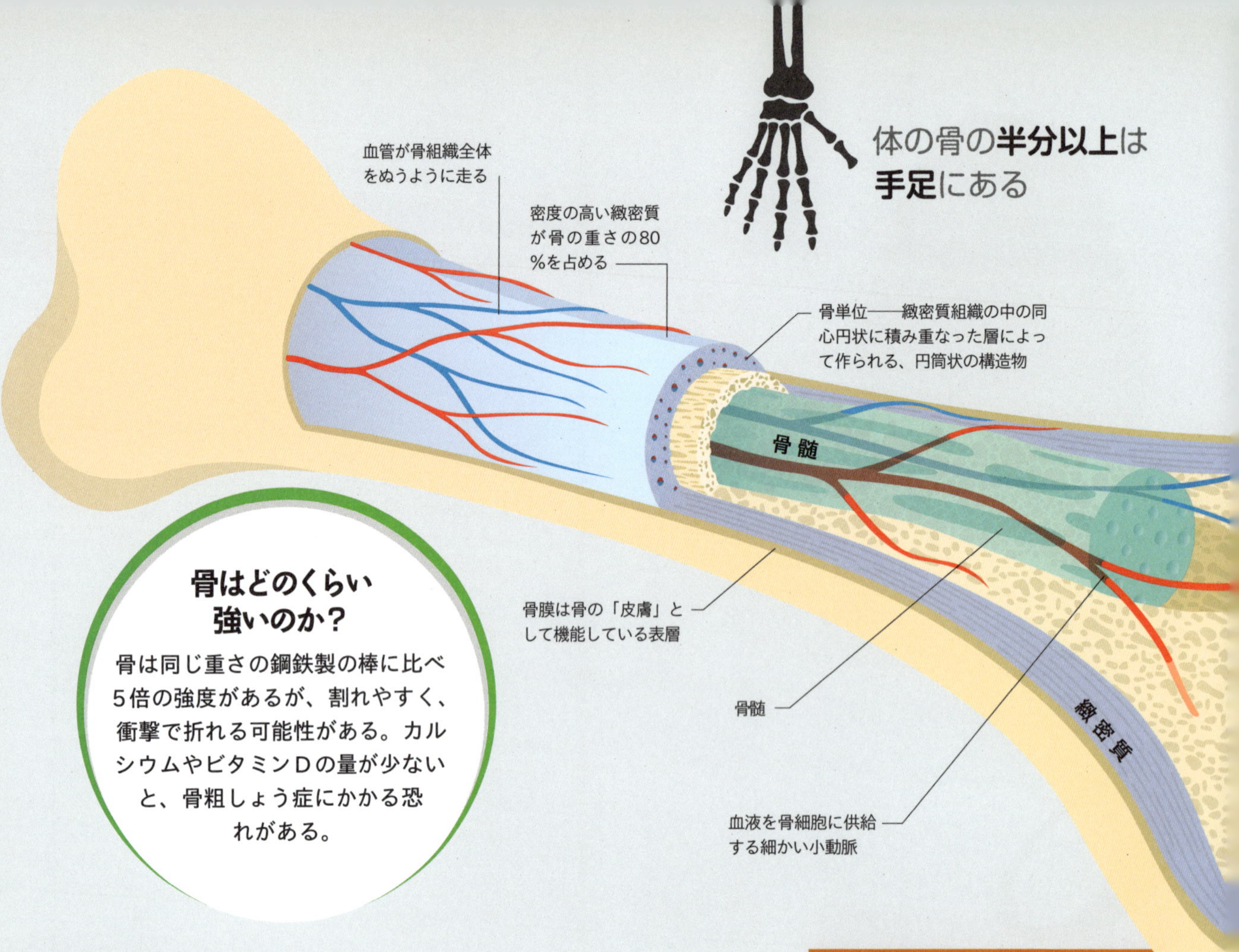

血管が骨組織全体をぬうように走る
密度の高い緻密質が骨の重さの80%を占める
骨単位——緻密質組織の中の同心円状に積み重なった層によって作られる、円筒状の構造物
骨髄
骨膜は骨の「皮膚」として機能している表層
骨髄
緻密質
血液を骨細胞に供給する細かい小動脈

骨はどのくらい強いのか？

骨は同じ重さの鋼鉄製の棒に比べ5倍の強度があるが、割れやすく、衝撃で折れる可能性がある。カルシウムやビタミンDの量が少ないと、骨粗しょう症にかかる恐れがある。

支柱

骨格は肉をまとったハンガーのようなものである。骨は体を支えて形を与えると同時に、体を防護し、また筋肉との相互作用によって体を動かし、さまざまな姿勢をとることを可能にする。

生きている組織

骨は線維性タンパク質のコラーゲンでできた、生きている組織で、ミネラル（カルシウムとリン酸）で満たされているため固い。体内の全カルシウムの99%が骨に含まれる。骨細胞はたえず使い古した骨を新しい骨組織と交換する。血管は骨細胞に酸素と栄養を供給する。皮膚のような骨膜という外層が緻密質という殻を覆い、強度を与えている。その下には全体の重さを減らす海綿のような網状の支柱がある。肋骨、胸骨、肩甲骨、骨盤などの骨髄には特別なはたらきがあり、新しい血液細胞を作っている。

最小の骨

中耳内のアブミ骨が名前のある骨の中で一番小さい。また長い腱の中には小さな種子骨（植物の種子に似ていることによる）があり、圧力のかかる場所で腱が擦り切れるのを防いでいる。

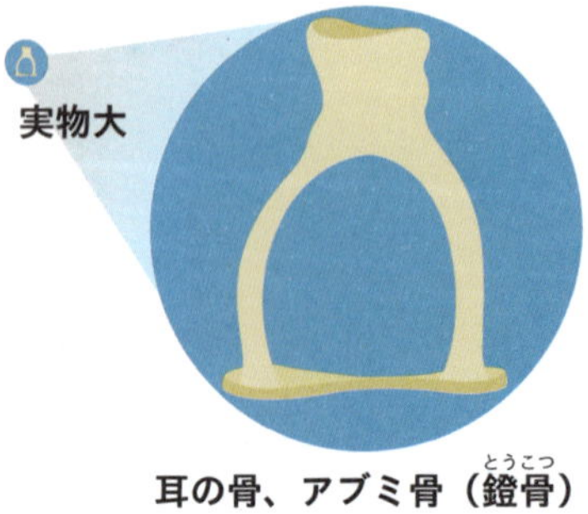

実物大

耳の骨、アブミ骨（鐙骨《とうこつ》）

どのようにして骨格はまとまっているのか

骨格は大きくふたつに分けられる。中軸骨格は頭蓋骨、脊柱（脊椎）、胸郭からなり、内臓器官と中枢神経系を保護している。体肢骨格は、上肢と下肢に加え、それらを中軸骨格につなげる肩帯と骨盤帯も含まれる。これが意識的な動きをもたらす筋肉をしっかり固定する。

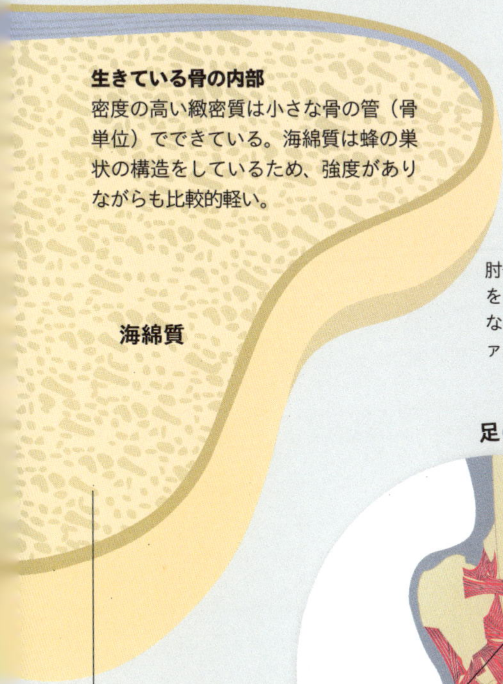
生きている骨の内部
密度の高い緻密質は小さな骨の管（骨単位）でできている。海綿質は蜂の巣状の構造をしているため、強度がありながらも比較的軽い。
海綿質
目方の軽い海綿質

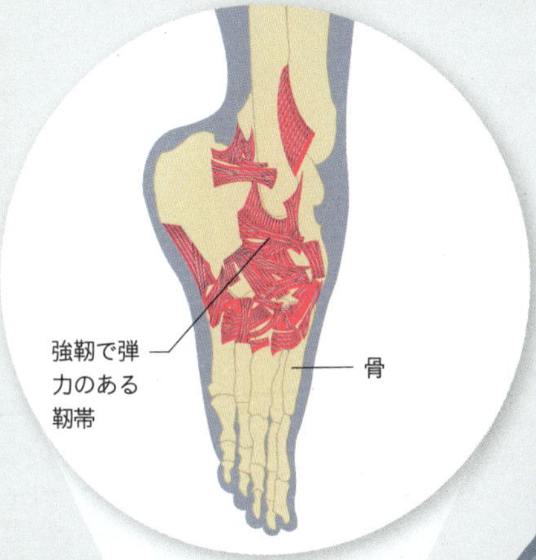
足の靭帯
強靭で弾力のある靭帯
骨

足の天然のテーピング

骨は、靭帯と呼ばれる固い組織の束で結合されている。その数がもっとも多いのは、26の骨でできている足より他にない。100本以上の強くて弾力性のある靭帯が骨をたがいにつなぎ合わせ、柔軟性を与えて衝撃を吸収している。各関節の内部で動く範囲を制限するほど弾力がある。

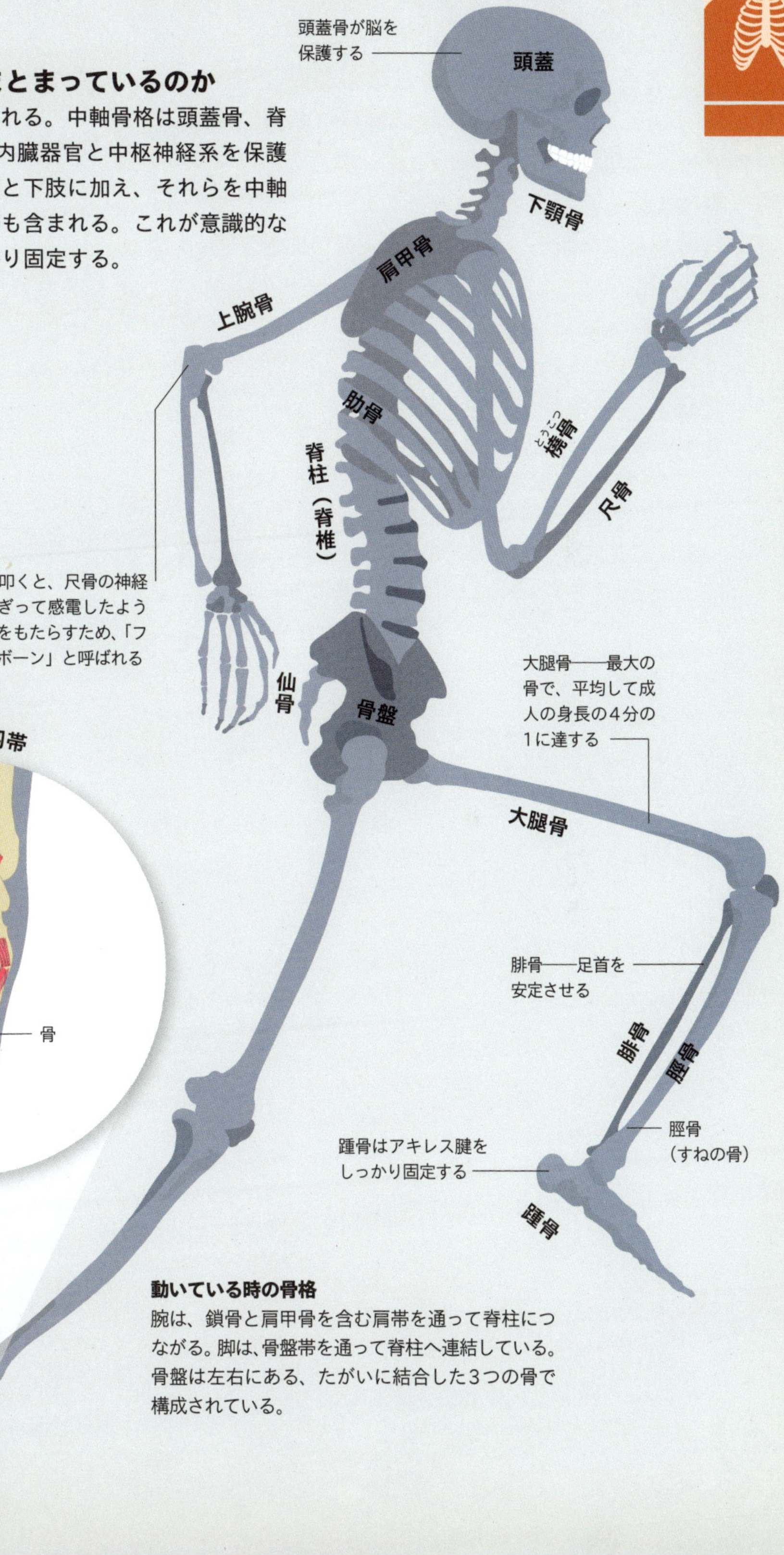
頭蓋骨が脳を保護する
頭蓋
下顎骨
肩甲骨
上腕骨
肋骨
橈骨《とうこつ》
尺骨
脊柱（脊椎）
肘——叩くと、尺骨の神経をさえぎって感電したような感覚をもたらすため、「ファニーボーン」と呼ばれる
仙骨
骨盤
大腿骨——最大の骨で、平均して成人の身長の４分の１に達する
大腿骨
腓骨——足首を安定させる
腓骨
脛骨
脛骨（すねの骨）
踵骨はアキレス腱をしっかり固定する
踵骨

動いている時の骨格

腕は、鎖骨と肩甲骨を含む肩帯を通って脊柱につながる。脚は、骨盤帯を通って脊柱へ連結している。骨盤は左右にある、たがいに結合した3つの骨で構成されている。

成長する骨

健康な赤ん坊であれば誕生時の身長は46～56cmである。乳児期に骨は伸び、急激に成長する。幼年期になると骨の成長は遅くなるが、思春期にふたたび速度が上がる。だいたい18歳で骨の成長は止まり、最終的な成人身長に達する。

新生児の体重

新生児の平均体重は2.5～4.3kgである。通常誕生後の最初の数日で体重が落ちるが、10日目までにはほとんどの赤ん坊が出生時の体重に戻り、一日におよそ28gずつ増やしていく。

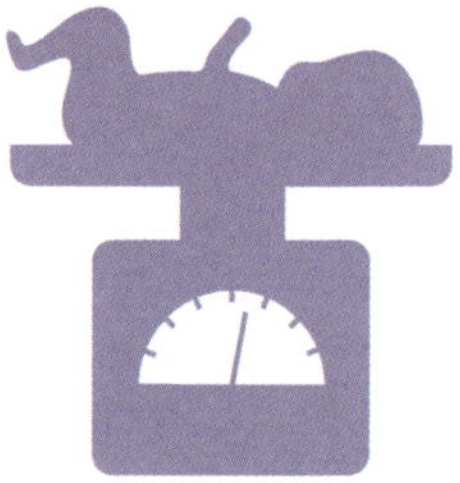

骨はどのように成長するのか

身長の伸びは長骨の端にある成長板で起こる。骨の成長は成長ホルモンによって調節されるが、それ以外に、思春期の性ホルモンに反応して起こる急激な成長もある（222–23頁参照）。軟骨の成長板は大人になるまでに消え、その後さらなる身長の増加は不可能である。

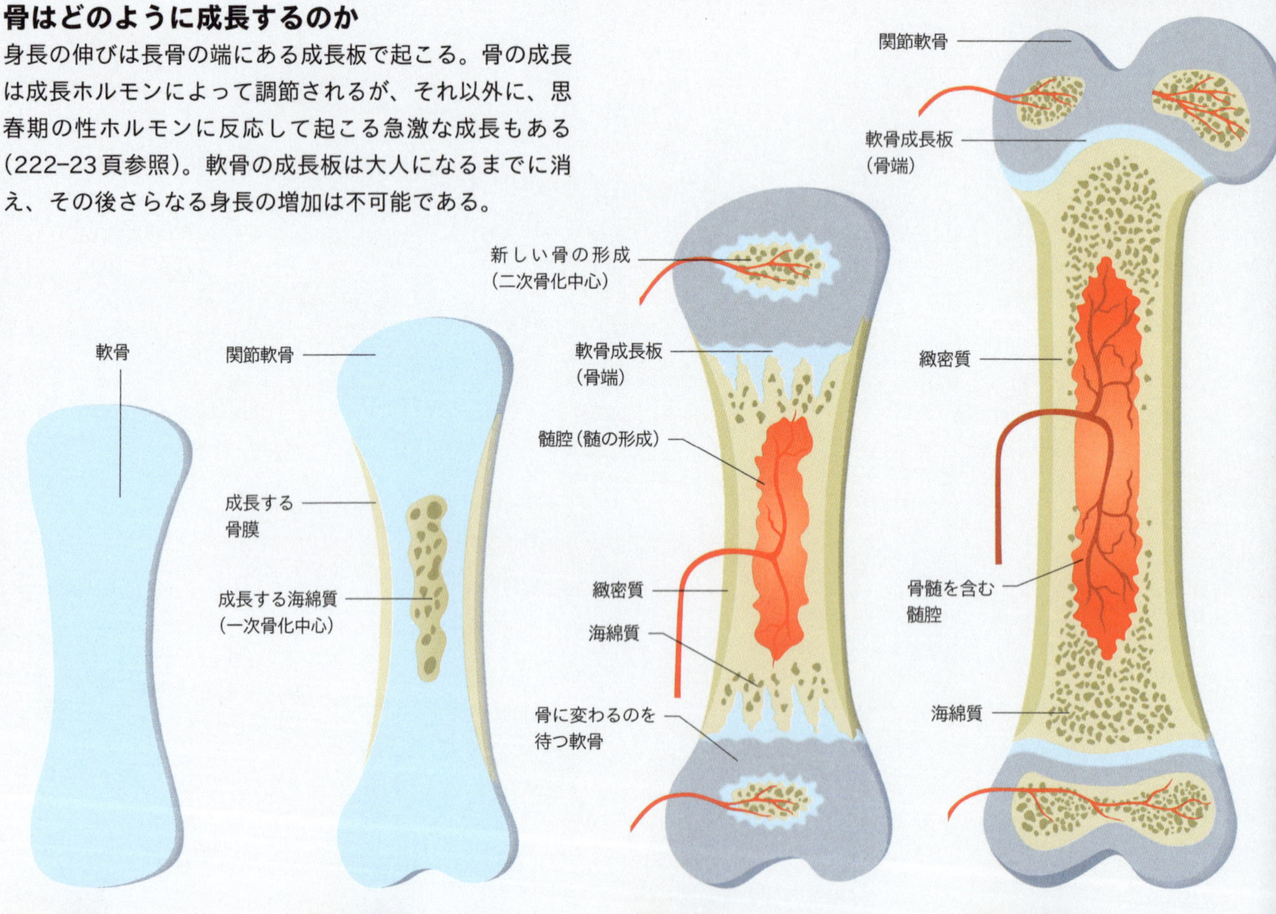

1 胎児
骨は初めにミネラルが作られる足場としてはたらく軟骨から生じる。固い骨は子宮内の胎児の成長が2、3ヶ月に達した時に形成し始める。

2 新生児
誕生時、まだ骨はほとんどが軟骨でできているが、骨の形成（骨化作用）の活発な場所がある。成長する最初の場所は、骨幹の一次骨化中心で、先端部がそれに続く。

3 幼児
骨髄の大部分は硬化した緻密質と海綿質でできている。骨の両端にある成長板（骨端）によって長さが伸びる。骨はまだやわらかく、衝撃で曲がり、若木骨折を起こすこともある。

4 10代
思春期に、性ホルモンの高まりが急激な成長増加をもたらす。身長の伸びは新しい骨が軟骨の成長板に築かれ骨幹を長くする時に起こる。

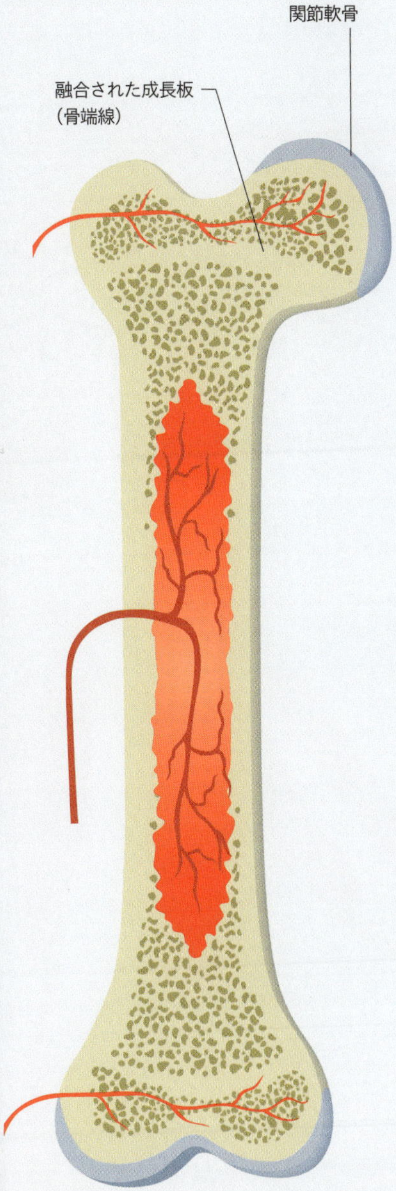
関節軟骨
融合された成長板
（骨端線）

5　**成人**

思春期の後、軟骨の成長板は骨に変わり（石灰化）、融合される。これにより骨端線と呼ばれる硬化した領域が残る。骨はその後も直径を増すが、長さはもう伸びない。

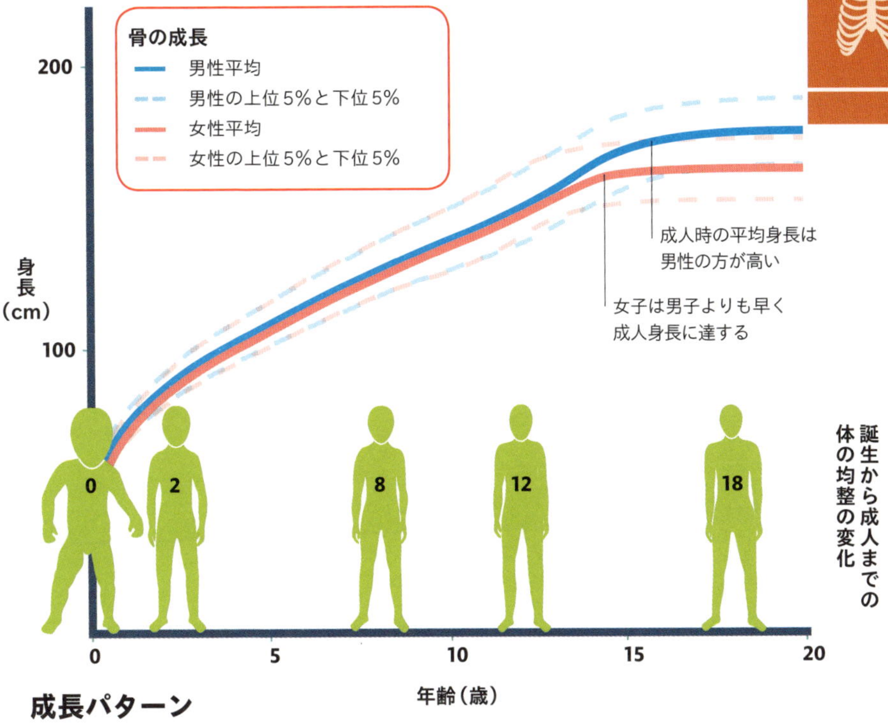
骨の成長
男性平均
男性の上位5%と下位5%
女性平均
女性の上位5%と下位5%
200
100
身長（cm）
成人時の平均身長は
男性の方が高い
女子は男子よりも早く
成人身長に達する
0
2
8
12
18
誕生から成人までの
体の均整の変化
0
5
10
15
20
年齢（歳）

成長パターン

赤ん坊の頭は身長の４分の１である。相対成長における変化は、２歳までにこの比率が６分の１に下がることを示している。大人の頭は身長の８分の１にすぎない。少女は少年よりも早く思春期をむかえ、だいたい16、７歳の頃には大人の身長に達する。男性は19歳から21歳の間にようやく最終的な身長に達する。

最終的な身長の計算方法

両親とも標準的な体格と仮定すれば、子どもが将来達する身長は以下のように計算できる。父親の身長を母親の身長と足す。男の子であれば13cmを足し、女の子であれば13cm引く。そしてその合計値を２で割る。たいていの子どもはこの推定値の誤差10cm以内が最終的な身長となる。

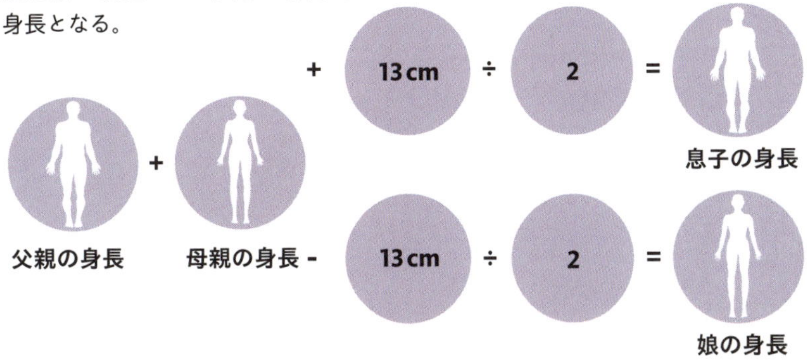
＋
13cm
÷
2
＝
息子の身長
父親の身長
＋
母親の身長
－
13cm
÷
2
＝
娘の身長

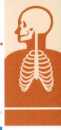

柔軟性

関節があるおかげで、体を動かしてものを巧みにあつかうことができる。名前を書く時は抑制された小さな動き、ボールを投げる時などは力強く大きな動きを用いている。

関節の構造

ふたつの骨がじかに接触するところに関節ができる。成人の頭蓋骨にある縫合線のように、骨が組み合わさって固定した関節もある。肘のように可動域の狭い関節もあれば、肩のようにもっと自由に動かせる関節もある。

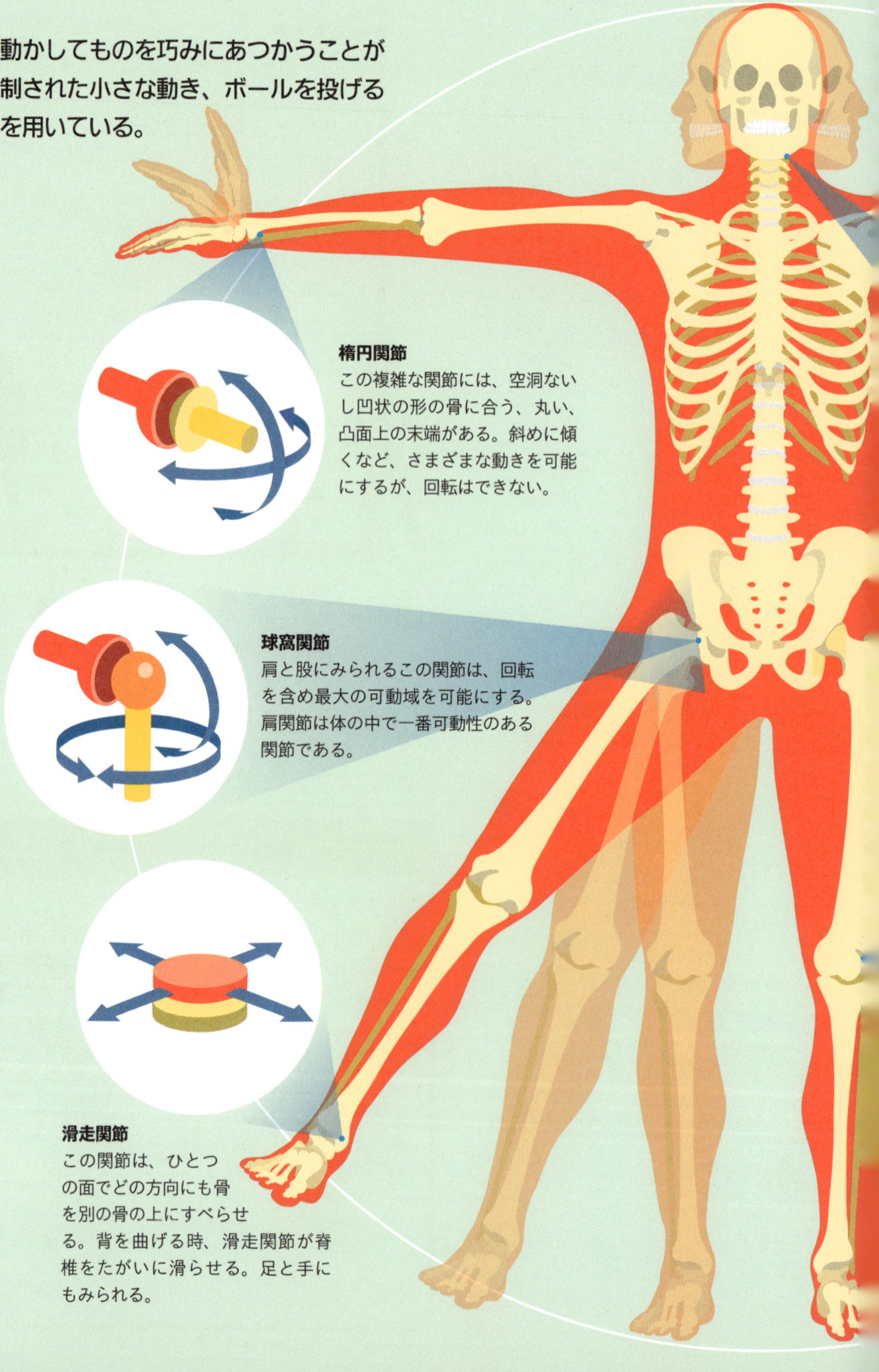

楕円関節

この複雑な関節には、空洞ないし凹状の形の骨に合う、丸い、凸面上の末端がある。斜めに傾くなど、さまざまな動きを可能にするが、回転はできない。

球窩関節

肩と股にみられるこの関節は、回転を含め最大の可動域を可能にする。肩関節は体の中で一番可動性のある関節である。

滑走関節

この関節は、ひとつの面でどの方向にも骨を別の骨の上にすべらせる。背を曲げる時、滑走関節が脊椎をたがいに滑らせる。足と手にもみられる。

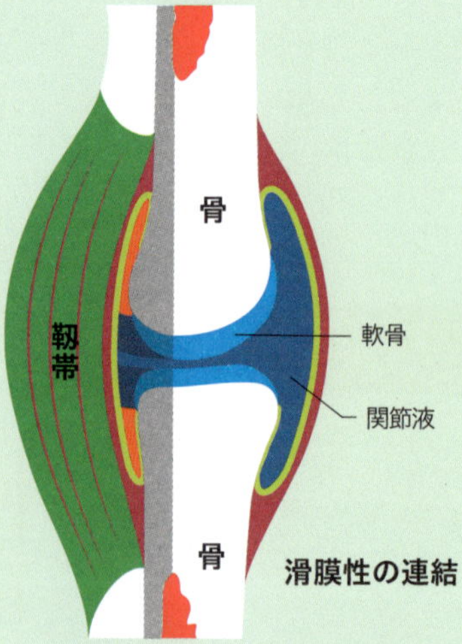

滑膜性の連結

関節の内部

可動性のある関節内の骨の端は、摩擦を減らすために滑りやすい軟骨で覆われ、関節液で満たされており、なめらかな動きを可能にしている。そうした滑膜性の連結は、靭帯という結合組織の束で結合されている。膝などの関節には、曲げる時に骨がずれないよう安定させる靭帯が内側にもある。

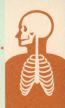

関節の種類

体全体は複雑な動きをするが、各関節の可動域は限られている。下腿の２本の長い骨（脛骨と腓骨）が合わさるところや、足のいくつかの関節などのように、衝撃を吸収できるよう、きわめて限られた動きしかできない関節もある。顎骨と頭蓋骨の両側の間にある顎関節（44–45頁参照）は例外的で、食べ物を噛んだり砕いたりしている間、円形の軟骨のおかげであごを左右に動かしたり、前後に押し出すことができる。

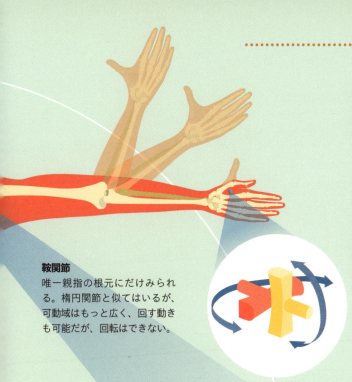

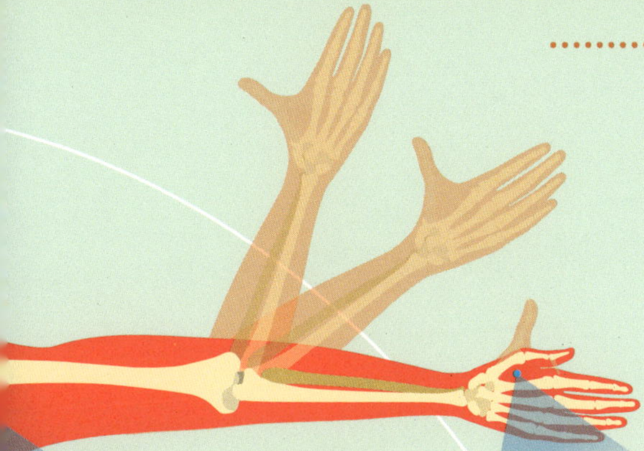

鞍関節
唯一親指の根元にだけみられる。楕円関節と似てはいるが、可動域はもっと広く、回す動きも可能だが、回転はできない。

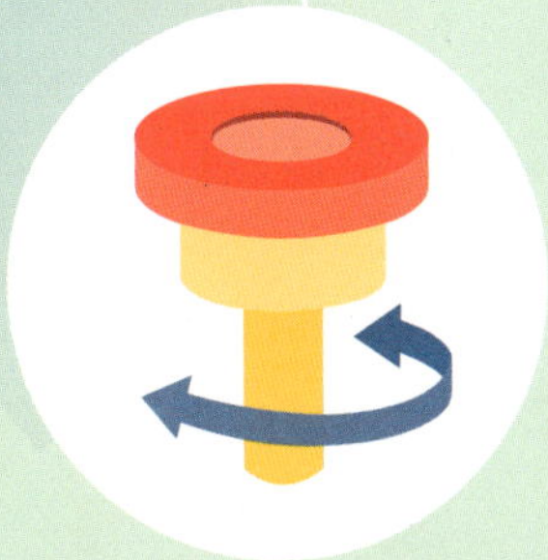

車軸関節
これは、前腕を動かして手のひらを上や下に向ける時など、ひとつの骨を別の骨のまわりで回転させる。首の車軸関節のおかげで頭を左右に向けられる。

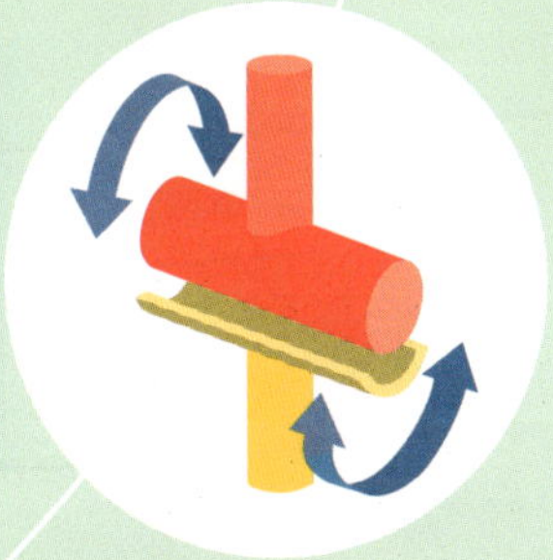

蝶番関節
この関節は、開閉するドアのように、主に水平面での動きを可能にする。肘と膝がそのよい見本である。

一番小さい関節は、音波を内耳に伝えるのを助ける中耳の3つの小さな骨の間にある

二重関節の持ち主

二重関節があると言われる人々の関節の数は他の人と同じであるが、彼らの関節は普通よりも可動域が広い。この特性は、異常に弾力のある靭帯か、普通より弱いコラーゲン（靭帯と他の結合組織にあるタンパク質）の生成を指定する遺伝子を受け継いだためとされる。

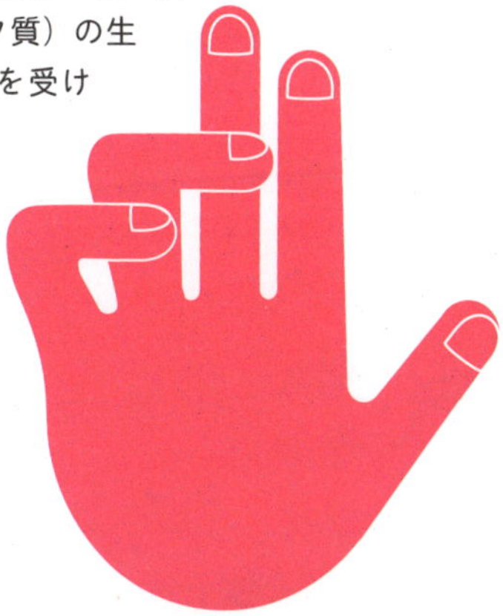

咀《そ》嚼《しゃく》

ヒトは大きな食べ物をのみ下すのに苦労する。そこで歯が消化の第一段階の一部として食べ物を噛み砕く。歯はまた話すことにも役割を演じている――たとえば、歯が一本もなければ「トゥット」と発音するのは難しいだろう。

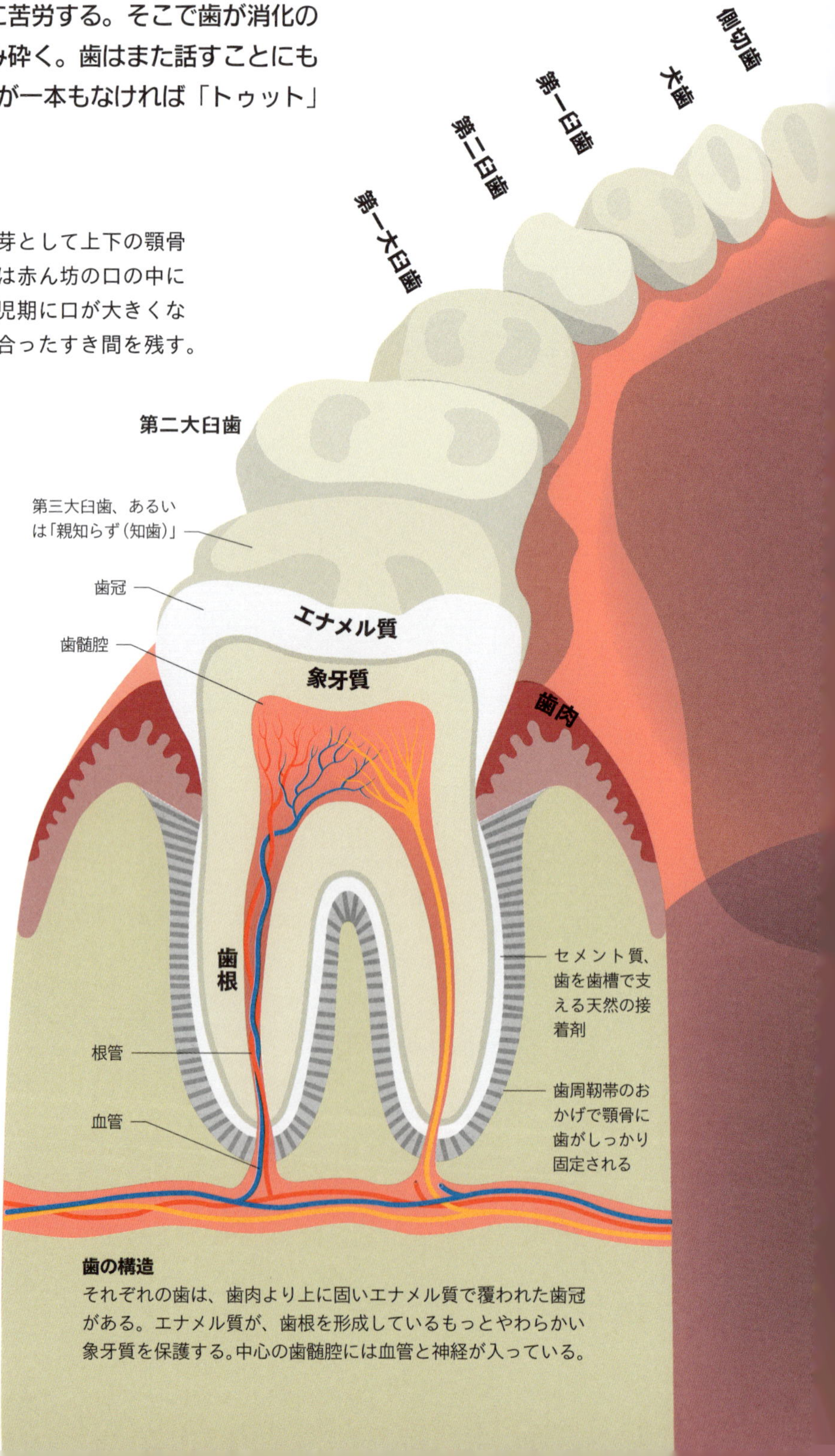

歯の構造
それぞれの歯は、歯肉より上に固いエナメル質で覆われた歯冠がある。エナメル質が、歯根を形成しているもっとやわらかい象牙質を保護する。中心の歯髄腔には血管と神経が入っている。

赤ん坊から大人まで

生まれた時にはすべての歯が小さな歯芽として上下の顎骨の奥深くに存在する。最初の「乳歯」は赤ん坊の口の中に合うよう小さくなければならない。小児期に口が大きくなるにつれ乳歯は抜けていき、永久歯に合ったすき間を残す。

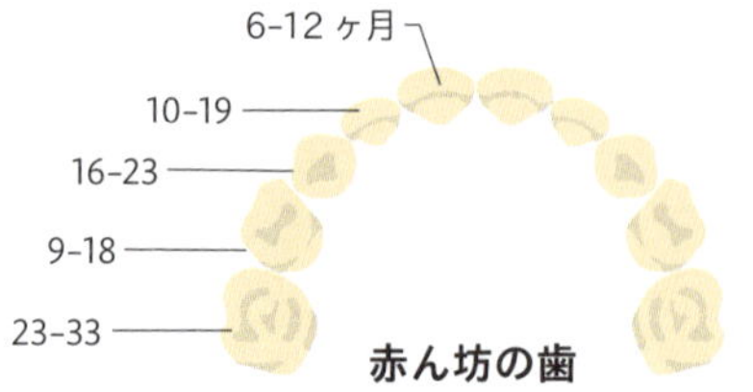

乳歯の萌出
20本の乳歯はふつう生後6ヶ月から3歳までの間に生え始めるが、1年遅れる場合もある。

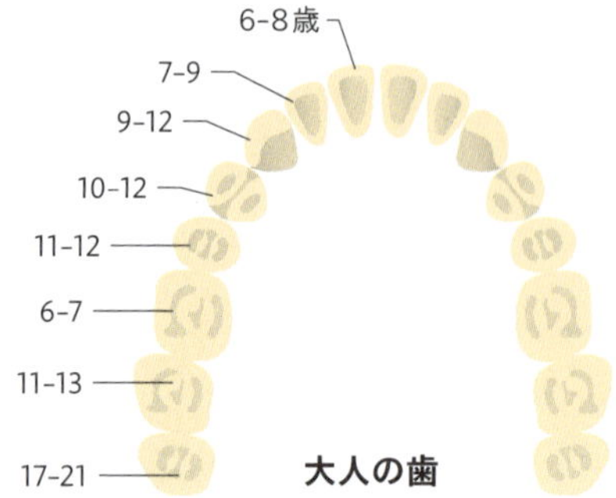

永久歯の萌出
32本の永久歯は6歳から20歳までの間に出てきて、残りの人生の間（100歳まで生きたとしても）持ちこたえることになる。

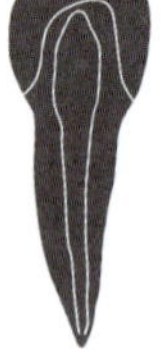

指紋と同じように、**噛み痕**は
ひとりひとり
異なる

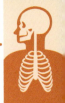

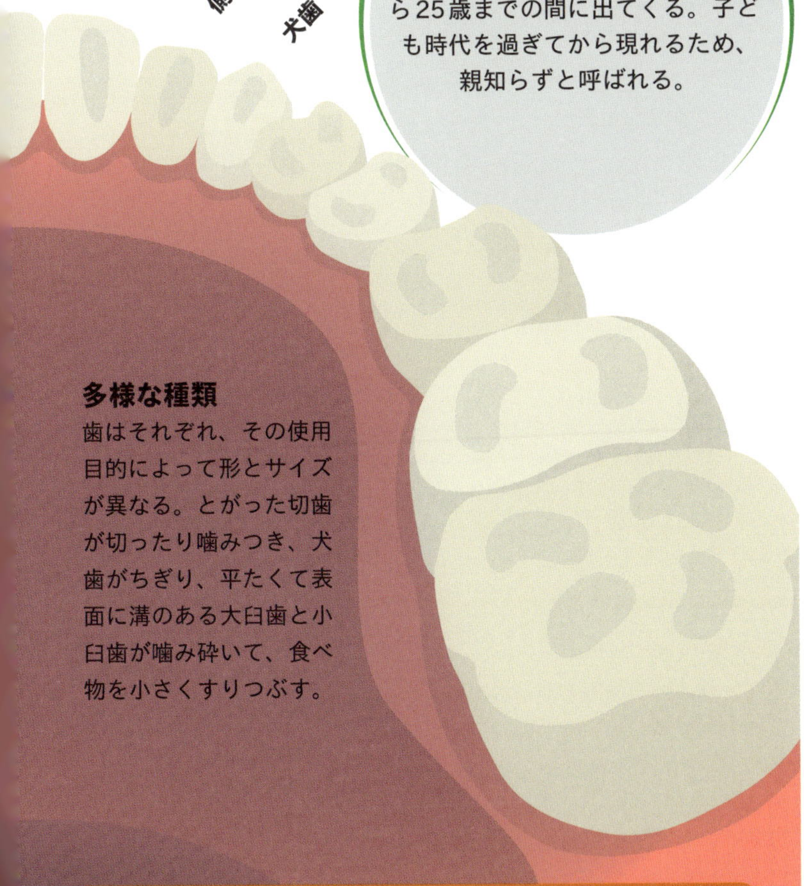

親知らずとは？

臼歯の最後の一組は通常17歳から25歳までの間に出てくる。子ども時代を過ぎてから現れるため、親知らずと呼ばれる。

多様な種類

歯はそれぞれ、その使用目的によって形とサイズが異なる。とがった切歯が切ったり噛みつき、犬歯がちぎり、平たくて表面に溝のある大臼歯と小臼歯が噛み砕いて、食べ物を小さくすりつぶす。

歯ぎしりをしているか

12人に1人は眠っている間に歯ぎしりをし、起きている間にあごを食いしばる人は5人に1人にも達する。ブラキシズムとも呼ばれる歯ぎしりは歯を弱くする。歯がすり減る、平らになる、けずれるといった症状が見られたり、徐々に知覚過敏になっていたり、あごの痛みやあごの筋肉の緊張、耳痛、頭痛などで目が覚めるのであれば（とりわけ頬の内側を噛んでいる跡があれば）歯ぎしりをしている可能性がある。すり減った歯は人工歯冠で形を直すことができる。

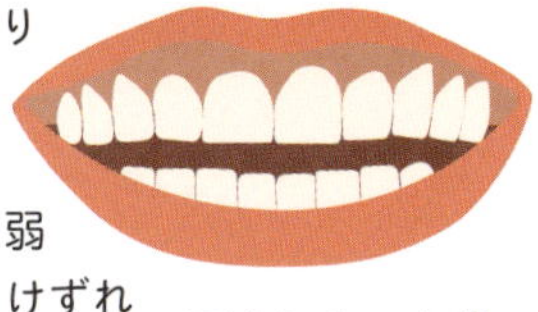

平らになった歯

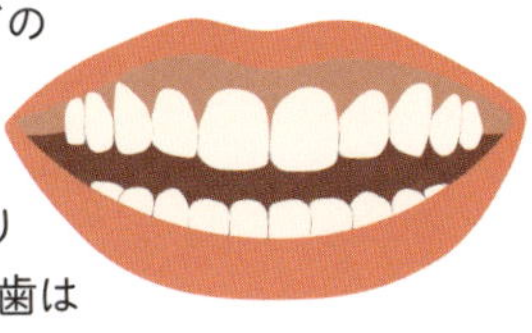

治療後

感染

歯のエナメル質は体の中でもっとも固い物質であるが、酸で溶けやすく、歯の下の部分を細菌と感染にさらす。酸は食べ物やジュース、炭酸飲料の他、糖を分解し乳酸を作る歯垢からも生じる。

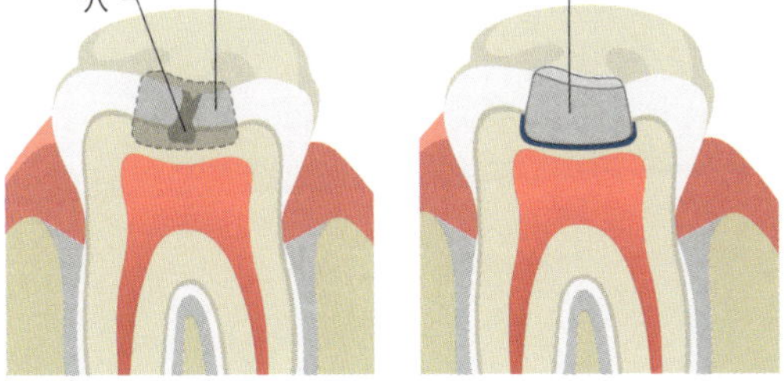

進行中の虫歯　　詰め物をした歯

虫歯と詰め物

固いエナメル質が溶けると、病原体が下にある、よりやわらかい象牙質を腐食させる。上の弱くなったエナメル質が崩壊すると穴ができる。

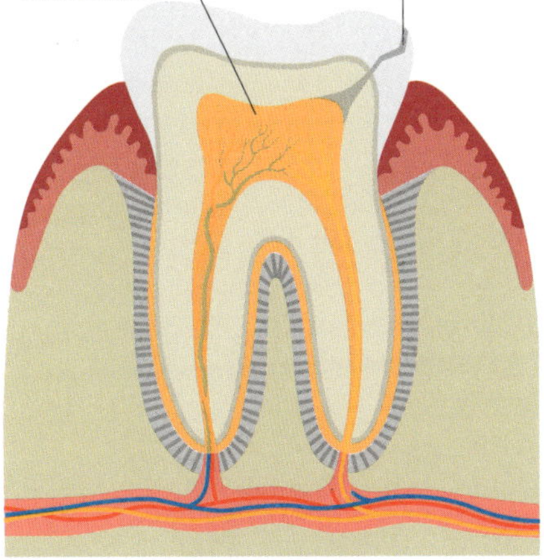

膿瘍のできた歯

膿瘍

細菌が髄腔に達すると、免疫系が相手にするには困難な場所で感染を引き起こして膿瘍となり、顎骨に広がることもある。

粉砕機

歯で食べ物を切り分けてすりつぶす時、相当の圧力を作り出す強い筋肉によってあごが動かされる。下あごは体の中で一番固い骨なので、この力に耐えられる。

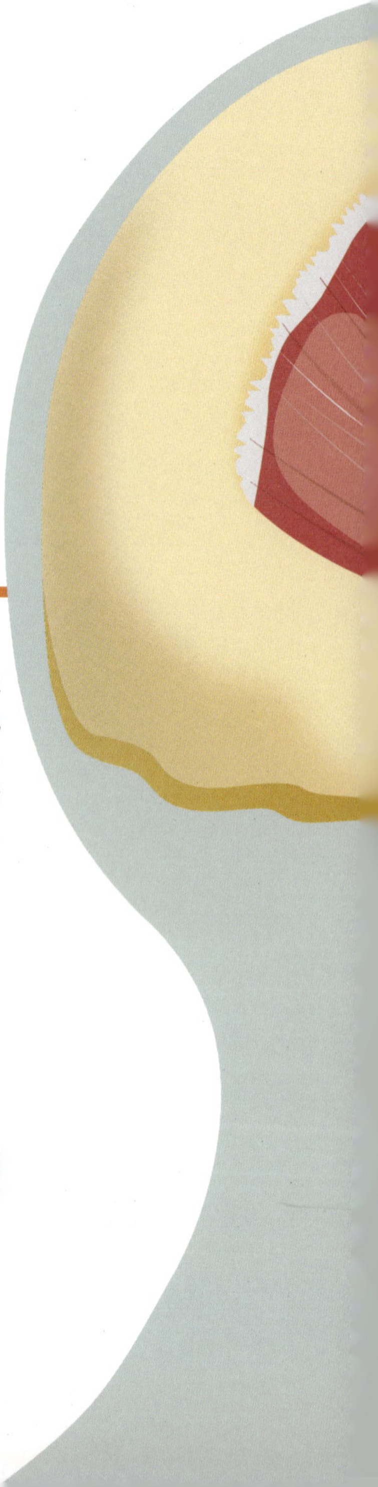

噛み砕き方

咀嚼は、側頭筋と咬筋があごの動きを前後、上下、左右に操作する、複雑な運動である。この運動により食べ物は、すりこぎとすり鉢のような後ろの臼歯の間で噛み砕かれる。あごの関節の柔軟性のおかげで、食べている物に応じて咀嚼の動きを自在に操ることができる。

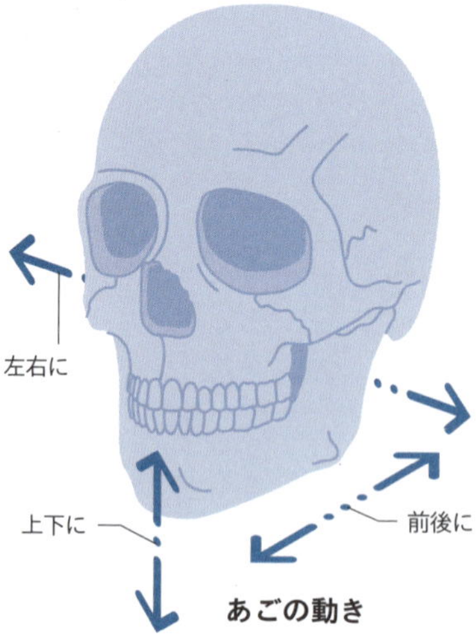

あごの動き

木の葉を食べていた頃

かつて、人類の祖先は今よりも小さな頭蓋骨で、ちょうどイラストに描かれた今日のゴリラのように、もっとよく噛む必要のある食事をしていた。彼らの力強いあごの筋肉は、頭頂部に走る隆起した矢状稜で固定されていた。これが大きな飛翔筋を固定する鳥の胸骨と同じような機能を果たしていた。

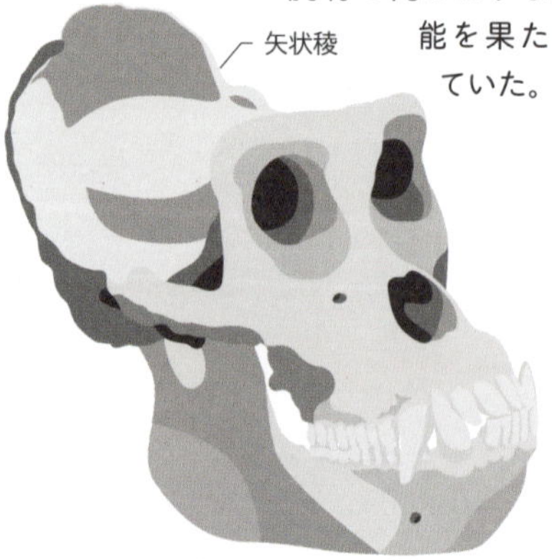

ゴリラの頭蓋骨

あごの動き方

下顎骨と頭蓋骨の間のふたつの顎関節にはそれぞれ軟骨椎間板があり、肘や膝など他のどの蝶番関節よりも広い可動域をもたらしている。この円板があるおかげで、会話や咀嚼やあくびをする時に、あごを左右にすべらせたり、前後に動かしたりすることができる。

あごが鳴る原因は何か？

関節円板が前にずれている場合、あごが鳴ることがある。咀嚼する時に頬骨弓にぶつかり、下顎骨がカクッと鳴る。

442kg

噛む時に咬筋が発揮する力の重量

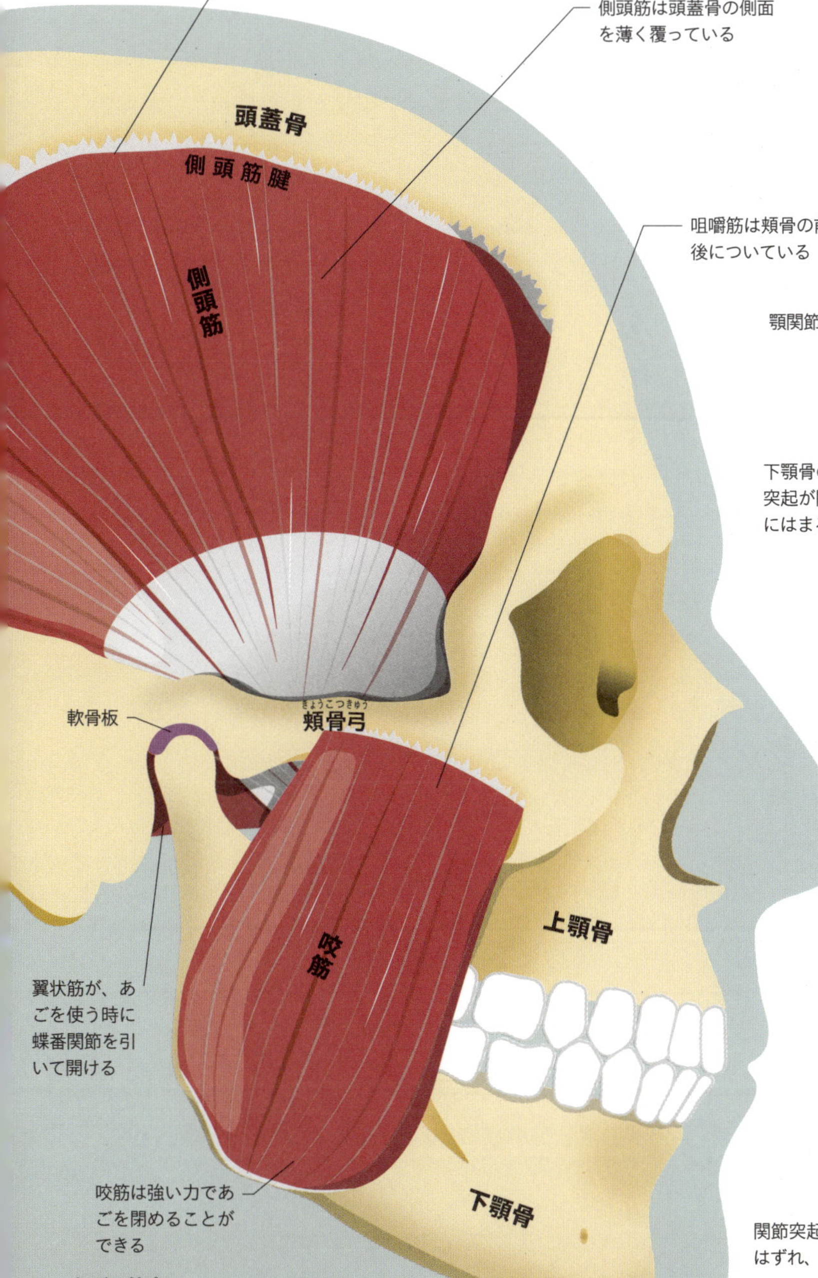
側頭筋腱は、骨を貫いて筋肉をしっかり固定する、腱のコラーゲン線維の何百本もの伸展部で頭蓋骨にくっついている
側頭筋は頭蓋骨の側面を薄く覆っている
咀嚼筋は頬骨の前後についている
頭蓋骨
側頭筋腱
側頭筋
軟骨板
頬骨弓《きょうこつきゅう》
翼状筋が、あごを使う時に蝶番関節を引いて開ける
咬筋
上顎骨
咬筋は強い力であごを閉めることができる
下顎骨

あごの筋肉

咀嚼筋は頭蓋骨についている。力強い側頭筋と咬筋が、噛み砕き、噛みつき、閉じる時にあごを調節する。

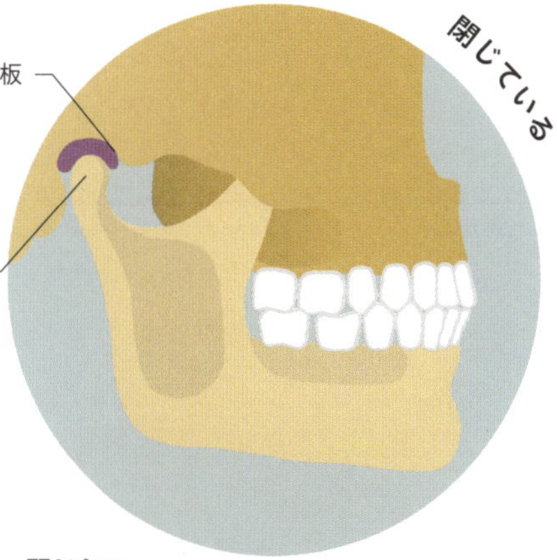
閉じている
顎関節の軟骨円板
下顎骨の関節突起が関節窩にはまる

閉じた口

顎関節内部の軟骨円板が頭蓋骨の関節窩にはまり、関節突起と呼ばれる下顎骨のこぶのまわりを覆う。軟骨が関節を保護し、咀嚼している時に頭蓋骨にぶつかって顎骨がすり減るのを防ぐ。

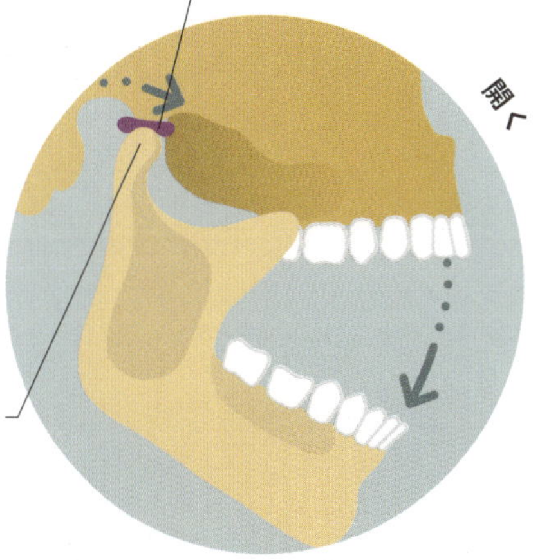
軟骨円板が前にずれる
開く
関節突起が窩からはずれ、前に動く

大きく開いた口

下顎とクッションとなる軟骨の両方がともに関節窩からはずれて前に動くことで、下顎骨を垂らして開くことができる。上と下の歯の間に3本の指が入るはずである。

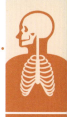

皮膚の損傷

かすり傷であれ、奥深くまで達する切り傷であれ、皮膚の傷から病原体が体内に侵入する。そのため、病原体が広がらないようすぐに手当をすることが治療では肝心である。

傷の治療

皮膚が裂けた時になによりも重要なのは、傷口から出てくる血液や、やけどや水ぶくれの傷口から浸み出る液体を止めることである。傷の中には、きちんとした縫合や、粘着性テープや組織接着剤でとじ合わせるといった、医者の処置が必要な場合もある。傷を包帯で覆うことにより、治りを早くし、感染の危険を減らす。

どうしてかさぶたはかゆいのか？

細胞が傷の根元のまわりを動く回復期、細胞は収縮し始め、もとの状態へ皮膚がとじ合わさるのを助ける。組織が縮む時、かゆみを感じる神経終末を刺激する。とはいえ、かさぶたをはがしたりしないように！

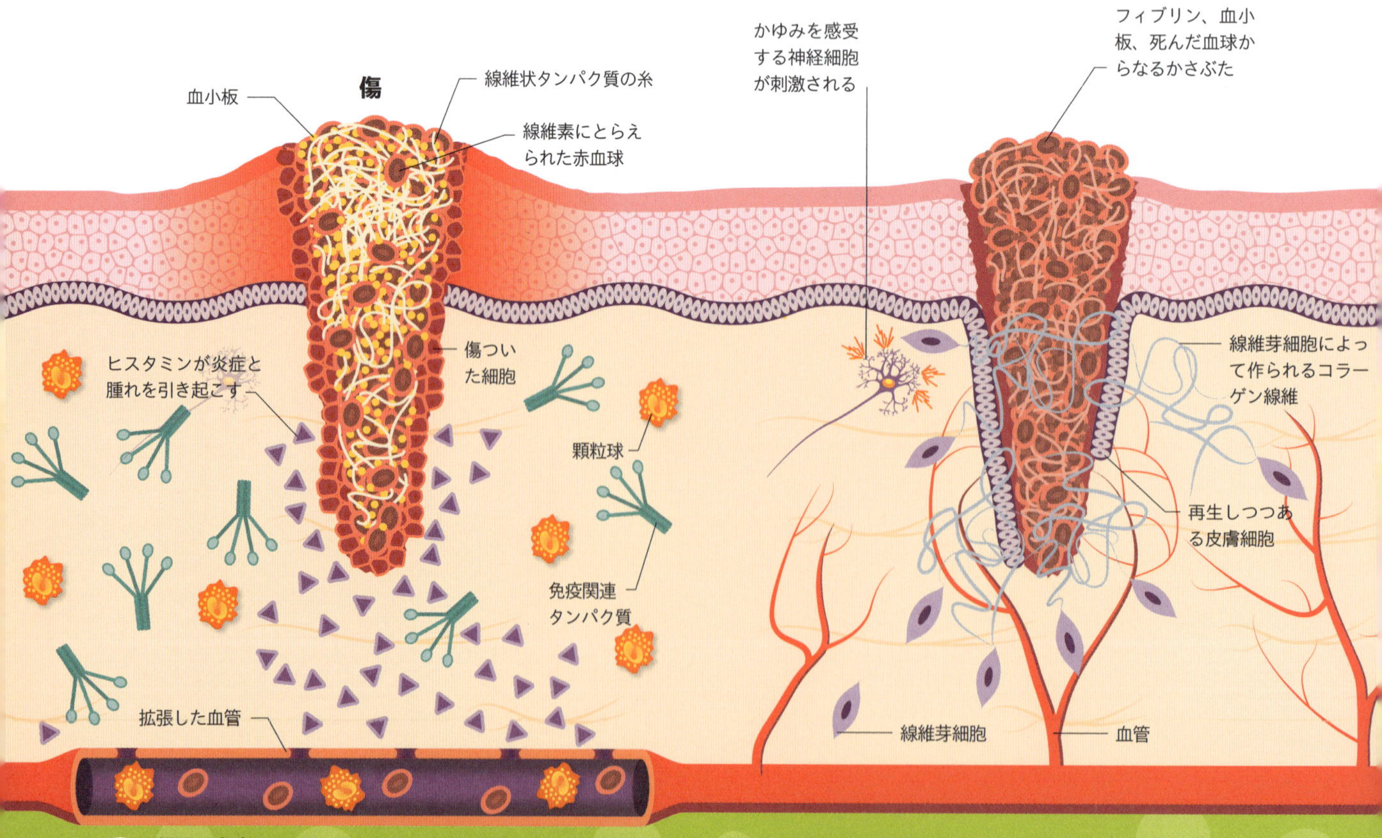

1 凝固と炎症
血球の断片である血小板が凝集し、血餅を形成する。凝固因子が線維を作り、血餅をその場に支える。炎症がその部分を顆粒球などの細胞と免疫系のタンパク質で満たし、それらが侵入する細菌を攻撃する。

2 皮膚細胞が増殖する
成長因子と呼ばれるタンパク質が線維芽細胞を引き寄せる。それらが傷の中に入ると、細かい血管を含んだ肉芽組織を作る。皮膚細胞が増殖し、傷を根元と側面から治す。

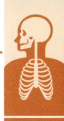

湿潤療法と乾燥療法

空気にさらされるとかさぶたは固くなるため、新しい皮膚細胞はその下にもぐってそれを分解除去しなくてはならない。傷を湿った状態に保つ最新の処置法であれば、皮膚細胞は湿った傷の表面をとばして進むことができる。傷の治りは早くなり、痛みや感染の危険が減り、傷痕も小さくなる。

乾燥療法

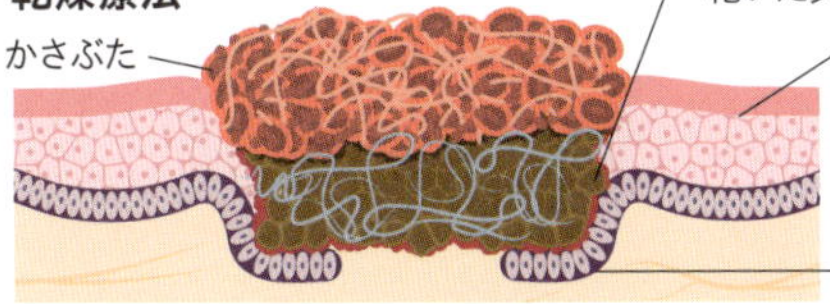

湿潤療法

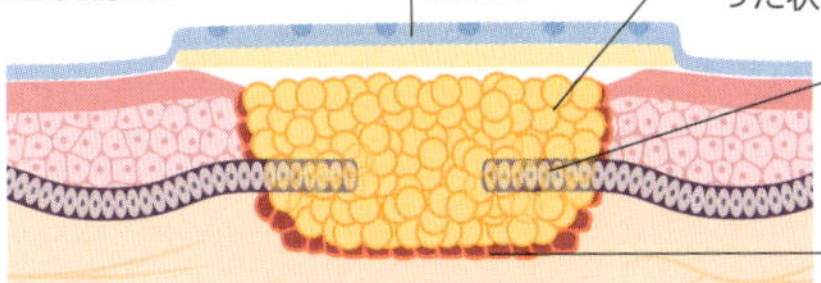

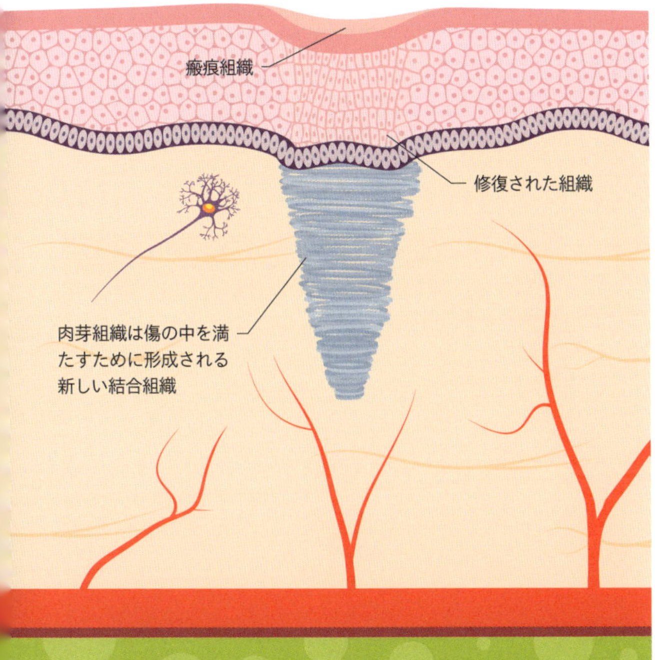

3　再構築

表面の皮膚細胞が傷ついた部分を覆い、かさぶたと瘢痕組織に変えて仕事を完了する。傷痕は縮んで赤い部分を残すが、徐々に白くなる。肉芽組織はしばらく残る。

やけど

皮膚が49度以上に熱せられると、細胞が損傷し、やけどを起こす。化学物質や電流との接触が原因で起こることもある。

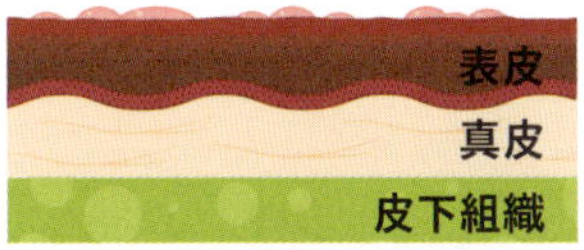

1度
皮膚の表層だけ傷つき、赤い変色と痛みを引き起こす。数日後には死んだ細胞がはがれる。

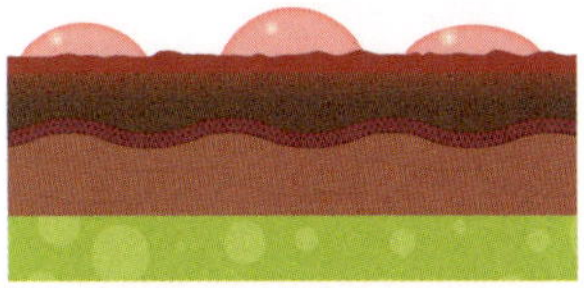

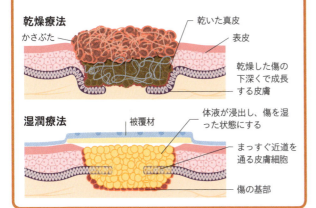

2度
もっと深い層が破壊され、大きな水泡が形成される。生きている細胞が十分あれば、瘢痕を防ぐことができる。

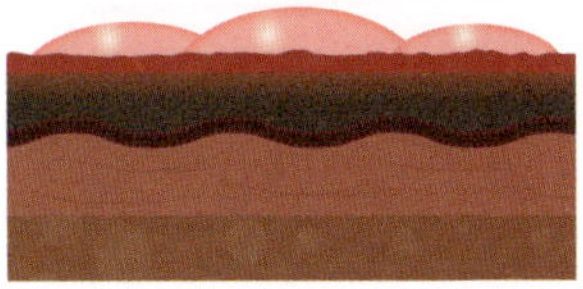

3度
皮膚の層全体が焼け、皮膚移植が必要なこともある。瘢痕化の恐れがある。

水ぶくれ

熱と湿気、摩擦が組み合わさると、皮膚の層がたがいにはがれて水泡を作るが、これは傷ついた皮膚を保護する。親水コロイドジェル発疱軟膏で覆うと、液を吸収し、保護する抗菌環境を作るため、水ぶくれは早く治る。

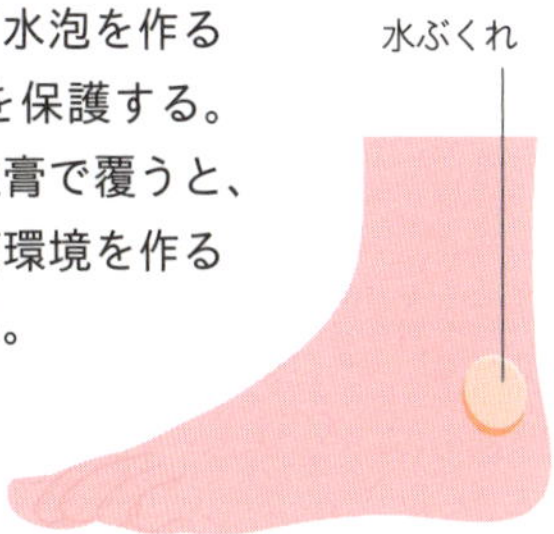

にきび

皮脂腺は油（皮脂）を皮膚と毛に放出する。腺が過剰な量の皮脂を分泌すると、毛包が皮脂と死んだ細胞で詰まり、角栓を形成する。皮膚の細菌がその詰め物に入ると吹き出物となり、治った時に痕を残すことがある。

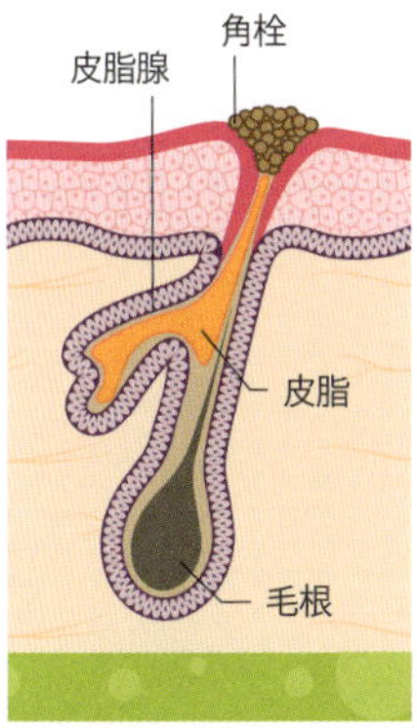

破損と修繕

骨折とは骨の破損で、通常は転倒や道路での衝突、スポーツ外傷など事故で起こる。比較的小さなへこみや細かいひびが入っただけですぐ治る骨折もあるが、激しい衝撃で骨が3個以上の断片に砕けることもある。

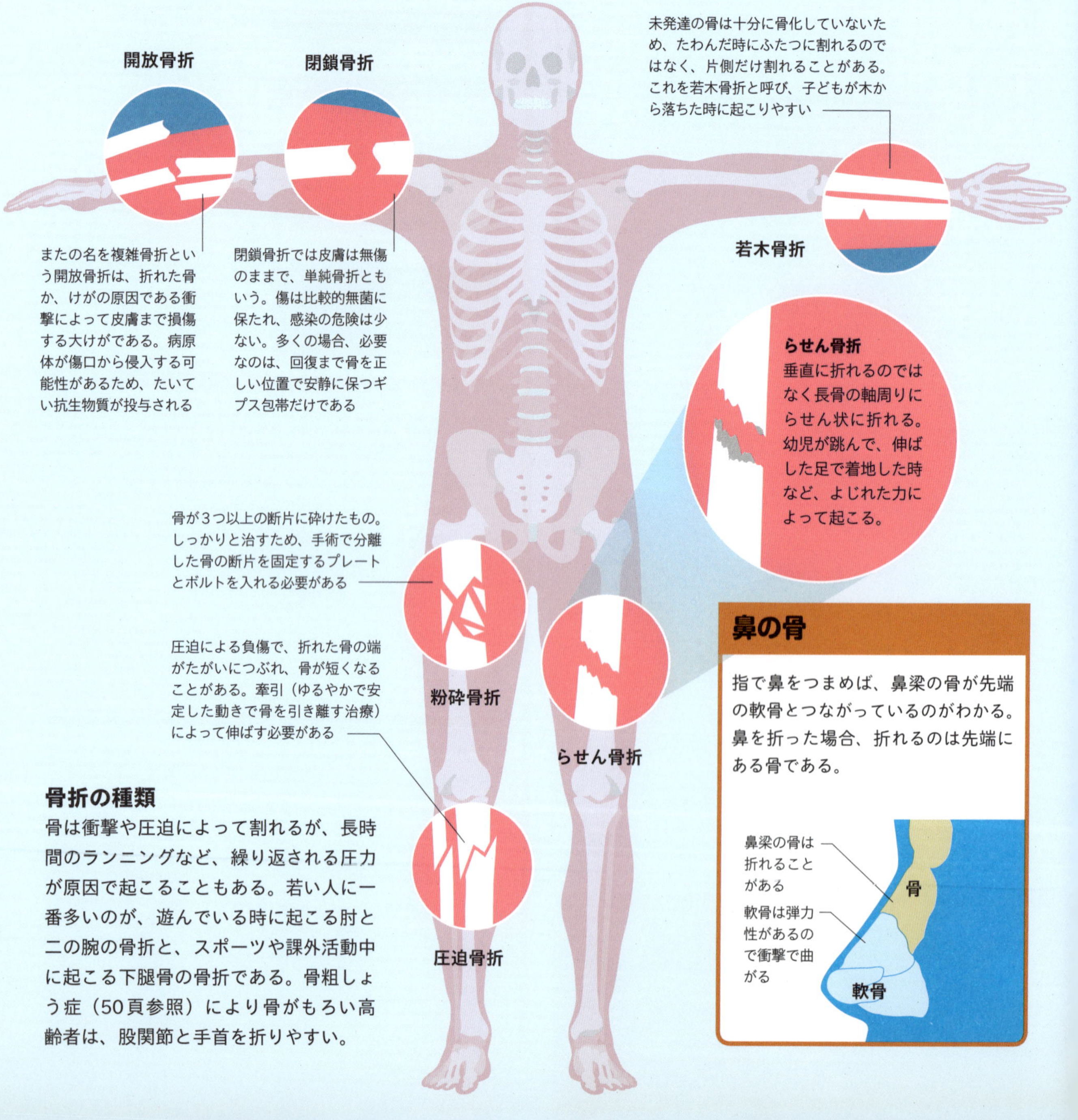

開放骨折
閉鎖骨折
未発達の骨は十分に骨化していないため、たわんだ時にふたつに割れるのではなく、片側だけ割れることがある。これを若木骨折と呼び、子どもが木から落ちた時に起こりやすい
若木骨折
またの名を複雑骨折という開放骨折は、折れた骨か、けがの原因である衝撃によって皮膚まで損傷する大けががである。病原体が傷口から侵入する可能性があるため、たいてい抗生物質が投与される
閉鎖骨折では皮膚は無傷のままで、単純骨折ともいう。傷は比較的無菌に保たれ、感染の危険は少ない。多くの場合、必要なのは、回復まで骨を正しい位置で安静に保つギプス包帯だけである
らせん骨折
垂直に折れるのではなく長骨の軸周りにらせん状に折れる。幼児が跳んで、伸ばした足で着地した時など、よじれた力によって起こる。
骨が3つ以上の断片に砕けたもの。しっかりと治すため、手術で分離した骨の断片を固定するプレートとボルトを入れる必要がある
粉砕骨折
らせん骨折
圧迫による負傷で、折れた骨の端がたがいにつぶれ、骨が短くなることがある。牽引（ゆるやかで安定した動きで骨を引き離す治療）によって伸ばす必要がある
圧迫骨折
鼻梁の骨は折れることがある
骨
軟骨は弾力性があるので衝撃で曲がる
軟骨

骨折の種類

骨は衝撃や圧迫によって割れるが、長時間のランニングなど、繰り返される圧力が原因で起こることもある。若い人に一番多いのが、遊んでいる時に起こる肘と二の腕の骨折と、スポーツや課外活動中に起こる下腿骨の骨折である。骨粗しょう症（50頁参照）により骨がもろい高齢者は、股関節と手首を折りやすい。

鼻の骨

指で鼻をつまめば、鼻梁の骨が先端の軟骨とつながっているのがわかる。鼻を折った場合、折れるのは先端にある骨である。

脱臼

可動性の関節を支えている靭帯が、事故でねじるように引っ張られると、骨がはずれ、関節脱臼を引き起こす。よく起こるのが、肩、指、親指の関節である。脱臼を治療するために医者は骨の位置を戻し、関節をギプスか三角巾で安定させて靭帯が回復できるようにする。肩の関節のように、靭帯がゆるんだままだと繰り返し脱臼を起こしやすい関節もある。

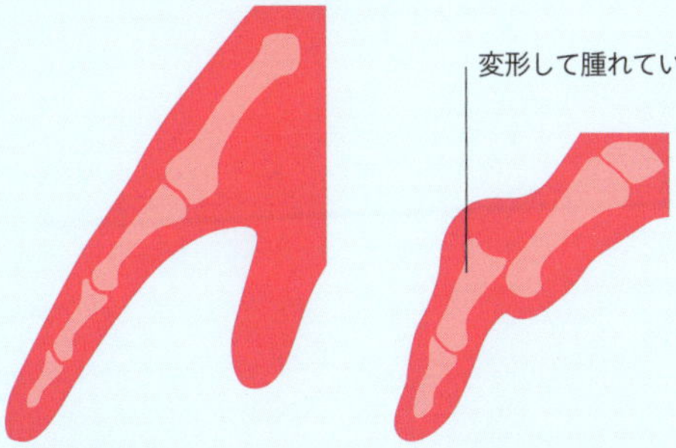
変形して腫れている

正常な指　　脱臼した指

脱臼した関節
ボールの捕り方がまずいと指の関節が脱臼することがある。痛みと腫れを起こし、いびつに変形する。（骨折の可能性を排除するためにX線で検査した後で）脱臼した骨が元の位置に戻されると、指は固定される。

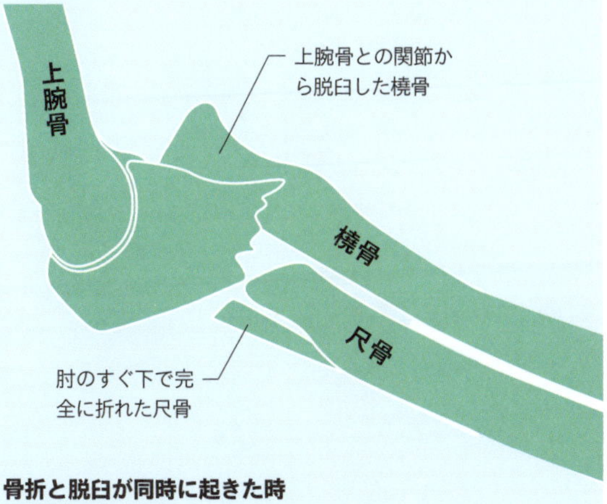
上腕骨
上腕骨との関節から脱臼した橈骨
橈骨
尺骨
肘のすぐ下で完全に折れた尺骨

骨折と脱臼が同時に起きた時
骨折の部位が関節に近い場合、靭帯がはずれることがあり、骨折と脱臼が同時に起こる。これは通常、肘で尺骨が折れ、橈骨の頭がはずれた時に見られる。

回復

骨も他の生体組織と同じように治癒するが、骨がふたたび強くなるまでミネラルが貯蔵されなければならないため、治るまでもっと長い時間がかかる。患部を覆う固いギプスによって折れた骨は固定される。もっとしっかりした支えが必要であれば、外科用ボルトか金属板が入れられることもある。その後数段階を経て骨は回復する。

1　直後の反応
骨折箇所はすぐに血で満たされ、大きな血餅を形成する。傷の周辺の組織は打撲のような腫れを形成する。患部は痛み、炎症が起きる。また循環がよくないため、いくつかの骨細胞は死ぬ。

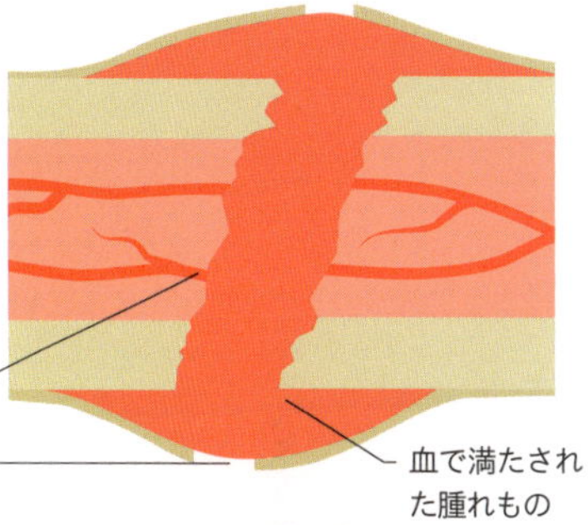
破裂した血管
骨膜（骨の「皮膚」）が破れる
血で満たされた腫れもの

2　３日後
毛細血管が血餅の中へ成長し、損傷した組織がゆっくりと分解、吸収され、清掃細胞によって取り除かれる。分化細胞がこの部分へ移動してきて、骨細胞の足場のような役割をするコラーゲン線維を形成し始める。

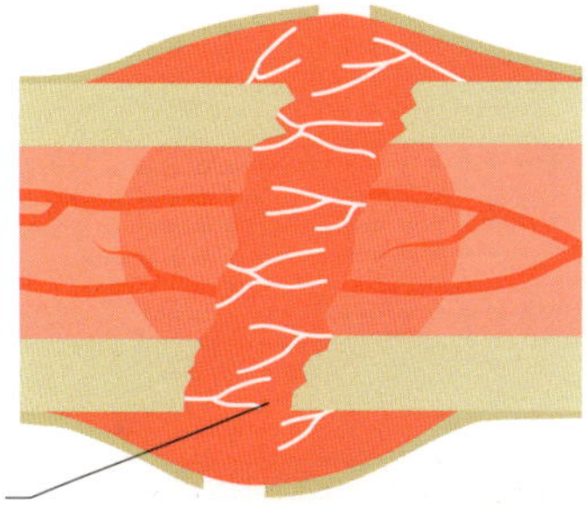
コラーゲン線維

3　３週間後
コラーゲン線維が骨端をつなげるため割れ目を超えて接合する。修復の過程で仮骨と呼ばれる腫れものを形成するが、最初は軟骨でできている。あまり早く動かされると、簡単にふたたび割れてしまうような弱い支えとなる。

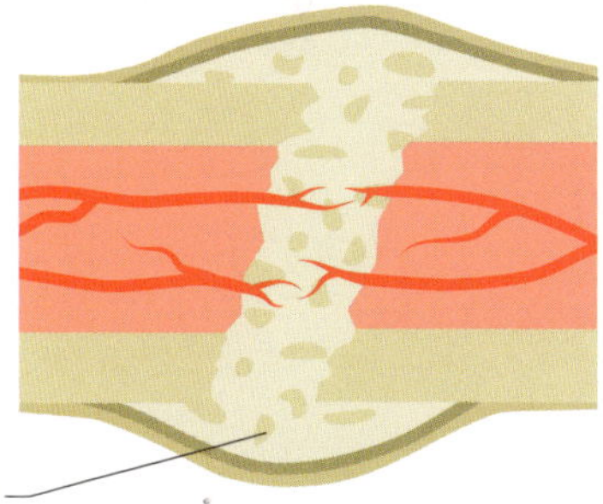
仮骨

4　３ヶ月後
修復された組織内の軟骨は強固な海綿状の骨に取り替えられ、緻密質が割れ目の外縁部に生じる。骨折が治ると、骨細胞が骨を作り直して余分な仮骨を取り除き、やがて腫れはおさまる。

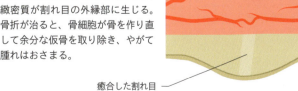

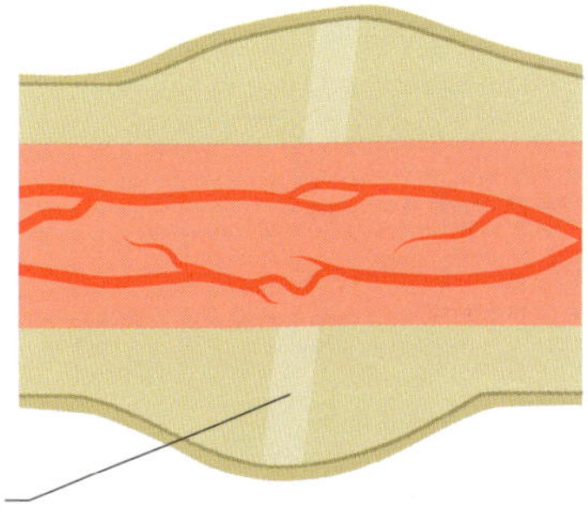
癒合した割れ目

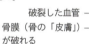

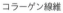

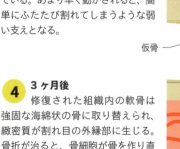

もろくなる骨

骨の中の細胞は、古い骨を分解し新しい骨を形成することで、たえず骨格を作りなおしている。しかし時にはこのプロセスがバランスをくずしてさまざまな問題を引き起こし、簡単に解決されない場合もある。

骨がすり減る時

骨がもろくなる病気、骨粗しょう症は、古い骨に変わる新しい骨が十分に作られない時発症する。この不均衡は、カルシウムに富んだ食物を十分に摂っていないか、体がカルシウムを効率的に吸収するのに必要なビタミンDを食事か日光から（33頁参照）補給していない場合に起こる。また閉経後の女性におけるエストロゲン値の低下など、中年以降のホルモン量の変化によっても起こる。骨粗しょう症の自覚症状はほとんどないが、ちょっとした転倒で股関節や手首を骨折して気づくことが多い。

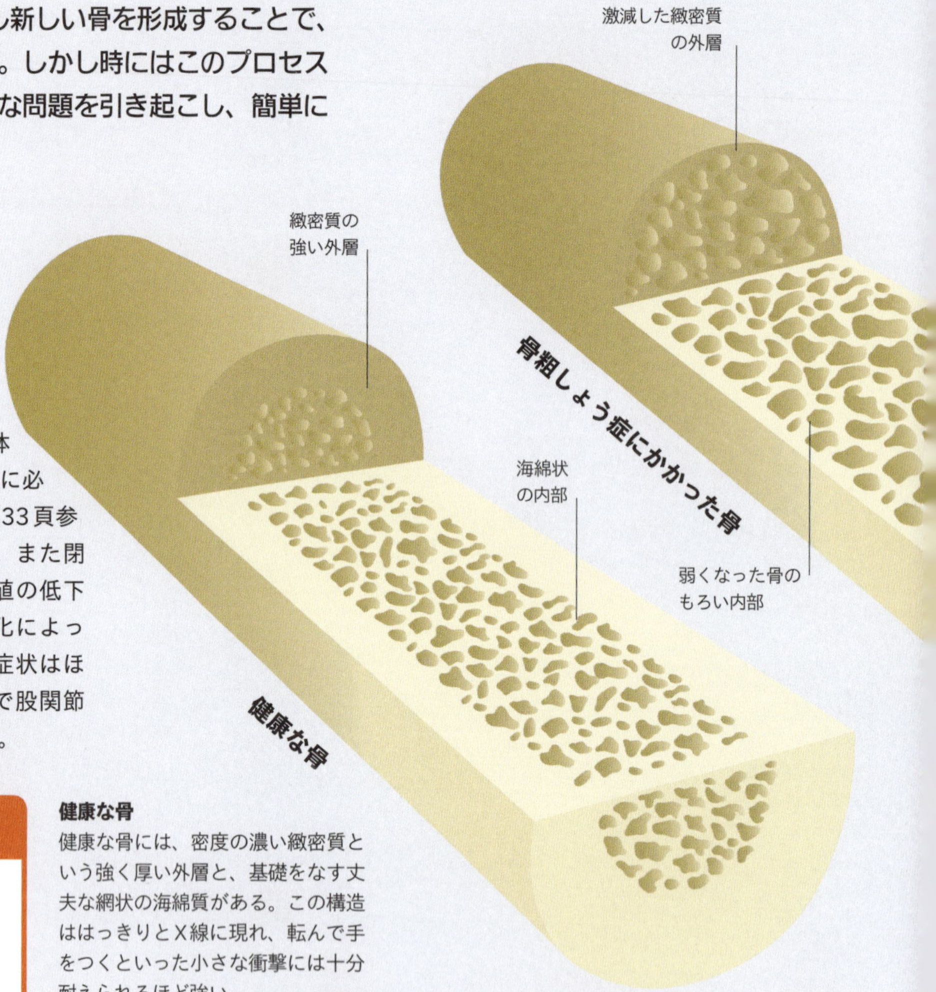

健康な骨

健康な骨には、密度の濃い緻密質という強く厚い外層と、基礎をなす丈夫な網状の海綿質がある。この構造ははっきりとX線に現れ、転んで手をつくといった小さな衝撃には十分耐えられるほど強い。

骨のエクササイズ

定期的な運動は新しい骨組織の生成をうながす。エアロビクス、ジョギング、テニスなど負荷の高い運動が一番よいが、軽いヨガや太極拳も含め、体重を支える運動は骨に圧力がかかる箇所の強化をうながすのに役立つ。

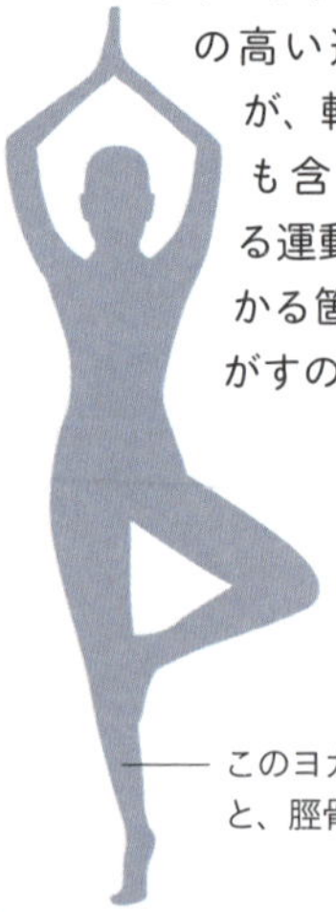
このヨガのポーズをとると、脛骨に負荷がかかる

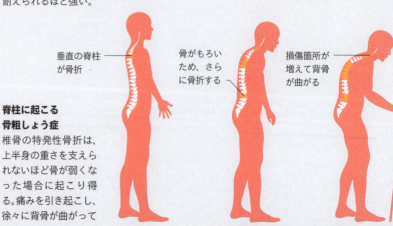

脊柱に起こる骨粗しょう症

椎骨の特発性骨折は、上半身の重さを支えられないほど骨が弱くなった場合に起こり得る。痛みを引き起こし、徐々に背骨が曲がっていく。

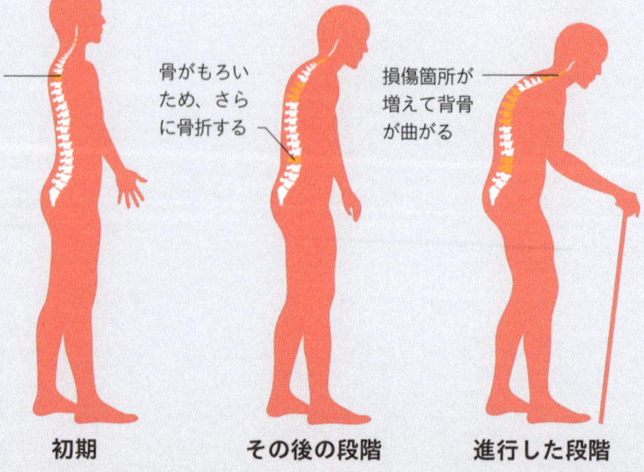

骨粗しょう症はどれだけ多いのか？

世界中で、50歳以上の女性の３人に１人、また男性の５人に１人が、骨粗しょう症に関連した骨折を経験している。喫煙、アルコール、運動不足はけがの危険性を高める。

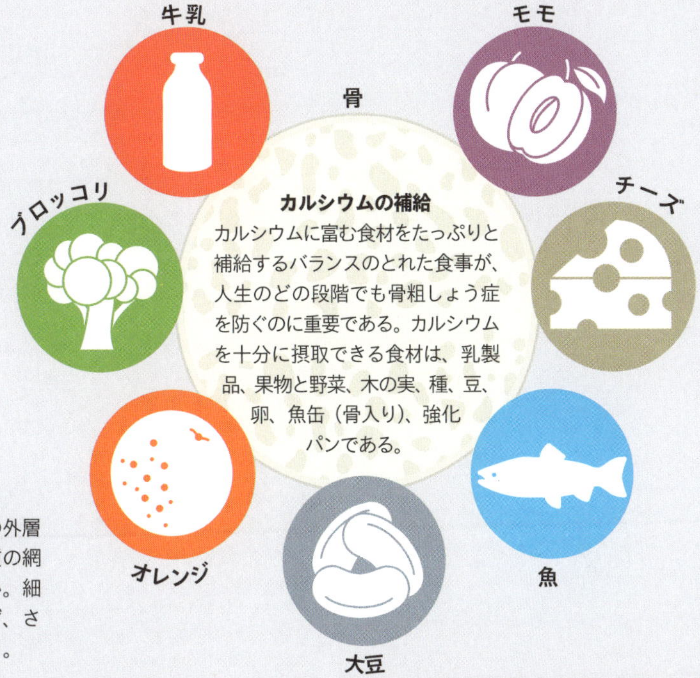
牛乳
モモ
骨
チーズ
ブロッコリ
オレンジ
大豆
魚

カルシウムの補給
カルシウムに富む食材をたっぷりと補給するバランスのとれた食事が、人生のどの段階でも骨粗しょう症を防ぐのに重要である。カルシウムを十分に摂取できる食材は、乳製品、果物と野菜、木の実、種、豆、卵、魚缶（骨入り）、強化パンである。

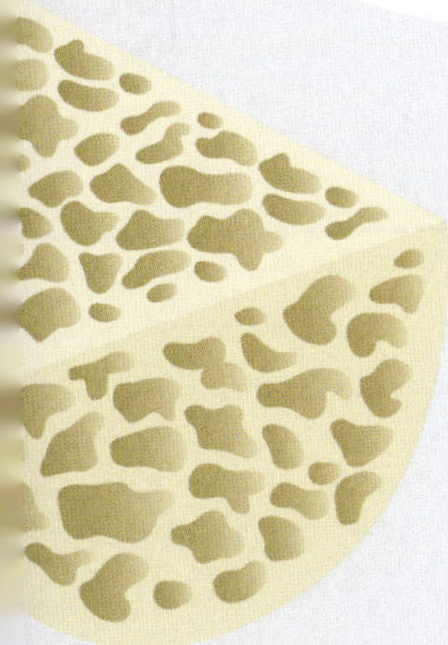

骨粗しょう症にかかった骨
もろい骨は高密度の緻密質の外層が薄く、その下にある海綿質の網の中の支柱がわずかしかない。細い骨はX線にほとんど写らず、ささいな転倒でも折れてしまう。

関節が弱くなると

関節は大変消耗しやすく、変形性関節症という一種の炎症を起こす。特に体重を支える膝と股の関節によく起こり、痛みとこわばりが増し、動きを制限していく。関節の軟骨が薄くなってはげてくると、骨端部をたがいに擦り合わせ、骨増生を形成する。

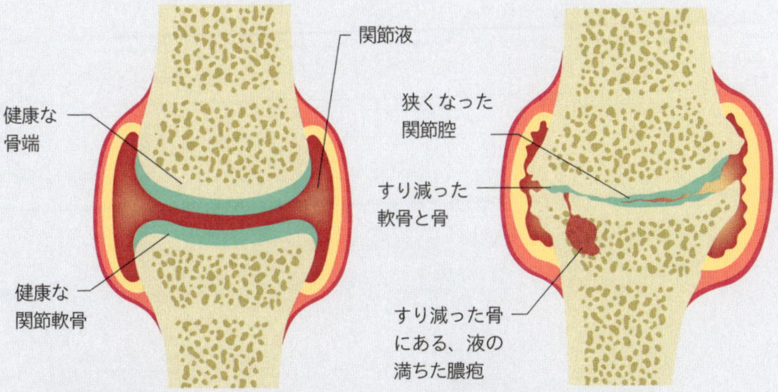

狭くなった

にある、液の
満ちた膿疱

健康な関節
健康な関節では、ふたつの骨は軟骨で保護され、関節液で満たされた、摩擦を防ぐ膜によって隔てられている。

関節炎にかかった関節
関節炎にかかった関節では、関節の軟骨が浸食されている。骨同士が擦り合い、関節をなめらかに動かせない。

関節の交換

変形性関節症の治療は痛み止めが処方されるだけだが、症状が生活の質を低下させている時は、すり減った関節を金属かプラスチック、またはセラミック製の人工関節と交換する方がよい。しかし人工関節もいずれはすり減るため、約10年おきに交換が必要なこともある。通常交換される関節は股関節である。

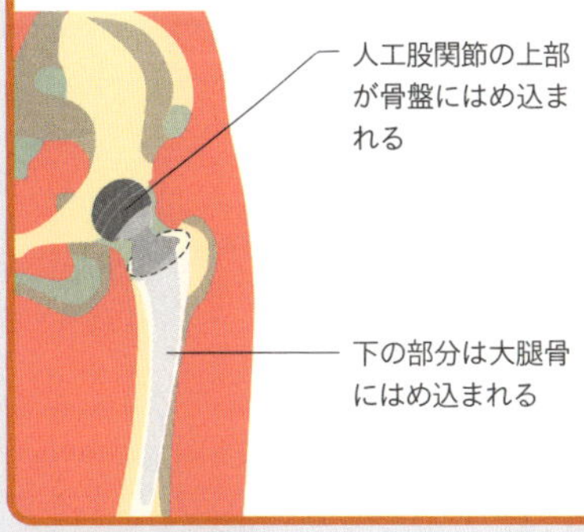

人工股関節の上部が骨盤にはめ込まれる
下の部分は大腿骨にはめ込まれる

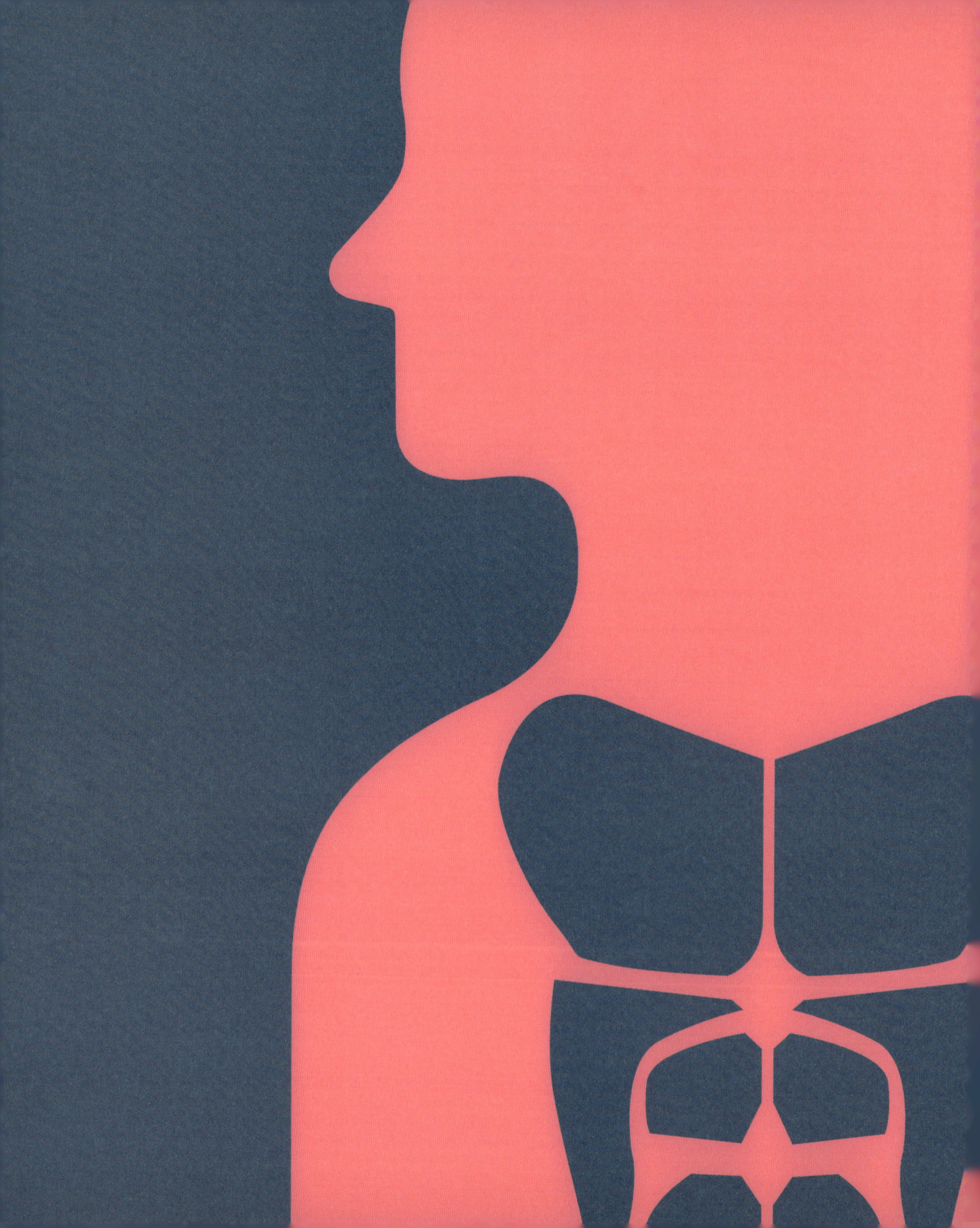

第3章

活動中

引き寄せる力

筋肉は体のすべての動きをおこない、腱で骨に結びつけられている。腱は、動いている間に作り出される力の処理を助けるために、伸びることができる強靭な結合組織でできている。

チームワーク

筋肉は引くだけで押すことはできない。そのため、たがいに向かい合って動く一対かチームではたらく。一組の筋肉が収縮すると、他方の筋肉がゆるんで関節を曲げる。それらが役割を交換すると、ふたたび関節をまっすぐにする。たとえば、上腕二頭筋の収縮が肘を曲げるが、二頭筋が弛緩すると、上腕三頭筋の収縮が関節を伸ばす。筋肉はてこによって間接的に「押す」ことしかできない。

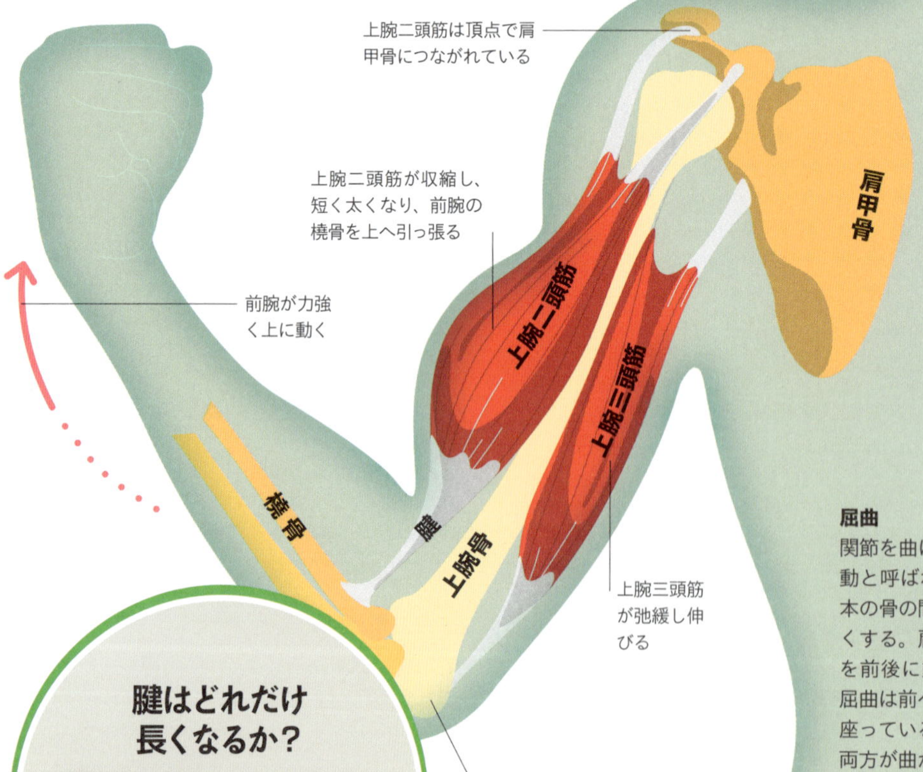

上腕二頭筋は頂点で肩甲骨につながれている
上腕二頭筋が収縮し、短く太くなり、前腕の橈骨を上へ引っ張る
前腕が力強く上に動く
肩甲骨
上腕二頭筋
上腕三頭筋
橈骨
腱
上腕骨
上腕三頭筋が弛緩し伸びる
肘が曲がる

屈曲

関節を曲げるのは屈曲運動と呼ばれる。屈曲は2本の骨の間の角度を小さくする。肩のように関節を前後に動かせるなら、屈曲は前への動きとなる。座っている時は腰と膝の両方が曲がっている。

伸展

伸展は屈曲の反対で、2本の骨の間の角度を大きくする。股関節のように関節が前後に動く場合、伸展は後ろへの動きを意味する。立っている時、腰と膝の両方が伸びている。

腱はどれだけ長くなるか？

足底筋は膝裏のすぐ上にあり、約50cmの腱を通して踵骨を引っ張る。一番強くて太い腱はアキレス腱である。

体のてこ

てこは支点と呼ばれる一点のまわりに動きを生じさせる。第一種てこは中心に支点がある。第二種てこは力点と支点の間に作用点をおく。第三種てこでは力点は作用点と支点の間に発生する——毛抜きを使用する時のように。

てこの作用
支点　力の方向　作用点の動き

第一種てこ

首の筋肉は第一種てこのようにはたらく。首の筋肉が収縮すると、支点（頭骨と脊椎の間にある関節）をはさんで反対側にあるあごを上に押し上げる。

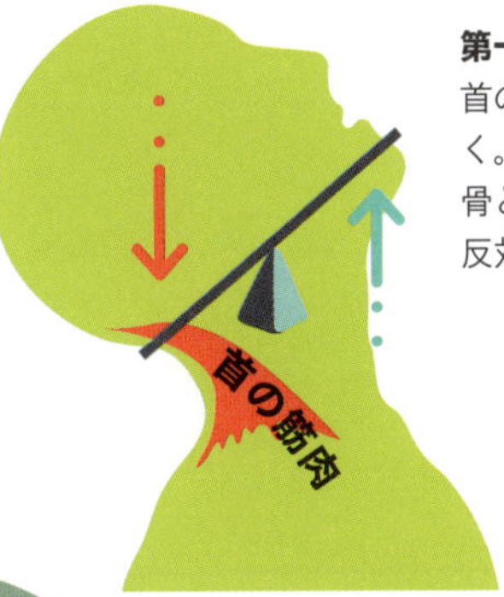

第二種てこ

ふくらはぎの筋肉は、足が地面についている時に引っ張ることで、第二種てことしてはたらくことができる、その時足は指の付け根で曲がるので、全体重がつま先の上で持ち上げられる。

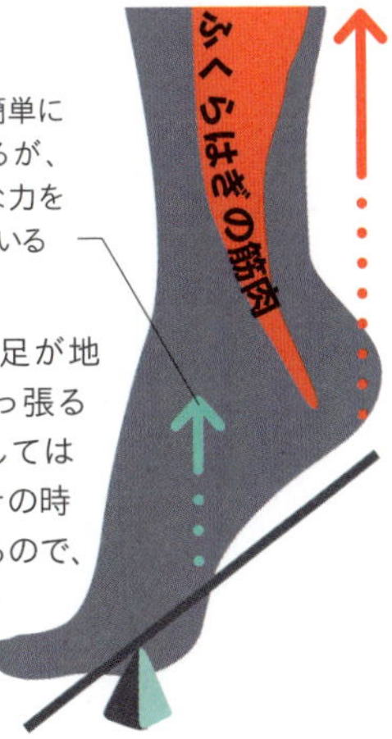
体は簡単に上がるが、大きな力を使っている

第三種てこ

上腕二頭筋は第三種てこのようにはたらく。支点（肘）近くで引っ張ると、骨をわずかしか動かさないが、てこの端にある手に多くの動きを作り出す。小さな力点が大きな動きを引き起こす。

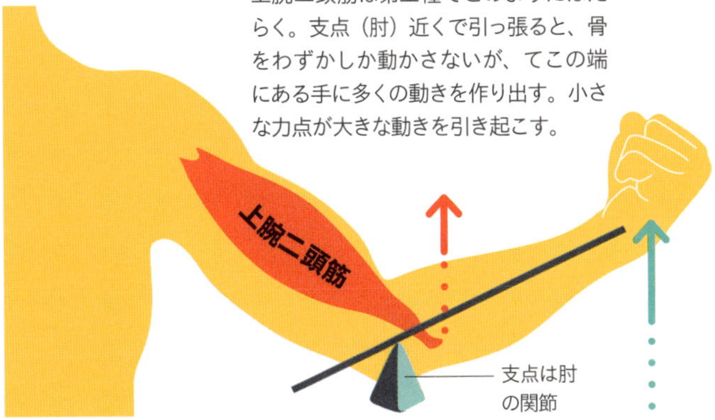

支点は肘の関節

アキレス腱は走っている時**体重の10倍以上の重さ**を支えられるほど**強靱**である

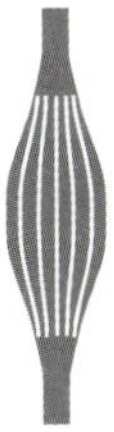

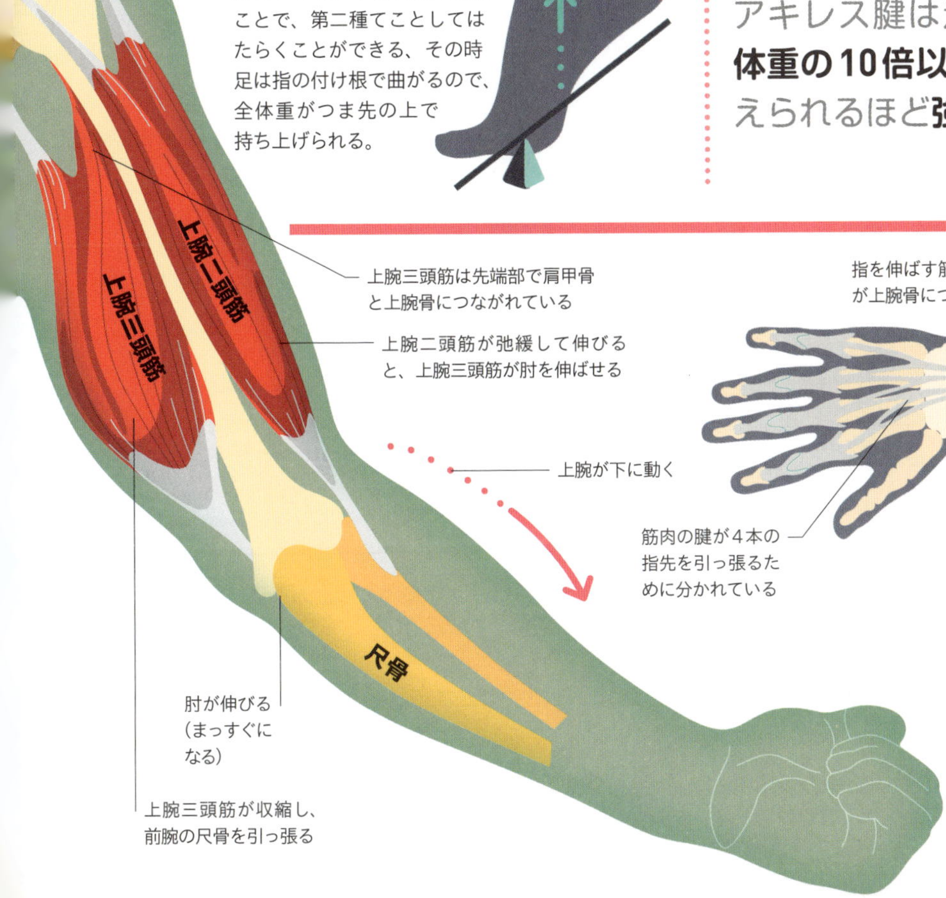

上腕が下に動く
肘が伸びる（まっすぐになる）

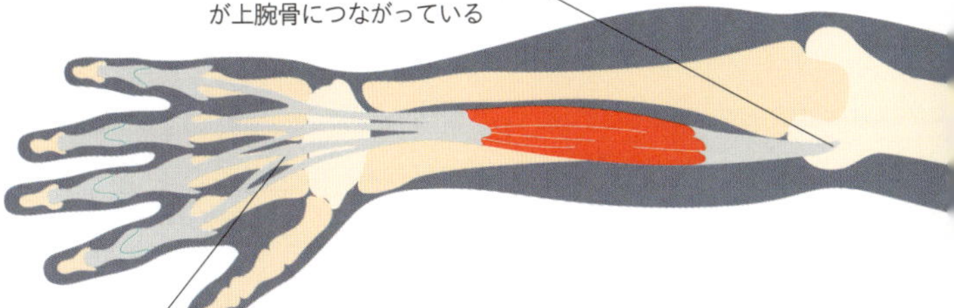
指を伸ばす筋肉は一方の端が上腕骨につながっている

遠隔操作

筋肉は腱を通して骨を引っ張る。しかし腱が非常に長く、操作している関節から筋肉がひどく離れていることがある。驚くべきことに、指にはまったく筋肉がない。指の動きは遠隔操作でなされている——手と腕にある筋肉によって。

内部深く調べる

それぞれの筋肉は筋線維という非常に長い紡錘状の細胞の束でできている。各線維は周囲の組織からの電気の伝導を遮断する結合組織の覆いで巻かれている。各線維の内側には原線維という、さらに小さな線維が何千本もある。

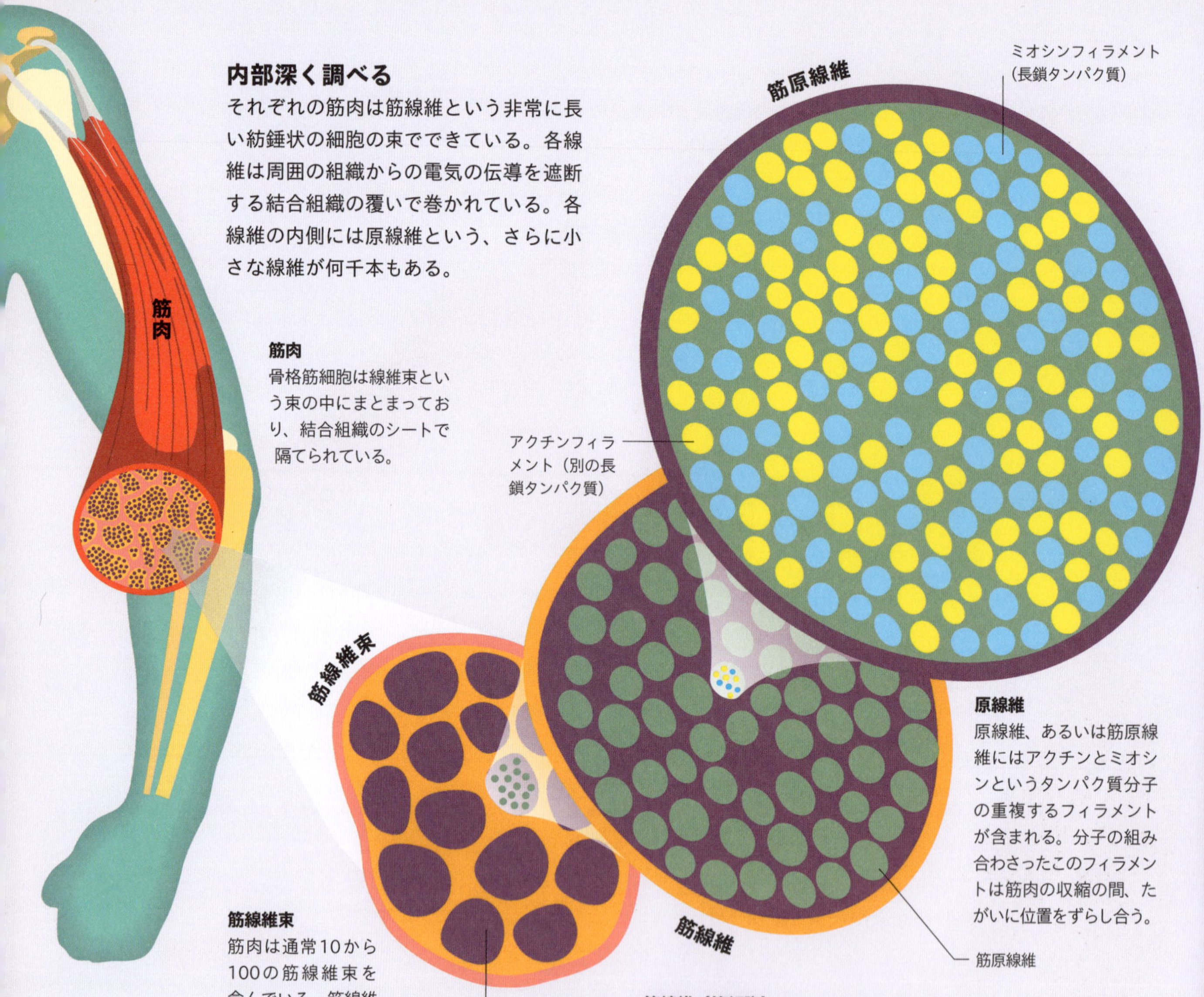

筋肉
骨格筋細胞は線維束という束の中にまとまっており、結合組織のシートで隔てられている。

原線維
原線維、あるいは筋原線維にはアクチンとミオシンというタンパク質分子の重複するフィラメントが含まれる。分子の組み合わさったこのフィラメントは筋肉の収縮の間、たがいに位置をずらし合う。

筋線維束
筋肉は通常10から100の筋線維束を含んでいる。筋線維束は筋線維とも呼ばれる、長く太い筋細胞を持つ。

筋線維（筋細胞）
骨格筋細胞は、周囲とは独立して制御された収縮を可能にするため、それぞれ絶縁性の膜で覆われている。

どのように筋肉は動くのか？

筋細胞がすべての体の動きをおこなう。自分の意志で制御でき、望む時にだけ収縮する筋肉もあれば、体をなめらかに動かし続けるため、意識しなくても収縮する筋肉もある。筋細胞はアクチンとミオシン分子のおかげで収縮できる。

奇跡の分子

アクチンとミオシンのフィラメントはサルコメアという単位で配列されている。筋肉が収縮の信号を受け取ると、ミオシンフィラメントがアクチンフィラメントを繰り返し引っ張るため、次第におたがいが近づいていく。これが筋肉を短くする。筋肉が弛緩すると両者は離れる。

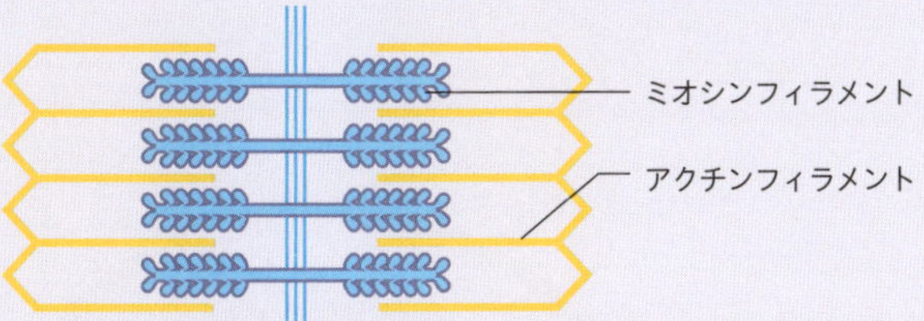

弛緩した筋肉のサルコメア

1　刺激を受けたミオシン
ミオシンの頭部がATP分子（糖と酸素から作り出される）によって刺激される。

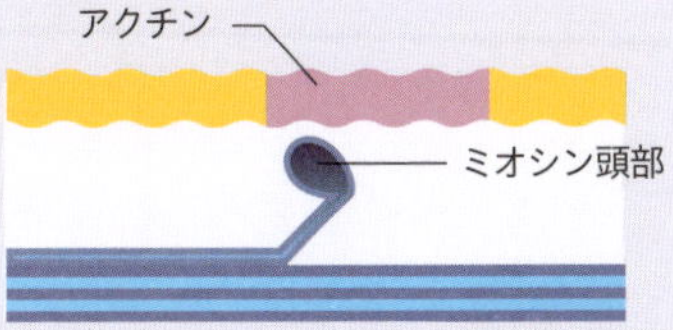

2　ミオシン頭部がアクチンにくっつく
刺激を受けたミオシン頭部がアクチフィラメントへくっつき、架橋を形成する。

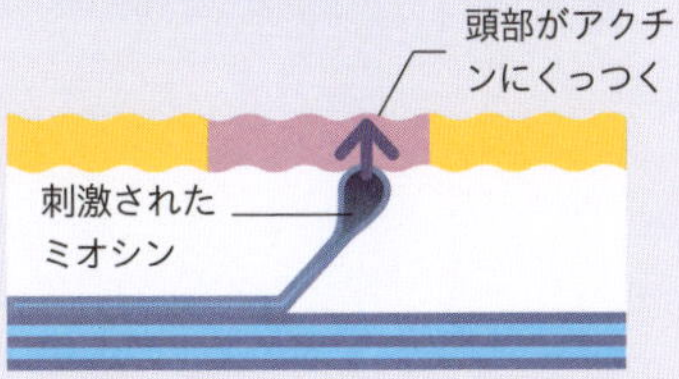

3　頭部が回転する
ミオシン頭部がエネルギーを放出し、アクチンフィラメントに軽く触れながら回転する。架橋は弱まる。

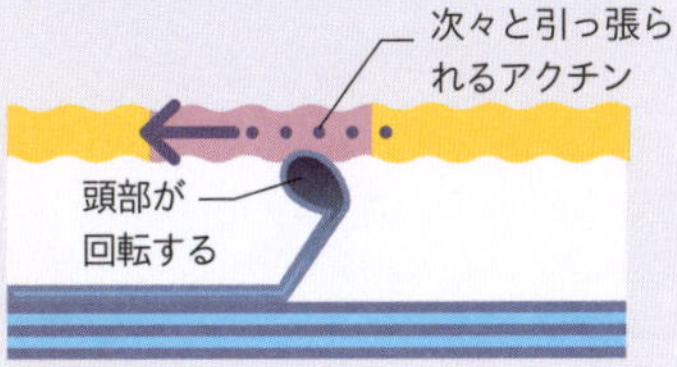

4　再刺激
架橋が解け、ミオシン頭部はふたたび刺激される。たった一回の収縮の間、こうしたステップが何回も起こる。

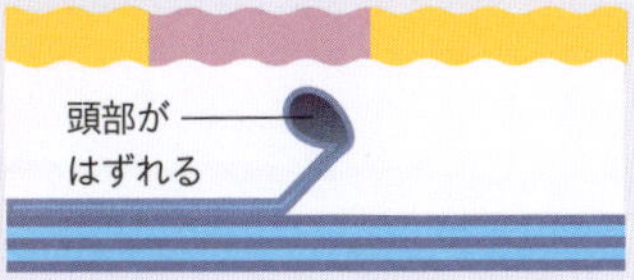

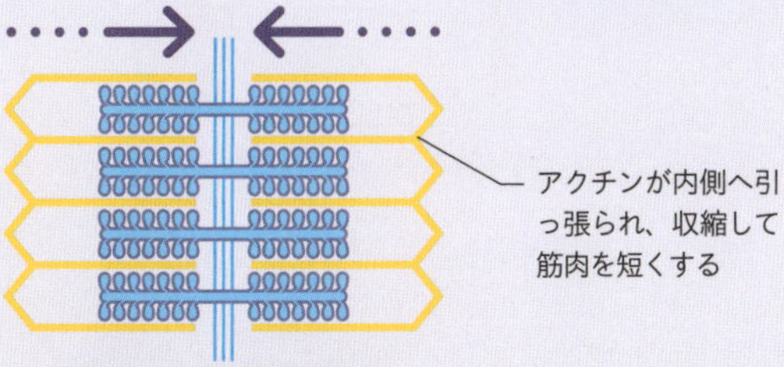

収縮した筋肉の筋節

速筋と遅筋

筋肉には２種類の線維がある。急激に収縮する線維は最高収縮（最大出力）に50ミリ秒で到達するが、数分後には疲労する。遅く収縮する線維は最高収縮に達するのに110ミリ秒かかるが疲れない。短距離走者は瞬発力を必要とするため、より多くの速筋を持つことになる。一般に長距離走者は、速筋ほどすぐに疲労しない遅筋を多く持っている。

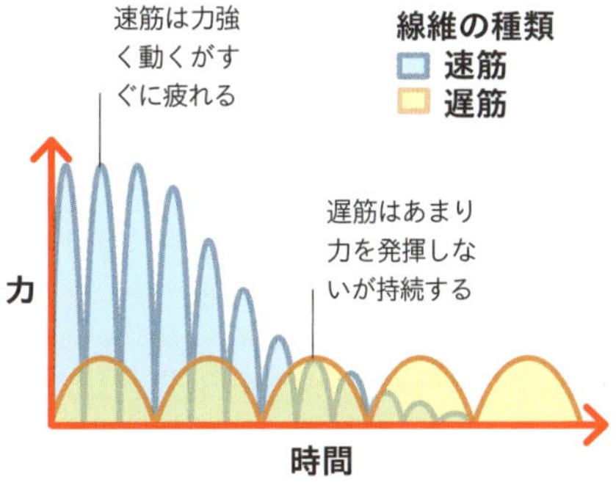

けいれん

時に随意筋が不随意に収縮し、痛みをともなうけいれんを引き起こすことがある。これは化学物質の不均衡（たとえば血液の循環が悪いために酸素量が低下し乳酸の蓄積をもたらした時など）が架橋の解除をさまたげた時に起こる。ゆっくりとストレッチをし、収縮した筋肉をさすると、血行を刺激し筋肉の弛緩に役立つ。

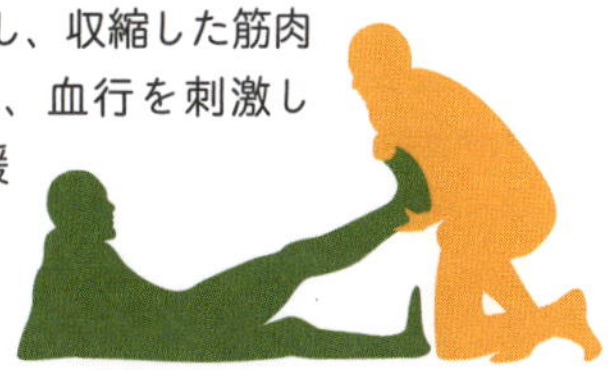

速筋は１秒あたり30～50回の速度で収縮できる

筋肉の伸び縮み

筋肉は縮むことで骨を引っ張って関節を曲げ、動きを生み出す。しかしまた動かなくても収縮して、ウェイトをしっかりと支えられる力と張力を生み出す。ウェイトが重すぎて支えられなければ、ウェイトの動きにブレーキをかけながら収縮して伸びることさえ可能である。

引き寄せて縮める

ジムで「上腕二頭筋カール」をおこなってウェイトを持ち上げている時、上腕二頭筋を収縮させるなら、その筋肉は短くなり、収縮の方向へ動きを作り出す。筋肉によって生じた力はウェイトやウェイトを引き下げる力よりも大きい。筋肉には、短くなって収縮をもたらす線維と、張力が増した場合に伸びる膨張力のある線維の両方がある。短くする収縮の間は、収縮をもたらす線維が筋肉の長さを変化させるが、膨張力のある線維の中の張力は変化しないままである。

どうして運動の前に準備運動をするのか？

運動をして筋肉がほぐれて血行が増すと、断裂や捻挫など、突然の激しい動きで起こり得る筋肉の損傷をある程度おさえられる。

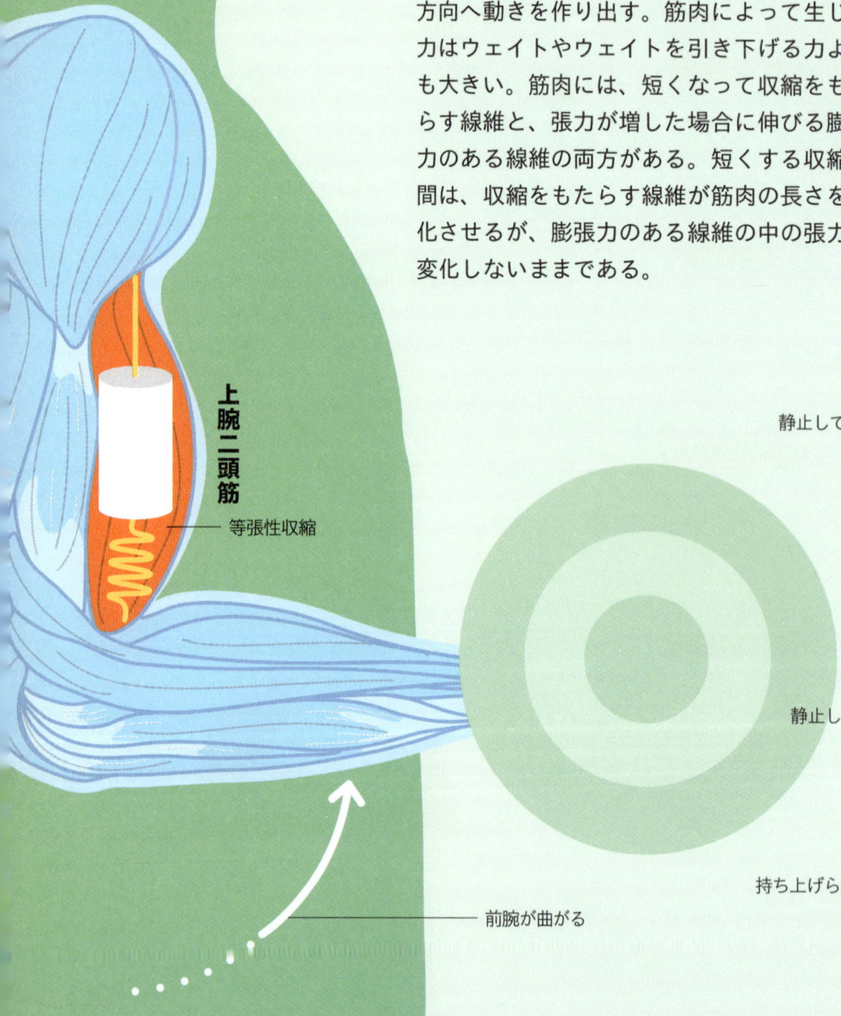

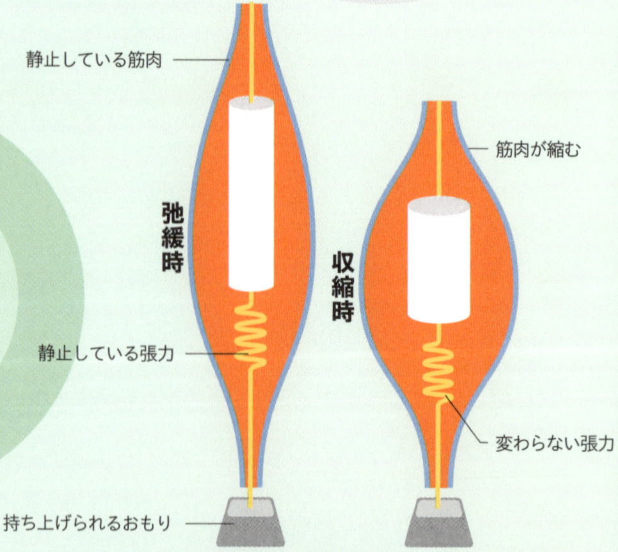

同じ張力、異なる長さ

筋肉の長さが変わっても張力が変わらない場合、筋肉の収縮は等張性である。筋肉が短くなる場合、その収縮は短縮性とも呼ばれる。

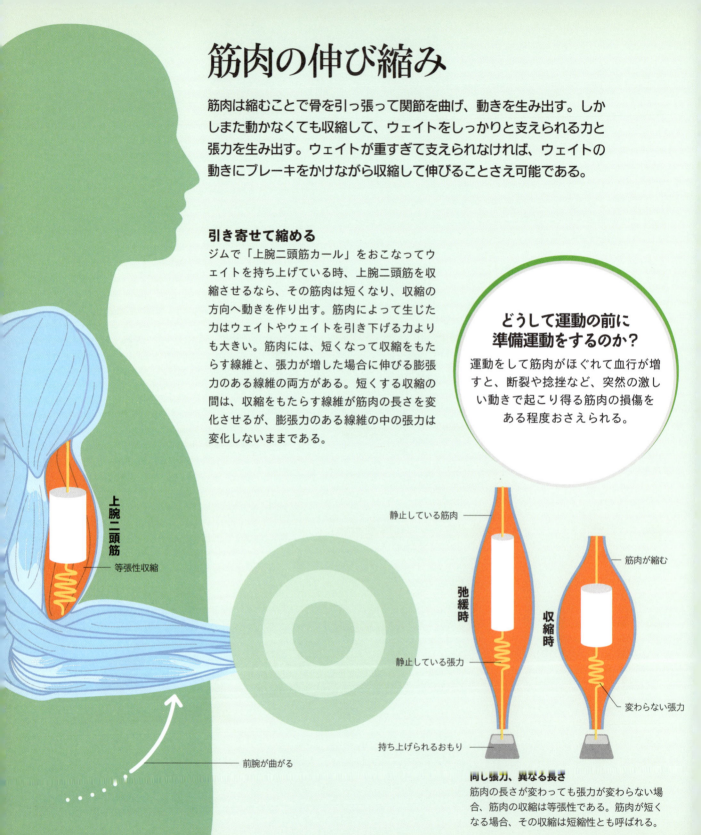

縮まずに引っ張る

ウェイトを落としたりせずにしっかりと持つなら、筋肉は長さが変わらず動きを生み出さない。短くなるかわりに、強く引っ張る力、すなわち張力を作りだす。実際には、筋肉の多くは常にわずかに収縮し、体にかかる重力の影響を埋め合わせている。

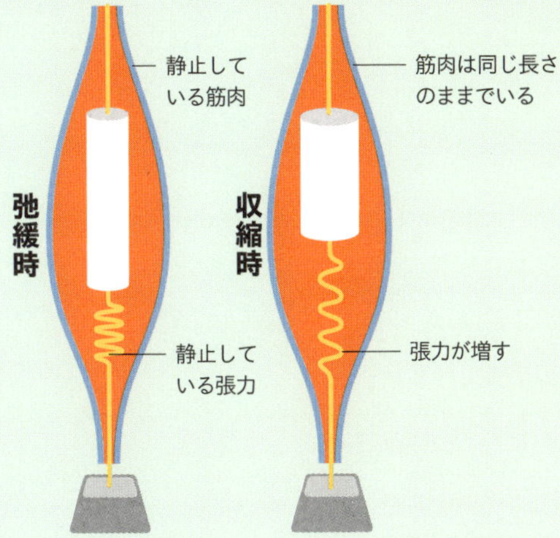

動かずに引っ張る

筋肉が、その張力が増す時に同じ長さのままでいるなら、収縮は等尺性である。筋肉の長さは変わらず、なんの動きも起こらず、収縮は静的状態とされる。

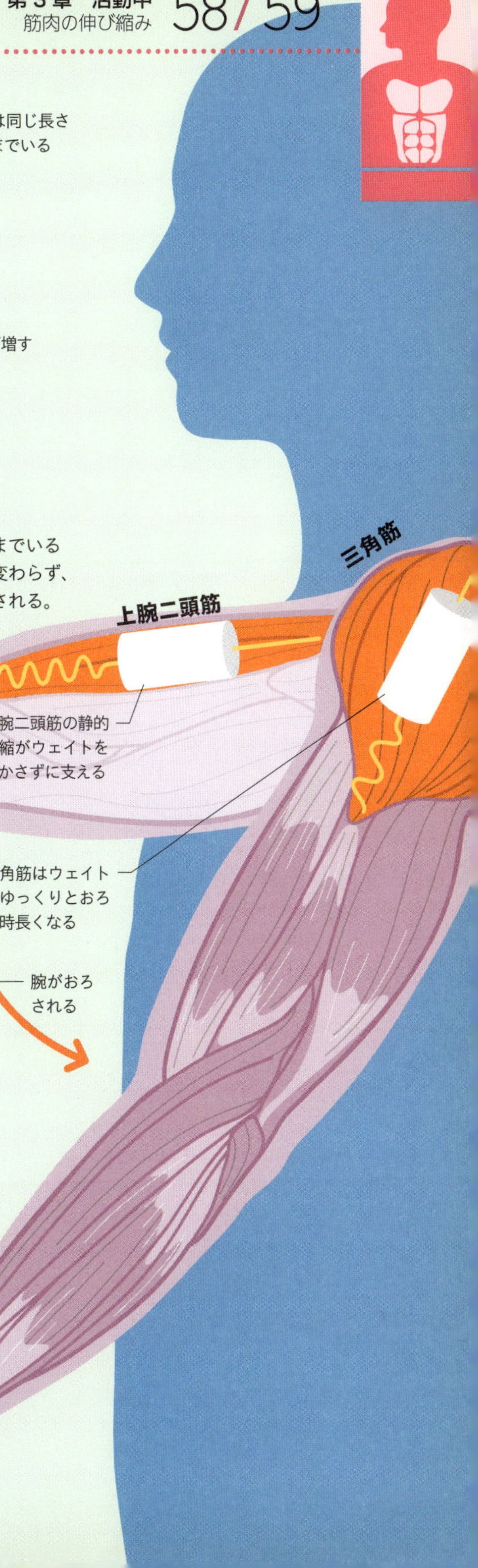
三角筋
上腕二頭筋
上腕二頭筋の静的収縮がウェイトを動かさずに支える
三角筋はウェイトをゆっくりとおろす時長くなる
腕がおろされる

引っ張って長くなる

伸張性の等張性収縮では、筋肉内部で作り出される張力は負荷を乗り越えるのには十分ではない。重いウェイトをおろす時にブレーキとしてはたらくよう、筋肉は収縮する時に長くなる。

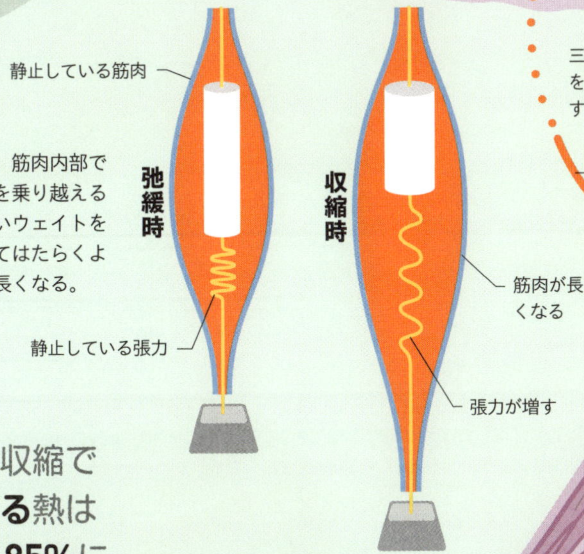

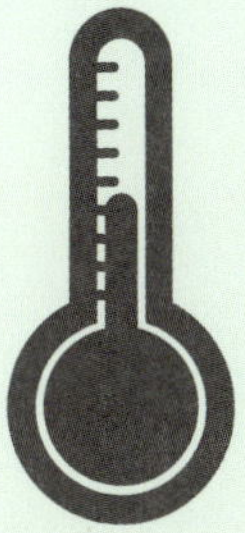

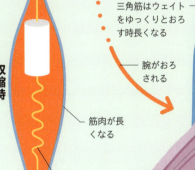

筋肉の収縮で**発生する**熱は**体熱**の**85%**におよぶ

感覚の入力、行動の出力

脳と脊髄は中枢神経系を構成し、「感覚」神経細胞の莫大なネットワークを通して体全体から感覚情報を受け取る。その感覚情報に応じて、脳と脊髄は「運動」神経細胞へ指示をくだし、動きを制御する。

脳が**入力された情報を処理する**まで**0.4秒**もかからず、**意識する**間もない

どれだけ速いか？

反射は脳を経由して送られる反応よりも速い。後者は視覚、聴覚、触覚などの刺激に対する反応があてはまる。

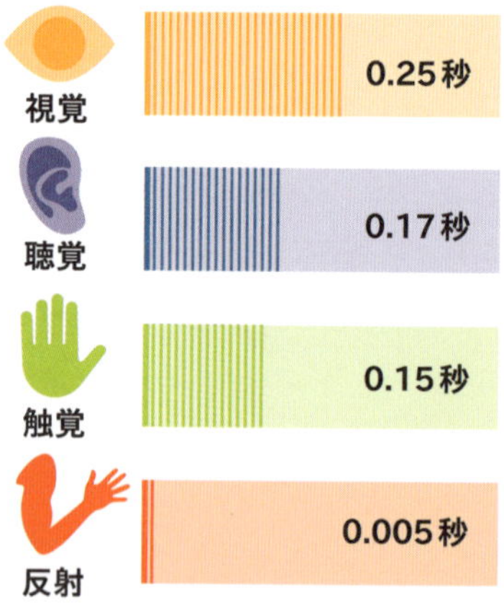

視覚
0.25秒
聴覚
0.17秒
触覚
0.15秒
反射
0.005秒

入力（感覚神経）

脳に助言を求める

スタートの合図に耳をすますなど、動作が意識的な思考を必要とする場合、体が行動を起こすよりも前に感覚信号が処理のために脊髄を通って頭まで達する。意識的な行動でも比較的無意識に、ことさら考えることなく「自動操舵装置」で行動がおこなわれることがある。実際、脳に送られてから出てくるほとんどの神経信号は、もっぱら体をうまくはたらかし続けるために意識下で発生する。

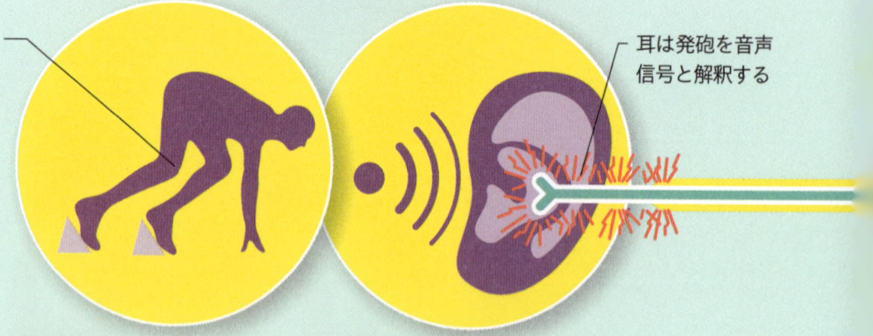

位置につく走者
耳は発砲を音声信号と解釈する

合図を待つ
走者はスタートラインで身を構え、合図のピストルの発射を待つ。

音声信号
スタート合図のピストルが鳴る。音波が耳に達すると、耳が感覚信号を脳に送る。

脳を関与させない

生存のためには、脳を経由せずに無意識の反応として起こる、即座の反応を必要とすることがある。反射経路は、脳を経由して信号が伝わる場合に起こる遅れを避けるため、脊髄を経由して送られる。反射的な動きがおこなわれた場合、その直後に脳に伝えられることがある。

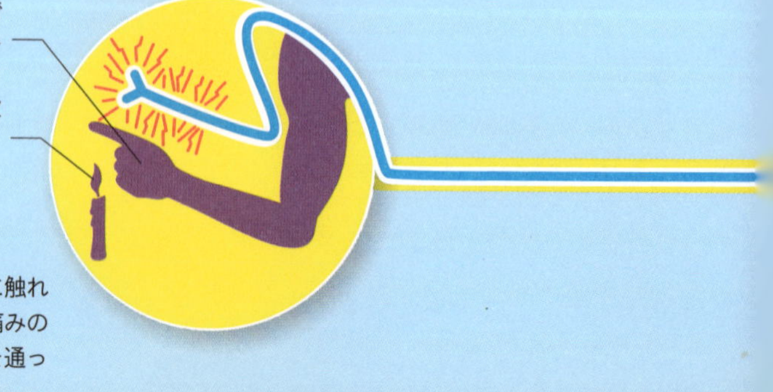

指から信号で送られた痛み
熱い炎が皮膚を焼く

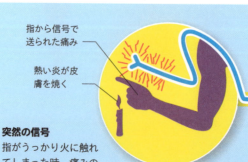

突然の信号
指がうっかり火に触れてしまった時、痛みの信号は感覚神経を通って脊髄へ送られる。

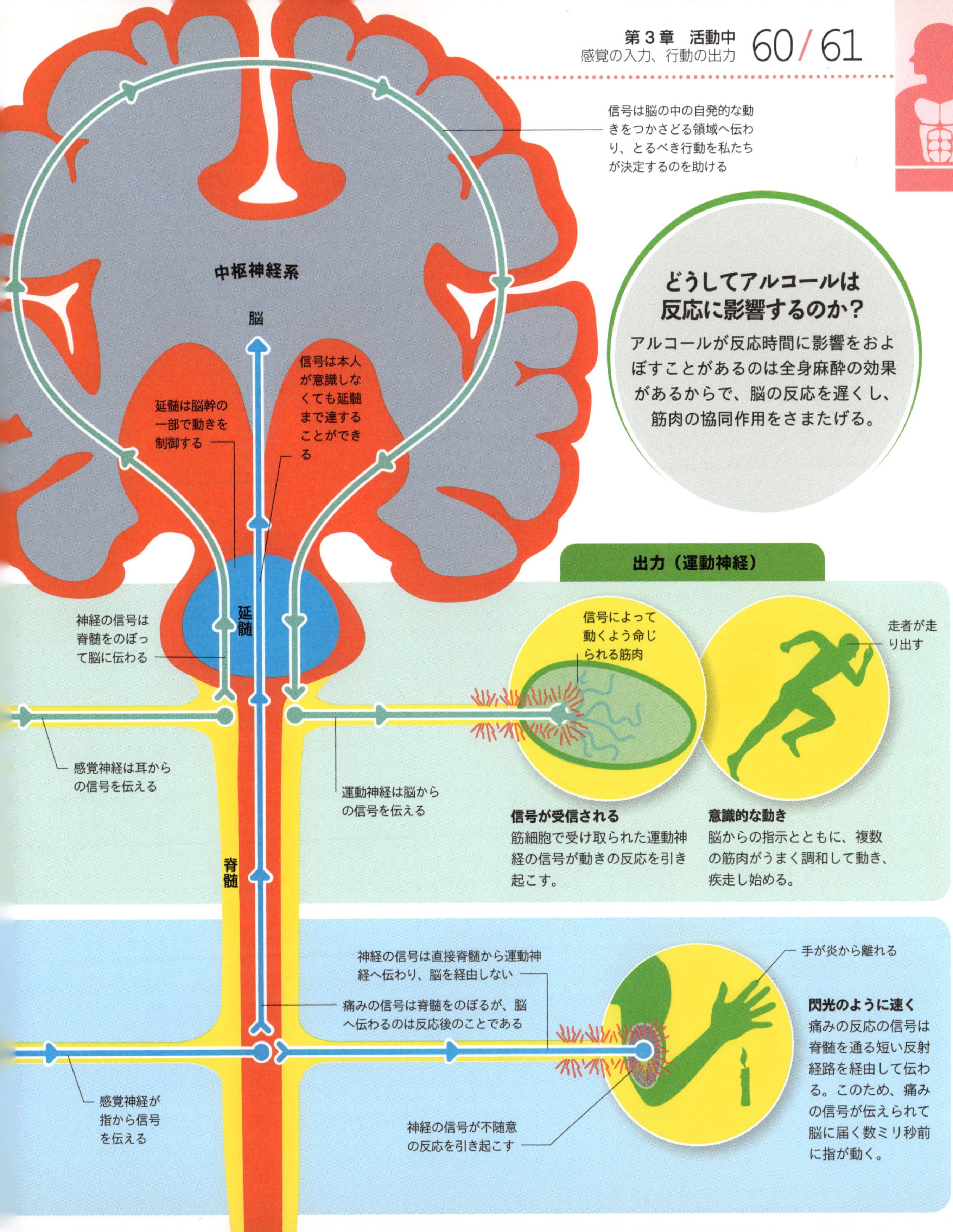
信号は脳の中の自発的な動きをつかさどる領域へ伝わり、とるべき行動を私たちが決定するのを助ける
中枢神経系
脳
延髄は脳幹の一部で動きを制御する
信号は本人が意識しなくても延髄まで達することができる
延髄
神経の信号は脊髄をのぼって脳に伝わる
感覚神経は耳からの信号を伝える
運動神経は脳からの信号を伝える
脊髄
出力（運動神経）
信号によって動くよう命じられる筋肉
走者が走り出す
神経の信号は直接脊髄から運動神経へ伝わり、脳を経由しない
痛みの信号は脊髄をのぼるが、脳へ伝わるのは反応後のことである
手が炎から離れる
感覚神経が指から信号を伝える
神経の信号が不随意の反応を引き起こす

どうしてアルコールは反応に影響するのか？

アルコールが反応時間に影響をおよぼすことがあるのは全身麻酔の効果があるからで、脳の反応を遅くし、筋肉の協同作用をさまたげる。

信号が受信される
筋細胞で受け取られた運動神経の信号が動きの反応を引き起こす。

意識的な動き
脳からの指示とともに、複数の筋肉がうまく調和して動き、疾走し始める。

閃光のように速く
痛みの反応の信号は脊髄を通る短い反射経路を経由して伝わる。このため、痛みの信号が伝えられて脳に届く数ミリ秒前に指が動く。

管制センター

脳は体のすべての機能を調和させる。脳には何十億の神経細胞があり、それらの相互の連結が、脳を体の中でもっとも複雑な器官としている。脳は思考、行動、感情を同時に処理できる。脳にはまだ機能がはっきりとわかっていない領域があるとはいえ、一般に信じられているのとは異なり、あなたは自分の脳をすべて使っている。

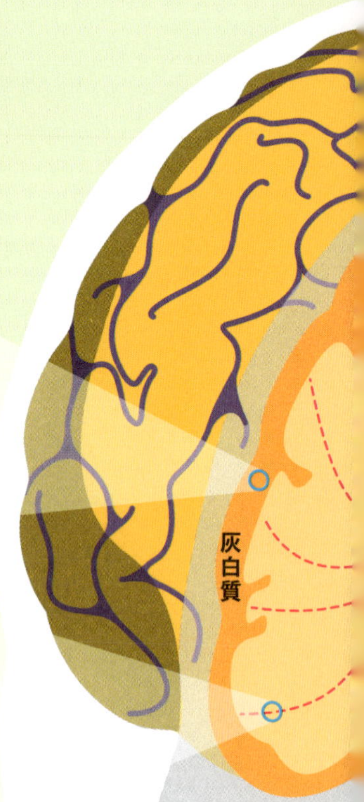

灰白質

脳の内部

脳は主にふたつの部分に分かれる——高次脳と原始脳である。高次脳の方が大きく、左右に半分に分かれ、左大脳半球と右大脳半球の大脳からなる。高次脳が意識的な思考が処理されるところである。脳のより原始的な部分では、脊髄とつながっているが、そこは呼吸や血圧などの、意識せずにおこなわれる体の機能を制御しているところである。

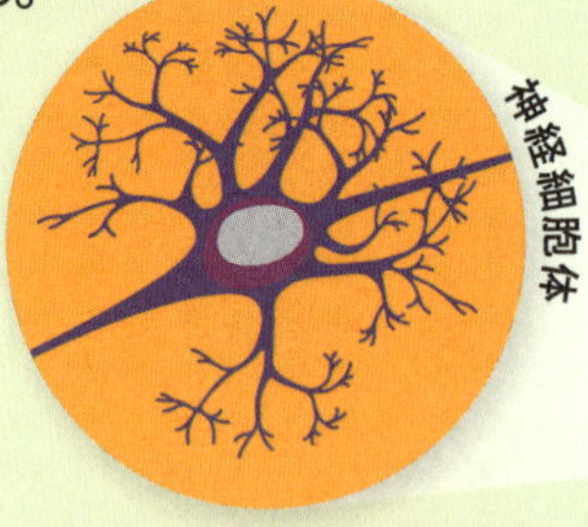

神経細胞体

灰白質

色の濃い脳の外層は主に神経細胞体でできており、それが集まって神経節を作る。

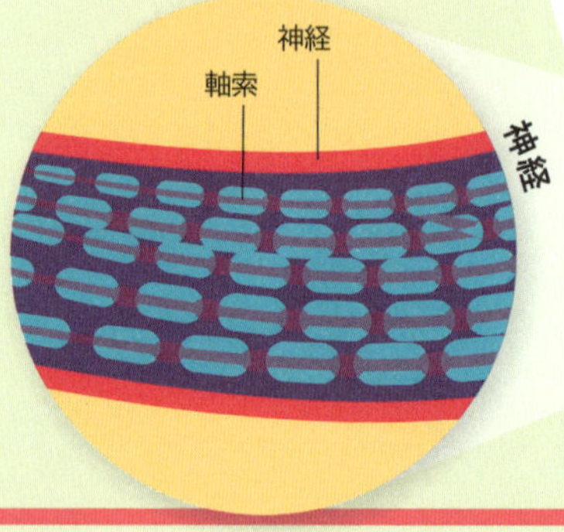

神経
軸索
神経

白質

各神経細胞からの電気刺激を伝える細かい神経の糸、軸索が灰白質の下で白い組織を形成する。

原始的な脳

小脳、視床、脳幹は、本能的な反応と、体温や睡眠覚醒サイクルなどの自律神経機能を処理する。また脳のこの部分は怒りや恐怖などの原始的な感情を引き起こす。小脳は筋肉の動きと平衡を調整する。

活動中の脳

技を学習すると、使われる脳細胞の間に新たな連結が形成される。すなわち、なじみのない行動が習慣的になり始める。ゴルファーのおこなう練習の量は、彼らがクラブを振る時の脳の活動領域に反映される。

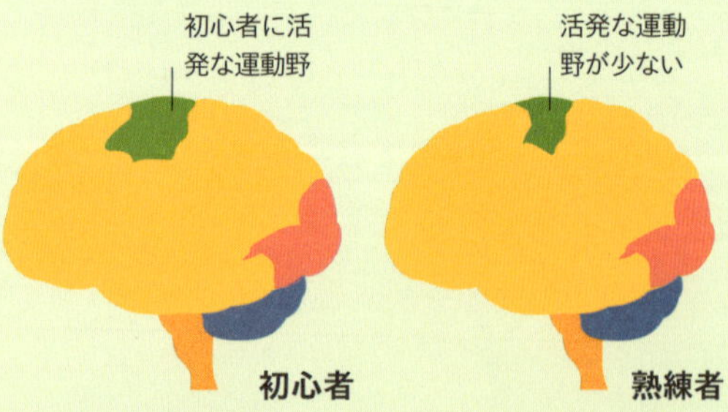

初心者に活発な運動野
活発な運動野が少ない
初心者
熟練者

大脳の外側の活動

ショットを練習している時、かつてはなじみのなかった動きがより正確になるにつれ、刺激される運動野は小さくなる。筋肉のコントロールと視覚の処理にあてられる領域は初心者も熟練者も変わらない。

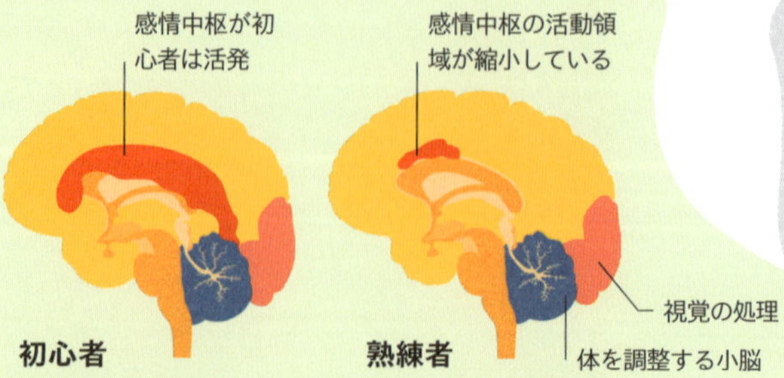

感情中枢が初心者は活発
感情中枢の活動領域が縮小している
視覚の処理
体を調整する小脳
初心者
熟練者

大脳内部の活動

脳の断面図を見ると、初心者の脳は感情中枢が活発で、不安あるいは当惑を処理しているかもしれない。熟練したゴルファーは感情を制御し、ねらい打つことにのみ集中できるようになる。

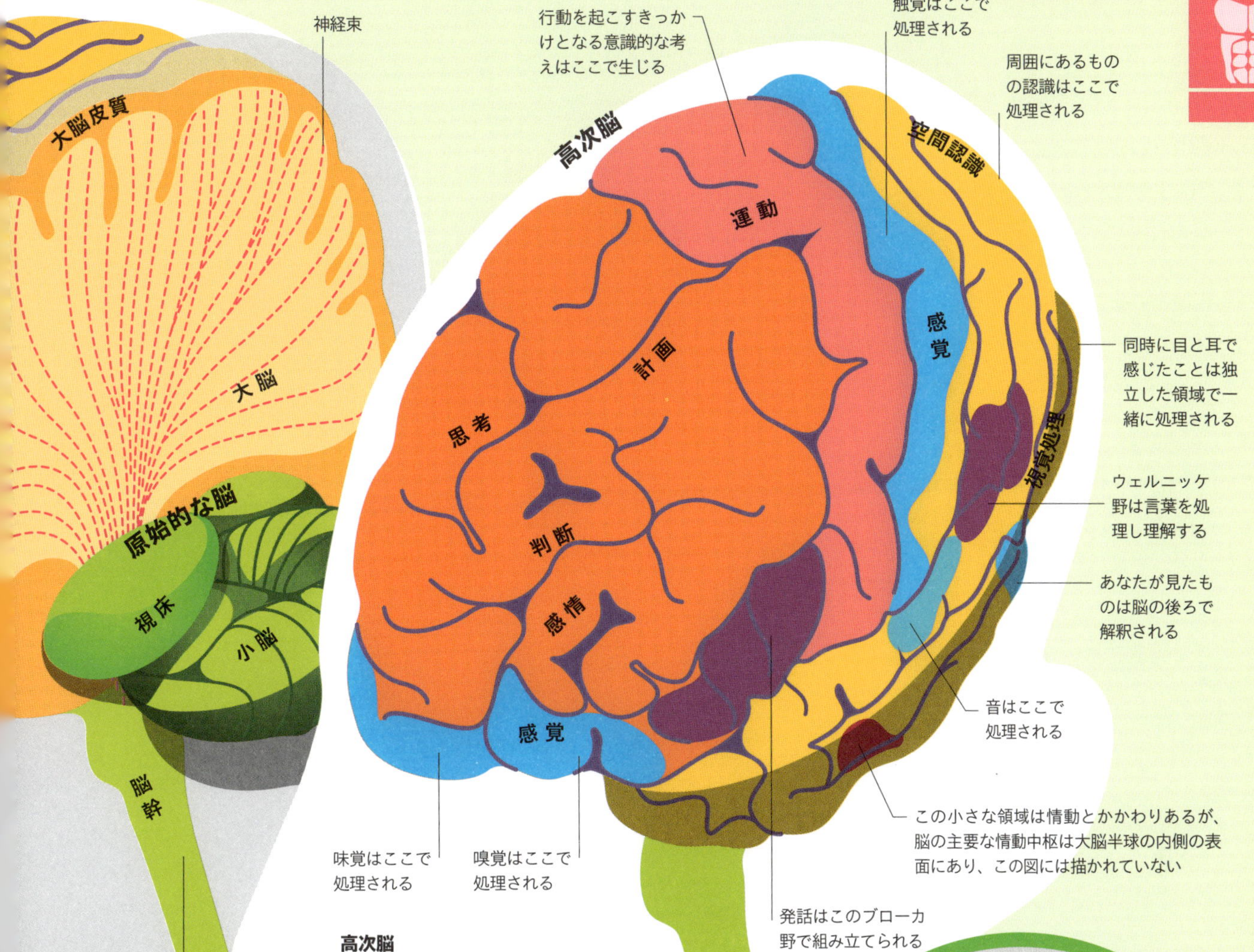

高次脳

大脳の表層、大脳皮質は、脳が情動を解釈し、（呼吸のような無意識の行動ではなく）自発的な行動を引き起こし、思考と言語に関するあらゆる処理をおこなう場所である。計画や整理をしたり、独自の考えを思いつかせたり、価値判断をするのを助ける。また人格が築かれるところでもある。大脳皮質の各領域には主要な機能がある。書く、歌う、タップダンス、テニスなどの運動技能は運動野の活動による。

頭痛の原因はなにか？

痛みを感じる神経は頭の血管を覆っている。ストレス時に脳への血流に変化があると、これらの血管が収縮または膨張することがあり、神経を圧迫し痛みを引き起こす。脳の内部の痛みに感じられるかもしれないが、脳に痛みを感じる神経はない！

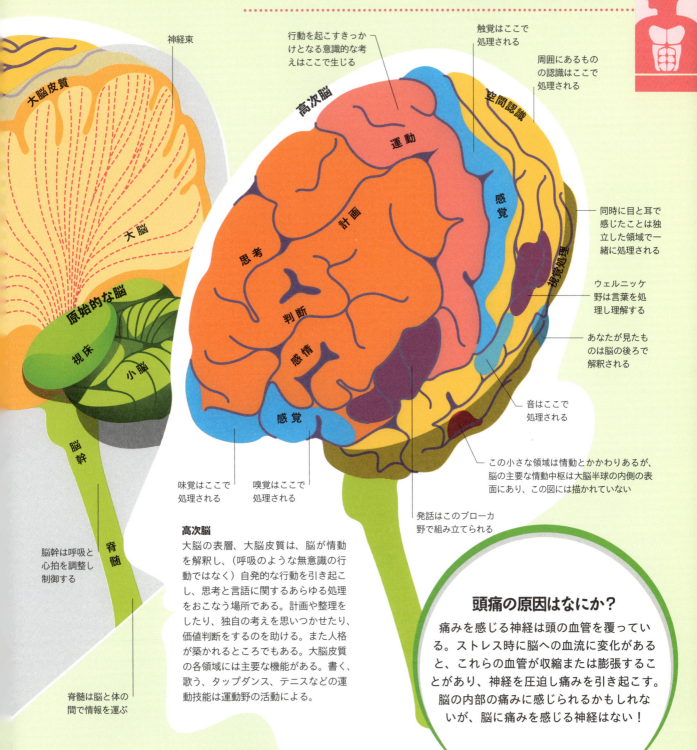

情報伝達の中枢

考えたり行動したりする時に脳で活性化するのは、ひとつの領域だけではなく、複数の領域をこえて広がる細胞のネットワークである。心と体に命令をくだしているのはこの活動パターンである。

大脳半球

脳はふたつの半球に分かれている。構造的にはどちらもほぼ同じだが、それぞれ決まった任務を負っている。左脳は体の右半分を支配し、(ほとんどの人の)言語と発話を担う。右脳は体の左半分を支配し、周囲の認識、知覚情報、創造力を担う。脳のふたつの半球は、脳梁と呼ばれる、神経を高速で伝えるネットワークを通して連絡し合いながら、ともにはたらいている。

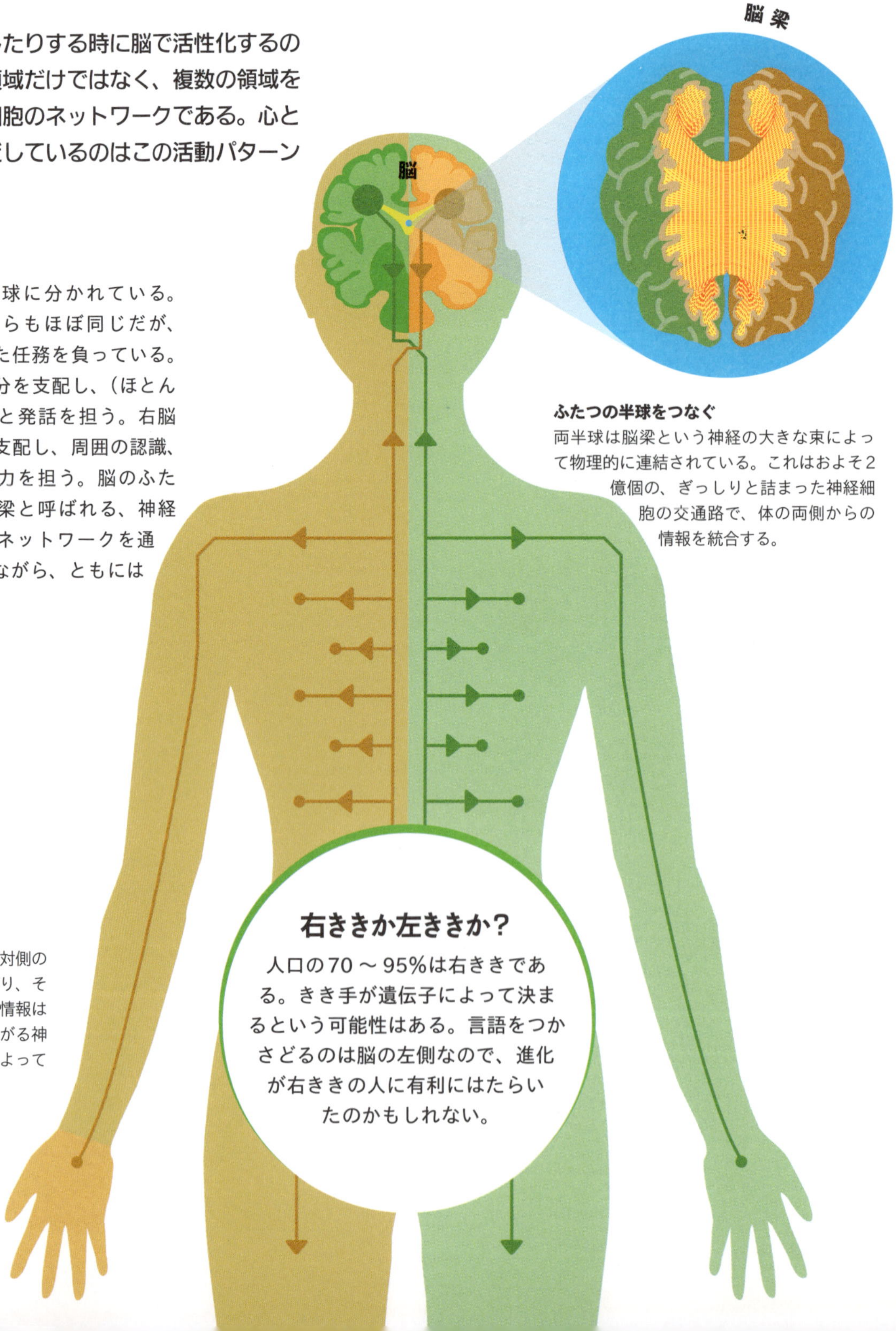

ふたつの半球をつなぐ

両半球は脳梁という神経の大きな束によって物理的に連結されている。これはおよそ2億個の、ぎっしりと詰まった神経細胞の交通路で、体の両側からの情報を統合する。

反対側を制御する

体のどちらの側も反対側の脳の半球へ情報を送り、そこから制御される。情報は体のすみずみまで広がる神経のネットワークによって体の両側に伝わる。

右ききか左ききか?

人口の70 ~ 95%は右ききである。きき手が遺伝子によって決まるという可能性はある。言語をつかさどるのは脳の左側なので、進化が右ききの人に有利にはたらいたのかもしれない。

脳には860億以上の神経細胞があり、100兆以上の接続で結ばれている——その数は銀河系の星の数より多い

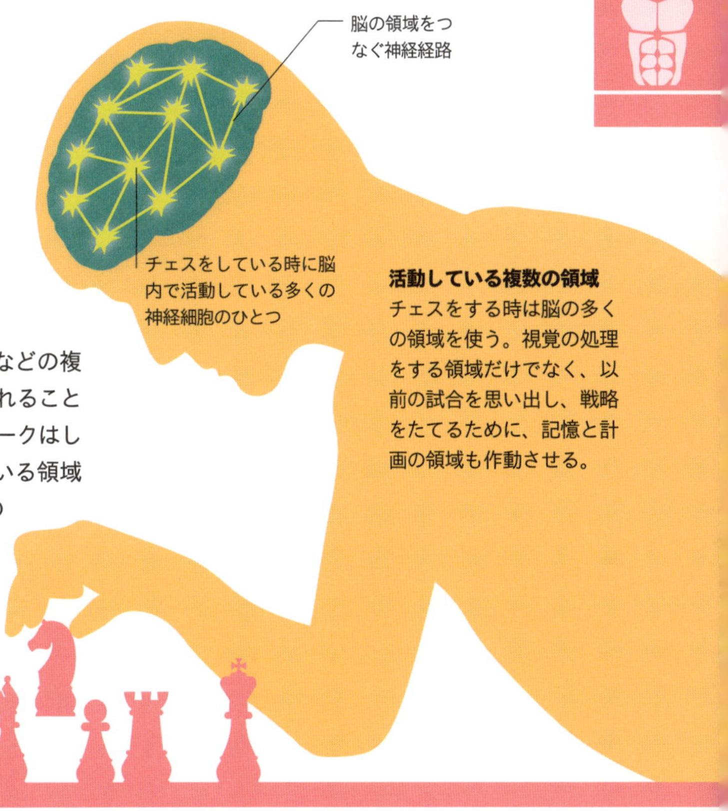
脳の領域をつなぐ神経経路
チェスをしている時に脳内で活動している多くの神経細胞のひとつ

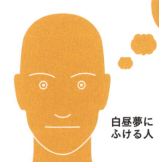

活動している複数の領域
チェスをする時は脳の多くの領域を使う。視覚の処理をする領域だけでなく、以前の試合を思い出し、戦略をたてるために、記憶と計画の領域も作動させる。

脳の中のネットワーク

歩行などのきわめて単純な動作をおこなうにしても、ダンスなどの複雑な動きをおこなうにしても、脳のひとつの領域だけが使われることはめったにない。実際、脳全体に連結された領域のネットワークはしばしば一日を始める時に活性化する。常に同時に活性化している領域を調べることで、脳内の情報の流れを追跡できる。これらのネットワークは、新しい技や情報を習得するにつれて変化し、結果として新しい神経経路が作られる。使われない神経経路は年を取るにつれ取り除かれるのかもしれない。

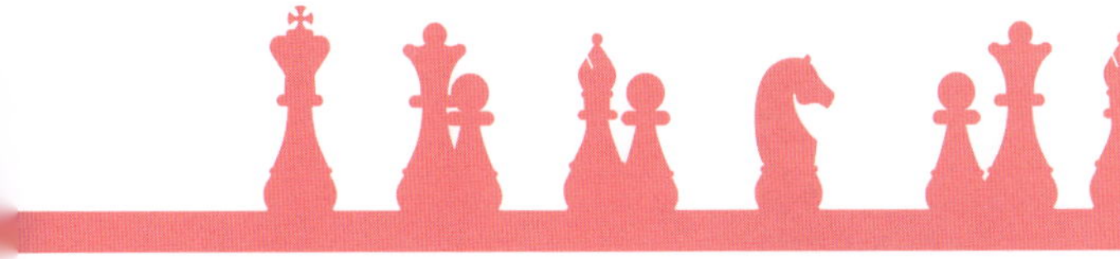

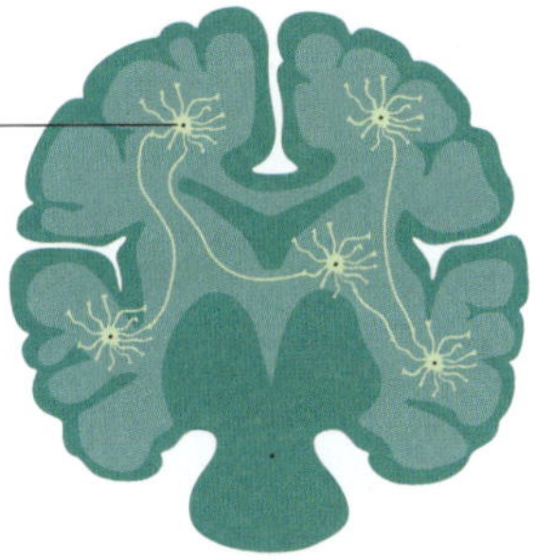
この神経細胞は他の４つの神経細胞と結ばれ、脳の全域でネットワークを形成している

物理的な接続
科学者は脳の神経細胞間の物理的な接続を追跡できる。神経経路の密度は、脳のどの領域がもっとも活発に通信し合っているか表す。

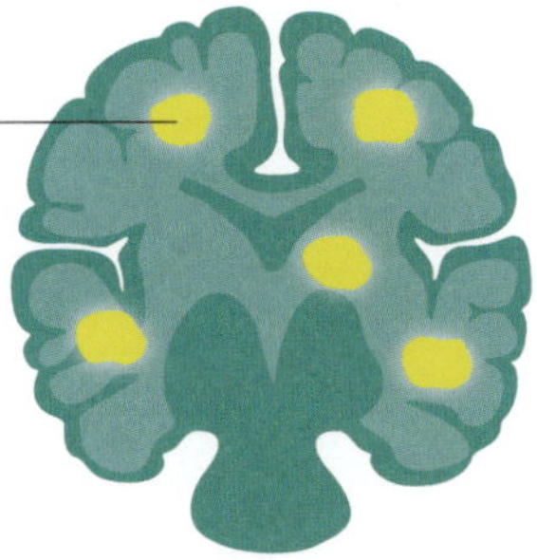
神経の活動は、脳スキャン上で光る領域として示される

活動中の脳の領域
神経細胞が発する電気の活性量はある種の脳スキャンでとらえられる。そうしたスキャン画像を見ることで、特定の作業の間に脳のどの領域がもっとも活動しているか明らかにできる。

デフォルトモード

リラックスして周囲の世界に意識を向けていない時、脳は特定の活動パターンを示す。これはデフォルトモードネットワークと呼ばれる。このネットワークが、とりとめのないことを考えている時に妙案を生み出すのに役立つと考えられる。また創造力や内省、道徳的な理由づけと結び付いているのかもしれない。

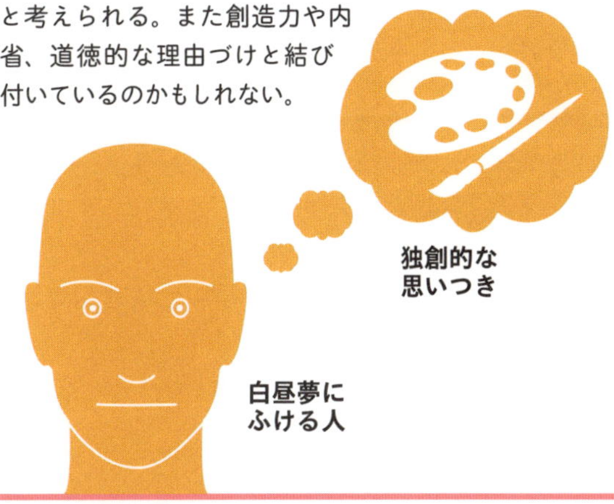
独創的な思いつき
白昼夢にふける人

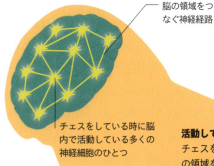

活性させる輝き

神経は電気のメッセージをミリ秒単位で体中に伝える。それぞれの神経は絶縁電線に似ており、各電線は神経線維、あるいは軸索と呼ばれる。軸索は一個の非常に長い細胞（ニューロン）の主要部分で、その役目は信号を伝えることである。

神経細胞はどのようにして信号を送るのか？

神経細胞は痛みなどの刺激に反応して電気パルスを発生させる。刺激が十分強ければ神経細胞膜にある穴が開き、充電されたイオンが細胞内に流れ込み、また出ていく。これがインパルスを発生させ、神経の軸索にそって広がる。穴はふたたび閉じ、次の刺激に備える。

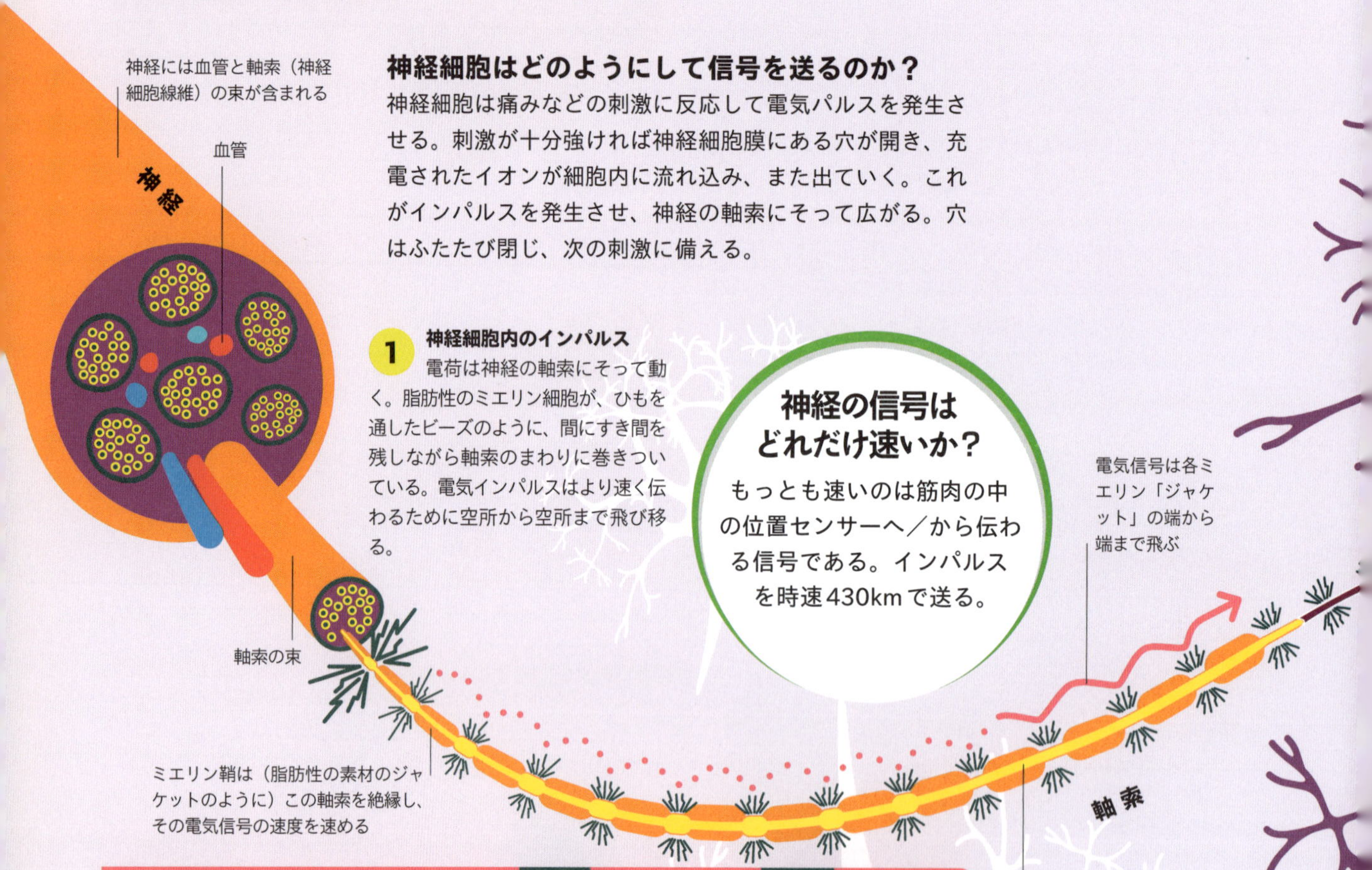

神経には血管と軸索（神経細胞線維）の束が含まれる
血管
神経
軸索の束
ミエリン鞘は（脂肪性の素材のジャケットのように）この軸索を絶縁し、その電気信号の速度を速める
電気信号は各ミエリン「ジャケット」の端から端まで飛ぶ
軸索
電気信号は神経細胞の軸索にそって伝わる

1 神経細胞内のインパルス
電荷は神経の軸索にそって動く。脂肪性のミエリン細胞が、ひもを通したビーズのように、間にすき間を残しながら軸索のまわりに巻きついている。電気インパルスはより速く伝わるために空所から空所まで飛び移る。

神経の信号はどれだけ速いか？
もっとも速いのは筋肉の中の位置センサーへ／から伝わる信号である。インパルスを時速430kmで送る。

しびれ

きついソックスなどによる神経の圧迫が血液の供給を止めることがある。そうなると神経が信号を送られなくなるため、感覚がなくなる。圧迫がやわらぐと血液の流れは戻る。神経とその受容体がふたたび活動し始めるため、不快にも感じられる、じんじんする感覚が生じる。

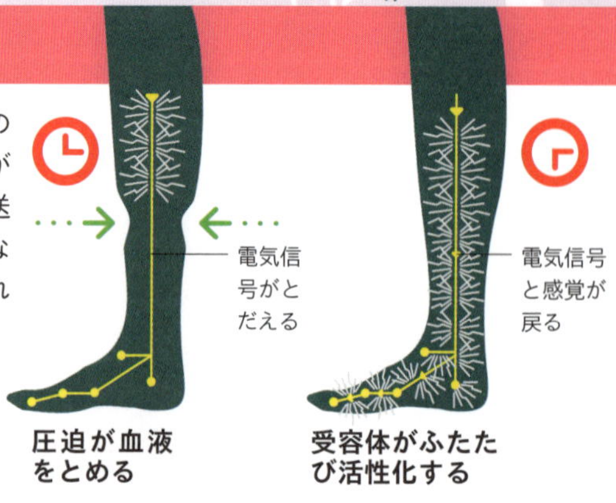

神経細胞間の**すき間**は**髪**の幅の**１兆分の１**未満である

各神経細胞には樹状突起と呼ばれる無数の小さな突起がある。これらの突起が触覚のような役割をして近くにいる神経細胞から信号を受け取る

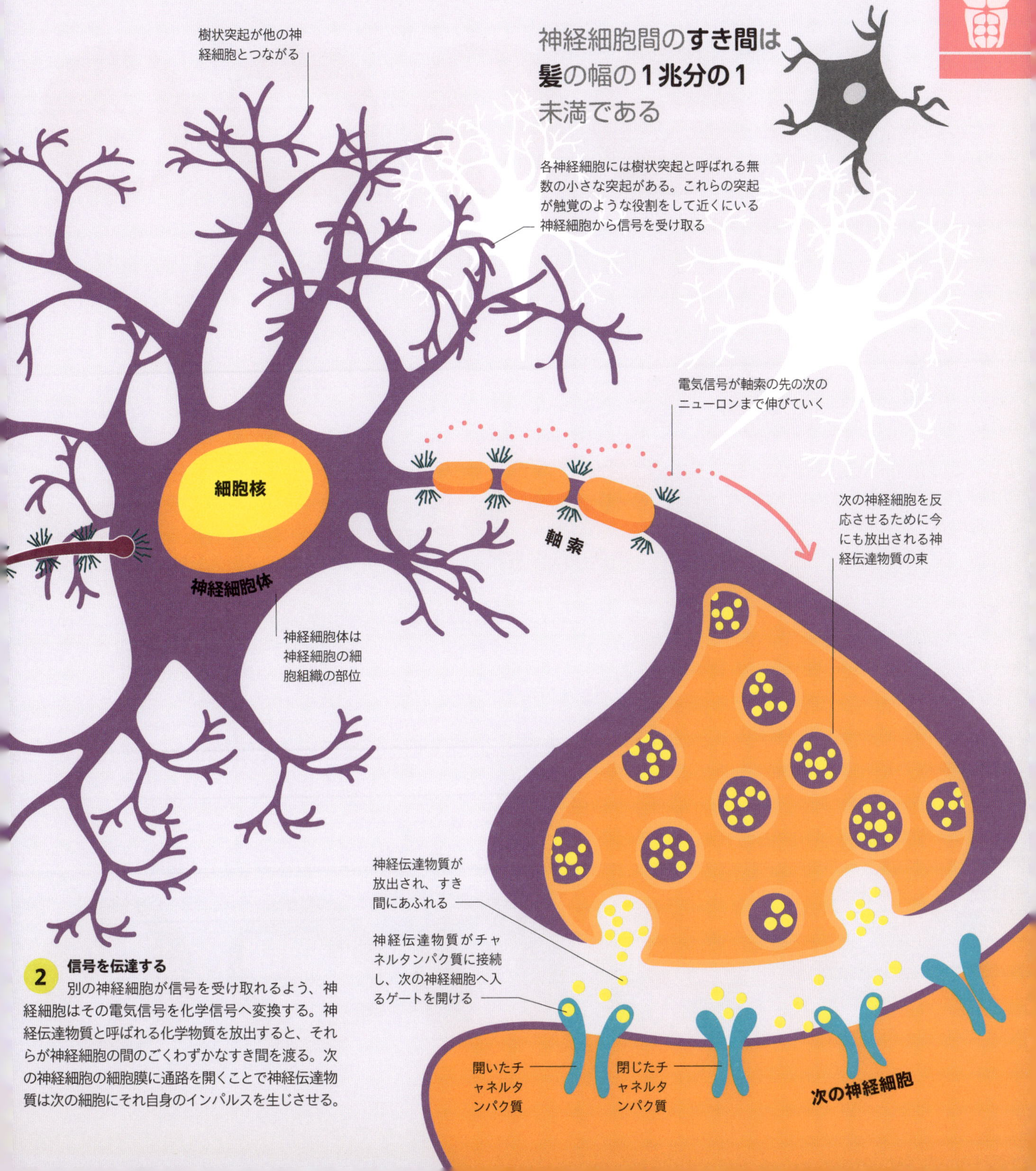
樹状突起が他の神経細胞とつながる
細胞核
神経細胞体
神経細胞体は神経細胞の細胞組織の部位
軸索
電気信号が軸索の先の次のニューロンまで伸びていく
次の神経細胞を反応させるために今にも放出される神経伝達物質の束
神経伝達物質が放出され、すき間にあふれる
神経伝達物質がチャネルタンパク質に接続し、次の神経細胞へ入るゲートを開ける
開いたチャネルタンパク質
閉じたチャネルタンパク質
次の神経細胞

2 信号を伝達する

別の神経細胞が信号を受け取れるよう、神経細胞はその電気信号を化学信号へ変換する。神経伝達物質と呼ばれる化学物質を放出すると、それらが神経細胞の間のごくわずかなすき間を渡る。次の神経細胞の細胞膜に通路を開くことで神経伝達物質は次の細胞にそれ自身のインパルスを生じさせる。

行動

瞳孔が広がる
瞳孔の拡大は暗い所で視力を改善するために起こるが、交感神経が行動に備えて体を緊張させる時にも起こる――なぜかは専門家にもよくわからない。

気管支が広がる
肺の中の細い気管である細気管支が広がり、より多くの空気を取り込める。急いで逃げなければならない場合、筋肉が燃料として使う酸素をより多く吸収する。

動脈を広げる
筋肉と脳につながる動脈が拡大してより多くの酸素を供給するので、より素早く行動し思考する。その結果、血液が皮膚にまわらないので青白くなる。

心拍数が増す
脈が毎分100回以上まであがるため、より多くの血流が酸素を吸収するために肺に送られ、酸素を分配するために全身に送られる。

肝臓が糖を放出する
肝臓は体のエンジンとしてはたらく。体内の蓄えを使ってブドウ糖をエネルギーに変える。筋肉は動くためにエネルギーを必要とする。

脳

脳幹

脊髄

リラックス

瞳孔が収縮する
通常の瞳孔反応は眼に入る光を調節する。瞳孔は明るい所では収縮、すなわち小さくなり、暗い所では広がる。

気管支が狭くなる
リラックスすると肺の気管が普通の大きさに戻り、通常の酸素の吸い込み量に備える。

血管が狭くなる
リラックスしている時、動脈は普通の大きさに戻る。血流は体全体に均等に配分される。

心拍数が減る
リラックスしているので、心拍数は通常の安静時の値に戻る。しかし安静時の心拍数は体力のレベルによって異なる。

肝臓が糖を蓄える
リラックスしている時、肝臓はエネルギーを蓄える。摂取した過剰な糖はしまい込まれるか、脂肪に変えられ、余分な組織として蓄えられる。

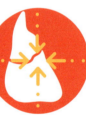

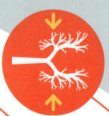

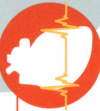

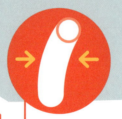

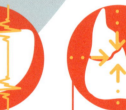

行動かリラックスか？

反射的で無意識的な体のはたらきは、中枢神経系の「原始的な」部分、すなわち脊髄と脳幹で管理されている。とはいえこれらは2種類の神経ネットワークを使い、行動を起こすか休む必要があるかに応じて体の器官を制御する。

神経をしずめる

対をなす反射神経系は交感神経系と副交感神経系と呼ばれる。ともにいわゆる自律神経系を形成する。副交感神経はのんびりさせ、消化の開始を促す。私たちはその効果に気づかないことが多い。

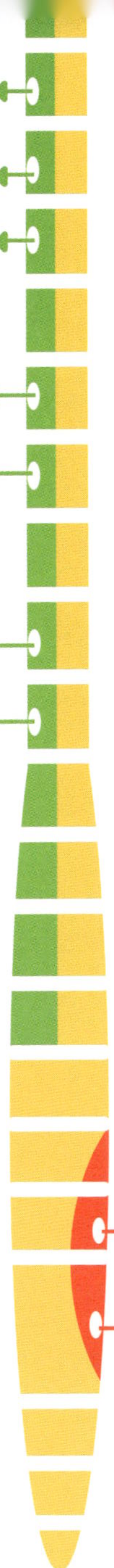

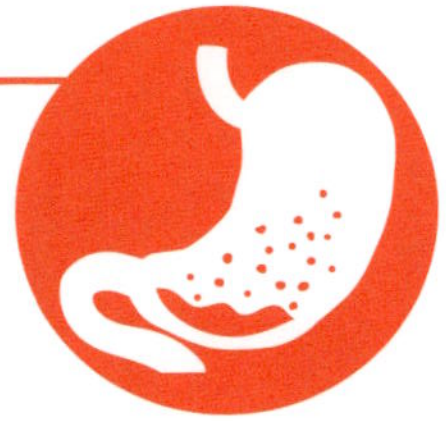

消化が刺激される
ストレスがなくなると、胃は激しく動いて消化のプロセスを開始する。そのために静かな部屋で胃がゴロゴロと鳴る音がひびくのかもしれない。

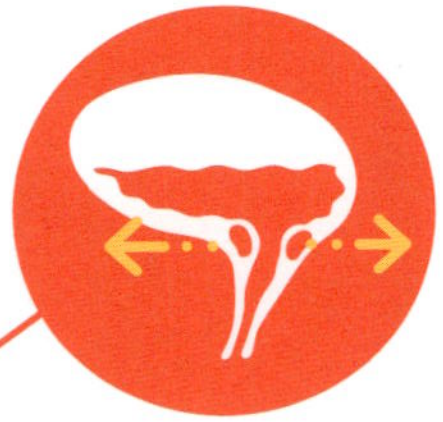

膀胱の開口部が弛緩する
副交感神経系により、膀胱の壁は収縮し開口部は弛緩するので、膀胱を空にする。

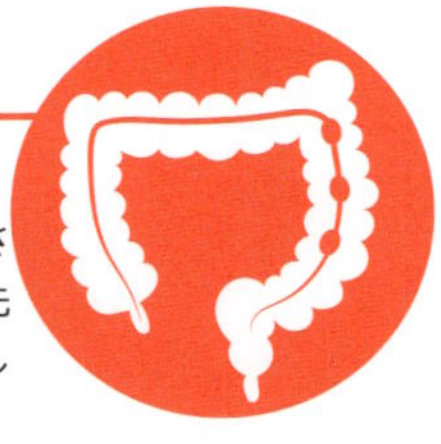

腸の活動が速くなる
栄養分が小腸から吸収され、消化されない残りかすは腸の動きによって先へ押し出される。この処理は安静にしてくつろいでいる時に一番はかどる。

動作に備える

行動する準備のできた体を奮起させ刺激するのは交感神経系の役目で、さまざまな神経を使う。交感神経系がその目的を果たすやいなや副交感神経系が動き始め、体をリラックス状態へ戻そうと、交感神経系の作用を打ち消す。

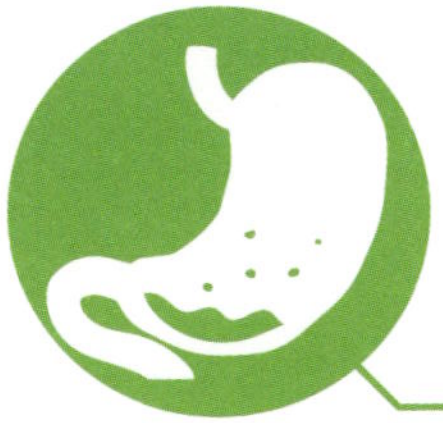

消化が遅くなる
胃は消化を停止するよう指示される。心底から恐怖を感じている時は吐いて消化を止めることもある。満腹で走った場合速度は落ちる。

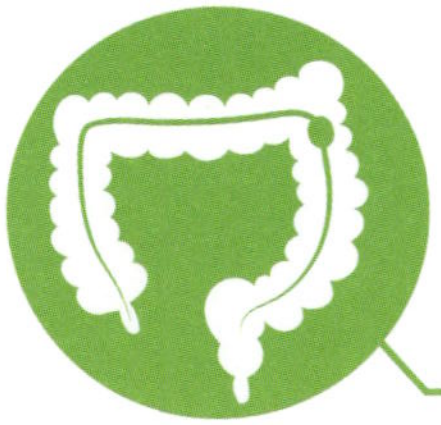

腸の活動が遅くなる
緊急の際に重要な器官ではないため、血液は腸にまわらなくなり、消化管の動きは遅くなるか完全に停止する。

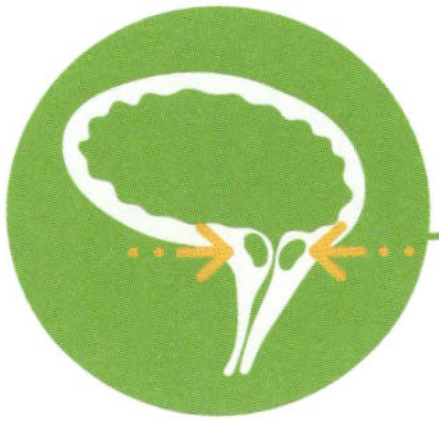

膀胱の開口部が収縮する
交感神経系により開口部の周囲の筋肉は締まり、膀胱を閉じたままにする。緊張している時は逆に開くかもしれない。

胃の中の蝶々

舞台や重要な面接の前に不安で落ち着かない感覚（butterflies）を覚えるのは、体が危険に備えて胃への血流を減少させているためである。胃には神経の回路が張りめぐらされていて、血流が減少するとその神経が、緊張やハラハラするような感覚や、吐き気を信号で知らせる。

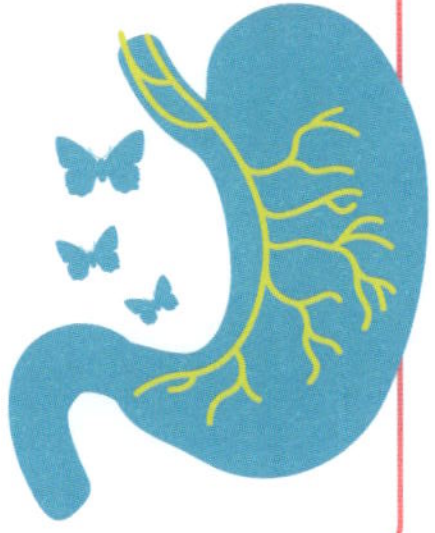

打撲、捻挫、断裂

神経、筋肉、腱、靭帯などの柔組織は、打撲、腫れ、炎症、痛みをもたらす損傷を受けやすい。スポーツが原因のけがもあるが、使いすぎや事故で起こることもある。年をとり、体力が衰えるにしたがって、負傷しやすくなる。

どうして「ファニーボーン」をぶつけるとおかしな感じがするのか？

肘を叩くと、肘の外側に伸びている尺骨神経を骨に押し付け、電気ショックの感覚を引き起こすからである。

神経の疾患

神経は広い範囲に伸びており、しばしば骨の間の狭いすき間をぬって走行する。そうしたトンネルが神経を導き保護するが、神経をだまして痛みや麻痺、しびれをもたらすこともある。反復する動きで組織が腫れた時、長時間まずい姿勢をとり続けた（肘を曲げたまま寝るなど）時、あるいは椎間板ヘルニアで周囲の組織が正しい位置からずれた時など、激痛が生じる。

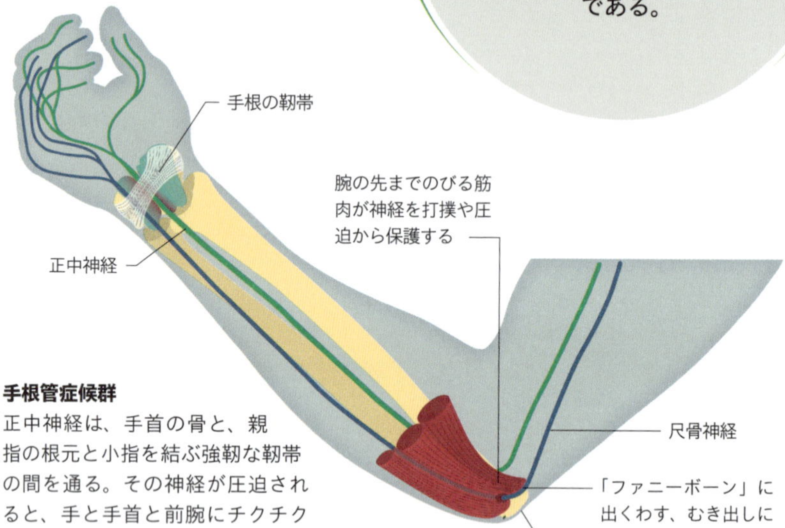

手根管症候群

正中神経は、手首の骨と、親指の根元と小指を結ぶ強靭な靭帯の間を通る。その神経が圧迫されると、手と手首と前腕にチクチクする痛みをもたらす。

むち打ち症

首に起こるこの損傷は、頭が急に前後に動かされた時に生じる。この症状は一般に、乗車中に後ろから別の車に衝突された人に起こる。

押しつぶされた椎間板と断裂した靭帯

突然の衝撃が首を揺さぶる。この動きで脊椎の骨が損傷し、椎骨の間の椎間板は圧迫され、靭帯と筋肉は断裂し、首の神経は無理に伸ばされる。

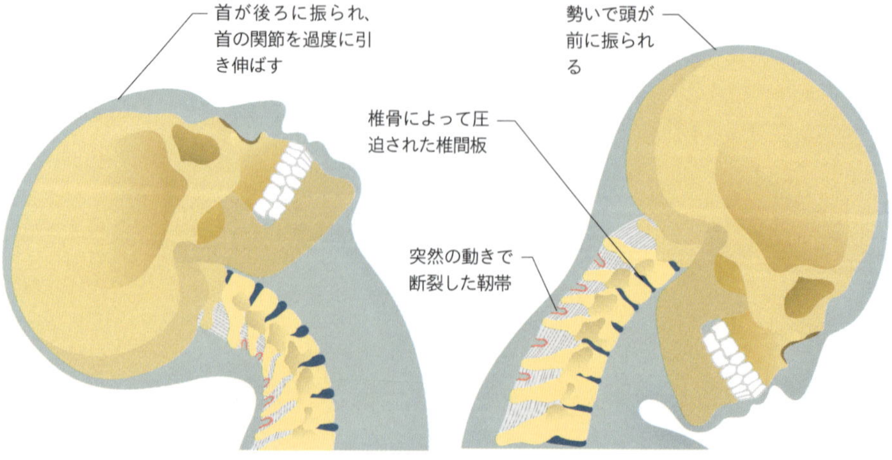

過伸展　**屈曲**

背部痛

背部で痛みが生じやすいのは腰椎で、体重のほとんどを支えているため傷つきやすい。多くの場合原因は、腰をかばうことなくまっすぐにしたまま重いものを持ち上げたことによる。過度に引っ張られると筋肉の断裂とけいれん、靭帯の捻挫、さらには椎骨の間の小さな滑走関節（40頁参照）の脱臼を引き起こすことさえある。圧迫により、線維状の覆いを貫いて椎間の柔らかいゼリー状の中心部まで裂け目が入り、神経を圧迫することもある。治療法には痛み止めの服用やマッサージ、できるだけ動かすことなどがある。

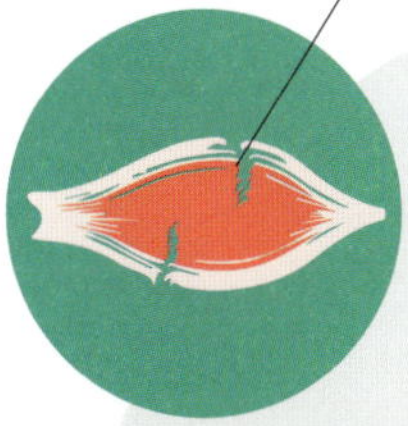
背中の筋肉の断裂は、血流量が限られているため、なかなか治らない

筋挫傷

不健康な人の場合、筋肉は弾力性に乏しい。無理に持ち上げたり、運んだり、曲げたり、同じ姿勢で長時間座っているだけでも簡単に傷める。

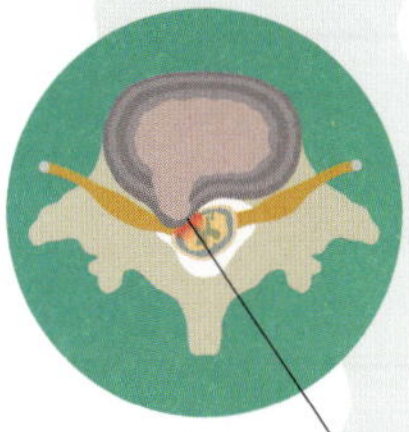
ずれた椎間板

椎間板ヘルニア

傷んだ椎間板が神経根を圧迫し、しびれ、けいれん、腰痛を引き起こす。坐骨神経の炎症は片足に鋭い痛みをもたらす。

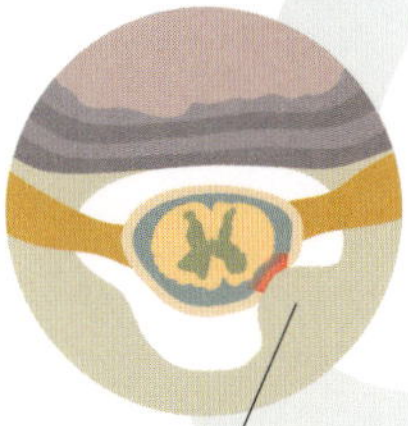
骨の成長

骨棘《こっきょく》

老化した椎骨が磨滅し始める時、軽い炎症と、修復しようとする骨の試みが、とげのような骨の成長をうながし、神経根を圧迫して痛みをもたらす。

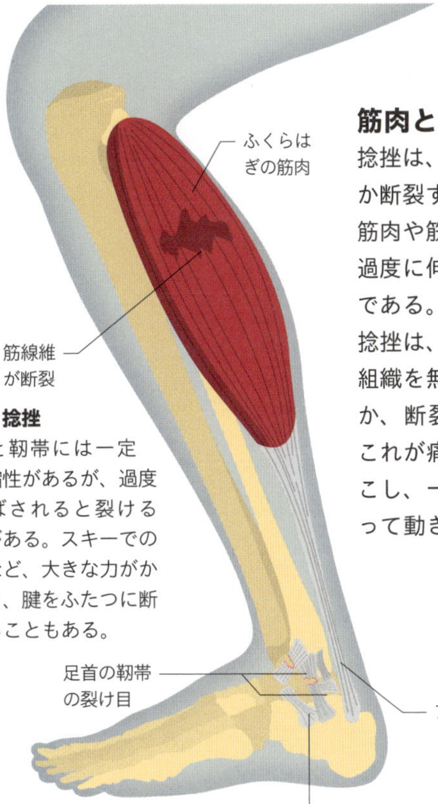
アキレス腱
足首の靭帯

挫傷と捻挫

筋肉と靭帯には一定の伸縮性があるが、過度に伸ばされると裂けることがある。スキーでの転倒など、大きな力がかかると、腱をふたつに断裂することもある。

筋肉と腱の挫傷

捻挫は、靭帯を過度に伸ばすか断裂することだが、挫傷は、筋肉や筋肉を骨につなぐ腱を過度に伸ばすか断裂することである。筋肉の挫傷と靭帯の捻挫は、落下かねじることで組織を無理に伸ばして傷めたか、断裂させた時に起こる。これが痛みの発作と腫れを起こし、一時的に曲がらなくなって動きが制限される。

足首は体の中で
もっとも捻挫しやすい
部位である

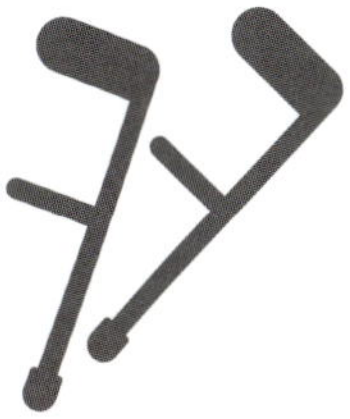

「PRICE」処置

PRICE処置は、挫傷や捻挫を処置する際に効果的な方法である。保護（Protection）：圧力を軽減するため副木、松葉杖、三角巾を利用する。安静（Rest）：けがした箇所を動かさないようにする。冷却（Ice）：腫れと出血を最小限にするため保冷剤をあてる。圧迫（Compression）：伸縮性のある包帯で腫れを抑える。挙上（Elevation）：患部を高くし腫れを抑える。

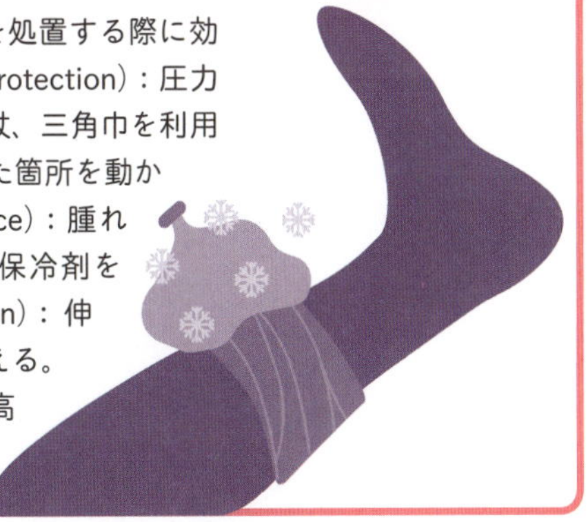

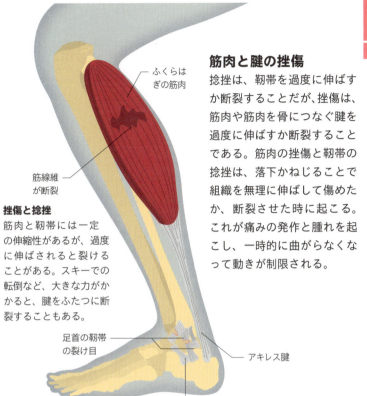

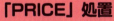

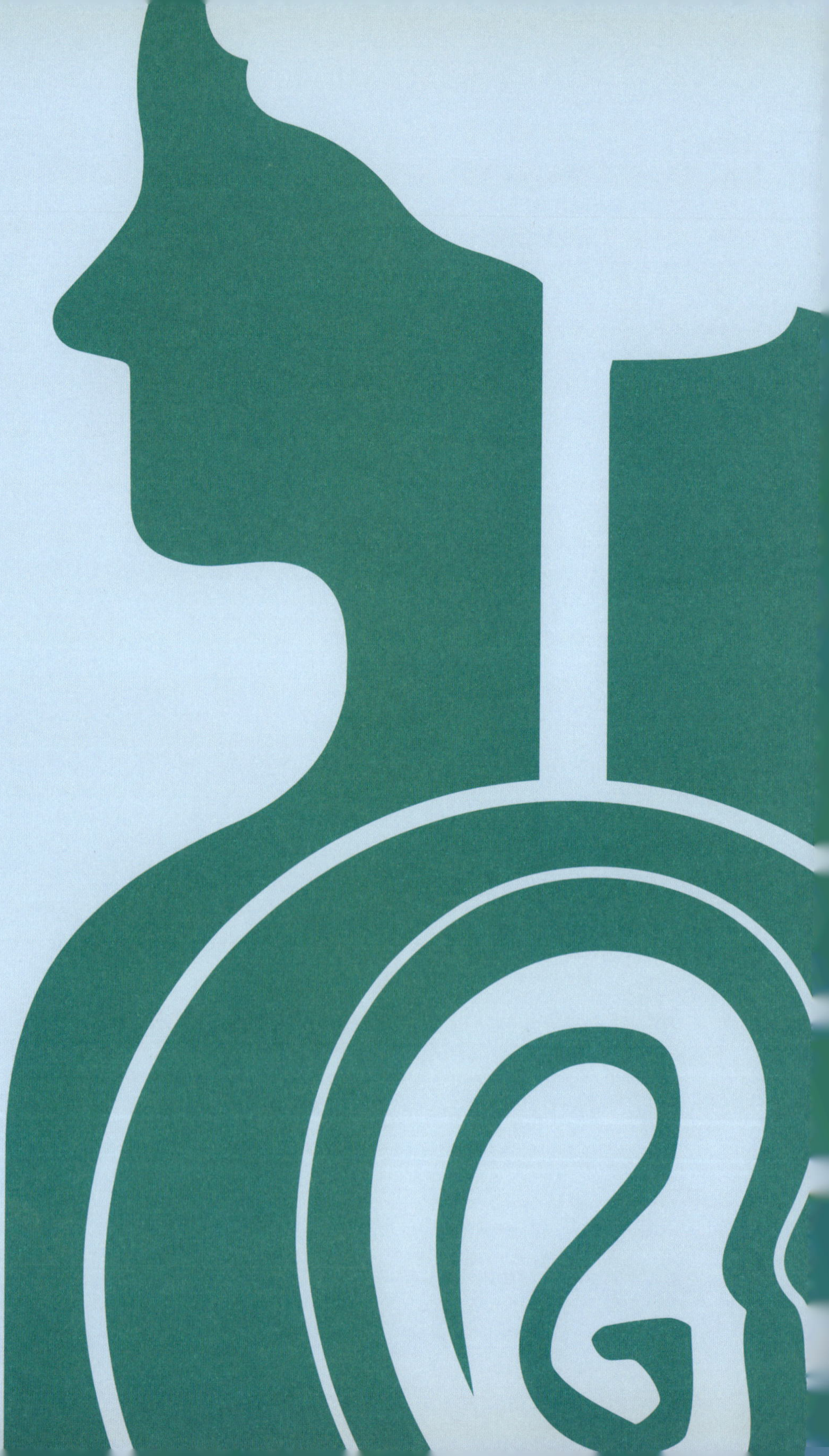

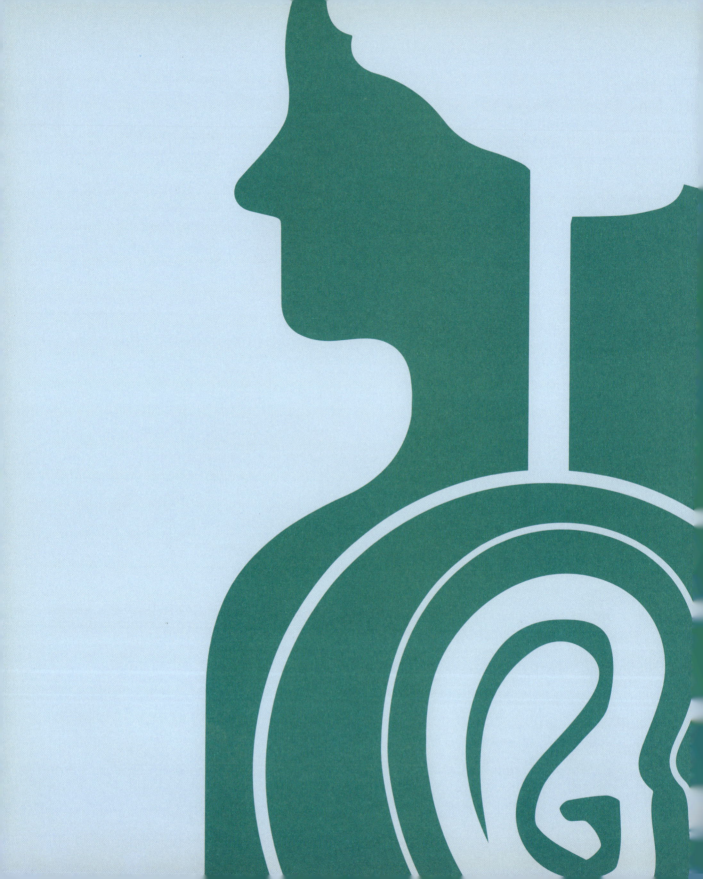

第4章

感覚

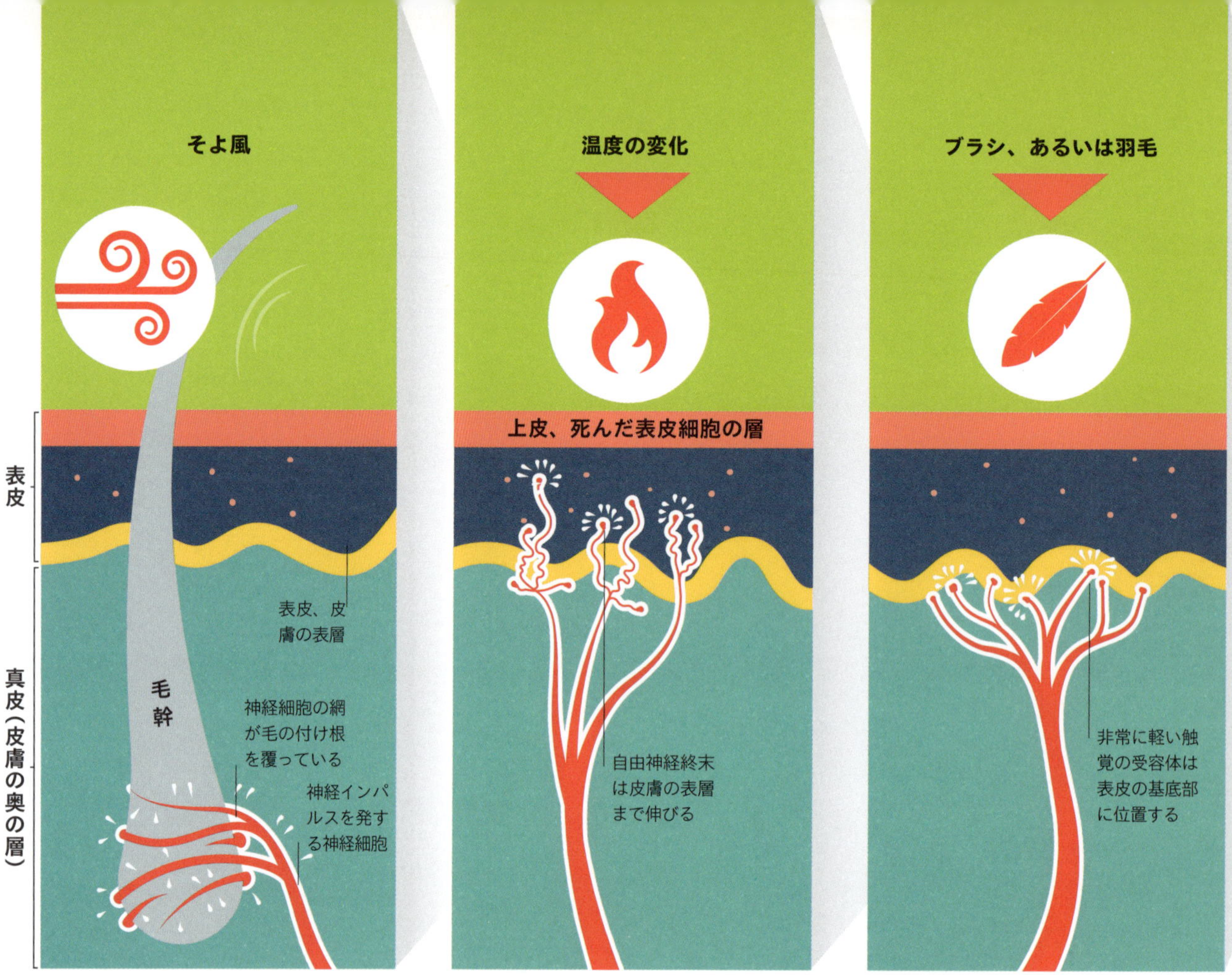

毛の動き
皮膚に触れていないものも感じることができる。空気の流れ、あるいは物体と毛がすれ合うことにより、毛の付け根を覆う神経を曲げ、反応させる。

温度と痛み
まわりに特別な構造を持たない神経は寒さ、熱、痛みに敏感である。それらは一番浅いところにある受容体で、皮膚の表層まで伸びている。

かすかな接触
自由神経終末よりわずか下にメルケル細胞があり、きわめてわずかな接触に鋭敏である。特に指先に密集している。

圧力を感じる

私たちが触覚とみなす感覚は、実のところ皮膚の中の数種類の受容体からの信号で組み立てられる。敏感な指先など、特定の部分に密集している受容体もある。

どのようにして皮膚は感じるのか

皮膚は微細なセンサー、すなわち受容体に満ちている。それらはさまざまな深さに埋まっていて、さまざまな種類の触覚（瞬時の微細な触覚から持続的な圧迫まで）に反応する用意ができている。実際には各受容体が微妙に異なる感覚を示す。受容体は動かされるか曲げられた時に反応する（神経インパルスを起こす）ことではたらく。

どのように体の奥深くで感じるのか？

私たちの触覚はほとんどすべて皮膚と関節にある。しかし消化器官に不快感を覚えることもある。これは腸の内部とまわりにある伸展受容体と化学センサーによる。

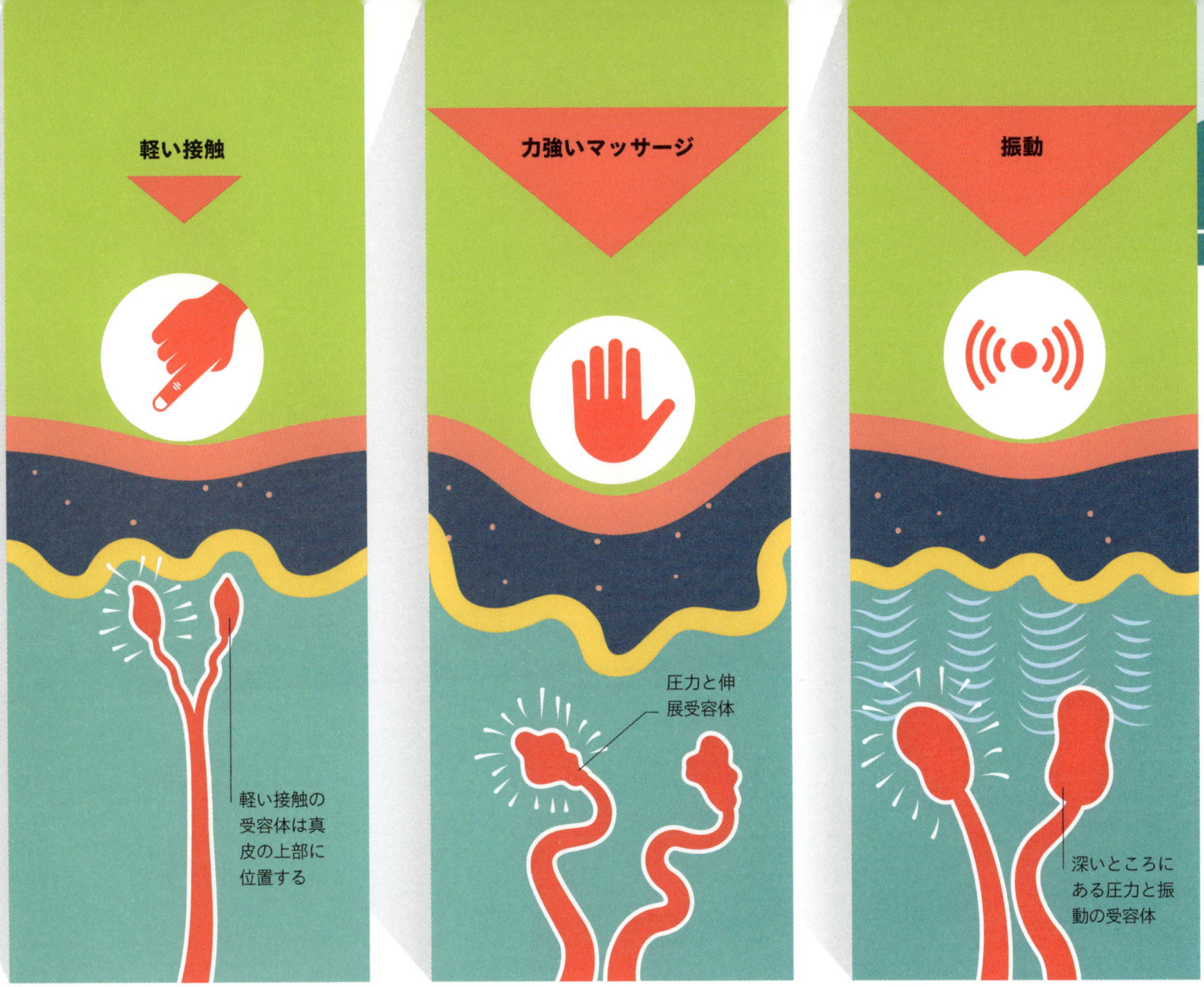

軽い接触
軽い接触の受容体は点字を読むのに適している。すき間なく並んでいて、発火はすぐさま消えるからだ。正確で、すぐに更新する情報を伝える。

圧力と伸展
皮膚が圧力で伸ばされるかゆがむと、深いところにある受容体が発火する。数秒で発火は止むため、持続的な圧力ではなく急な変化を伝える。

振動と圧迫
もっとも深いところにある触覚受容体は、皮膚だけでなく関節にも存在する。そうした受容体は発火を止めないため、持続的な圧力と振動に反応する。

手のひらから指先まで

手のひらと指は非常に敏感だが、指先には皮膚のどの部分よりも神経終末が多く集まっている。軽い触覚の受容体は指の腹に何千となく詰め込まれている。その発火のパターンが、触っている物体の表面の質感を教えてくれる。

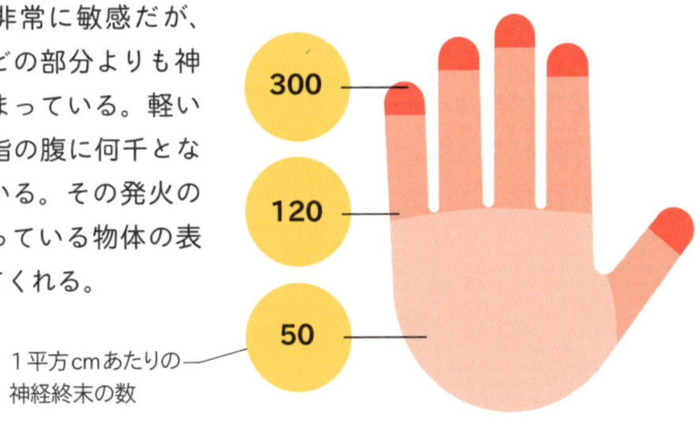

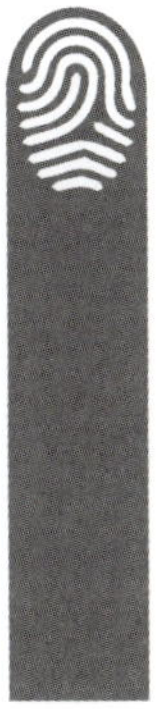

指先は
髪の10,000倍も
細かい
きめの違いを
感知できる

どのようにして感じるのか？

皮膚、舌、喉、関節、その他の部分からの触覚情報を、微細なセンサーが感覚神経伝いに脳まで送る。それら神経インパルスの送り先は、体性感覚野と呼ばれる脳の外側の層の一部で、そこで触覚情報は統合され分析される。

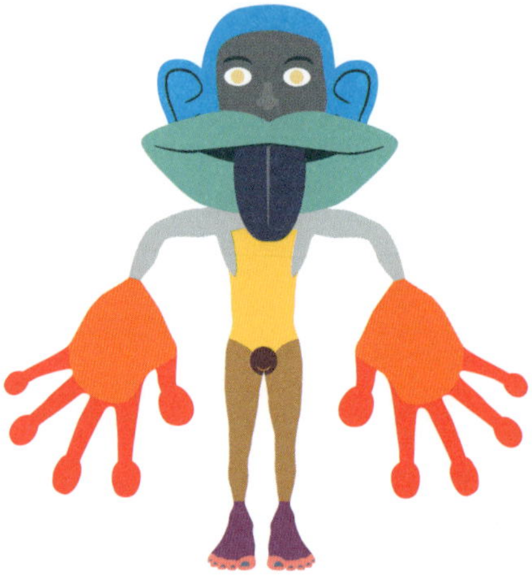

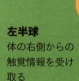

ホムンクルス

感覚ホムンクルスは体性感覚野に占める割合に応じて描かれた体である。体の色は、下の、脳を描いた大きな図の色と対応している。

どのように脳は感知するのか

体のどこに触れられたかわかるのは、脳に体の地図があるからだ。体性感覚野という、脳の外側の層の細長い部分にあるその地図はゆがんでいる。体のある部分は神経終末が密集していて非常に敏感なため、地図の中でかなり拡大された領域を占める。触覚の詳細なデータを正確に記録するために、感覚野はそれだけ大きな領域を必要とする。情報を組み合わせて、ある物体が固いのかやわらかいのか、きめが粗いのかなめらかなのか、温かいのか冷たいのか、曲がらないのか曲がるのか、湿っているのか乾燥しているのか、等々を評価する。

触覚を感じる脳

横から見ると、触覚を受け取る脳の表面部分は幅が狭く細長い。この部分はふたつの大脳半球の間にある深い割れ目の奥深くまで続く。

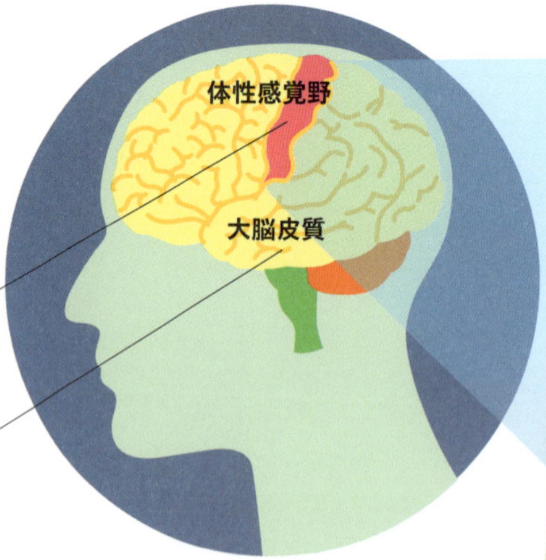

このピンクの帯が体性感覚野——触覚情報を受け取る領域

大脳皮質（黄色の部分）は大脳（ヒトの脳の大半を形成する大きなひだ状の構造物）の外側の層

敏感な部分

もっとも詳細な触覚情報を伝える部位（唇、手のひら、舌、親指、指先）に、実際の大きさには不釣り合いなほどの範囲が割り当てられている。

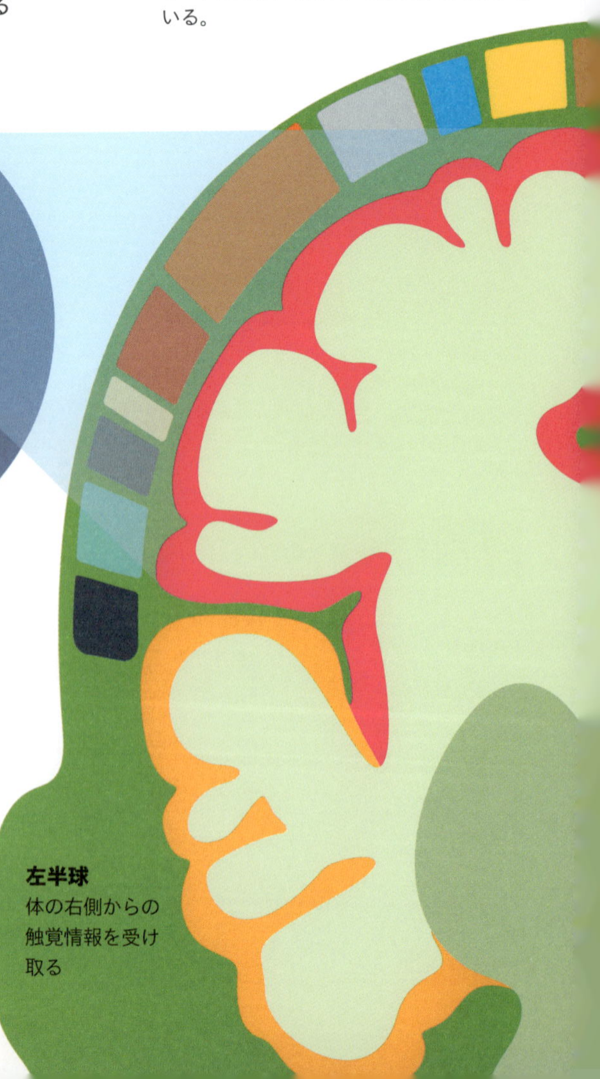

左半球

体の右側からの触覚情報を受け取る

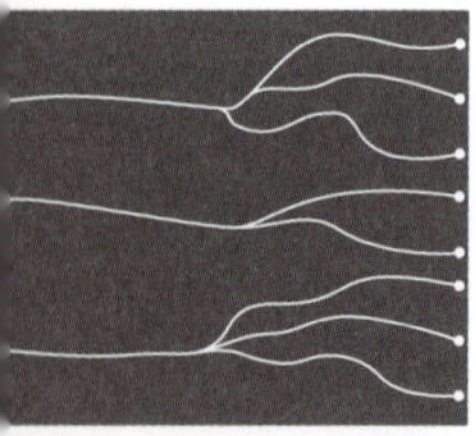

500万

皮膚の中にある**感覚神経終末**の総数

どうやって温度を感じるのか？

皮膚の特定の神経終末は温かさや冷たさに敏感である。5～45℃の間では、どちらの種類も常に発火するが、割合が異なることで、どれだけ熱いか、あるいは冷たいかを脳に伝える。この範囲を超えると、別の神経終末が任務を引き継ぐ。今度は熱さではなく痛みを示す。

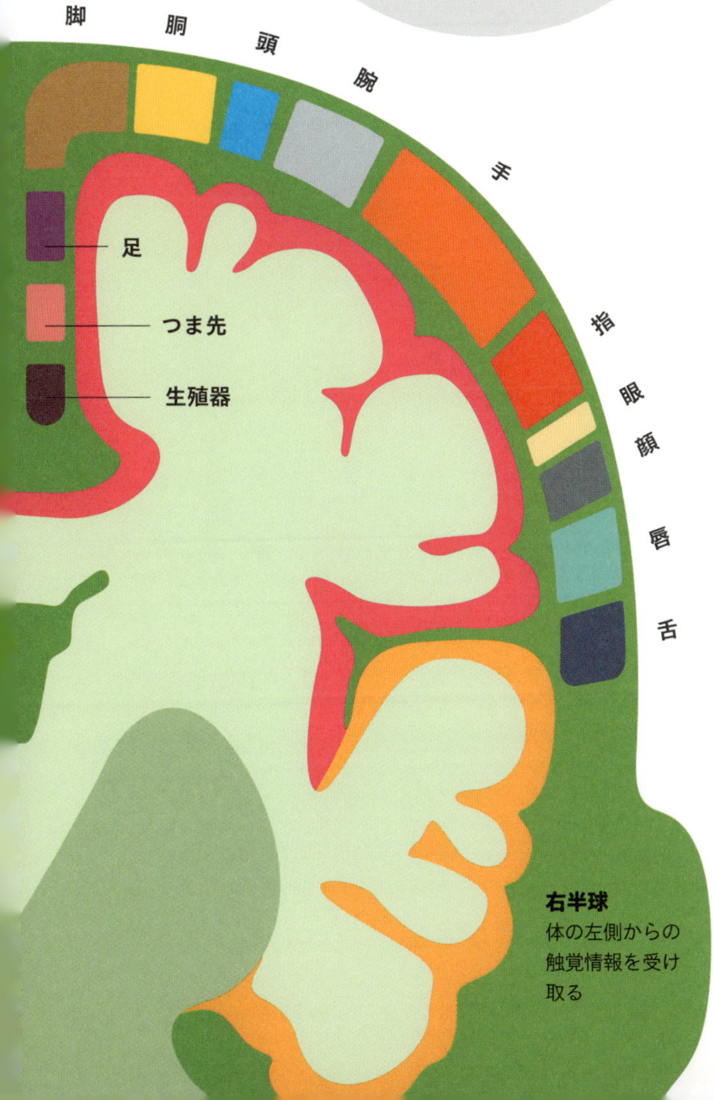
脚
胴
頭
腕
手
指
眼
顔
唇
舌
足
つま先
生殖器

右半球
体の左側からの触覚情報を受け取る

どうして自分自身をくすぐることができないのか？

自分のことをくすぐろうとすると、脳は意図された指の動きのパターンを模写し、それをくすぐられる体の部位に送って警告し、そのくすぐり反応を静める。他人にくすぐられるのと違い、自分の手の正確な動きを脳が予想できて取り除けるからである。これは、望まない感覚データを取り除く、脳の重要な能力を示す一例である。

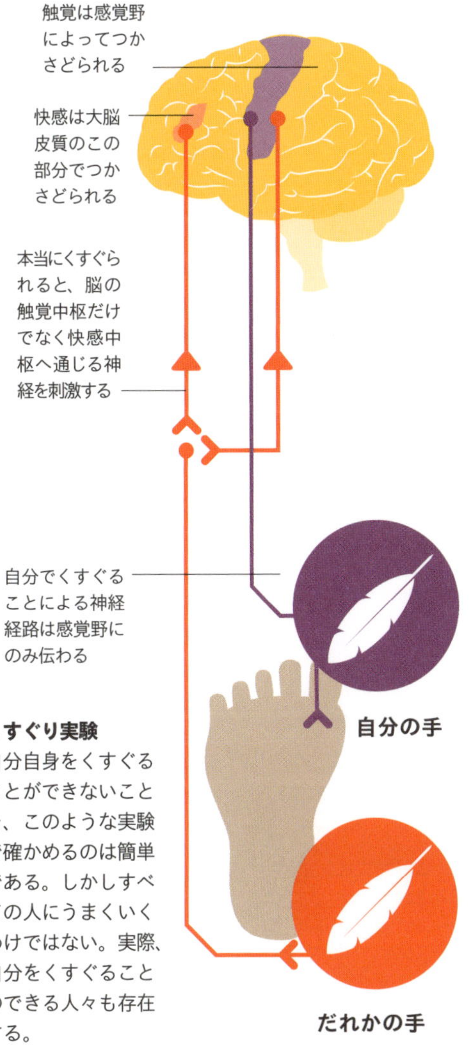
触覚は感覚野によってつかさどられる
快感は大脳皮質のこの部分でつかさどられる
本当にくすぐられると、脳の触覚中枢だけでなく快感中枢へ通じる神経を刺激する
自分でくすぐることによる神経経路は感覚野にのみ伝わる
自分の手
だれかの手

くすぐり実験
自分自身をくすぐることができないことを、このような実験で確かめるのは簡単である。しかしすべての人にうまくいくわけではない。実際、自分をくすぐることのできる人々も存在する。

痛みの経路

痛みは不快であるが、非常に役に立つ。体が傷ついた時に教えてくれ、感じる痛みの強さはそれに応じた行動に役立つ。

痛みを感じる

痛みの信号は負傷箇所の神経細胞受容体から神経を通って脊髄、脳へと伝わり、脳が痛みを知らせる。痛みを抑えてくれる、人工または天然の化学物質は、この情報の流れを中断することではたらく。

関連痛

内臓から伸びる神経経路は、脳に達する前、皮膚や筋肉から伸びる神経経路と並行して走る。そのため脳は内臓から伝わった痛みを、近くの筋肉や皮膚で起こっていると誤って解釈することもある。その方が普段よく起こるからだ。

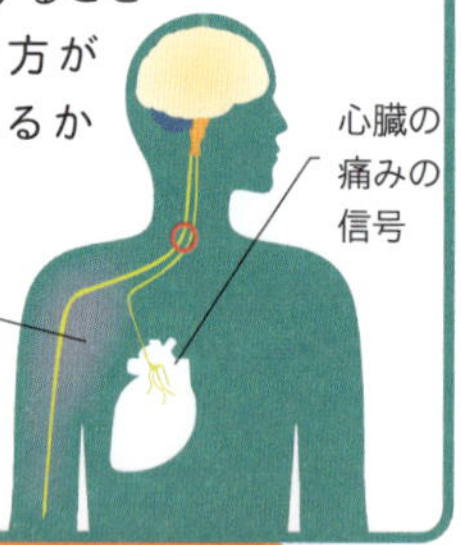

心臓の痛みの信号
胸の左側で痛みを感じる

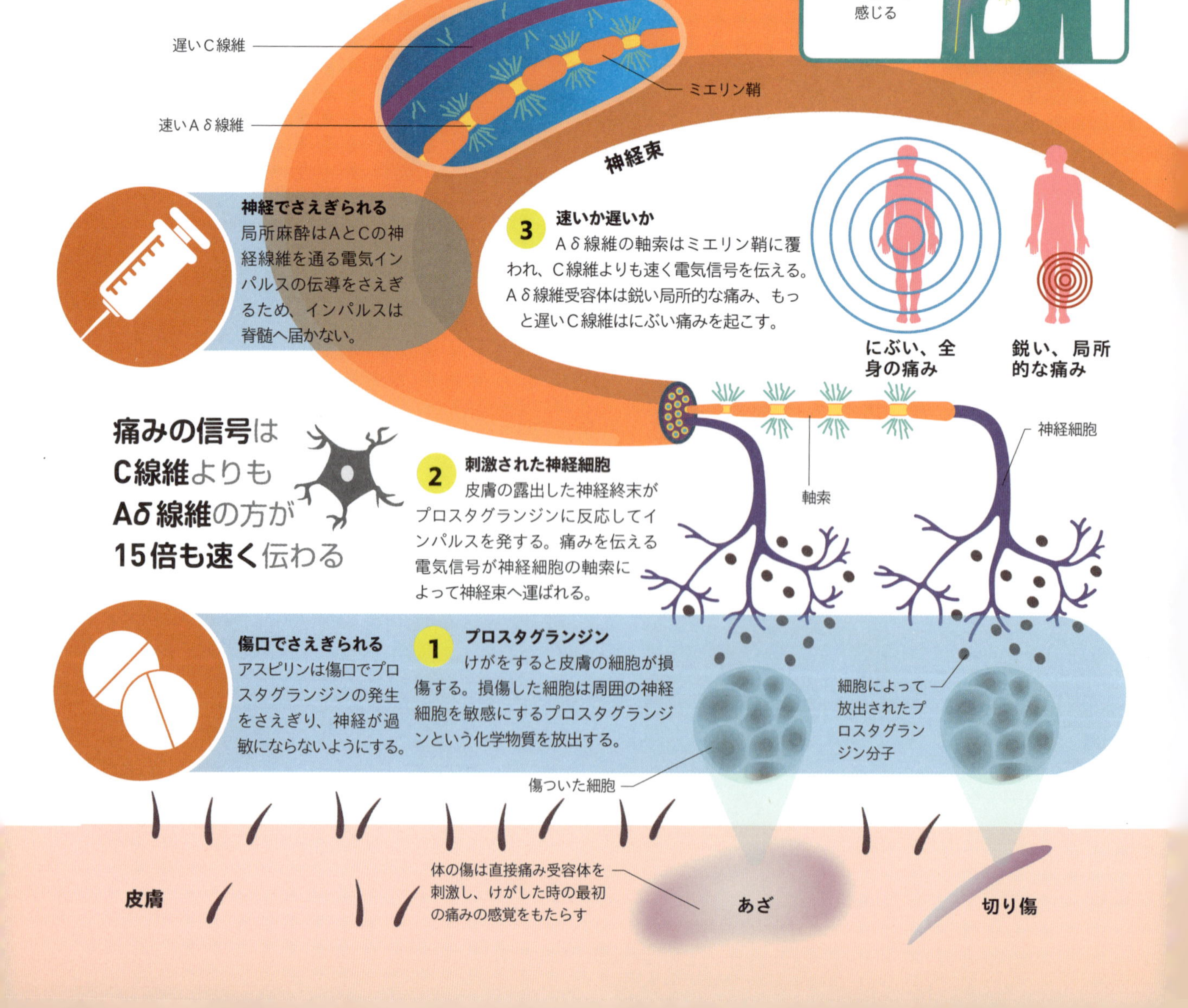

遅いC線維
速いAδ線維
ミエリン鞘
神経束
にぶい、全身の痛み
鋭い、局所的な痛み
神経細胞
軸索
細胞によって放出されたプロスタグランジン分子
傷ついた細胞
体の傷は直接痛み受容体を刺激し、けがした時の最初の痛みの感覚をもたらす
皮膚
あざ
切り傷

神経でさえぎられる
局所麻酔はAとCの神経線維を通る電気インパルスの伝導をさえぎるため、インパルスは脊髄へ届かない。

3 速いか遅いか
Aδ線維の軸索はミエリン鞘に覆われ、C線維よりも速く電気信号を伝える。Aδ線維受容体は鋭い局所的な痛み、もっと遅いC線維はにぶい痛みを起こす。

痛みの信号はC線維よりもAδ線維の方が15倍も速く伝わる

2 刺激された神経細胞
皮膚の露出した神経終末がプロスタグランジンに反応してインパルスを発する。痛みを伝える電気信号が神経細胞の軸索によって神経束へ運ばれる。

傷口でさえぎられる
アスピリンは傷口でプロスタグランジンの発生をさえぎり、神経が過敏にならないようにする。

1 プロスタグランジン
けがをすると皮膚の細胞が損傷する。損傷した細胞は周囲の神経細胞を敏感にするプロスタグランジンという化学物質を放出する。

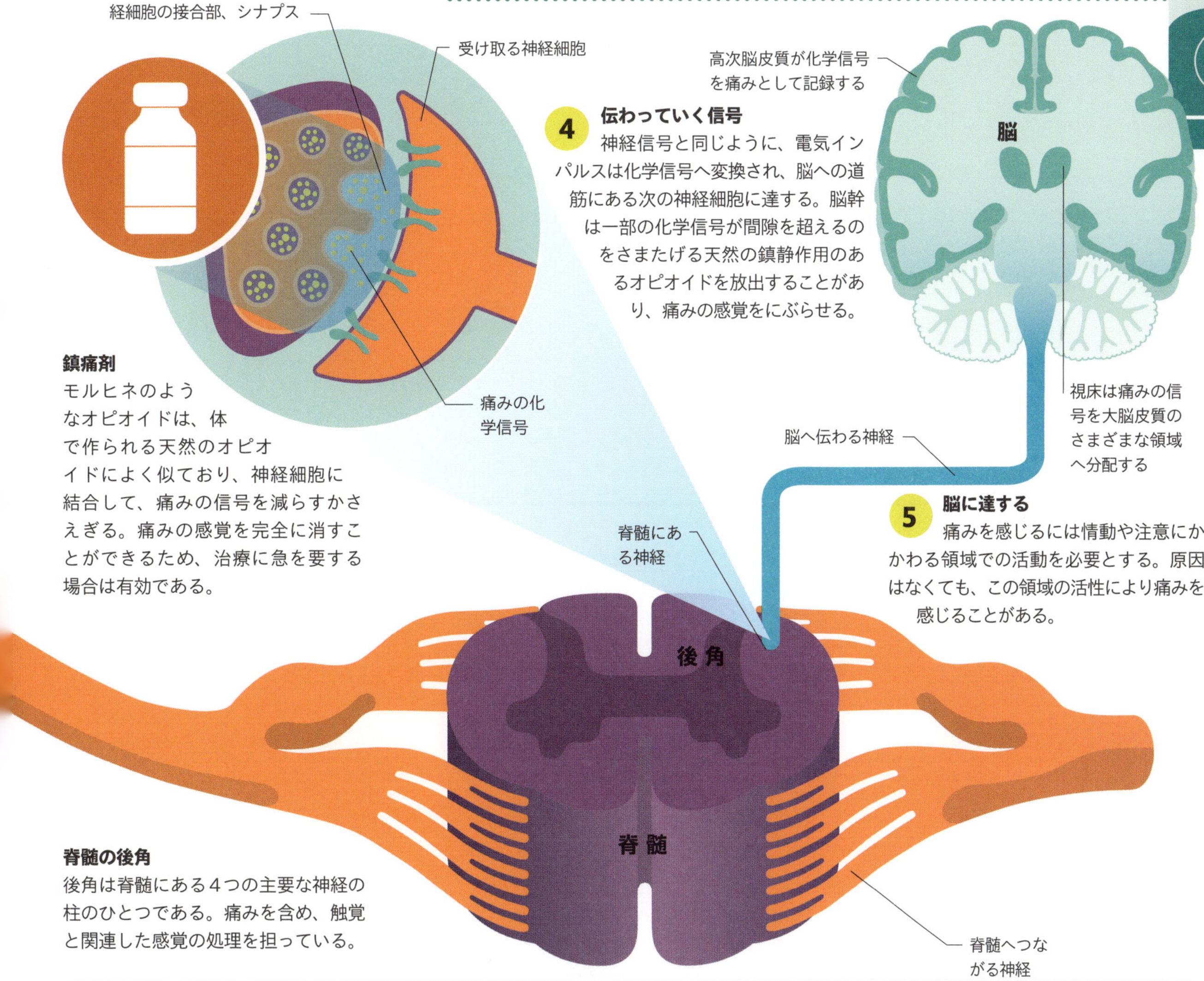
痛みの化学信号を伝える神経細胞の接合部、シナプス
受け取る神経細胞
痛みの化学信号
高次脳皮質が化学信号を痛みとして記録する
脳
視床は痛みの信号を大脳皮質のさまざまな領域へ分配する
脳へ伝わる神経
脊髄にある神経
後角
脊髄
脊髄へつながる神経

4 伝わっていく信号
神経信号と同じように、電気インパルスは化学信号へ変換され、脳への道筋にある次の神経細胞に達する。脳幹は一部の化学信号が間隙を超えるのをさまたげる天然の鎮静作用のあるオピオイドを放出することがあり、痛みの感覚をにぶらせる。

5 脳に達する
痛みを感じるには情動や注意にかかわる領域での活動を必要とする。原因はなくても、この領域の活性により痛みを感じることがある。

鎮痛剤
モルヒネのようなオピオイドは、体で作られる天然のオピオイドによく似ており、神経細胞に結合して、痛みの信号を減らすかさえぎる。痛みの感覚を完全に消すことができるため、治療に急を要する場合は有効である。

脊髄の後角
後角は脊髄にある4つの主要な神経の柱のひとつである。痛みを含め、触覚と関連した感覚の処理を担っている。

どうしてかゆいのか？

皮膚の表面を何かで刺激される時、あるいは、皮膚の一部が病気のために炎症を起こしている時に体から放出される化学物質により、かゆみは生じる。昆虫の刺し傷から私たちを保護するために進化してきたのかもしれない。かゆみの受容体は触覚や痛覚の受容体とは分けられている。刺激されると、信号が脊髄を通って脳まで伝わり、そこでひっかき反応が起こる。かゆいところをひっかくと、触覚と痛覚の受容体を同時に刺激するので、かゆみ受容体からの信号を阻害し、かゆみの衝動から気をそらされる。

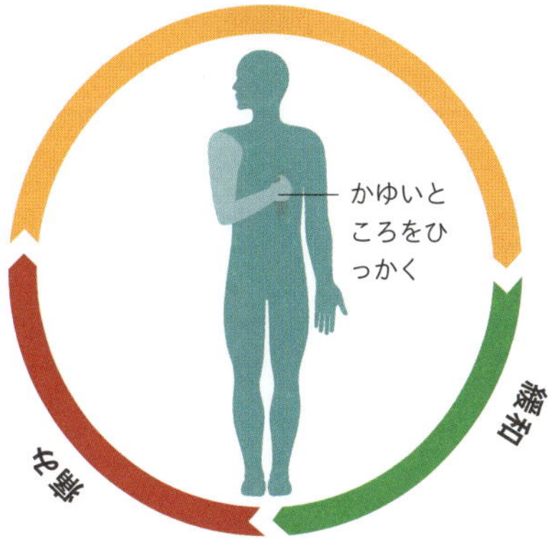
かゆみ
かゆいところをひっかく
緩和
掻き

かゆみのサイクル
ひっかくと皮膚をさらに刺激するため、かゆみの信号をさらに持続させる。また、ひっかくと脳が引き起こされた痛みを抑えるためにセロトニンを放出することになり、一時的に苦痛がやわらぐ。とはいえこれが切れたとたん、かゆみの衝動は前よりも強くなって戻ってくる。

眼のしくみ

私たちの視覚能力は驚異的である。細かいものや色、近くと遠くのものをはっきり見分けられ、速度と距離を判断できる。視覚処理の第一段階は映像の取り込み（鮮明な映像が眼の光受容体に形をなすこと）である。次にその映像は、脳が処理できる（84-85頁参照）ように神経信号（82-83頁参照）へ変換される必要がある。

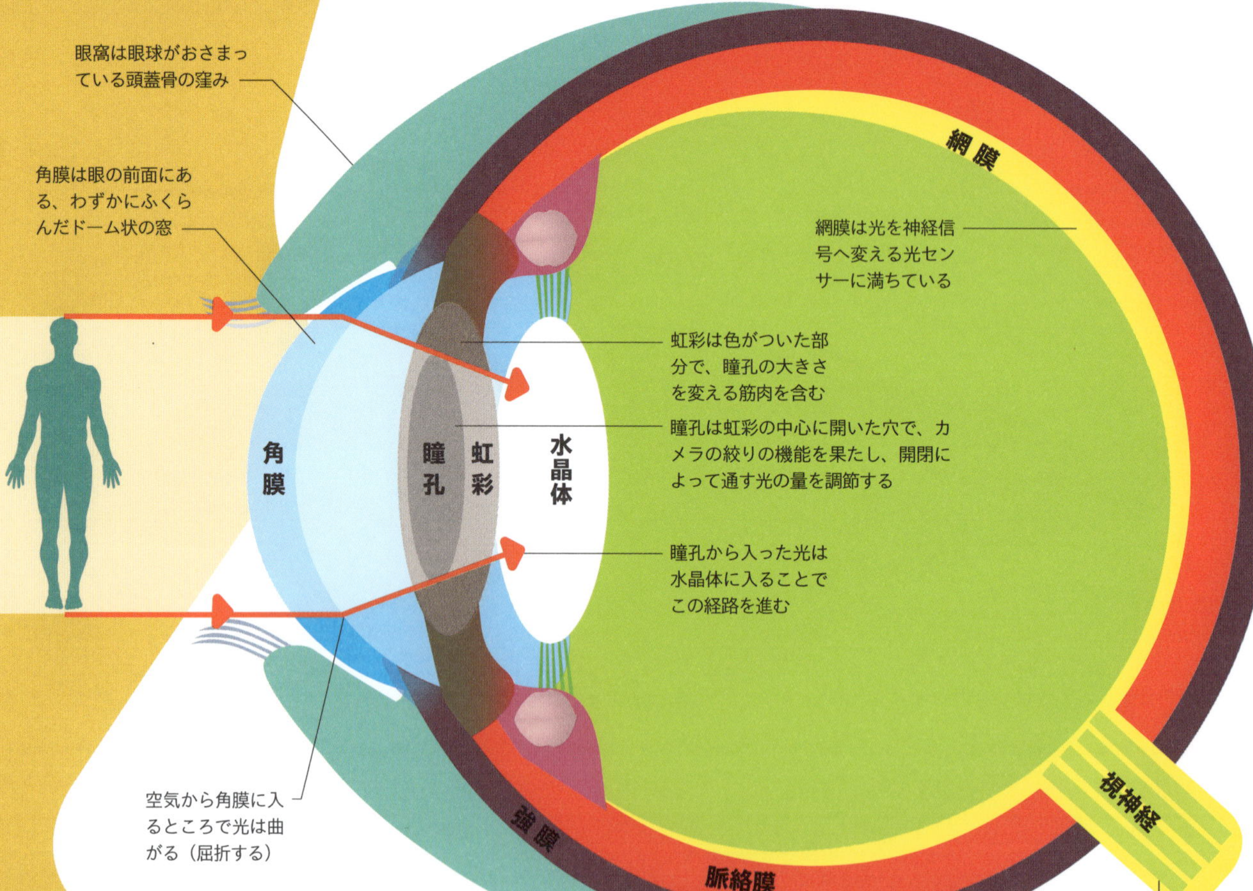

眼窩は眼球がおさまっている頭蓋骨の窪み
角膜は眼の前面にある、わずかにふくらんだドーム状の窓
網膜
網膜は光を神経信号へ変える光センサーに満ちている
虹彩は色がついた部分で、瞳孔の大きさを変える筋肉を含む
瞳孔は虹彩の中心に開いた穴で、カメラの絞りの機能を果たし、開閉によって通す光の量を調節する
角膜
瞳孔
虹彩
水晶体
瞳孔から入った光は水晶体に入ることでこの経路を進む
空気から角膜に入るところで光は曲がる（屈折する）
強膜
脈絡膜
視神経
視神経は光センサーから脳へ神経信号を伝える
脈絡膜には網膜と強膜に血液を供給する血管がある

眼の中へ

眼は、物体によってもたらされる、すなわち物体から反射される光線を取り入れながら、周囲の状況をたえずくまなく見渡す。光線は、眼に入ると最初に角膜という透明なふくらんだ窓を通る。角膜で屈折した光は瞳孔（光の量を調節）を通り抜け、自在に調節可能な水晶体によって網膜上にうまく集まる。網膜の無数の光受容体細胞が脳へ送る像を形成する。

1 屈折する光

角膜のドーム状の形のために、角膜を通って屈折する光は、瞳孔を通って眼の内部の焦点へ向かって内側へ曲がる。虹彩に開いた穴、瞳孔は、制御された量の光を通す。

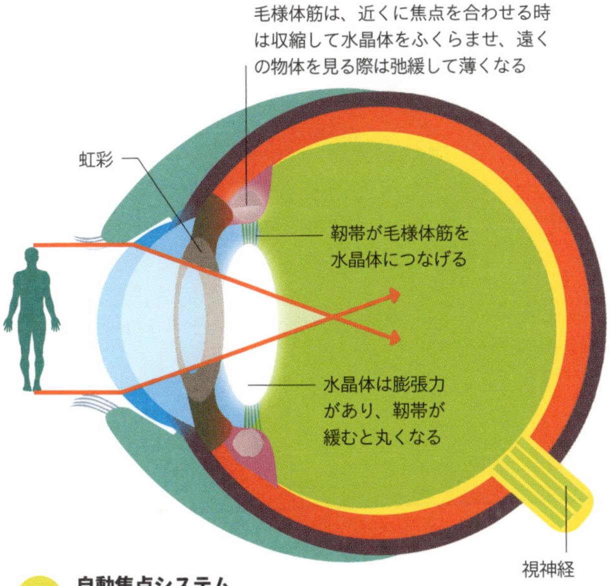
毛様体筋は、近くに焦点を合わせる時は収縮して水晶体をふくらませ、遠くの物体を見る際は弛緩して薄くなる
虹彩
靭帯が毛様体筋を水晶体につなげる
水晶体は膨張力があり、靭帯が緩むと丸くなる
視神経

2 **自動焦点システム**
近くと遠くの物体を見る時、意識することなく眼の焦点を調節する。近くを見る際は、水晶体を引っ張る筋肉が収縮し、靭帯は弛緩し、水晶体はふくらんで、集束力を増す。

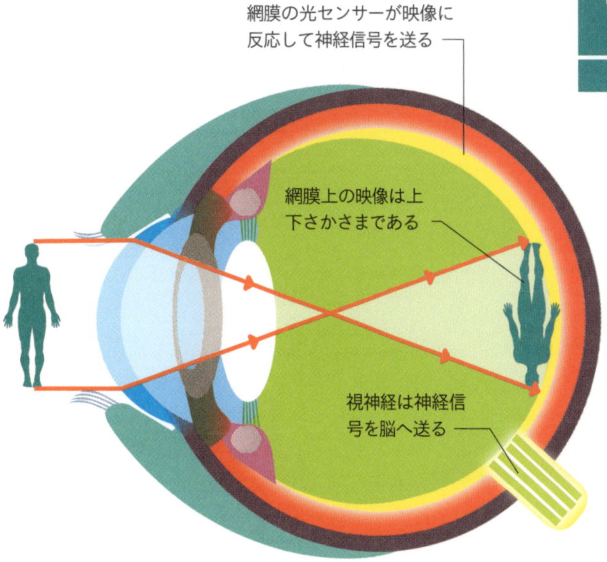
網膜の光センサーが映像に反応して神経信号を送る
網膜上の映像は上下さかさまである
視神経は神経信号を脳へ送る

3 **網膜上の映像**
光が網膜に当たると、ちょうどデジタルカメラのセンサー上の画素のように、1億以上の光受容体が刺激される。映像の中の光の濃度と色のパターンは視神経に電気信号として保存され、脳に送られる。

明るい光

虹彩は眼の中で色彩のある部分で、中心に瞳孔という開口部がある。瞳孔の大きさを変えるために収縮か弛緩する筋肉があり、眼に入れる光の量を調節する。

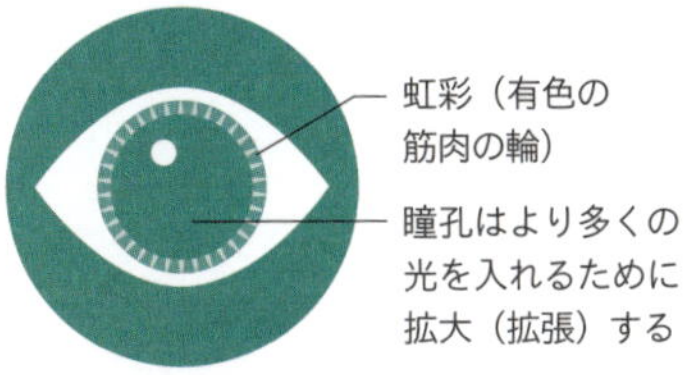
虹彩（有色の筋肉の輪）
瞳孔はより多くの光を入れるために拡大（拡張）する

鈍い光

瞳孔はあまり光を入れないよう小さい（収縮している）

明るい光

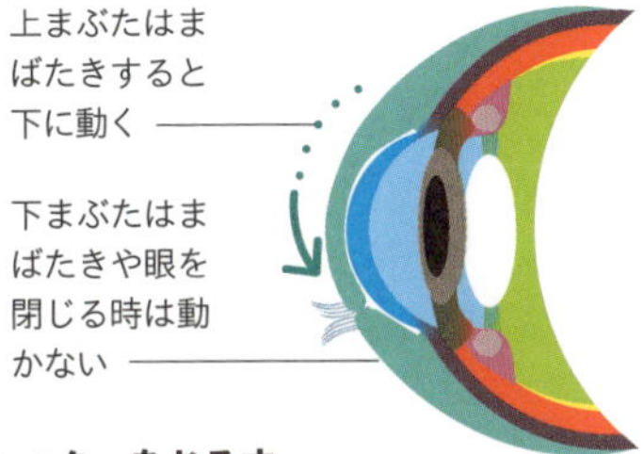
上まぶたはまばたきすると下に動く
下まぶたはまばたきや眼を閉じる時は動かない

シャッターをおろす
眼は大変繊細である。何かが眼に入ってくる危険があれば反射行動で眼が閉じる。

防御の最前線

まつげとまぶたは眼を保護してくれる。まつげはほこりなどの小さな粒子が眼に入るのをさまたげ、まぶたはもっと大きな物体や空気中の刺激物から保護するのに役立つ。さらにまぶたは涙を眼の表面全体に広げる。

潤滑
上まぶたの下の涙腺で作られた涙は眼を湿らせてなめらかにし、眼の表面から小さな粒子を洗い流す。泣くか涙がたまった時しか気づかないが、涙はたえず作られている。

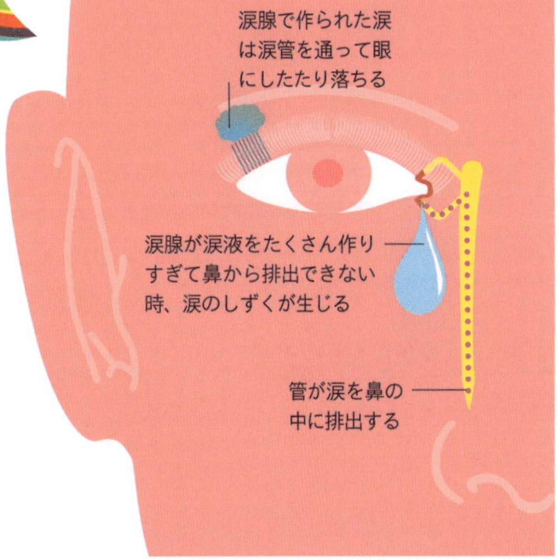
涙腺で作られた涙は涙管を通って眼にしたたり落ちる
涙腺が涙液をたくさん作りすぎて鼻から排出できない時、涙のしずくが生じる
管が涙を鼻の中に排出する

映像を作り上げる

眼の中で映像を作り出す部分、網膜は、親指の爪ほどの大きさしかないが、非常に鮮明で精密な像を作り出すことができる。私たちは光線を映像に変換するために、網膜内の細胞に頼っている。

かすかな点は何か？

眼の内部を満たすゼリー状の液体ははがれることがあり、入ってくる光線をさえぎって網膜に影を落とす。この影が、点などの形でちらちらと視野にあらわれる。

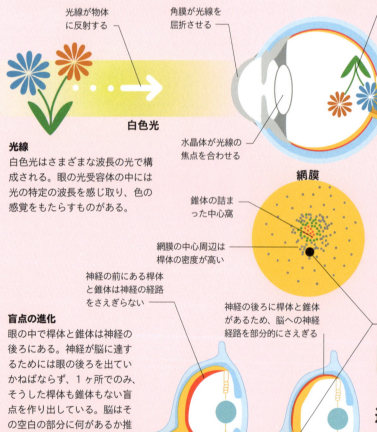

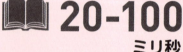

どのように見ているのか

映像は眼の後部にある網膜という層で作られる。網膜の内側の細胞は光に敏感に反応する。光線が当たると、神経信号を発して、その信号は脳へ伝わり、映像として処理される。網膜には２種類の光センサー細胞がある。錐体細胞は光線の色（波長）を検知するが、桿体細胞は検知しない。

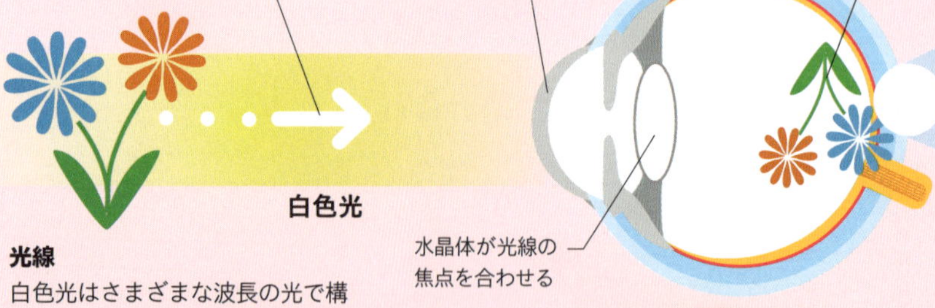

光線

白色光はさまざまな波長の光で構成される。眼の光受容体の中には光の特定の波長を感じ取り、色の感覚をもたらすものがある。

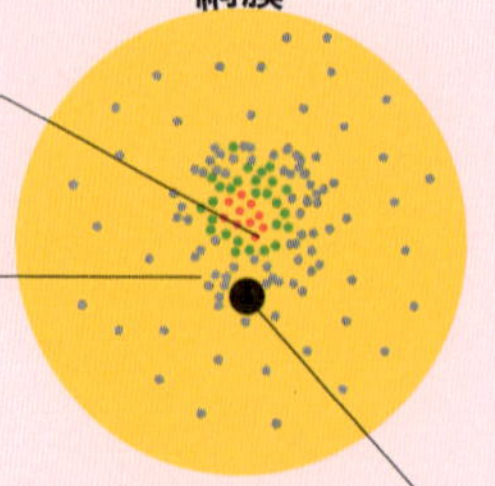

桿体と錐体

桿体は網膜の中心部のまわりに非常に高密度に詰まっている。ただし中心窩と呼ばれる中心部には存在しない。中心窩には錐体が詰まっており、このわずかな部分に血管はないので、鮮明で細かい映像を作り出す。中心窩の中心部には赤色と緑色の錐体しか含まれない。

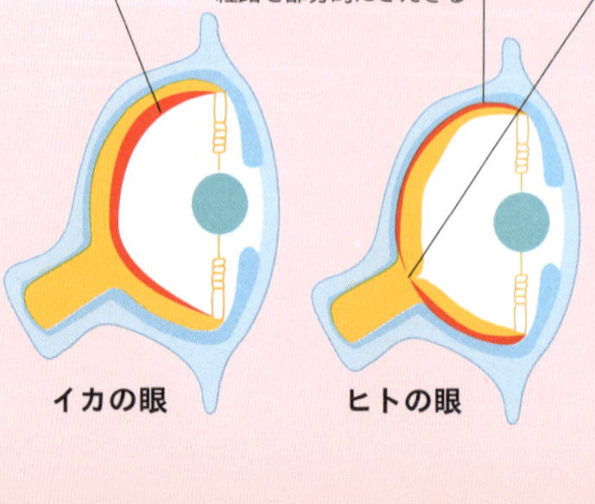

盲点の進化

眼の中で桿体と錐体は神経の後ろにある。神経が脳に達するためには眼の後ろを出ていかねばならず、１ヶ所でのみ、そうした桿体も錐体もない盲点を作り出している。脳はその空白の部分に何があるか推測して満たすことで補正している。一方、イカの眼は桿体と錐体の後ろに神経があるため、盲点はない。

20-100
ミリ秒

速読している時目を動かすのにかかる時間

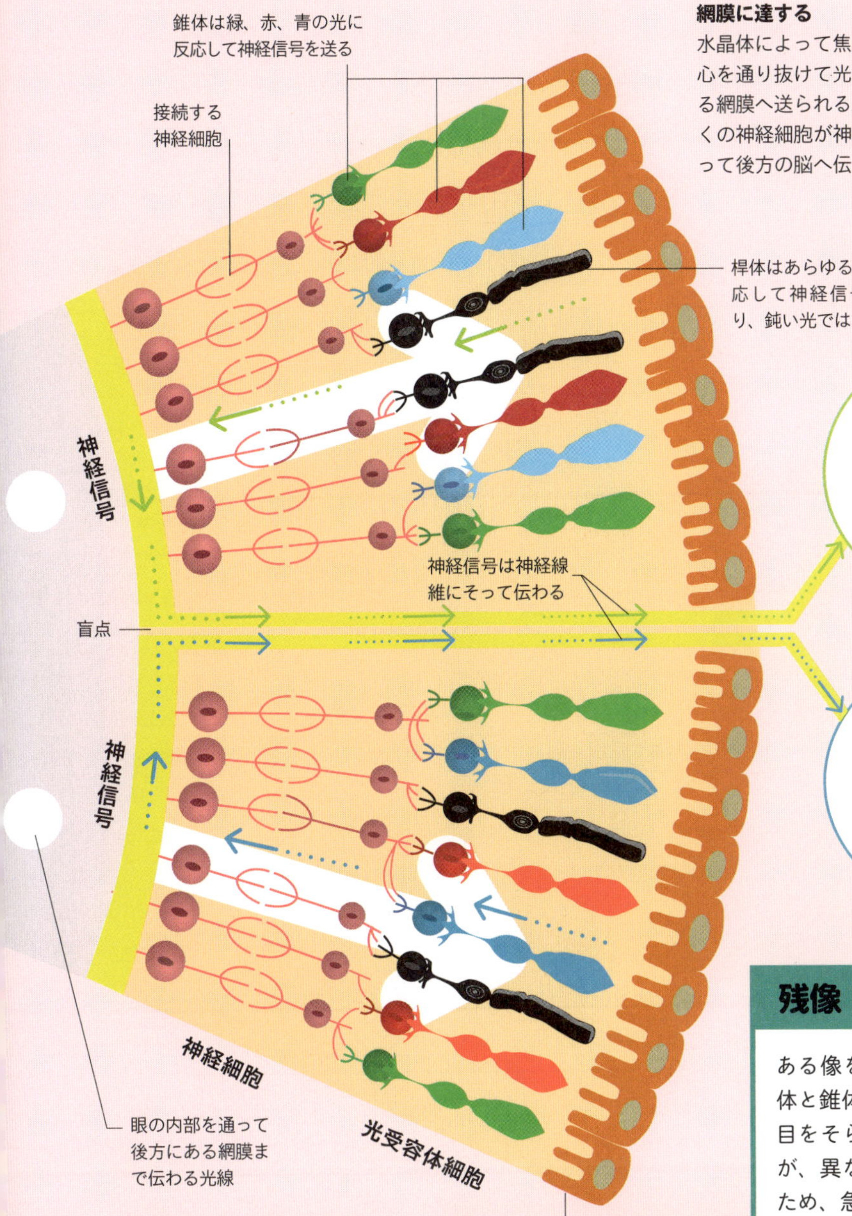

錐体は緑、赤、青の光に

桿体はあらゆる光に反

り、鈍い光ではたらく

で伝わる光線

網膜に達する

水晶体によって焦点を合わせられると、光線は眼の中心を通り抜けて光受容体細胞（桿体と錐体）が位置する網膜へ送られる。桿体と錐体に光線が当たると、近くの神経細胞が神経信号を発し、信号は神経線維にそって後方の脳へ伝わる。

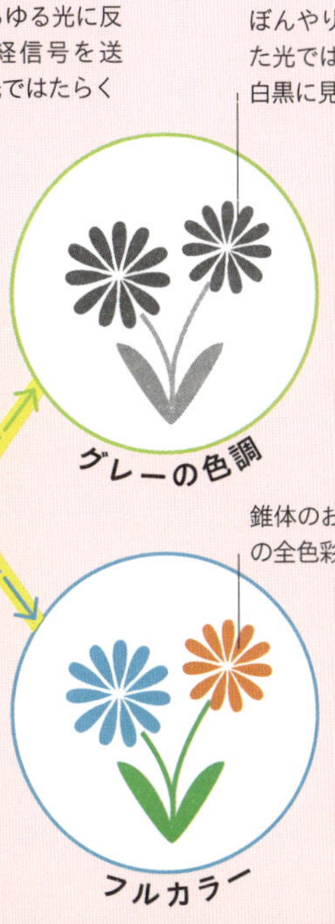
ぼんやりとし
た光では花は
白黒に見える
グレーの色調
錐体のおかげで花
の全色彩が見える
フルカラー

白黒映像

桿体は光に敏感で、薄暗い状態でも見ることを可能にするが、色の違いは区別できない。錐体は光度が低いと刺激されないため、見ている物体は「無彩色」になる。

カラー映像

錐体は色覚をもたらすが、明るい光でのみ作用する。3種類の錐体があり、それぞれ赤、青、緑の光に敏感である。この3色を組み合わせることで何百万もの異なる色を私たちは見ることができる。

光と神経信号

白色の矢は光線の方向を示す。緑と青の矢は眼を貫いて伝わる神経信号を示す。

- 光線
- 白黒
- 色

残像

ある像をじっと見つめると、それが刺激する桿体と錐体が「疲労」し始め、発火の回数が減る。目をそらしてもそれらの細胞は疲労したままだが、異なる光の波長を感じる細胞はまだ活発なため、急速に発火し始める。これにより網膜上に対照的な色で残像が生じる。このことを確かめるには、このトリの絵を30秒間見つめてからカゴを見ればよい。

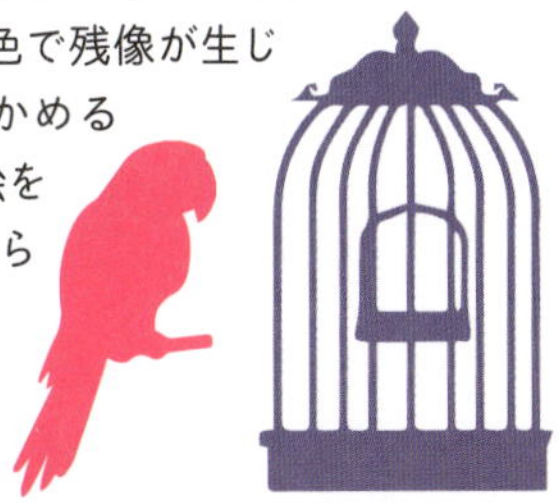

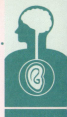

脳の中に映るもの

世界についての基本的な視覚データを提供するのは眼だが、そこから有用な情報を取り出すのは脳である。データを選り分けて修正し、世界についての視知覚を作り出す——動きと奥行きを導き出し、照明条件を考慮に入れながら。

両眼視

両目の位置のおかげで私たちは立体的に見ることができる。どちらの眼も同じ方向を向いているが、少し離れているため、ある物体を見る時に左右でわずかに異なる映像を見ている。どれだけ異なるかは、物体との相対的な距離によるので、どれだけ遠くに物体があるか判断するために左右の映像の差異を利用する。

視覚経路（脳を下から見た図）

眼からの情報は脳の後ろまで運ばれ、そこで処理されて意識的な映像に変えられる。途中で信号は視神経交叉で一点に集められ、そこで信号の半分は脳の反対側の半球に伝わる。

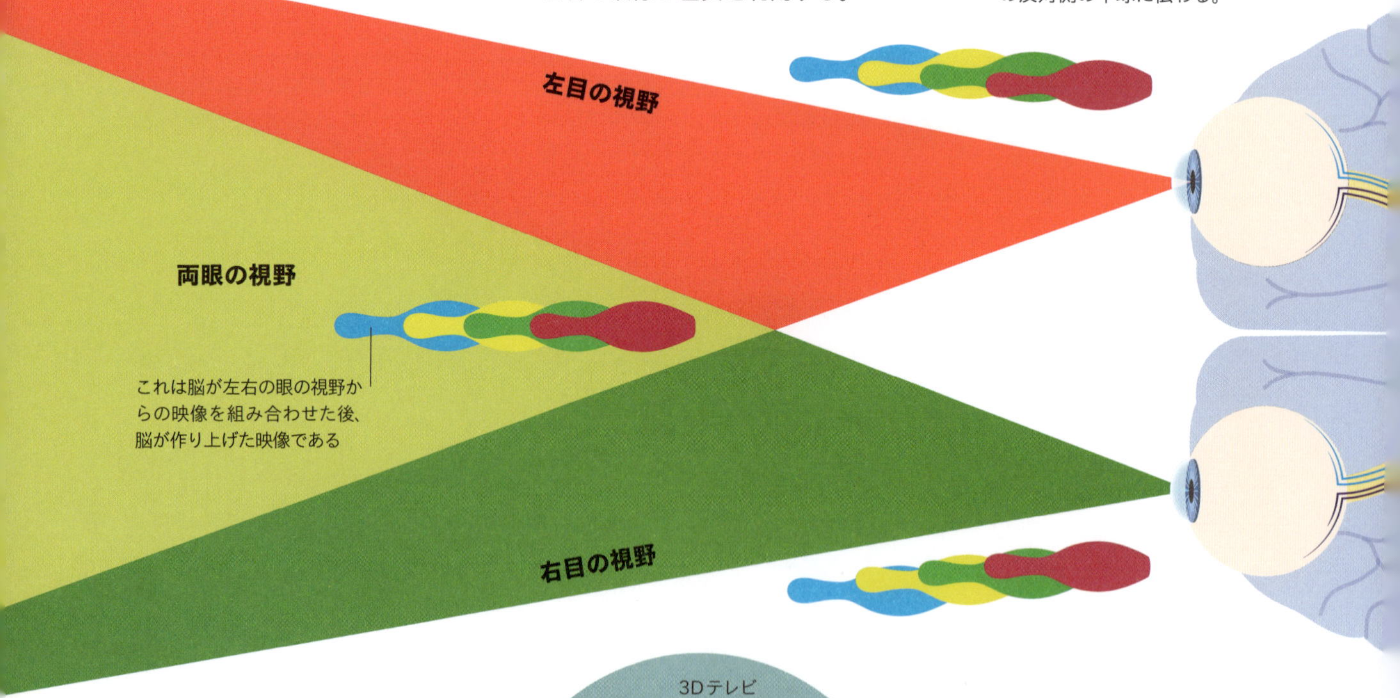

左目の視野
両眼の視野
これは脳が左右の眼の視野からの映像を組み合わせた後、脳が作り上げた映像である
右目の視野

立体視

脳が奥行きを認識するために発達させた方法は、3D映像の制作に利用できる。映画製作者は上下に振動する偏光された光の波からの映像と、別の角度から、左右に振動する光からの映像を撮る。これらのわずかに異なる映像を左右の眼に提供することで、脳をだまして立体的に見ていると思わせる。

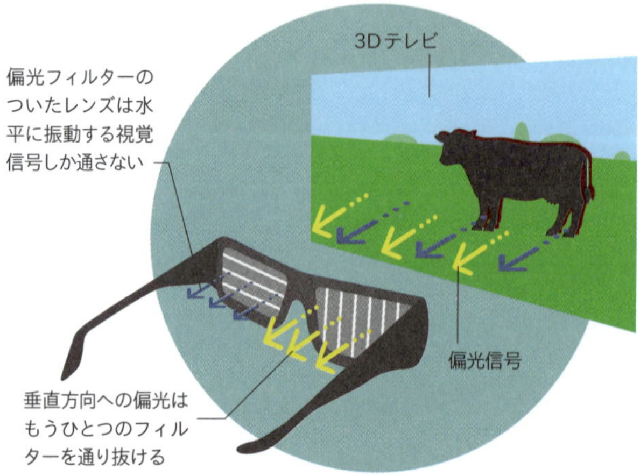

3Dテレビ
偏光フィルターのついたレンズは水平に振動する視覚信号しか通さない
偏光信号
垂直方向への偏光はもうひとつのフィルターを通り抜ける

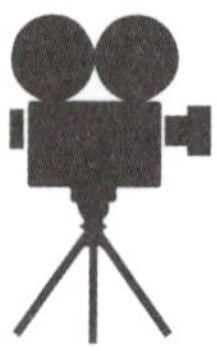

24

1秒あたりに
映画が録画される
コマの数

遠近感

私たちは経験から、線路のような2本の直線は遠くで一点に集まるように見えることを知っている。これを用いて私たちは映像から奥行きを見積もる――これを構成の変化や大きさのわかる物体との比較といった、別の手がかりと組み合わせることで、距離を推定できる。右の絵は錯覚を生み出している。一点に集まる2本の線を遠方と解釈し、車の大きさを斜線の幅と比べるからだ。

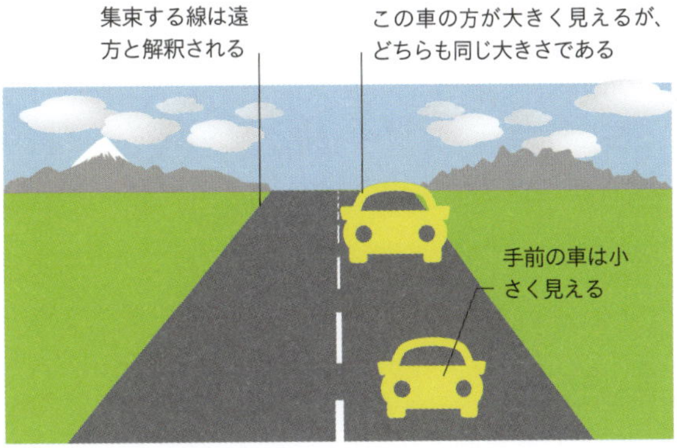
集束する線は遠方と解釈される
この車の方が大きく見えるが、どちらも同じ大きさである
手前の車は小さく見える

遠近法による錯覚

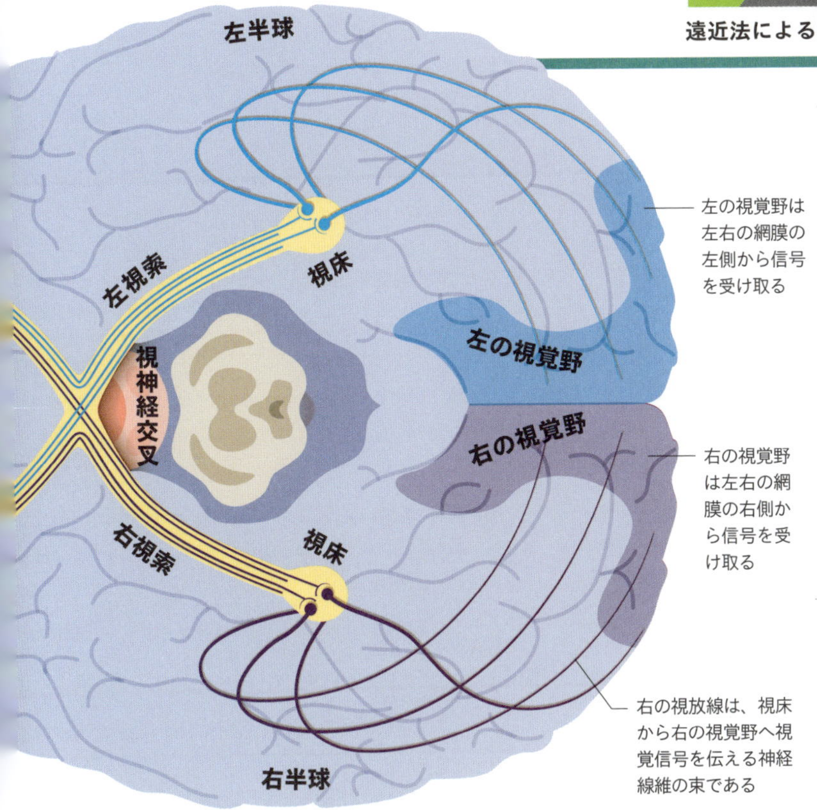
左半球
視床
左視索
視神経交叉
左の視覚野
左の視覚野は左右の網膜の左側から信号を受け取る
右の視覚野
右の視覚野は左右の網膜の右側から信号を受け取る
右視索
視床
右の視放線は、視床から右の視覚野へ視覚信号を伝える神経線維の束である
右半球

色の恒常性

私たちはさまざまな光の状態でものを見ることに慣れているため、脳もこのことを考慮に入れて影と照明の影響を消す。つまり、どんな光に照らされようと、常にバナナを黄色として見る。しかし時に私たちの脳は予期したことしか見ないこともある。

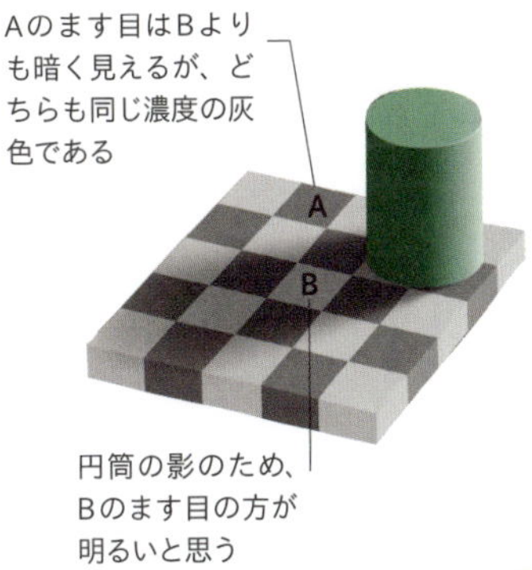
Aのます目はBよりも暗く見えるが、どちらも同じ濃度の灰色である
A
B
円筒の影のため、Bのます目の方が明るいと思う

動く絵

私たちの眼は、間断なくなめらかに動く視覚情報をもたらしているわけではない。ちょうど映画やビデオのように、一続きのスナップショットを眼は伝える。それらの映像から脳が動きの知覚を作り出す。そのため私たちは、映画やテレビのコマをつなぎ合わせてなめらかな動きの映像を作ることをたやすく感じる。その処理がうまくいかない場合もある。静止画の連続が脳を欺くこともあるからだ。

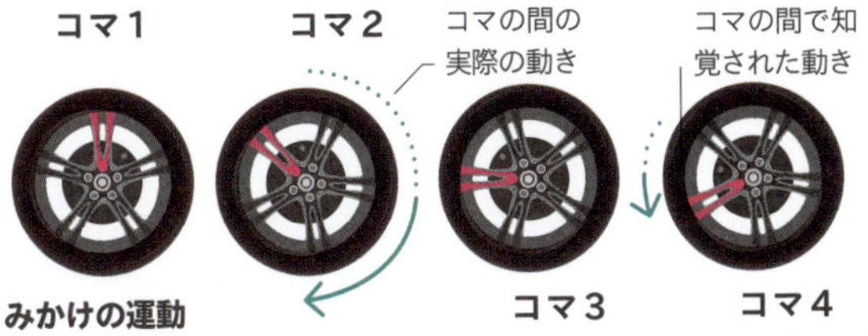
コマ1
コマ2
コマの間の実際の動き
コマの間で知覚された動き
コマ3
コマ4

みかけの運動

テレビで車のタイヤが後ろに動いているように見える時があるが、これは、コマとコマの間でタイヤの回転が1回転に満たないからである。脳は間違ってゆっくりとした後方への動きを再構成する。

眼の異常

眼は複雑で繊細な器官なため、損傷あるいは加齢にともなう機能低下が原因の疾患にかかりやすい。眼の異常は人生のどこかの時点で大半の人々を襲うが、幸いなことに、多くは簡単に治療可能な症状である。

どうして眼鏡が必要なのか？

物体からの光が水晶体と角膜によって屈折し、網膜上に焦点が合う（80–81頁参照）時には、鮮明でくっきりした映像が見える。もしこのシステムがわずかでも異常をきたせば、映像はかすんで見える。眼鏡は光の屈折量を正し、映像の焦点を合わせる。近視の罹《り》患《かん》率は増加の傾向にあるようだ——おそらくは現代生活、特に都市環境では、遠くにあるものより近くにあるものに焦点を合わせる必要があるからだろう。

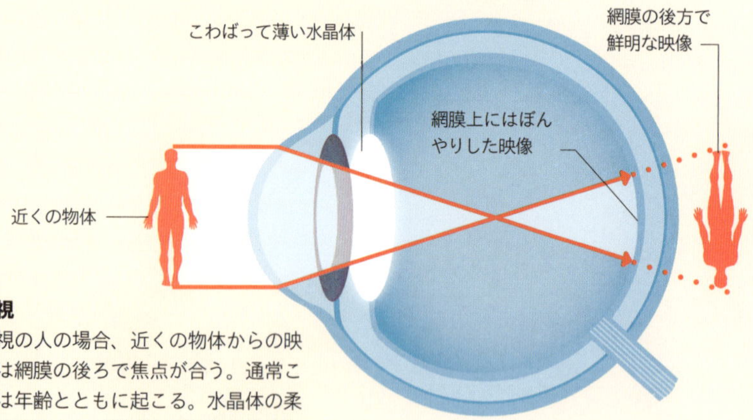
こわばって薄い水晶体
網膜の後方で
鮮明な映像
網膜上にはぼんやりした映像
近くの物体

遠視

遠視の人の場合、近くの物体からの映像は網膜の後ろで焦点が合う。通常これは年齢とともに起こる。水晶体の柔軟性が失われ、網膜上に映像の焦点を合わせるのに十分なほど光を屈折させられないからだ。

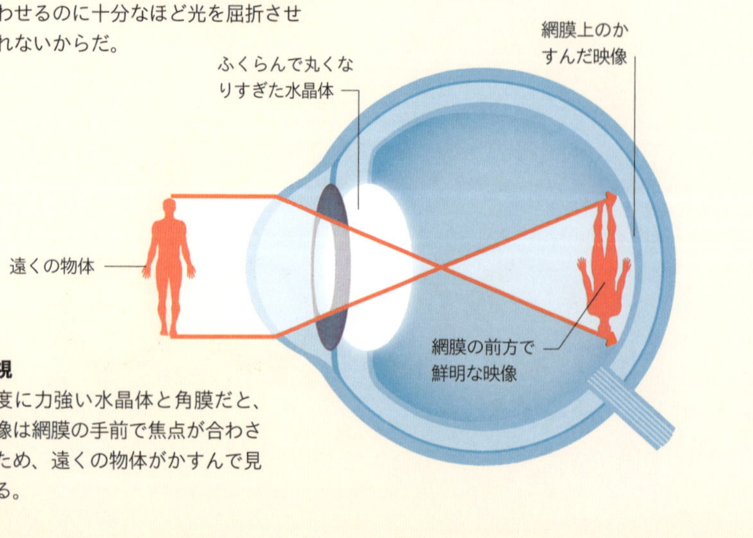
ふくらんで丸くなりすぎた水晶体
網膜上のかすんだ映像
遠くの物体
網膜の前方で
鮮明な映像

近視

過度に力強い水晶体と角膜だと、映像は網膜の手前で焦点が合わさるため、遠くの物体がかすんで見える。

90%

都市部に住む
16～18歳の若者の
近視の割合

乱視

もっとも一般に見られる乱視はラグビーボールのような形をした角膜か水晶体が原因で起こる。すなわち映像は水平方向では網膜で焦点が合うが、垂直方向では網膜の前方か後方で焦点が合う（あるいはその逆）。眼鏡やコンタクトレンズを使用するか、レーザー手術によって矯正可能である。

見ているもの

乱視の人は縦軸か横軸がかすむかもしれないが、それ以外は焦点が合う。時にどちらの軸もゆがんでいることがある——片方の眼が遠視で、もう片方は近視なのかもしれない。

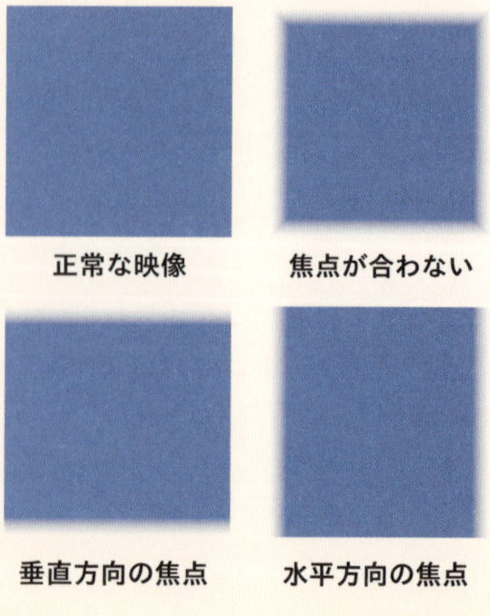
正常な映像
焦点が合わない
垂直方向の焦点
水平方向の焦点

白内障

白内障はくもった水晶体が視界を乱す病気で、世界中で失明原因の半分を占める。高齢者によく見られるが、紫外線にさらされるといった環境的要因、あるいはけがが原因のこともある。水晶体を取り除き、人工レンズを挿入する手術によって治療可能である。

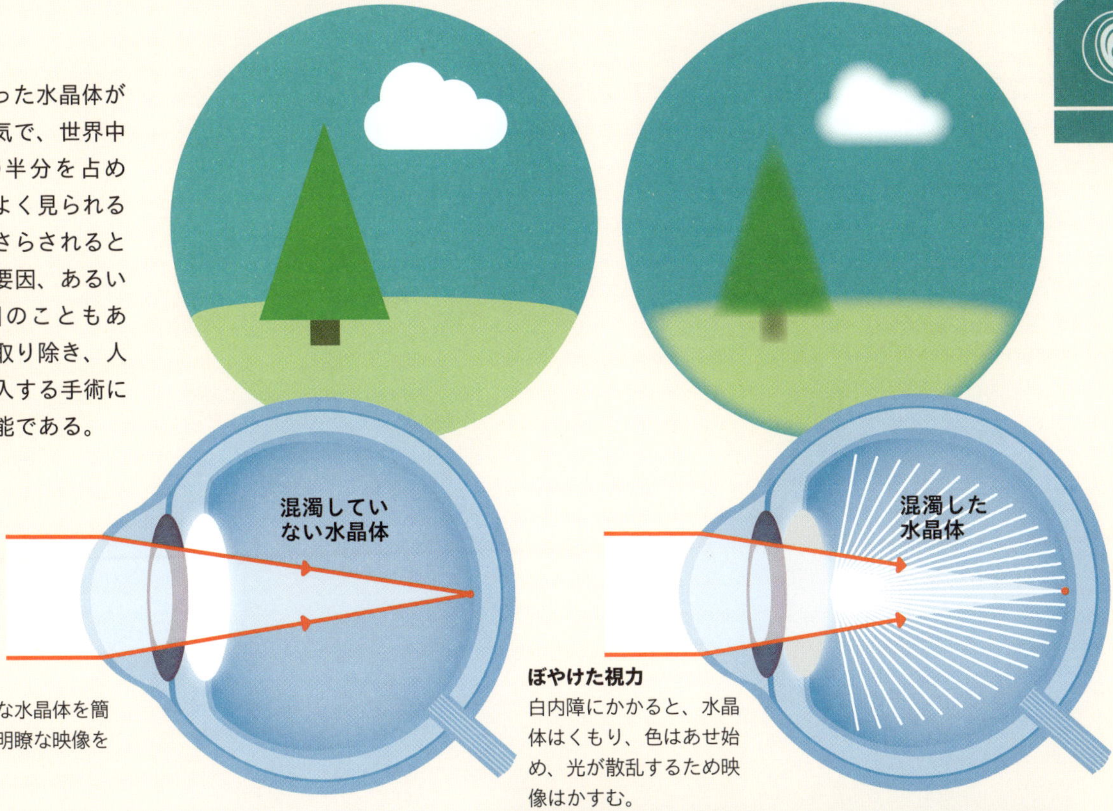
混濁していない水晶体
混濁した水晶体

健康な視力
通常、光は透明な水晶体を簡単に通り抜け、明瞭な映像を見る。

ぼやけた視力
白内障にかかると、水晶体はくもり、色はあせ始め、光が散乱するため映像はかすむ。

緑内障

眼の余分な液体は通常問題なく血液に排出される。緑内障は詰まった排水路が原因で眼の中の液体が増大した時に起こる。遺伝的体質が関与しているが、緑内障の原因はまだよくわかっていない。

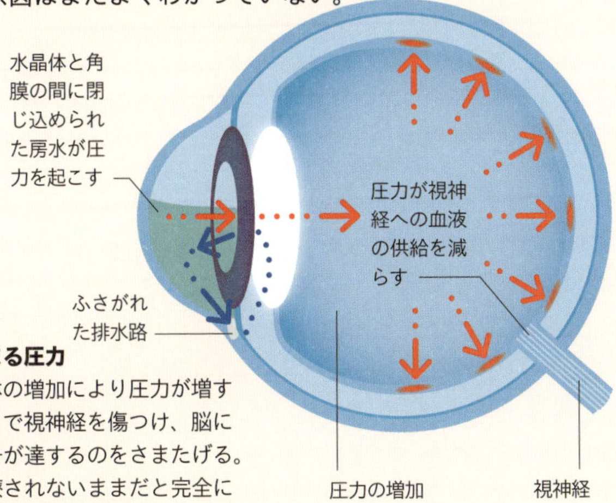
水晶体と角膜の間に閉じ込められた房水が圧力を起こす
ふさがれた排水路
圧力が視神経への血液の供給を減らす
圧力の増加
視神経

高まる圧力
液体の増加により圧力が増すことで視神経を傷つけ、脳に信号が達するのをさまたげる。治療されないままだと完全に失明することもある。

視力検査

視力検査は検眼士に近くと遠くを見る能力を調べてもらい、両眼が調和して動いているか、筋肉に問題がないかを確認してもらう。さらに眼の内部と外部を調べ、糖尿病などの病気や緑内障や白内障などの眼の疾患を見つけることがある。色覚異常は錐体細胞の欠損か欠陥で起こるため、患者は、大半の人が持つ３種類の錐体よりも少ない数の錐体細胞に頼る。そのために特定の色（ほとんどは赤と緑）を混同する。

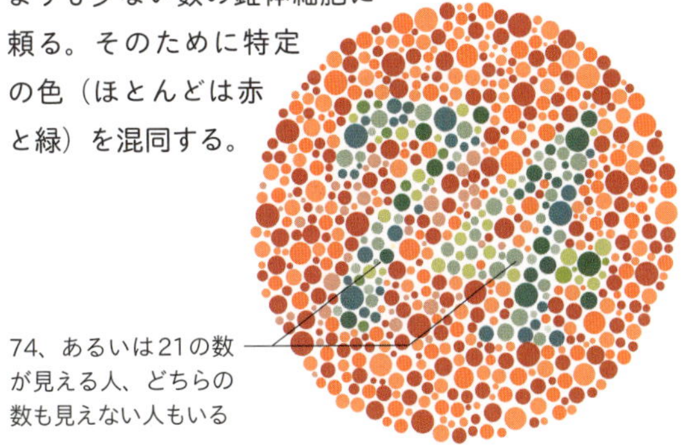
74、あるいは21の数が見える人、どちらの数も見えない人もいる

耳のしくみ

耳には空気中の音波を脳が解釈するための神経信号へ変換するという慎重を要する仕事がある。用いられる一連の手順によりできるだけ多くの情報が保たれるようになっている。さらに耳はかすかな信号を増幅して、どこから音が来ているのか判定できる。

音を体内に入れる

音波が空気から液体に伝わる時、このことは体に入るために必要なのだが、音波は一部はね返されるため、エネルギーが少なくなり音は静かになる。耳は音波のエネルギーを徐々に弱めることで音のはね返りを防いでいる。鼓膜が振動すると、耳小骨と呼ばれる3つの小さな骨の最初の骨を押す。するとそれが順番に動いて卵円窓を押し、蝸牛の液体に波を起こす。音が耳小骨を通り抜ける時、音は20 ～ 30倍に増幅される。

音をそっと入れる

音波は外耳道を伝わって鼓膜を振動させる。振動は3つの耳小骨を通る。それらが回転することで、てこを利用して振動を徐々に増幅する。最後の小骨が内耳への入り口である卵円窓を押すと、振動は蝸牛の液体へ伝わる。

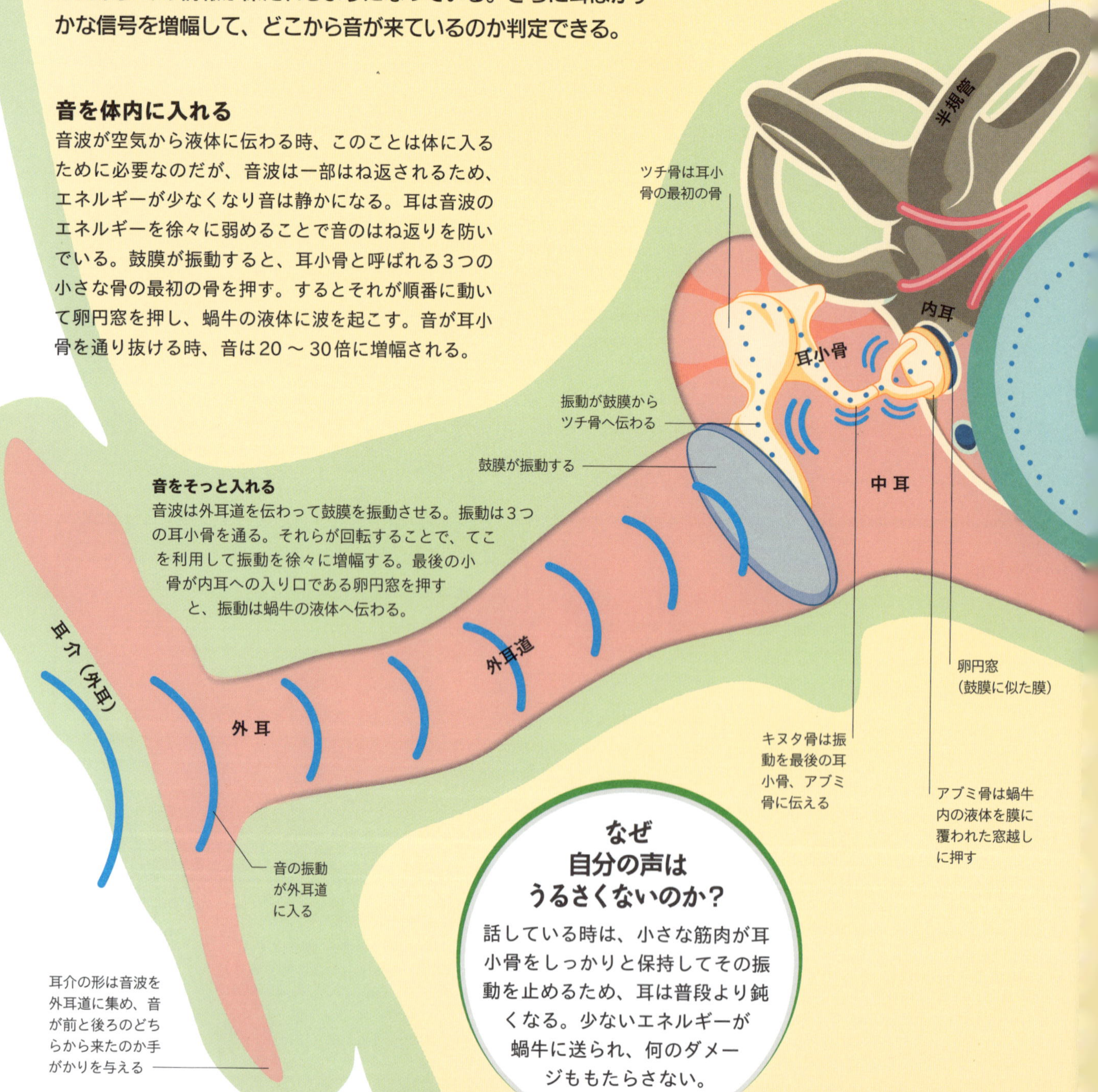

内耳の3つの半規管は平衡器官で、聴覚とは関係ない
半規管
ツチ骨は耳小骨の最初の骨
内耳
耳小骨
振動が鼓膜からツチ骨へ伝わる
鼓膜が振動する
中耳
外耳道
耳介（外耳）
外耳
卵円窓（鼓膜に似た膜）
キヌタ骨は振動を最後の耳小骨、アブミ骨に伝える
アブミ骨は蝸牛内の液体を膜に覆われた窓越しに押す
音の振動が外耳道に入る
耳介の形は音波を外耳道に集め、音が前と後ろのどちらから来たのか手がかりを与える

なぜ自分の声はうるさくないのか？

話している時は、小さな筋肉が耳小骨をしっかりと保持してその振動を止めるため、耳は普段より鈍くなる。少ないエネルギーが蝸牛に送られ、何のダメージももたらさない。

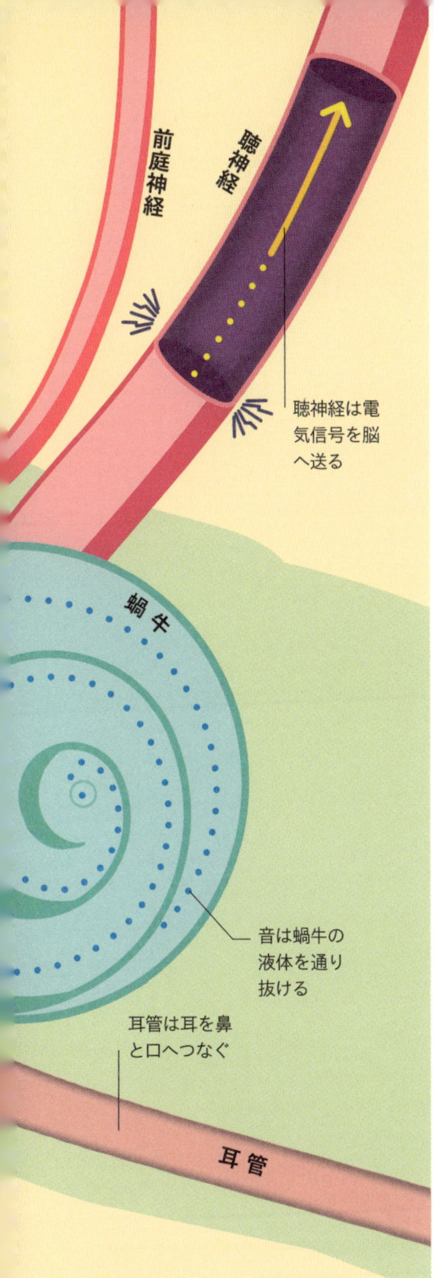

蝸牛という名称は、**カタツムリ**の殻のような**渦巻き状の形**に由来する

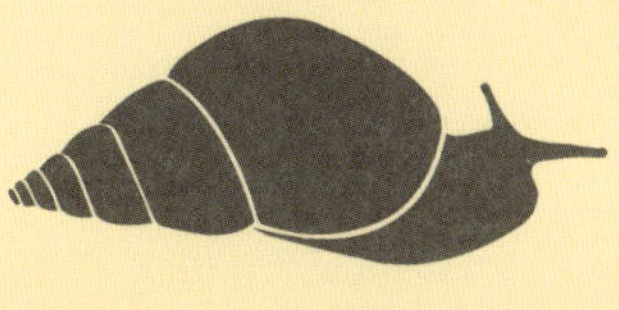

さまざまな高さの音

蝸牛の内側には敏感な有毛細胞につながっている基底板がある。基底板の固さは入口からの距離に従って変化するので、基底板の各部分は特定の振動数でもっとも振動する。そのため異なる音は異なる有毛細胞を傾かせる。脳は動かされた細胞の位置を使って音の高さを導き出す。

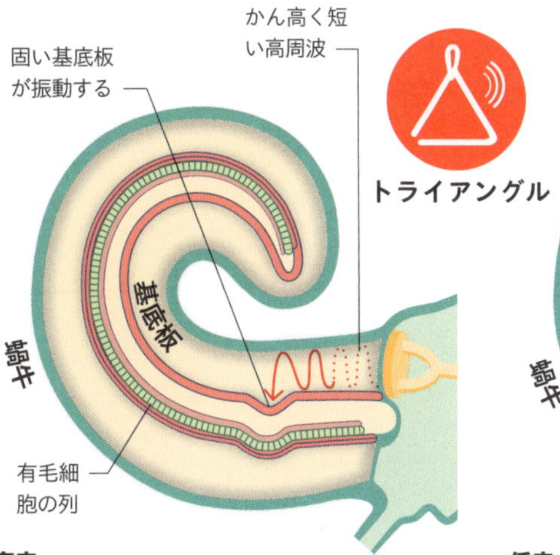

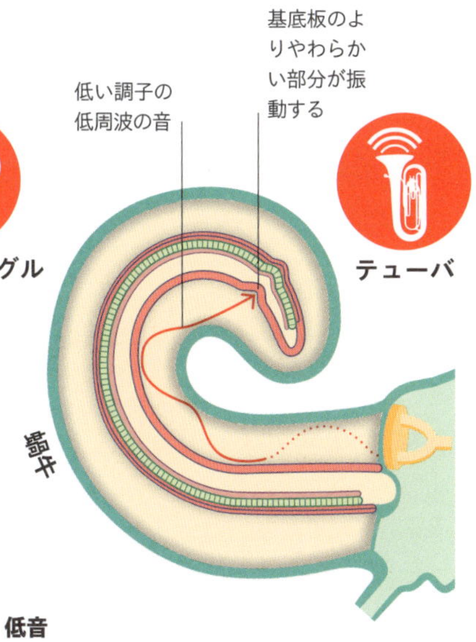

高音
高音は高周波によって生じる。高周波は基底板をより幅が狭くて固い底部で作動させ、振動数を高める。

低音
もっと長い低周波は蝸牛の内部のさらに奥まで伝わり、基底板を、よりしなやかで幅広い頂部に近いところで振動させる。

音を電気へ

音の情報――高さ、音質、リズム、強さなど――は電気信号へ変換され、分析のために脳へ送られる。どのように情報が符号化されるのか、正確にはまだ解明されていないが、有毛細胞と聴神経によっておこなわれる。

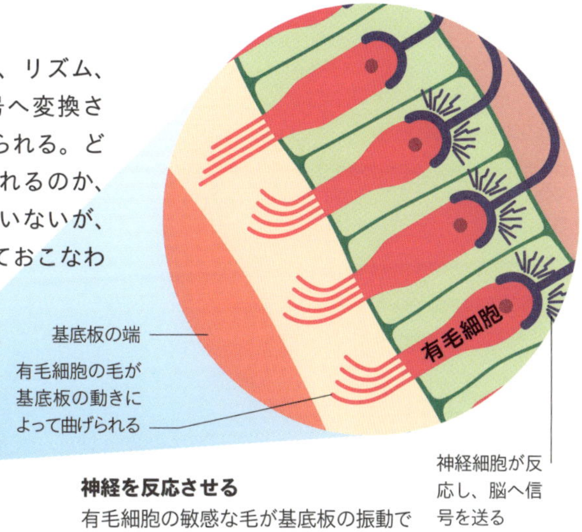

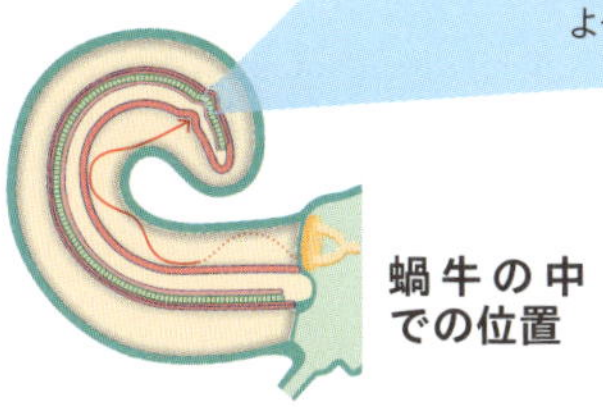

神経を反応させる
有毛細胞の敏感な毛が基底板の振動で動かされると、神経伝達物質を放出し、その基部にある神経細胞を刺激する

どのようにして脳は聞くのか

耳からの信号が脳に達すると、情報を引き出すために複雑な処理が必要とされる。脳は、音が何なのか、どこから来ているのか、それをどう感じるかを決定する。脳はひとつの音に他の音よりも集中することができ、さらには不必要な騒音を完全に無視することができる。

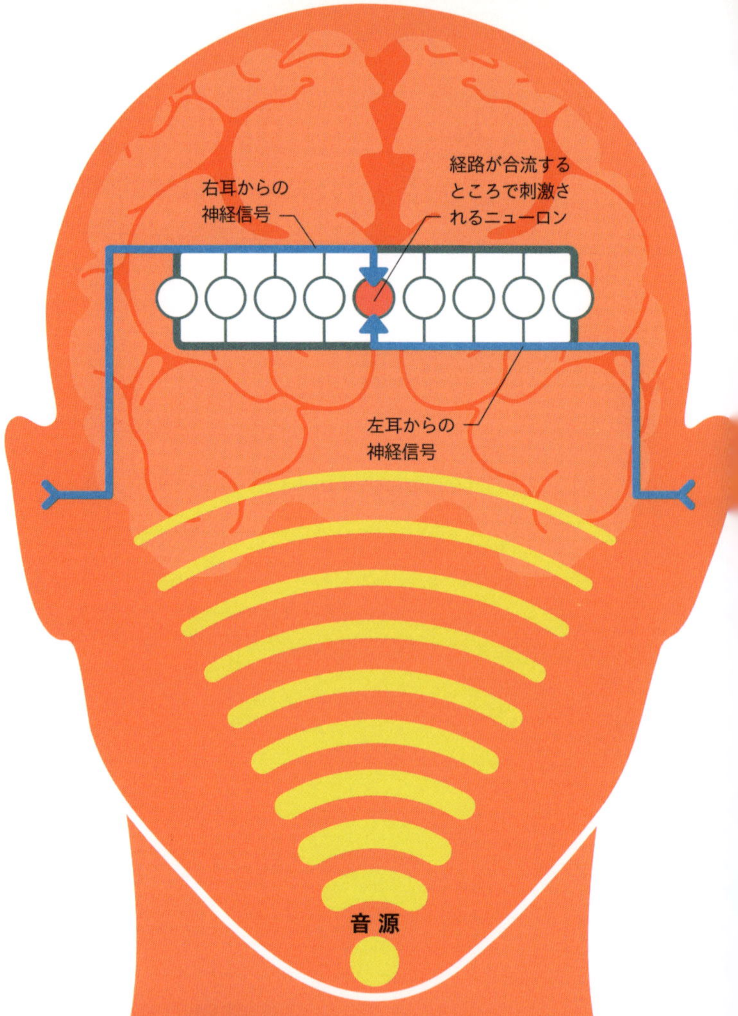

真正面からの音
真正面から来る音は両耳に同時に達するため、信号は脳の内部まで同じ距離を通り、中枢神経系のニューロンを活性化する。

音の発信源を突き止める

音がどこから発しているのか見つけるために主に3つの手がかり（周波数の種類、大きさ、左右の耳に達する時間の差）を使う。周波数の種類から、音が前と後ろのどちらから来るのかわかる。耳の形により、前から来る音は、後ろから来る同じ音とは違う周波数になるからである。とはいえ、私たちの耳は、音源の高度を見分けるのにはさほど役に立たない。左右の位置の推定はもっと簡単である――左からの音、特に高い周波数の場合は、右耳より左耳の方で大きく感じられる。さらに右耳より数ミリ秒速く左耳に達する。右の図はどのように脳がこの情報を利用するか示している。

チャンネルを合わせる

脳は、音を周波数、音色、出所にもとづいて、別々の流れに分類することで、パーティでのがやがやした騒音からひとつの会話に「チャンネルを合わせる」ことができる。他の会話は耳にしていないように思われるかもしれない――しかし、誰かが自分の名を口にしたなら気がつくだろう。これは耳が他の会話からの信号も脳に送っているためで、どこかで何か重要なことが起こると、フィルタリングを停止する。

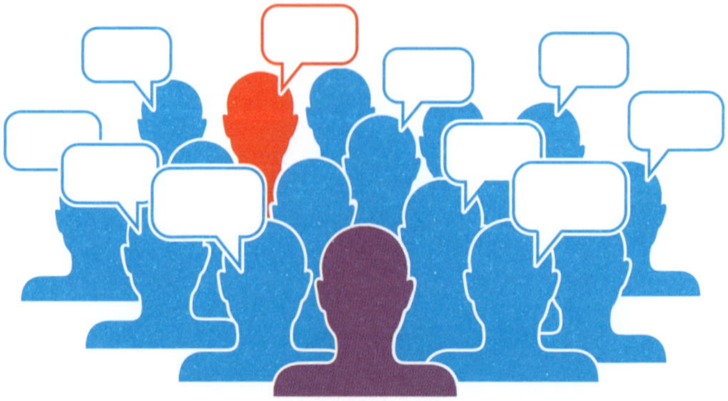

さわがしい状況でも会話を聞き分けることができる

脳には、**内耳の蝸牛**のさまざまな部分のように、ある**周波数**にのみ**反応する**細胞がある

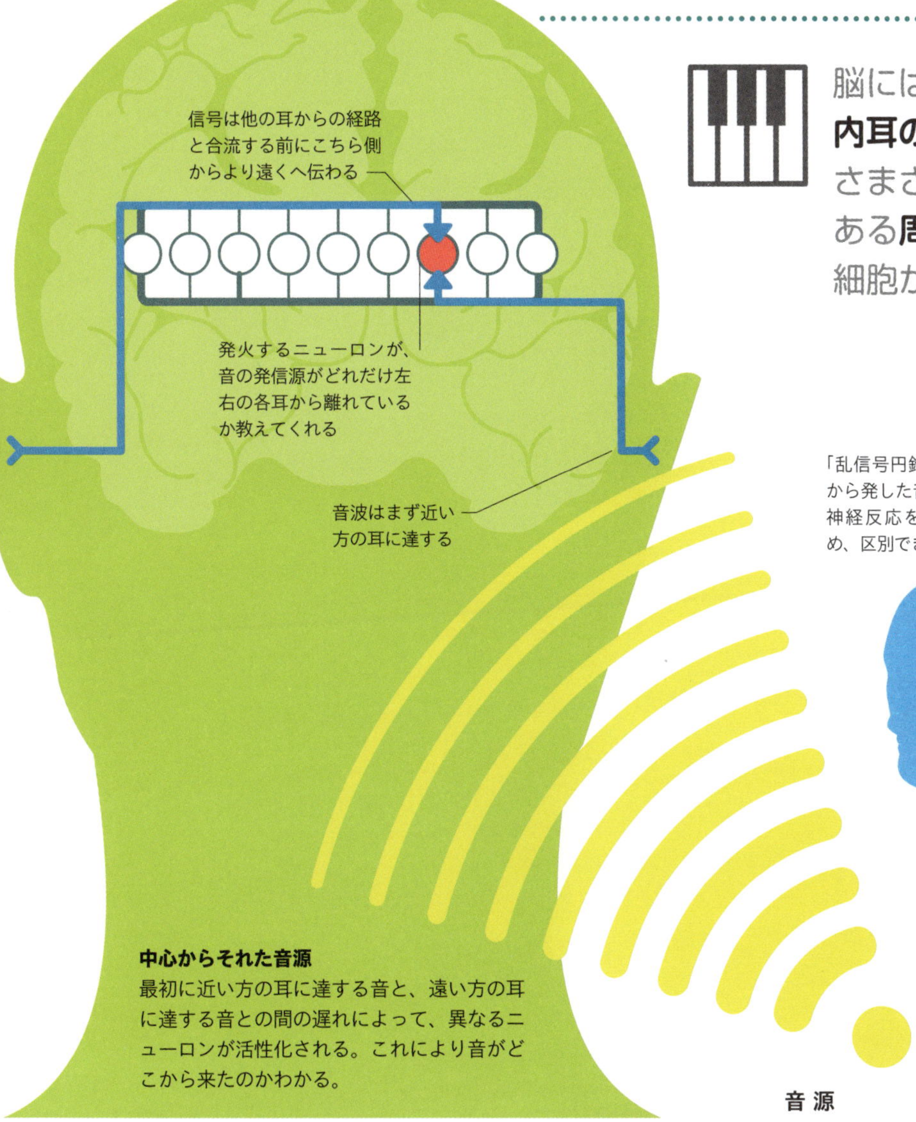
信号は他の耳からの経路と合流する前にこちら側からより遠くへ伝わる
発火するニューロンが、音の発信源がどれだけ左右の各耳から離れているか教えてくれる
音波はまず近い方の耳に達する
音源

中心からそれた音源
最初に近い方の耳に達する音と、遠い方の耳に達する音との間の遅れによって、異なるニューロンが活性化される。これにより音がどこから来たのかわかる。

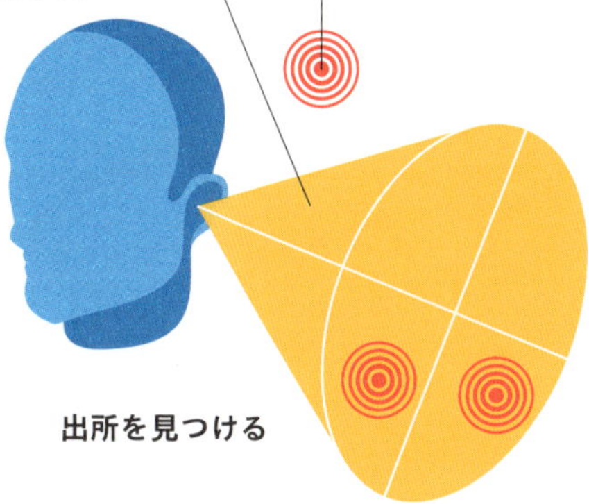
「乱信号円錐域」の内側から発した音は、同一の神経反応を作り出すため、区別できない
円錐域の外側の音は特有の神経反応を起こすため、より簡単に位置を特定できる
出所を見つける

乱信号円錐域
各耳の外側の円錐形の領域では、信号はあいまいで、音の場所を特定するのをむずかしく感じる。頭を傾けたり、回すと、この混乱させる領域から音源の位置を変えられ、音の位置を特定できるようになる。

どうして音楽は感情を動かすのか？

音楽は強い情動反応を引き出すことがある——それが恐怖映画の恐怖心を高めるサウンドトラックであれ、脳裏を去らないメロディによって作り出された不安な気持ちであれ。脳には喚起された感情に関係のある領域が広範囲にあることはわかっているが、なぜ、どのように音楽がそうした強い感情を聞き手にもたらすのか、なぜ同じ曲が人によって異なる影響をおよぼすのか、わかっていない。

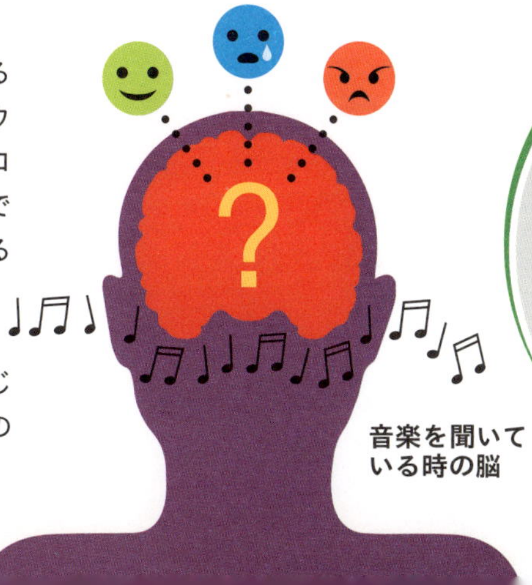
?
音楽を聞いている時の脳

どうして耳をすますためにたたずむのか？

動きを完全に止めると注意深く耳を傾けやすい。自身の動きで生じる音を止めることでより一層聞き取りやすくなるからである。

平衡の維持

耳は、聴覚だけでなく平衡も保ち、どのように、どの方向へ動いているのか教えてくれる。このことを耳は内耳の一組の器官（頭の両側に一組ずつある）を使っておこなう。

回転と運動

耳の内部では液体で満たされた３つの管がたがいにほぼ直角に位置している。それぞれが前転などの動き、腕立て側転、つま先で旋回するピルエットに反応する。回転によって生じた液体の動きが、脳にどちらの方向へ動いているか知らせる。同じ方向へ繰り返し回転すると液体は勢いを増す。それが回転の速度に合うと、有毛細胞の傾きは止まり、動きを感じなくなる。止まった後でも液体は流れ続けるので、まだ動いているかのように感じる。これがめまいという感覚である。

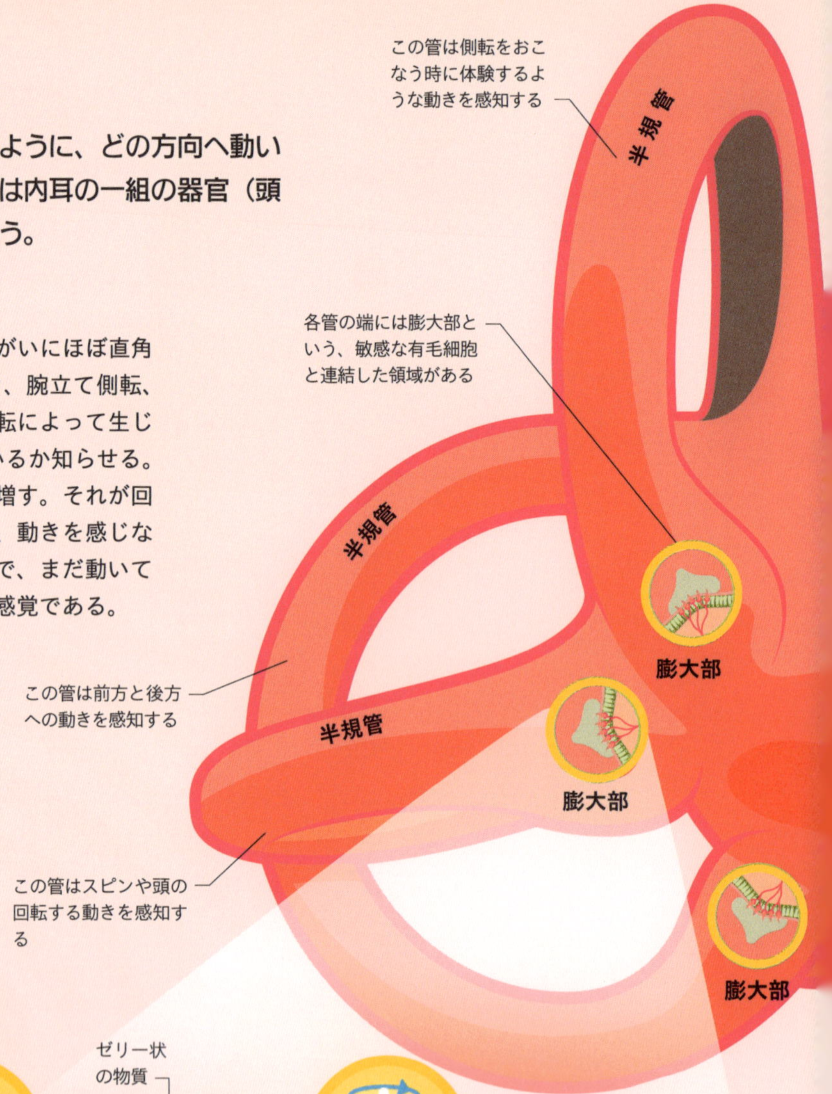
この管は側転をおこなう時に体験するような動きを感知する
半規管
各管の端には膨大部という、敏感な有毛細胞と連結した領域がある
半規管
膨大部
この管は前方と後方への動きを感知する
半規管
膨大部
この管はスピンや頭の回転する動きを感知する
膨大部

なぜアルコールで頭がまわるのか？

アルコールは内耳のクプラにすぐ蓄積し、管の中でクプラを浮かせる。横になるとクプラが動かされるため、脳は回転していると考えてしまう。

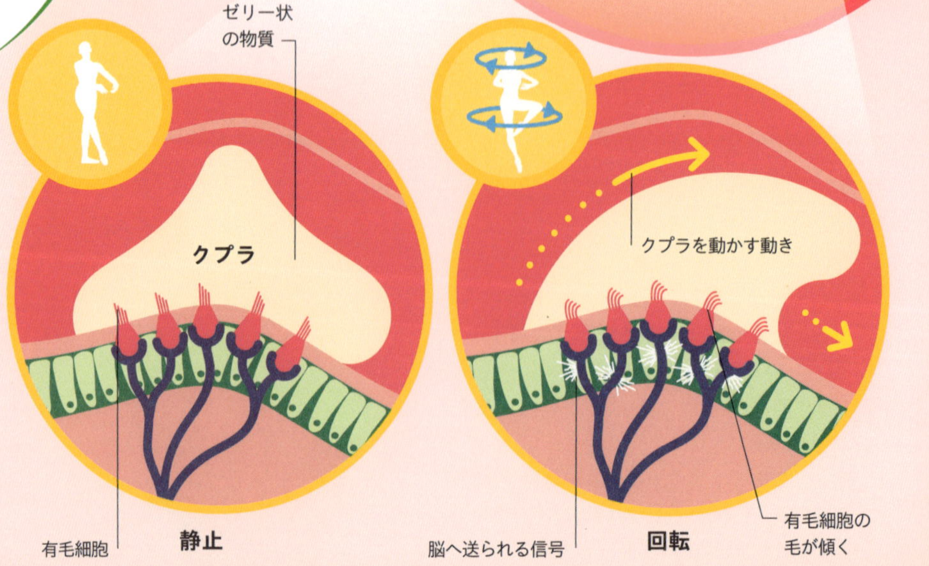
ゼリー状の物質
クプラ
有毛細胞
静止
クプラを動かす動き
脳へ送られる信号
回転
有毛細胞の毛が傾く

回転感覚器官

動くと管の中の液体も動くが、慣性があるため、動き始めるまでに少し時間がかかる。この動きがクプラというゼリー状の塊を動かして内部の有毛細胞を傾けるので、信号が脳へ送られる。クプラがある方向へ曲げられると、神経は発火の速度を増す。別の方向へ曲げられると発火は抑制される――これが脳に動きの方向を教えてくれる。

注視

脳は常に平衡を保つために筋肉が起こしたわずかな動きを調整している。目と筋肉から送られた情報は内耳から送られた情報と組み合わせられてどちらへ行くのか決定する。

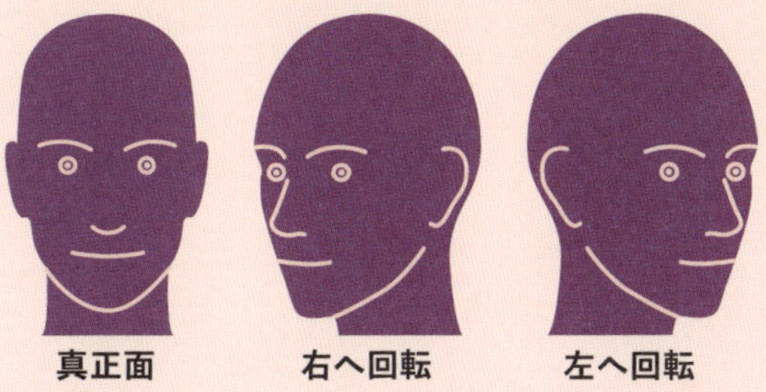
真正面
右へ回転
左へ回転

矯正反射

眼は自動的に頭の動きを矯正し、網膜に映る映像を停止した状態にする。この反射作用がなければ、頭が動くたびに文字が動き回り、読むことができないだろう。

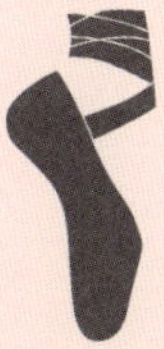

バレエダンサーの脳は回転後に**めまいの感覚を抑制する**ことに適応している

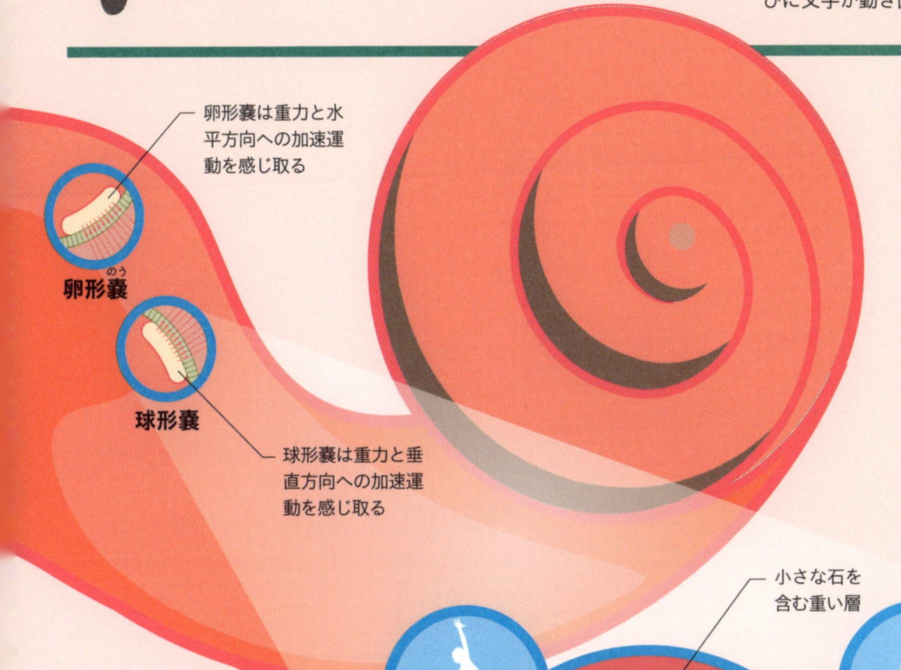
卵形嚢は重力と水平方向への加速運動を感じ取る
卵形嚢《のう》
球形嚢
球形嚢は重力と垂直方向への加速運動を感じ取る

重力と加速

回転運動だけでなく、内耳は直線の加速運動を（前後または上下に）感じる。加速を感じる器官はふたつある――卵形嚢は水平方向への動きに敏感で、球形嚢は垂直方向の加速運動（エレベーターの動きなど）を検知する。どちらの器官も、頭が傾いているか水平か、頭に対する重力の方向を感じる。

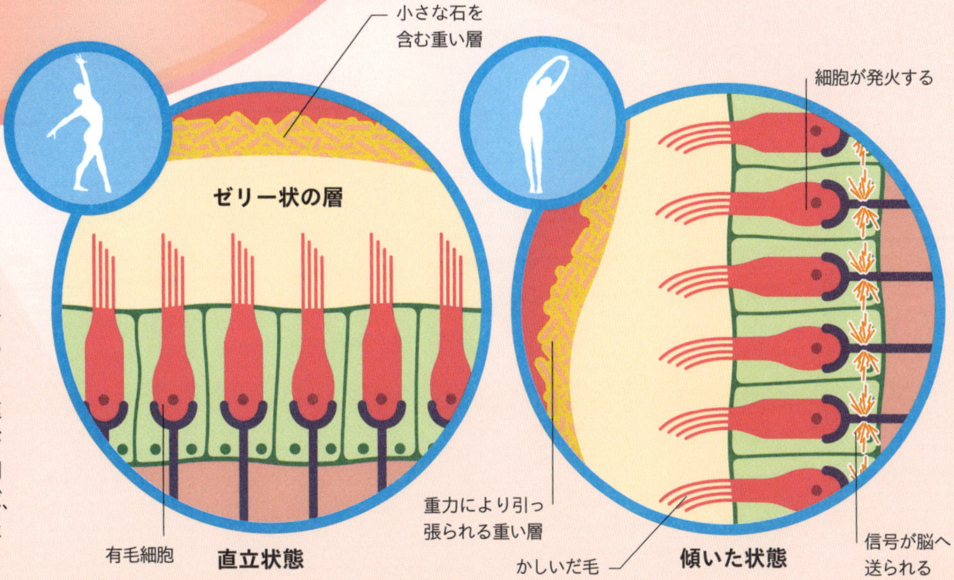
小さな石を含む重い層
ゼリー状の層
細胞が発火する
有毛細胞
直立状態
重力により引っ張られる重い層
かしいだ毛
傾いた状態
信号が脳へ送られる

重力を感じる器官

卵形嚢と球形嚢の有毛細胞はゼリー状の層の内側にあり、細かい石を含む組織に覆われている。その組織の重さのために、頭が傾くと重力がそれを動かし、次に毛を曲げる。加速運動の間、石で満たされた層は塊が大きいために動き始めるまでに時間がかかる。他の手がかりがなければ、頭の傾きと加速運動を区別するのは難しいかもしれない。

聴覚の異常

難聴や聴覚障害はだれにでも起こりうるが、技術の発展のおかげでたいていは治療可能である。ほとんどの人は加齢とともに内耳を構成している部分が損傷するため、聴力が低下する。

聴覚障害の原因

先天性の難聴は一般に、耳が正常にはたらくのを阻害するような、遺伝子の突然変異が原因である。図に示した聴覚の障害は、一生を通じて、けがや病気の結果として起こる可能性がある。

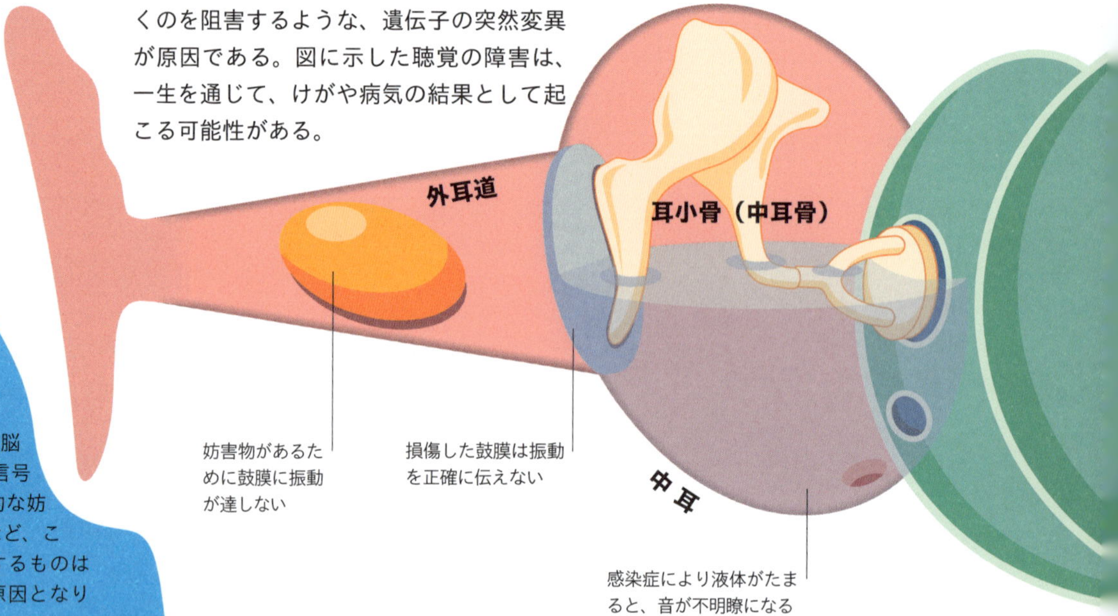

外耳道
耳小骨（中耳骨）
中耳
妨害物があるために鼓膜に振動が達しない
損傷した鼓膜は振動を正確に伝えない
感染症により液体がたまると、音が不明瞭になる

ふさがれた経路

耳は空気中の音波を脳が解釈できる神経信号へ変換する。物理的な妨害物、あるいは傷など、このプロセスを阻害するものは何でも聴覚障害の原因となり得る。

どのくらいの音量がやかましいか？

デシベルという音の尺度は対数関数的で、音量が6デシベル増すごとに音のエネルギーは2倍になる。大きな騒音は有毛細胞を傷つけることがあり、損傷の程度が限度を超えると、細胞は自分で修復できずに死ぬ。十分な数の有毛細胞がないと、特定の周波数を検知する能力を失う可能性がある。

損傷を与える

85デシベル以上の騒音レベルはどれも損傷を与える可能性があり、どれだけ長くその音にさらされているかによる。

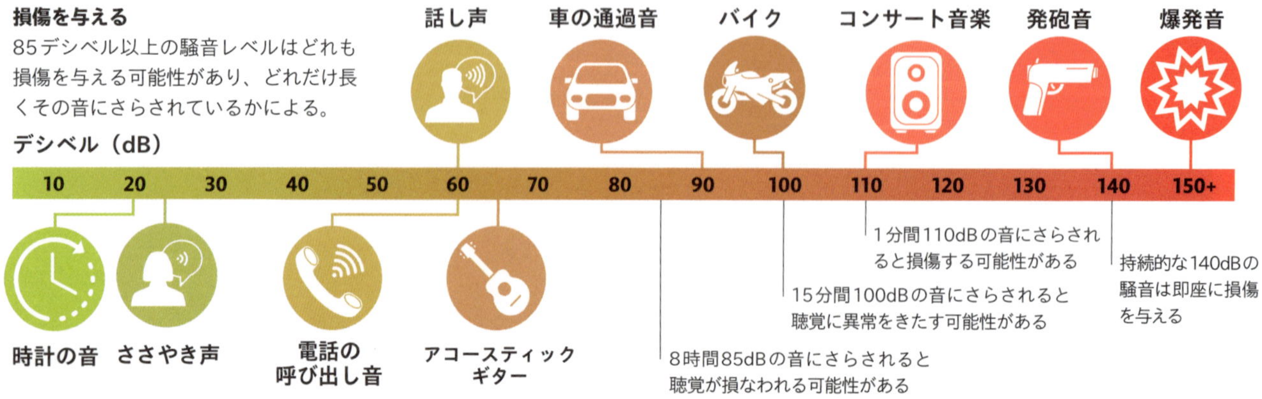

話し声
車の通過音
バイク
コンサート音楽
発砲音
爆発音
デシベル（dB）
10
20
30
40
50
60
70
80
90
100
110
120
130
140
150+
時計の音
ささやき声
電話の呼び出し音
アコースティックギター
8時間85dBの音にさらされると聴覚が損なわれる可能性がある
15分間100dBの音にさらされると聴覚に異常をきたす可能性がある
1分間110dBの音にさらされると損傷する可能性がある
持続的な140dBの騒音は即座に損傷を与える

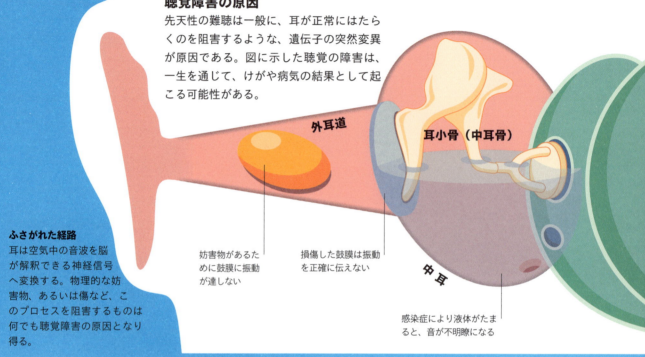

18歳頃には、**高周波の音を聞く**能力を**失い始める**

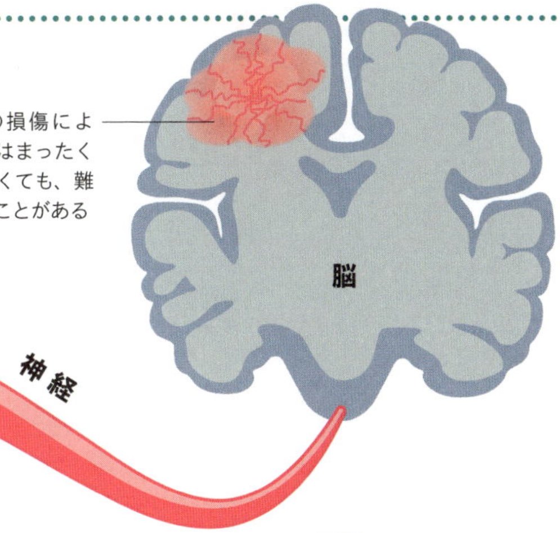
聴覚野の損傷により、耳にはまったく問題がなくても、難聴となることがある

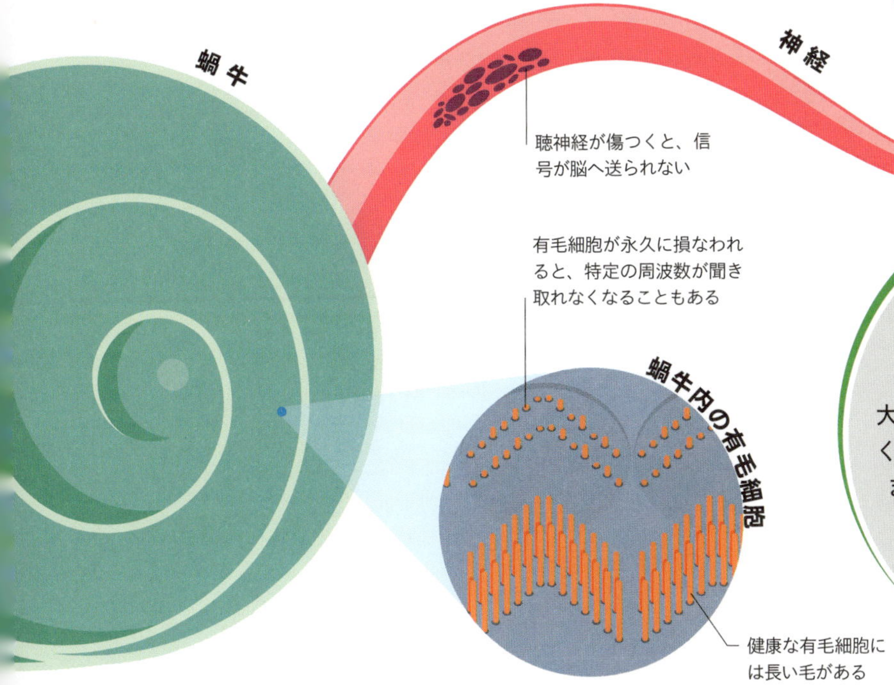

健康な有毛細胞には長い毛がある

なぜ大きな騒音は耳鳴りを起こすのか？

大きな騒音は有毛細胞を非常に激しく振動させるため、先端が折れてしまい、騒音が止んでから脳に信号が送られることがある。先端は24時間以内に再生する。

人工内耳

通常の補聴器は、単に音を拡大するだけで、有毛細胞が損傷したり、失われた人々の役には立たなかった。人工内耳は有毛細胞の機能を補い、音の振動を脳が翻訳できる神経信号に変換する。蝸牛内部の電極を通す電流が強ければより大きな音を作り出し、活性化された電極の位置が音の高さを決定する。

どのように作動するのか

外のマイクロフォンが音を検知し、プロセッサーに送る。すると信号が送信機を経て内部の受信機に伝わり、その後、蝸牛内部の電極アレイへの電流として伝わる。刺激を受けた神経終末が信号を脳へ送ると、音が聞こえる。

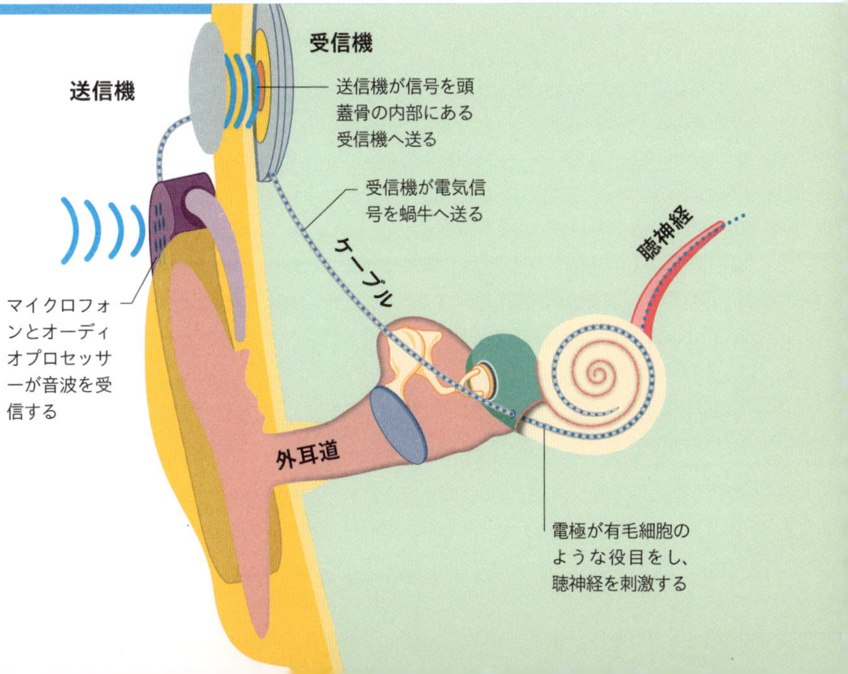

送信機が信号を頭蓋骨の内部にある受信機へ送る
受信機が電気信号を蝸牛へ送る

電極が有毛細胞のような役目をし、聴神経を刺激する

香りをとらえる

空気中の粒子は鼻の中の感覚細胞で感知され、信号が脳に送られるので、それをにおいとして識別できる。脳の感情中枢と物理的につながっているため、においは強い感情や記憶を呼び覚ますことがある。

嗅覚

におうものは何でも、微小の粒子、すなわちにおいの分子を空気中に放出している。息を吸うとそれらの分子が鼻の中に入り、そこで特殊な神経細胞によって検知される。嗅ぐ動作はにおいをとらえる時の反射的な反応である――においの分子をより多く吸い込めばそれだけにおいの識別が楽になる。ヒトの嗅覚と味覚は食事を味わっている時のように同時にはたらくことが多い。においの分子が食べているものから放出されると、その後鼻腔の後ろへ進んでいくからである。

2 鼻毛
鼻の入り口では、毛がほこりやちりなどの大きな粒子をとらえるが、その何百万倍も小さいにおい分子は入れる。

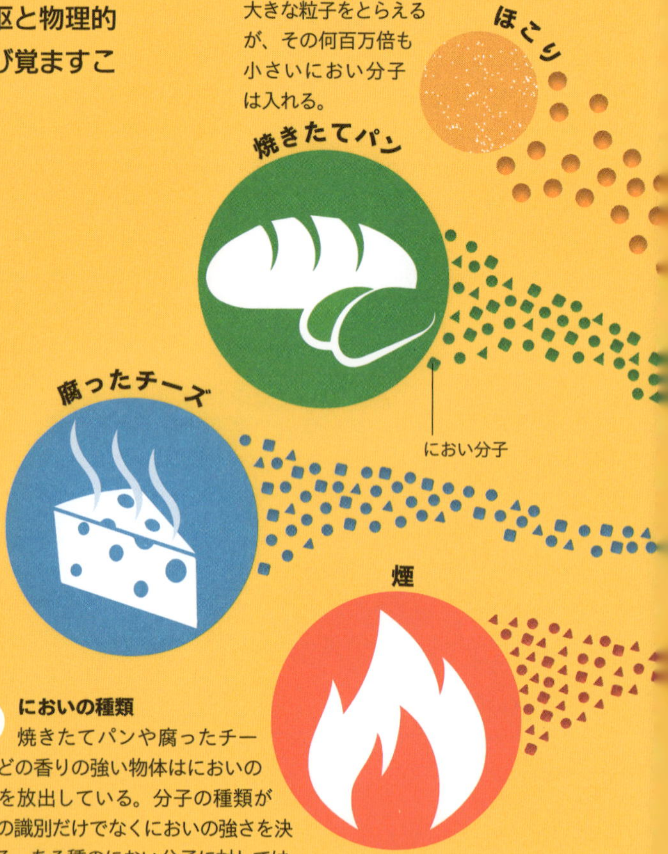
ほこり
焼きたてパン
腐ったチーズ
におい分子
煙

1 においの種類
焼きたてパンや腐ったチーズなどの香りの強い物体はにおいの分子を放出している。分子の種類が物体の識別だけでなくにおいの強さを決定する。ある種のにおい分子に対しては、他の分子に対してよりも敏感だからだ。

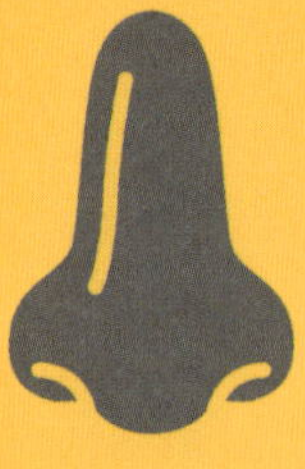

ヒトには約**1,200万の受容体細胞**があり、**1万種類のにおい**を嗅ぎ分けられる！

においの喪失

完全に嗅覚がなくなることを無嗅覚症という。生まれつき無嗅覚の人もいるが、感染症や頭部の負傷の後でその症状が現れる人もいる。神経線維の切断により、脳に伝える神経信号の数が減少したからだ。無嗅覚症の人は食欲が減退し、うつにかかりやすい――おそらくは嗅覚と脳の感情中枢が結びついているためである。自然に治癒することもあれば、薬や手術で治ることもある。その他、嗅覚の訓練により嗅覚受容体細胞の再生が促進される可能性もある。

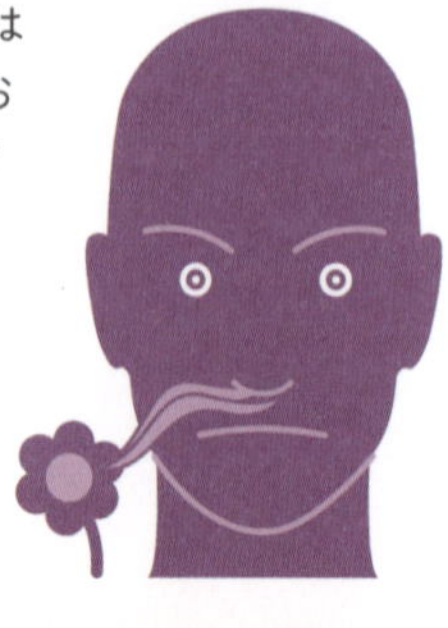

なぜ鼻血が出るのか？

鼻の内側を覆う鼻粘膜は薄く、細い血管が詰まっている。この血管は破れやすく、乾燥した空気を吸い込んだり鼻を強くかんだだけでも、鼻血は起こる。

3 鼻腔
息を吸うとにおい分子が鼻腔の中へただよう。嗅覚受容細胞という特殊な神経細胞が各穴の先端にあり、におい分子を感知する。薄い、骨性の鼻甲介が、嗅覚受容細胞が異常なく機能を果たし続けるよう熱を放射する。

5 香りと情動
新鮮な食べ物の香りは快感をもたらすことが多い。「腐った」ものを嗅ぐと、嫌悪感を引き起こして病気の危険性を警告し、煙のにおいは闘争／逃走反応を始動させる。

4 脳へ
神経信号は嗅覚受容体の先端から嗅球の内部に詰まっている神経線維へ送られる。それから信号は扁桃体へ伝えられ、そこでそれぞれのにおいに対する情動反応が決まる。

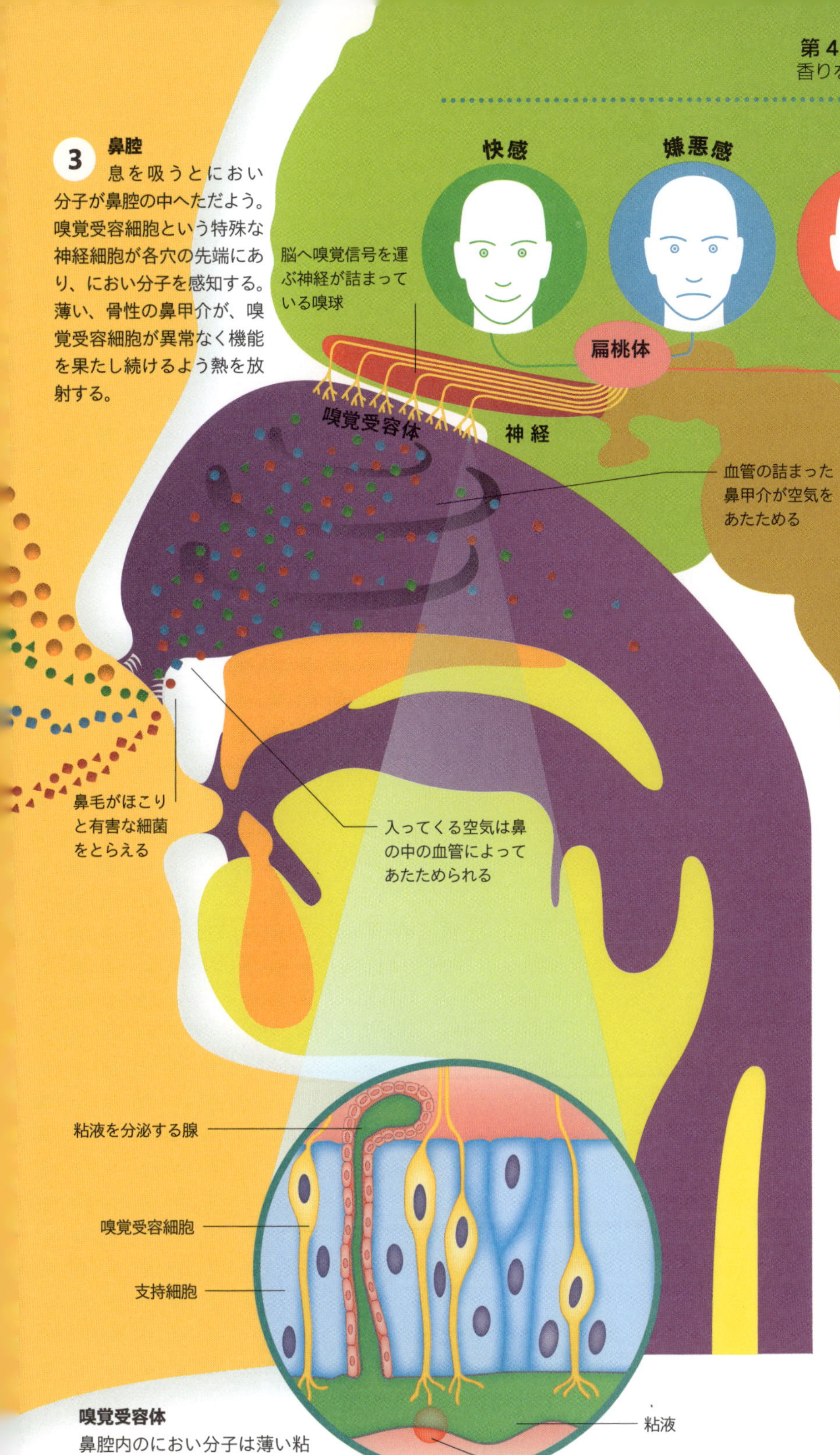
快感
嫌悪感
恐れ
脳へ嗅覚信号を運ぶ神経が詰まっている嗅球
扁桃体
嗅覚受容体
神経
血管の詰まった鼻甲介が空気をあたためる
鼻毛がほこりと有害な細菌をとらえる
入ってくる空気は鼻の中の血管によってあたためられる
粘液を分泌する腺
嗅覚受容細胞
支持細胞
粘液
粘液に溶けるにおい分子

嗅覚受容体
鼻腔内のにおい分子は薄い粘液の層に溶ける。これにより分子が嗅覚受容細胞の端に結合できる。

鍵と鍵穴説

各嗅覚受容体は、鍵が特定の鍵穴にはまるように、特定のにおい分子に反応する。受容体はさまざまなパターンでさまざまなにおいにより活性化されるため、持っている受容体の数よりも多くのにおいを嗅ぎ分けられる。どこに結合するのかを決定するのが、分子の形なのか、まったく異なる要因なのか、議論されている。

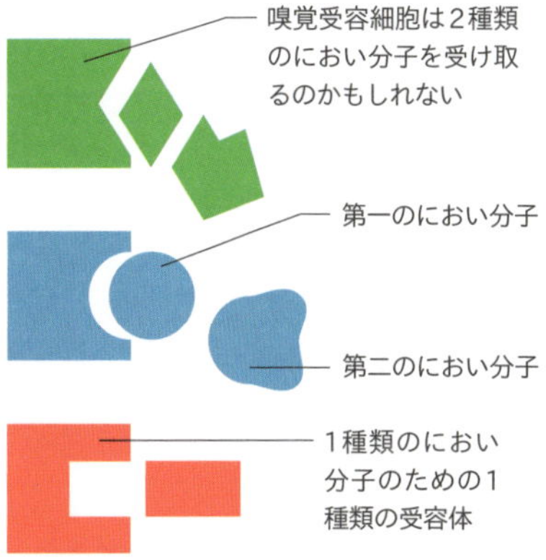
嗅覚受容細胞は2種類のにおい分子を受け取るのかもしれない
第一のにおい分子
第二のにおい分子
1種類のにおい分子のための1種類の受容体

舌の先で

舌には何千もの化学物質受容体があり、それらが食べ物に含まれる主な化学物質の構成要素を検知し、５つの主な味覚のひとつに解釈する。しかしだれもが同じ舌を持っているわけではない。食べ物の好みが違うのもそのためである。

どうして子どもはコーヒーを好まないのか？

苦味を子どもが嫌うのは、毒から身を守るように進化してきたからかもしれない。大人になるにつれ、経験を通して、コーヒーのような苦味を楽しむようになる。

味覚受容体

舌は微小なこぶ（乳頭）で覆われており、それらは5種類の基本的な味（酸味、苦味、塩味、甘味、うま味）を伝える化学物質に対する味覚受容体を含んでいる。各受容体はひとつの味覚のみ処理し、舌の表面全体に5種類すべての味に対する受容体がある。食べ物の風味ははるかに複雑な感覚で、においとまざった味で構成され、分子が喉の後ろの鼻の中に伝わると感知される。そのために鼻が詰まっている時は食べ物の味があまり感じられなくなる。

味《み》蕾《らい》

味蕾は舌乳頭にある穴から始まる。その穴から食べ物や飲み物の粒子が入ると、それらが味覚受容細胞に接触する。特定の味が感知されると細胞は信号を脳へ送る。味蕾は口の内側にも存在する。

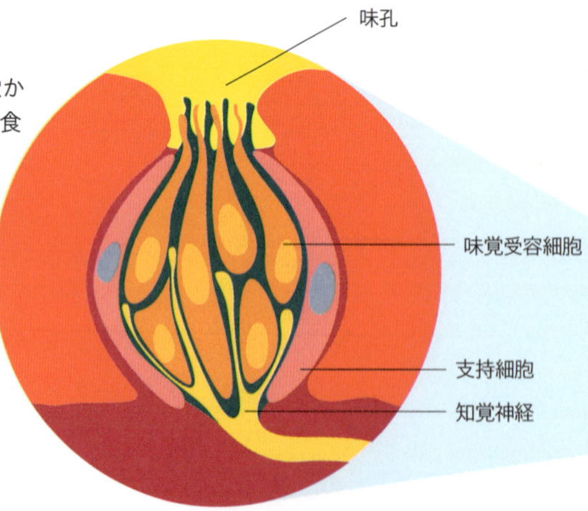

味孔
味覚受容細胞
支持細胞
知覚神経

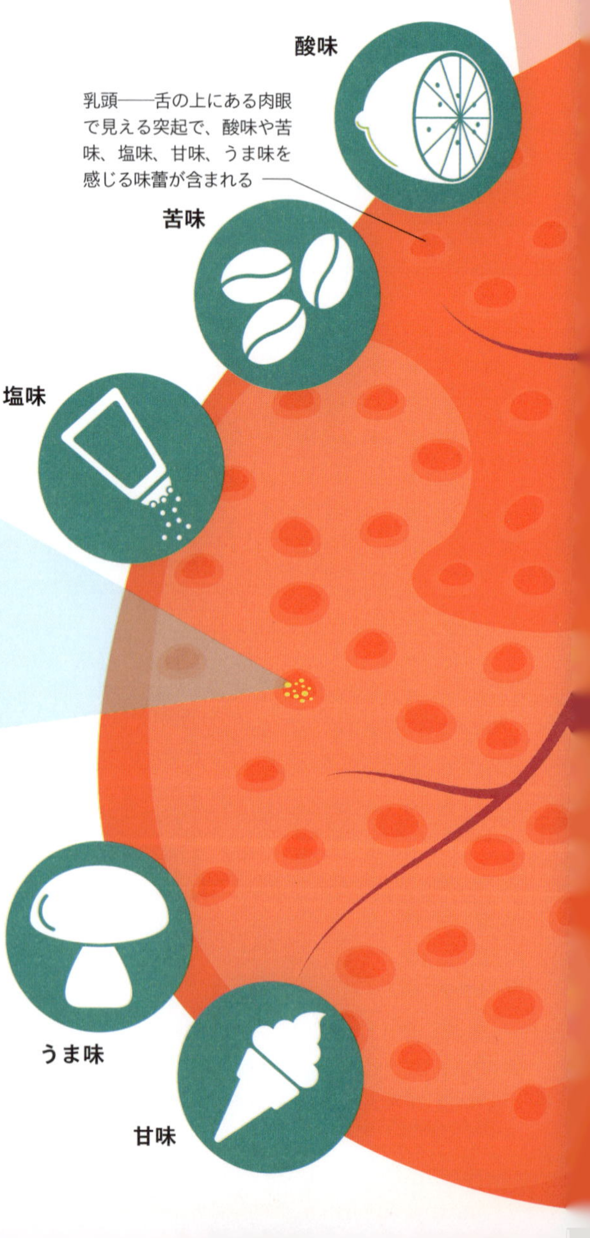

酸味
乳頭——舌の上にある肉眼で見える突起で、酸味や苦味、塩味、甘味、うま味を感じる味蕾が含まれる
苦味
塩味
うま味
甘味

スーパーテイスター

他の人よりもはるかに多くの味蕾を持つ人々がいる。こうした超味覚保有者は他の人が感知できない苦み成分を感知でき、青物野菜と脂っこい食べ物を嫌うことが多い。人口の25%を占めると考えられている。

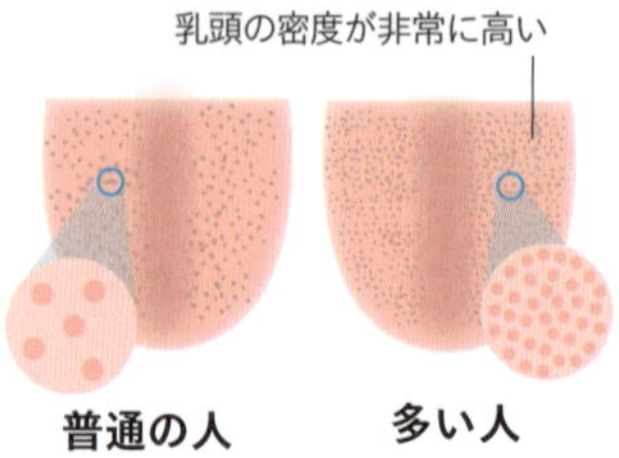

乳頭の密度が非常に高い
普通の人
多い人

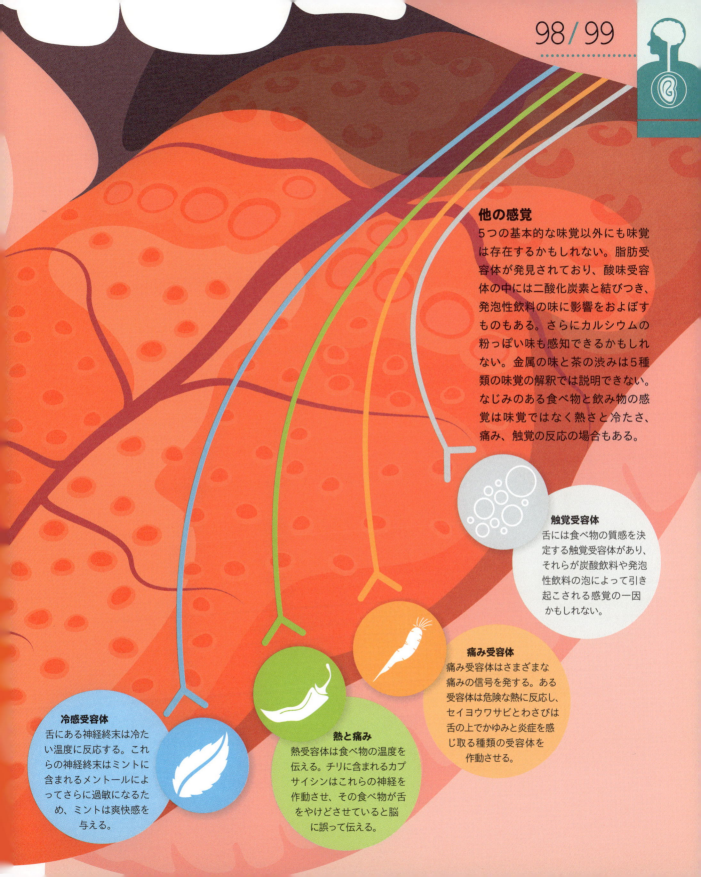

他の感覚

5つの基本的な味覚以外にも味覚は存在するかもしれない。脂肪受容体が発見されており、酸味受容体の中には二酸化炭素と結びつき、発泡性飲料の味に影響をおよぼすものもある。さらにカルシウムの粉っぽい味も感知できるかもしれない。金属の味と茶の渋みは5種類の味覚の解釈では説明できない。なじみのある食べ物と飲み物の感覚は味覚ではなく熱さと冷たさ、痛み、触覚の反応の場合もある。

触覚受容体

舌には食べ物の質感を決定する触覚受容体があり、それらが炭酸飲料や発泡性飲料の泡によって引き起こされる感覚の一因かもしれない。

痛み受容体

痛み受容体はさまざまな痛みの信号を発する。ある受容体は危険な熱に反応し、セイヨウワサビとわさびは舌の上でかゆみと炎症を感じ取る種類の受容体を作動させる。

熱と痛み

熱受容体は食べ物の温度を伝える。チリに含まれるカプサイシンはこれらの神経を作動させ、その食べ物が舌をやけどさせていると脳に誤って伝える。

冷感受容体

舌にある神経終末は冷たい温度に反応する。これらの神経終末はミントに含まれるメントールによってさらに過敏になるため、ミントは爽快感を与える。

鏡箱療法

四肢の切断者の多くは「幻肢」痛に苦しむ。脳は失われた手足からの感覚入力がないことを、筋肉が締めつけられてけいれんしている感覚と解釈する。鏡の箱を使って脳をだまし、幻肢を「見せる」ことで、多くの場合、残された手足の動きが痛みをやわらげてくれる。

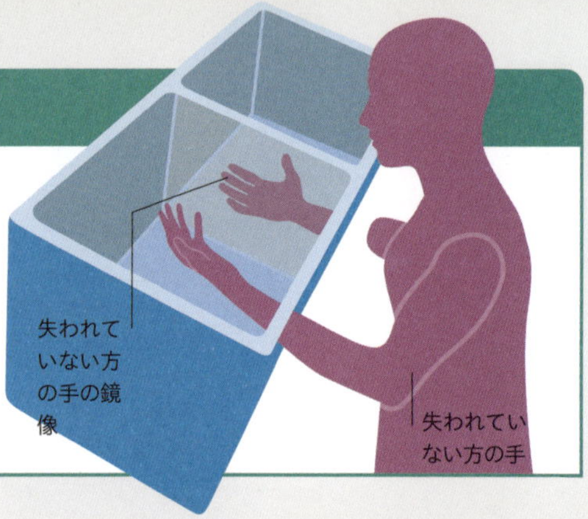
失われていない方の手の鏡像
失われていない方の手

体の位置感覚

自分の手がどこにあるのか、わざわざ見ないのにどのようにしてわかるのだろうか？第六感といわれることもあるが、体には各部位が空間のどこにあるか脳に知らせる機能を持つ受容体がある。さらに体の部分が自分のものであるという感覚も私たちは受け取っている。

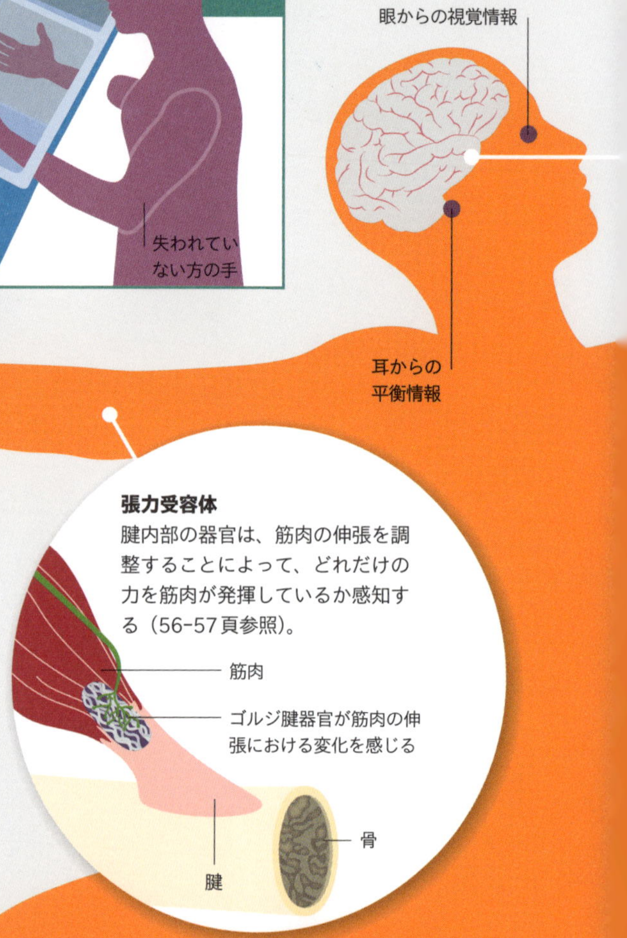
眼からの視覚情報
耳からの平衡情報
張力受容体
腱内部の器官は、筋肉の伸張を調整することによって、どれだけの力を筋肉が発揮しているか感知する（56-57頁参照）。
筋肉
ゴルジ腱器官が筋肉の伸張における変化を感じる
骨
腱

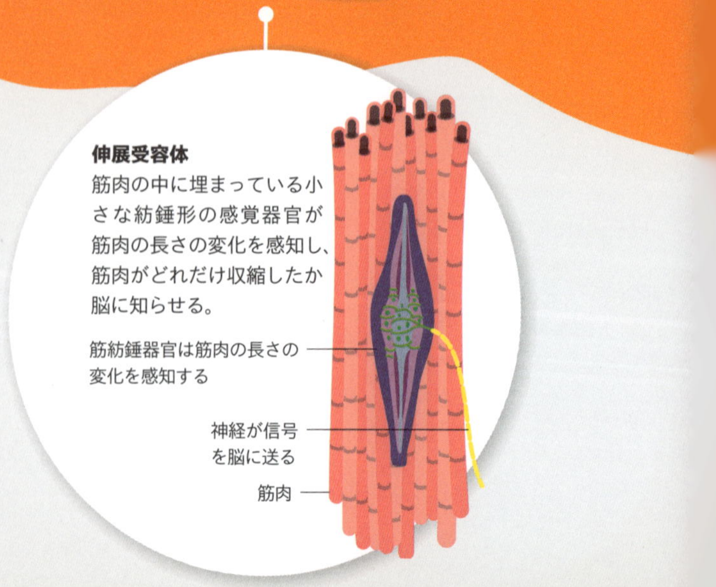
伸展受容体
筋肉の中に埋まっている小さな紡錘形の感覚器官が筋肉の長さの変化を感知し、筋肉がどれだけ収縮したか脳に知らせる。
筋紡錘器官は筋肉の長さの変化を感知する
神経が信号を脳に送る
筋肉

位置感覚器

体の位置を脳が判断するのを助けるさまざまな受容体がある。手足を動かすためには関節が位置を変えなければならない。関節の両側の筋肉が収縮ないし弛緩し、長さか張力を変える。筋肉を骨に連結している腱は伸ばされ、関節の片側の皮膚も同じように伸ばされるが、反対側の皮膚は弛緩する。これらの構成要素のそれぞれについての情報を組み合わせることで脳は体の動きについてはっきりと正確なイメージを描くことができる。

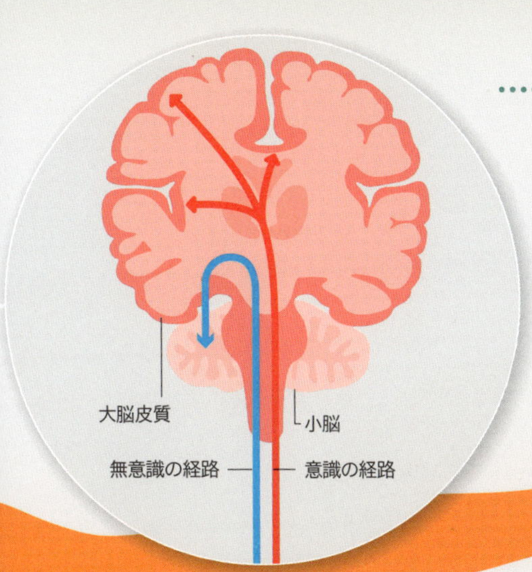
大脳皮質
小脳
無意識の経路
意識の経路

統合するもの

脳は、体がどのような姿勢をとっているか解釈するために、筋肉の内部と周囲にあるセンサーだけでなく他の感覚からの情報を組み合わせる。このうちの意識的な要素は大脳皮質で管理され、走る、踊る、つかむなどの動きを可能にする。脳の基部にある小脳は特に意識せずに体を直立に保つなどの無意識的な要素をつかさどる。

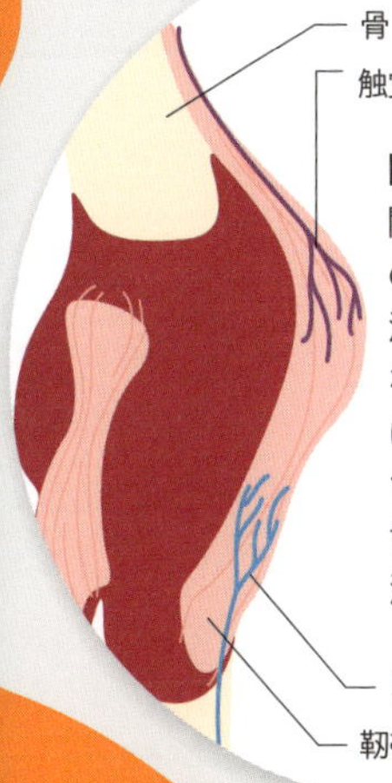
骨
触覚神経
靭帯の受容体
靭帯

関節受容体

関節の内部の受容体は関節の位置を感知する。もっとも活性化するのは関節が危険な状態にある時で、過伸展による損傷を防ぐのに役立つ。通常の動きで関節の位置を感知するのにも役割を演じているのかもしれない。

体の所有感覚

体を自分のものに感じる感覚は意外と複雑で柔軟性がある。ここに示したゴムの手の錯覚は、偽物の手を自分の体の一部のように感じさせる。仮想現実用ヘッドセットを用いれば、体外離脱体験を起こすことも可能である。こうした柔軟性のおかげで、私たちは手足を失ってもなんとか対処して、道具や補装具を体の一部としてみなすことができるようになる。

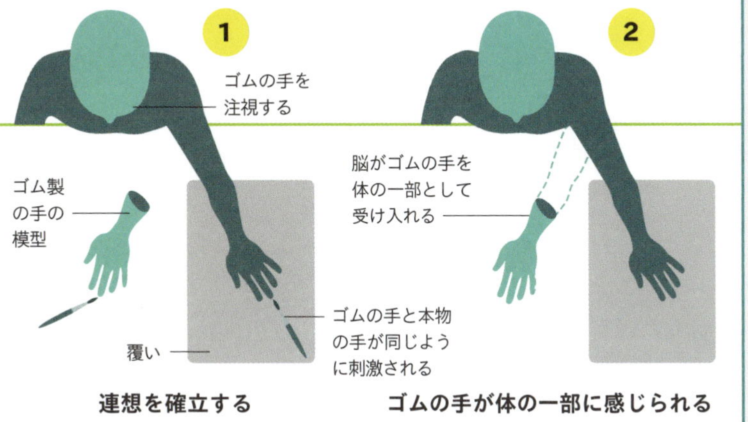
1
ゴムの手を注視する
ゴム製の手の模型
覆い
ゴムの手と本物の手が同じように刺激される
連想を確立する
2
脳がゴムの手を体の一部として受け入れる
ゴムの手が体の一部に感じられる

皮膚の伸展

皮膚の中の特別な受容体（75頁参照）は伸展を感知できる。これにより、一方の皮膚が伸びると反対側の皮膚が緩むので、手足の動き、特に関節の角度の変化を確かめられる。

あごの筋肉と舌にある**体位センサー**は発話時に**正しい音を作る**のを助ける

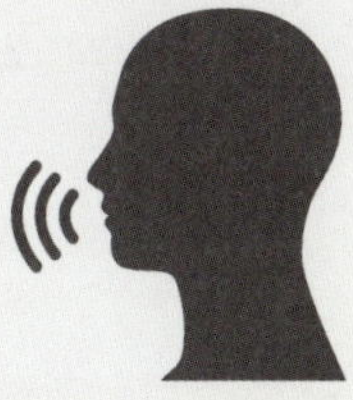

統合感覚

脳はすべての感覚からの情報を組み合わせることで周囲の世界を理解する。しかし驚くべきことに、ある感覚が別の感覚の体験を実際に変えてしまうことが時にある。

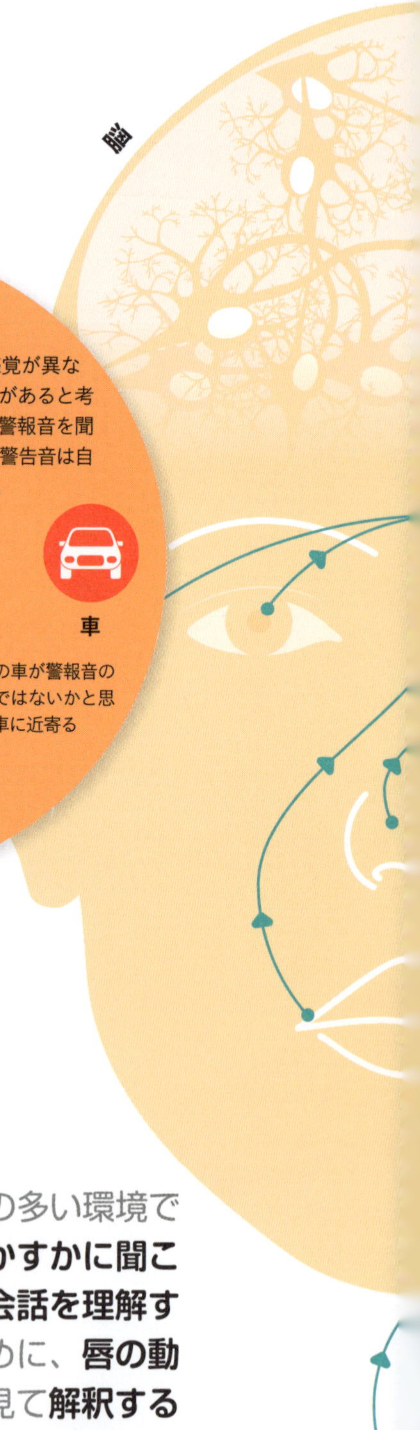

どのように知覚は相互に作用するか

経験することはすべて感覚器官によって解釈される。ある物体を見てそれをつかむと、形と手触りを感じる。音やにおいがどこから発しているのかを探し、食べ物を味わう前に「眼で食べる」。脳はこの情報をきちんとまとめるために複雑な処理をおこなう。時にこの情報の組み合わせが多感覚の錯覚をもたらす。さまざまな知覚からの情報が矛盾しているようであれば、脳はひとつの知覚を別の知覚よりも好んで採用する。状況によってはこれが役に立つこともあれば、惑わせることにもなる。

音と視覚

物事が同時に起こると、たとえ自分の感覚が異なるメッセージを送っていてもそれらは関連があると考えてしまいがちである。自分の車の近くで警報音を聞けば、（まったく異なる音でない限り）その警告音は自分の車から発していると思い込んでしまう。

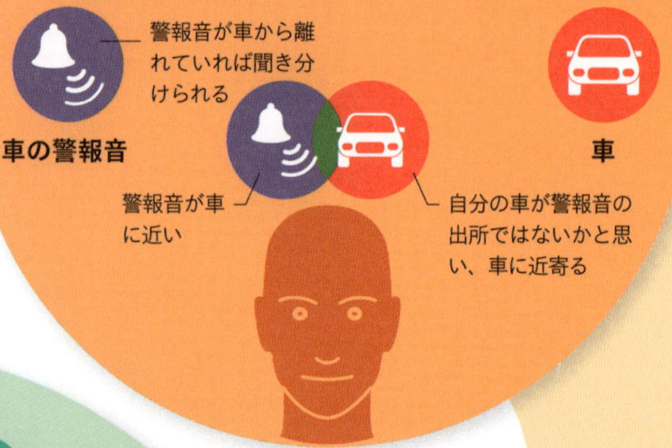

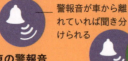

警報音が車から離れていれば聞き分けられる
車の警報音
車
警報音が車に近い
自分の車が警報音の出所ではないかと思い、車に近寄る

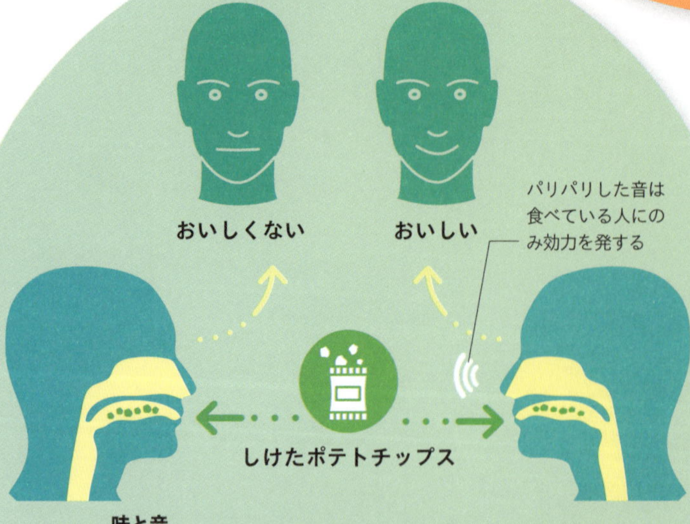

味と音

しけたポテトチップスを食べている時にパリパリという音をきけば、チップスは揚げたてのようだと言い張るだろう。メーカーは営業戦略上、チップスがパリパリした音をたてているかのように思わせるため、袋もパリパリと音がたつようにしている。

騒音の多い環境では、**かすかに聞こえる会話を理解する**ために、**唇の動き**を見て**解釈する**

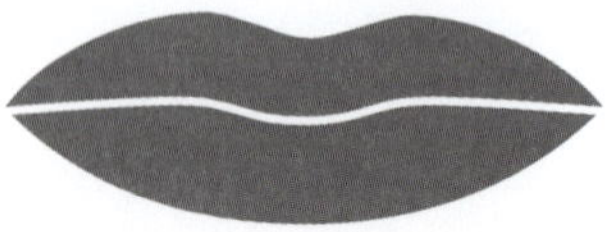

音と形

下図のような形を見せられ、どちらかを「ブーバ」、もうひとつを「キキ」と名づけるよう求められたら、ほとんどの人はとがった音から先端の尖った形を「キキ」と名づけ、よりやわらかな響きの「ブーバ」はまるい形に合うと判断する。こうした組み合わせはさまざまな文化と言語にわたって適用でき、聴覚と視覚の結びつきを示唆している。

においと味

味覚は単純な知覚で、「甘味」や「塩味」といったおおまかな知覚で構成される。風味とみなしているもののほとんどが実際には嗅いでいるものである。またにおいは味そのもののおおまかな感覚にも影響をおよぼすことがある。バニラの香りは食べ物や飲み物の味をより甘く感じさせるが、これはバニラが甘い食べ物におなじみのフレーバーとなっている地域でのみ通用する。

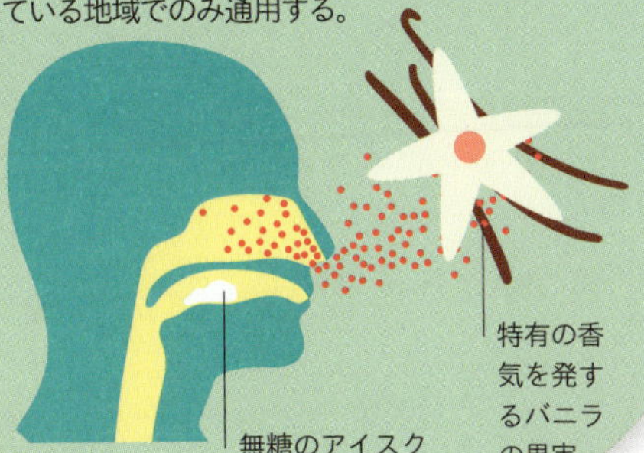
特有の香気を発するバニラの果実
無糖のアイスクリームが甘く感じられる

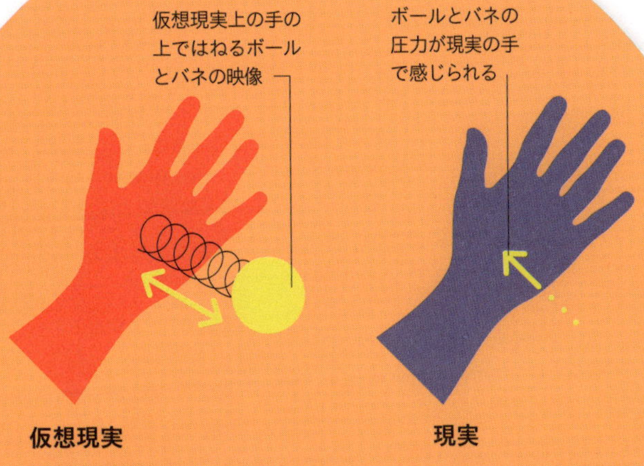

仮想現実上の手の上ではねるボールとバネの映像
ボールとバネの圧力が現実の手で感じられる

触覚と視覚

ゲーマーが仮想現実空間でものを拾うと、触覚は何もそうした情報を与えないにもかかわらず、視覚的な刺激が肉体的な感覚を与える。目で見ていることが感じていることに実際に影響をおよぼすことがある。

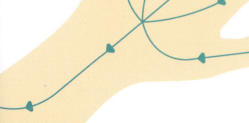

声を使う

会話は、脳の神経経路と体の肉体的協調という、複雑ではあるが柔軟なネットワークによっておこなわれる。どのように言葉が話されるかを左右するのが音調と抑揚で、きわめて単純な文にさえ無数の意味を付与できる。

1 思考の過程
最初にどの言葉を言いたいのかを決めなければならない。これがブローカ野を含め脳の左半球にある領域のネットワークを活性化させ、言葉の記憶装置を利用する。

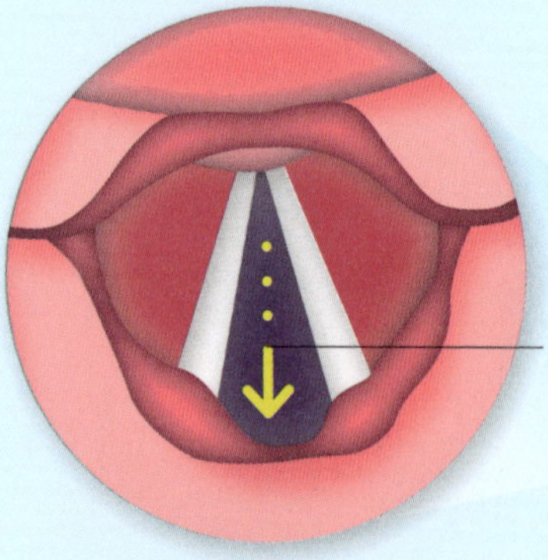
声帯が開いて空気を肺に入れる

2 息を吸う
話すために必要な、絶え間ない空気の流れを肺が供給する。吸い込む時、声帯が開いて空気を通過させ、その後空気圧が肺の中で形成され始める。

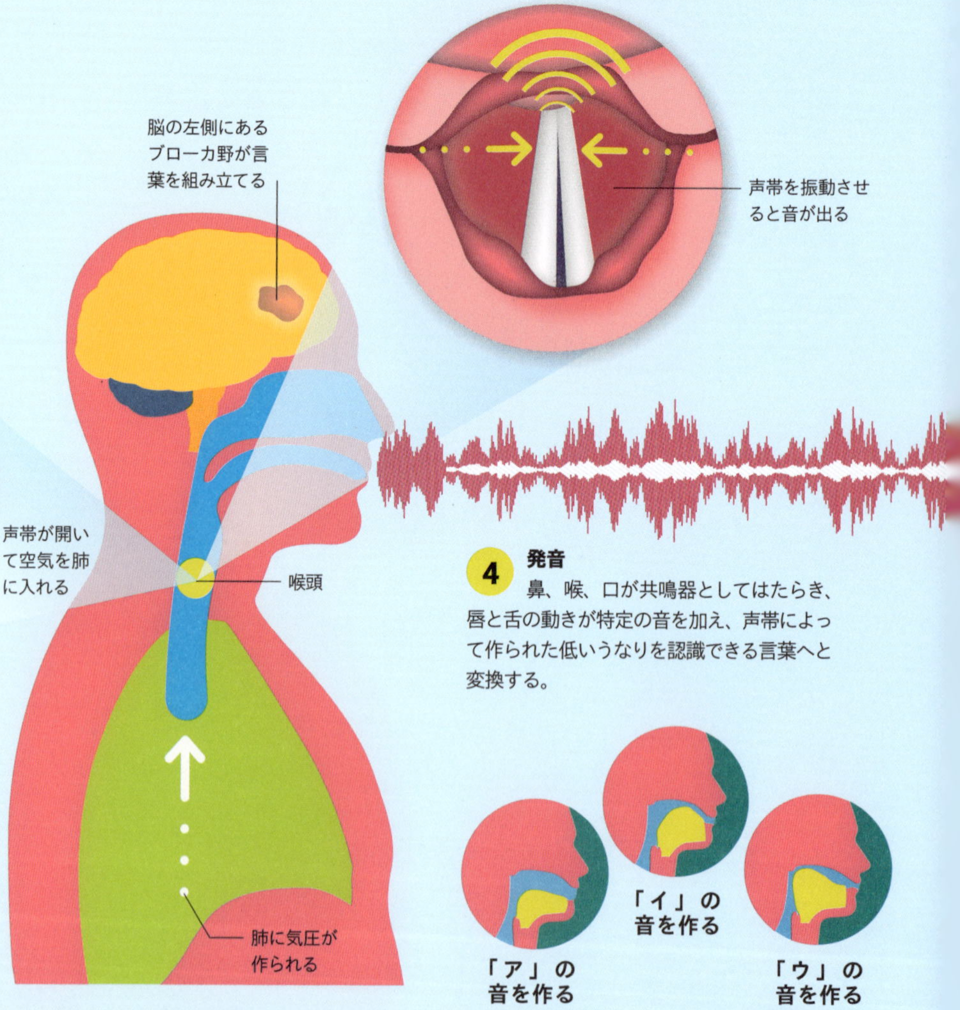
脳の左側にあるブローカ野が言葉を組み立てる
喉頭
肺に気圧が作られる
声帯を振動させると音が出る
「ア」の音を作る
「イ」の音を作る
「ウ」の音を作る

3 音を作る
息を吐く時、気流が声帯を通過するので声帯が振動して音を出す。振動の速さが声の高さを決定し、この調節は喉頭にある筋肉によっておこなわれる。叫びたいのであれば、より大きな気流を必要とする。

4 発音
鼻、喉、口が共鳴器としてはたらき、唇と舌の動きが特定の音を加え、声帯によって作られた低いうなりを認識できる言葉へと変換する。

どうやって話しているのか？

脳、肺、口、鼻、どれも言葉を出す時に重要な役割を果たすが、喉頭が一番重要である。喉の気管の上に位置して、内部一面に2枚の膜がある。これが声帯で、言葉を作り上げる音を生み出す構造物である。

さまざまな音を作る

声帯が作り出した音を歯と唇の助けをかりながら舌が動いて音を作り上げる。舌と口の形を変えることで「ア」や「イ」のような音を作り出し、唇が空気の流れを遮ることで「p」や「b」のような子音を作り出す。

発話の経路

脳の各領域は神経を介してつながれている。ウェルニッケ野とブローカ野をつなぐ神経の束、弓状の線維束は、高速度で神経インパルスを発する神経細胞で構成される。

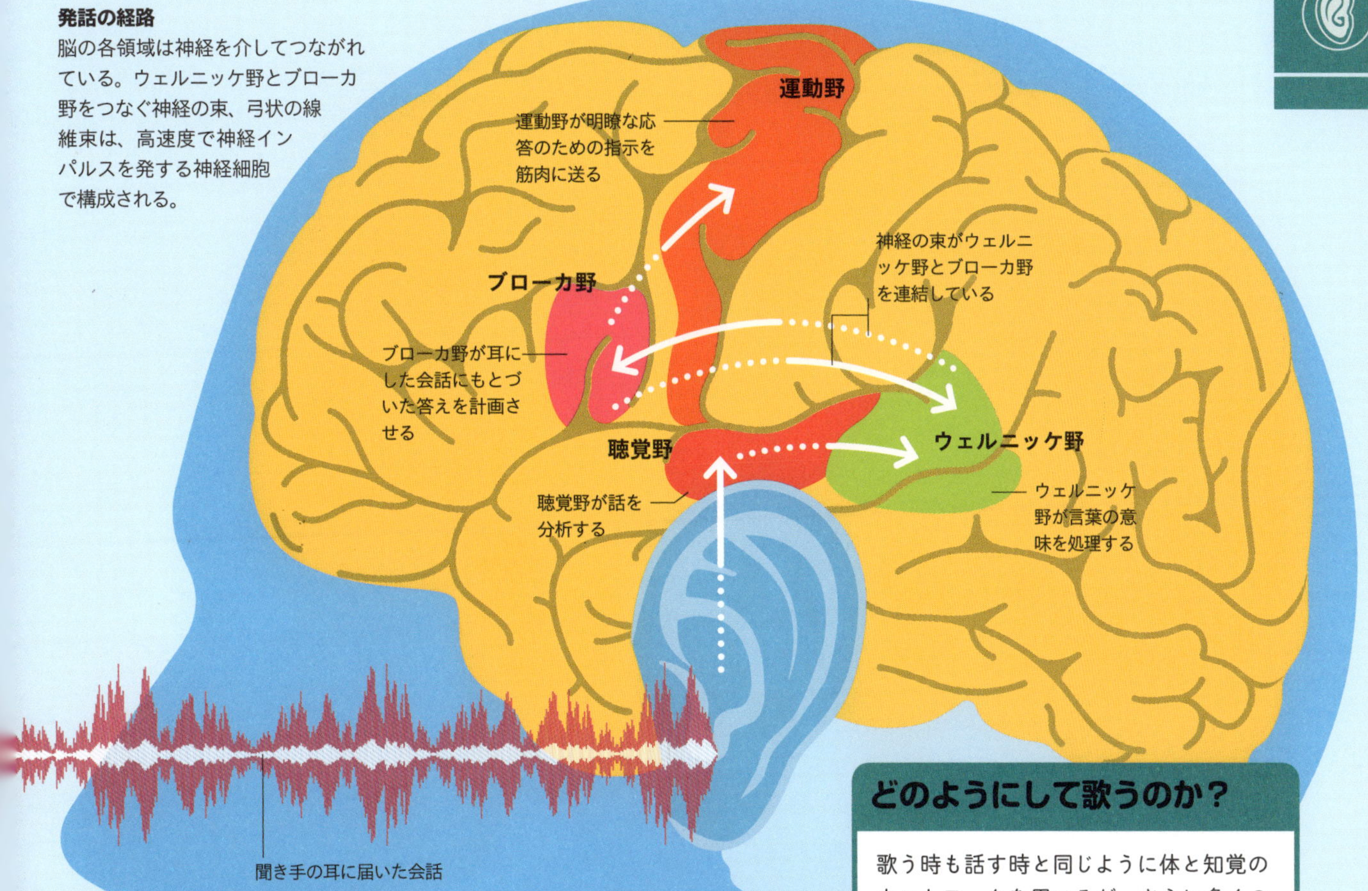
運動野
運動野が明瞭な応答のための指示を筋肉に送る
ブローカ野
ブローカ野が耳にした会話にもとづいた答えを計画させる
神経の束がウェルニッケ野とブローカ野を連結している
聴覚野
聴覚野が話を分析する
ウェルニッケ野
ウェルニッケ野が言葉の意味を処理する
聞き手の耳に届いた会話

会話の処理

会話によって引き起こされた空気の振動が耳に届くと、耳の奥深くの神経細胞を刺激し、処理のために脳へ信号を送る。ウェルニッケ野は言葉の基本的な意味の理解のために不可欠で、ブローカ野は文法と音調を解釈する。これらの領域は話を理解し発話する、より大きなネットワークの一部である。どちらの領域への損傷も、言語障害をもたらす可能性がある。

どのようにして歌うのか？

歌う時も話す時と同じように体と知覚のネットワークを用いるが、さらに多くの調節を必要とする。気圧はより大きく、洞、口、鼻、喉などの複数の腔が共鳴器として使われ、より豊かな音を作り出す。

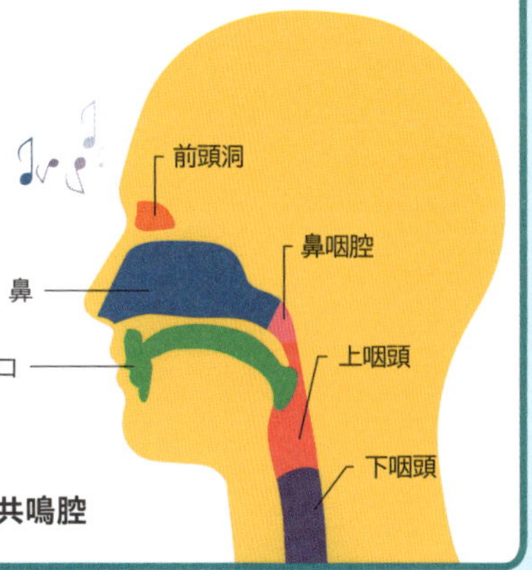
前頭洞
鼻咽腔
鼻
上咽頭
口
下咽頭
共鳴腔

表情を読む

私たちは社会生活を営む種であるため、顔を認識して理解することは生存のために重要である。すなわち、私たちは顔の認知が得意になるよう進化してきた――時にはトーストの焦げ目から実際には存在しない顔を読み取ることがあるにせよ！

顔の識別の重要性

生まれた時から赤ん坊は顔に引き付けられ、他の何よりも顔を見ることを好む。年を重ねるにつれ、顔の認識ばかりでなく表情の読み取りにも熟練する。そのおかげで誰が助けてくれ、誰が危害を加えるかを見極めることができる。個々の顔は、たとえその人物と何年も会っていなかったとしても、かなりの期間記憶にとどまることができる。

紡錘状顔領域

紡錘状顔領域と名づけられた脳のこの領域は、顔を見る時に活性化されるため、顔の認識を専門としていると考えられる。しかしなじみのある物体を見ている時にもこの領域は活性化する――ピアニストなら鍵盤を見ると活性化するかもしれない。ここが顔専門なのかどうかについては今なお議論されている。

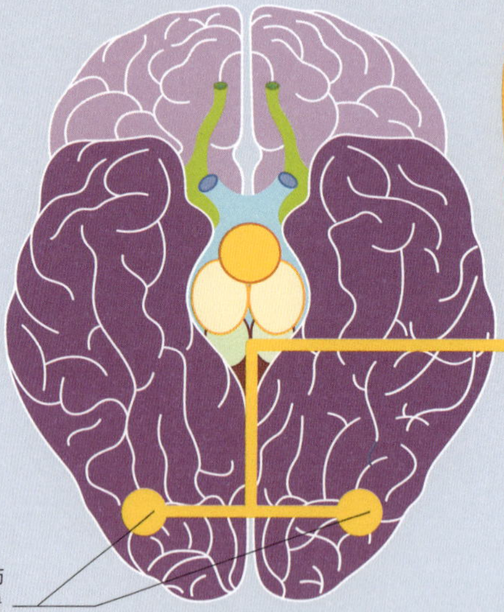

脳の両側にある紡錘状顔領域の位置

脳の下側

表情の手がかり

顔を認識すると眼、鼻、口の間の比率を見る。この比率の変動が感情を見抜く助けになる。たとえば上がった眉毛と開いた口は驚きを表しているだろう。こうしたサインが眼で読み取られると、神経信号が脳の紡錘状顔領域へ送られて処理される。

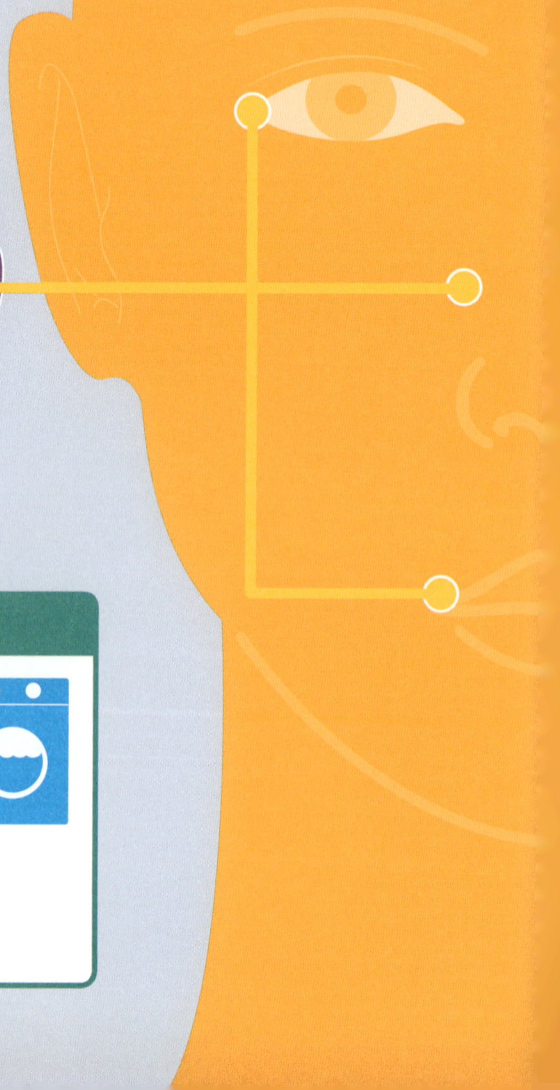

顔を認める

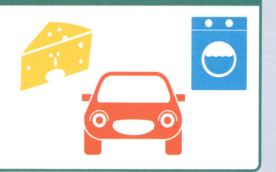

ヒトは思いもよらないところに顔を見つける傾向がある。それこそ車からグリルドチーズ、木片にまで。これは私たちの祖先にとり、他者の顔を読み取ることが複雑な社会的階層で成功するうえで都合がよかったからである。

表情筋

顔には皮膚を引っ張って眼の形と唇の位置を変える筋肉があり、顔を表情豊かにしている。顔にうかんだ表情を読む能力のおかげで、私たちは他の人の気分や意図、考えを判断できる。いつお願いすべきか、そっとしておくべきか、なぐさめるべきかを、顔が教えてくれる。眉のしわや唇のゆがみなどのごくわずかな手がかりでも見つければ、しかめ面と作り笑いの違いを正確に見分けられる。

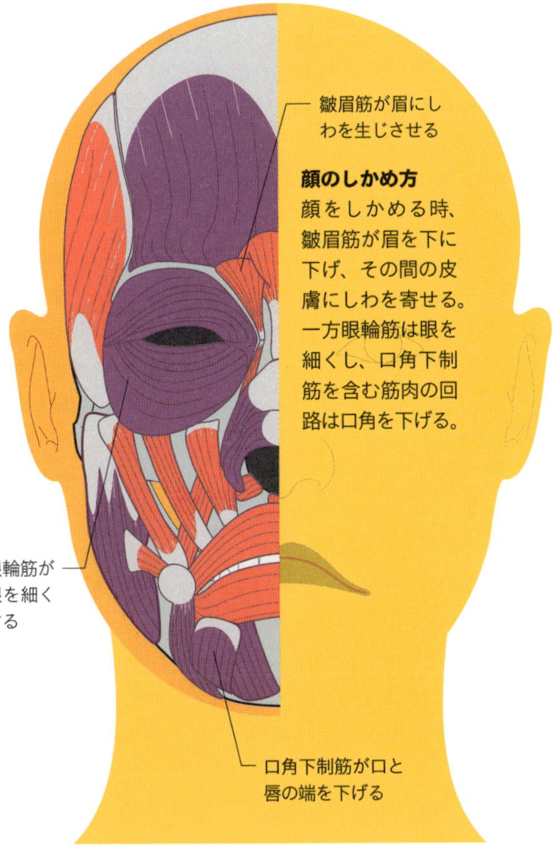
皺眉筋が眉にしわを生じさせる
眼輪筋が眼を細くする
口角下制筋が口と唇の端を下げる

顔のしかめ方
顔をしかめる時、皺眉筋が眉を下に下げ、その間の皮膚にしわを寄せる。一方眼輪筋は眼を細くし、口角下制筋を含む筋肉の回路は口角を下げる。

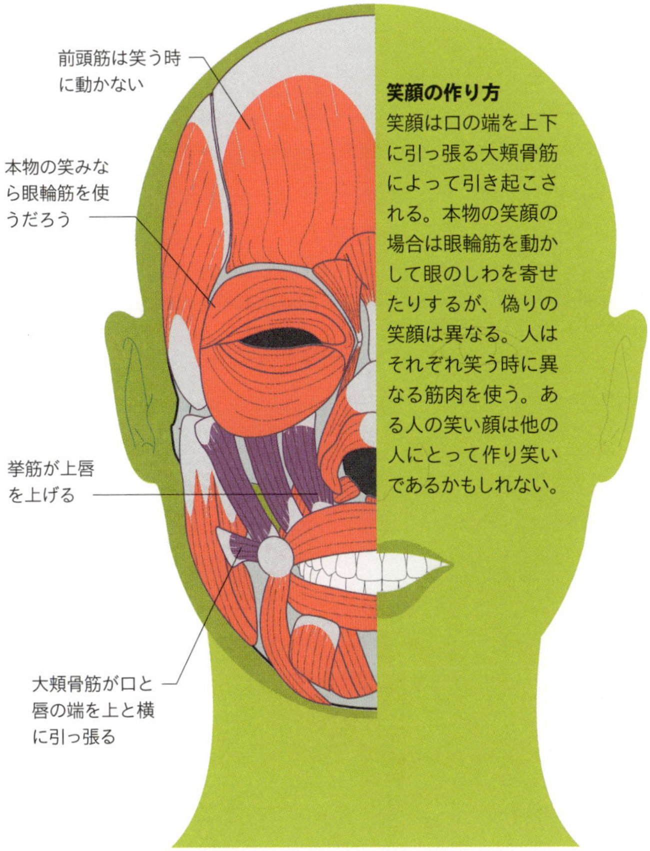

前頭筋は笑う時に動かない
本物の笑みなら眼輪筋を使うだろう
挙筋が上唇を上げる
大頬骨筋が口と唇の端を上と横に引っ張る

笑顔の作り方
笑顔は口の端を上下に引っ張る大頬骨筋によって引き起こされる。本物の笑顔の場合は眼輪筋を動かして眼のしわを寄せたりするが、偽りの笑顔は異なる。人はそれぞれ笑う時に異なる筋肉を使う。ある人の笑い顔は他の人にとって作り笑いであるかもしれない。

まなざしと視線交錯

自閉症者（246頁参照）は通常顔を見る時に目と口に焦点を合わせない。彼らは社会生活の適応に混乱と困難を感じ、他人とコミュニケーションをとる際に重要な社交上の手がかりを見落とすことがある。赤ん坊のうちからこうした視線をそらす行動をとっていて、次第に異常が明らかになることもあるため、自閉症を示す徴候として用いられることがある。

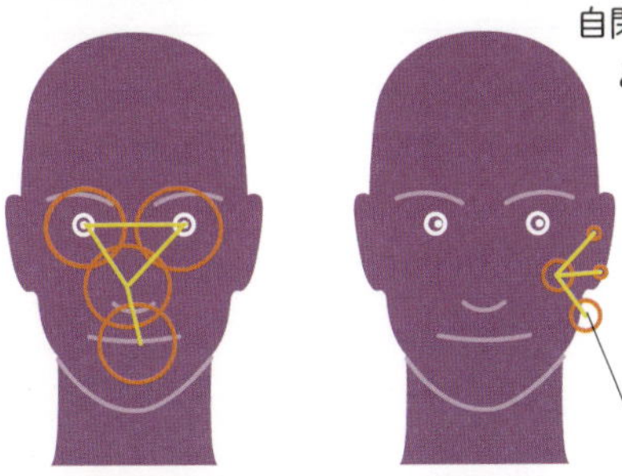
自閉症者は異なるパターンを示す

通常の視線　　自閉症者

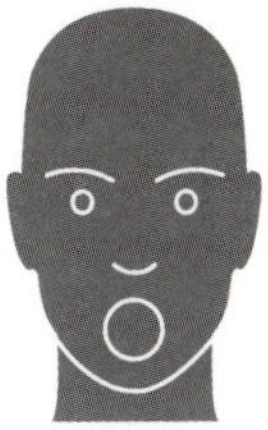

生まれつきの盲人も感情が刺激されると**晴眼者と同じ表情**を示す

語らないこと

私たちは言葉だけでなく多くの手段を用いて意思を伝達している。顔の表情、声の調子、手振りが多くを語る場合もあるため、そうした合図に気づくことは、真に意味していることを理解するためにきわめて重要である。

他人の個人空間を侵すと、恐怖、興奮、不快感などをいだかせることになる

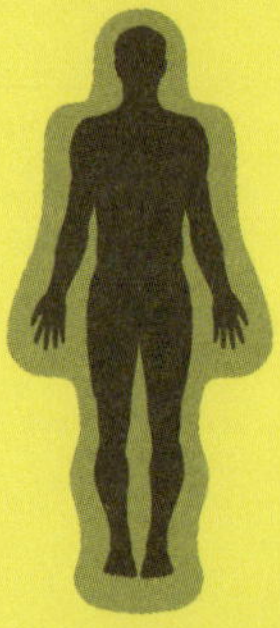

非言語コミュニケーション

誰かと話している時、あなたは無意識のうちに声、顔、体から発せられるわずかなサインに気づいている。それらのサインを正確に解釈することは、言われたことがあいまいな時には非常に重要である。そうしたサインによって人やグループの気分を推測できるため、あなたは社交的な場で適切に行動できる。たとえば、仕事のミーティングで大きなアイディアを売り込むのに都合のよい時を見計らっているなら、同僚のボディランゲージと気分を見極めることはあなたに有益であるかもしれない。

サインの種類

顔の表情、手振り、体の姿勢、声の調子と速さはすべてコミュニケーションの際に分析しているサインである。人物の性格、宗教、文化についての手がかりを与えることがあるので、身にまとっているものも重要である。身体的な接触は語られている内容に感情的な重みを加えることができる。

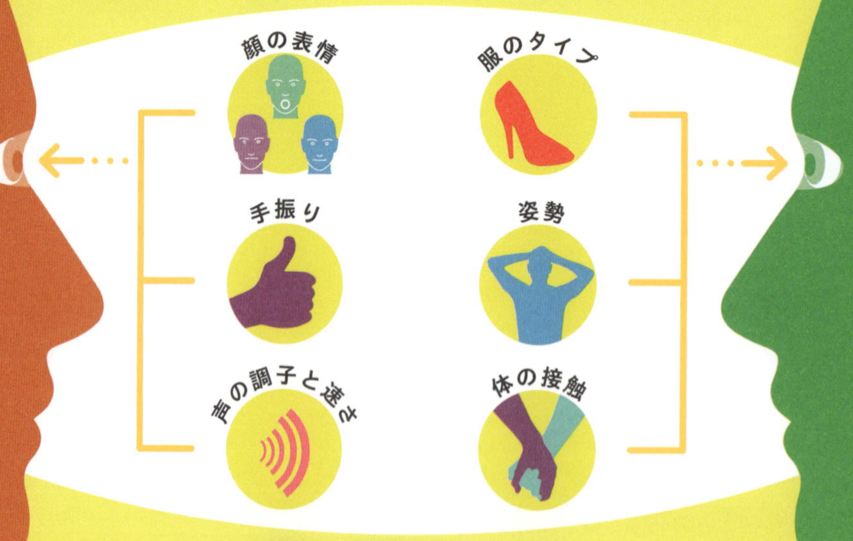

顔の表情
服のタイプ
手振り
姿勢
声の調子と速さ
体の接触

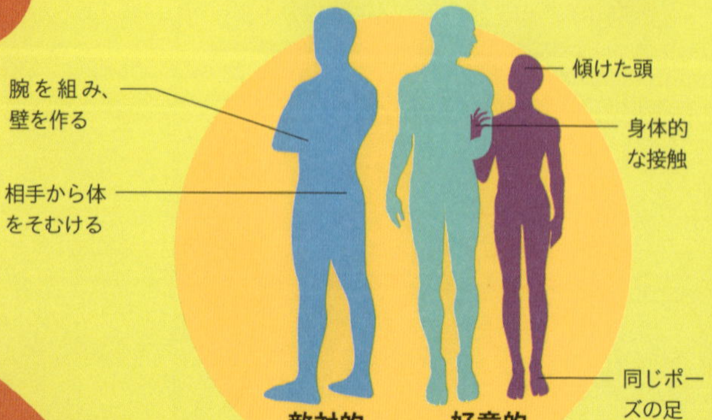

腕を組み、
壁を作る
相手から体
をそむける
傾けた頭
身体的
な接触
同じポー
ズの足
敵対的
好意的

ボディランゲージ

話している時の体の動きは、話している内容とまったく同じことを伝えていることが多い。一般に、視線を合わせる、相手の表情やポーズをまねる、体に触れることは好意的なサインと解釈されている。腕組みをする、肩を丸くすぼめる、相手と距離を置くといった動作は敵対的な雰囲気を作り出す可能性がある。

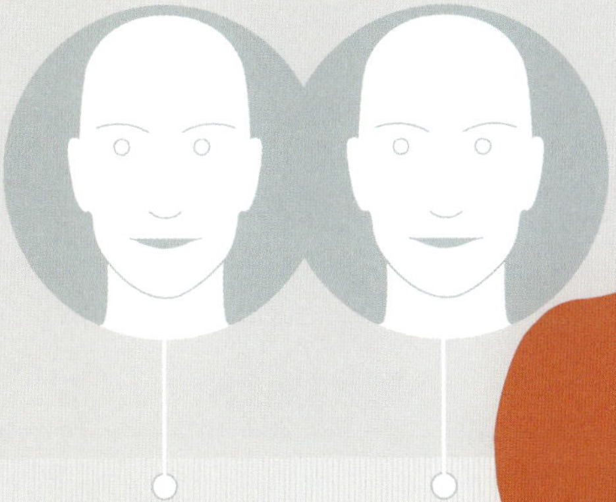

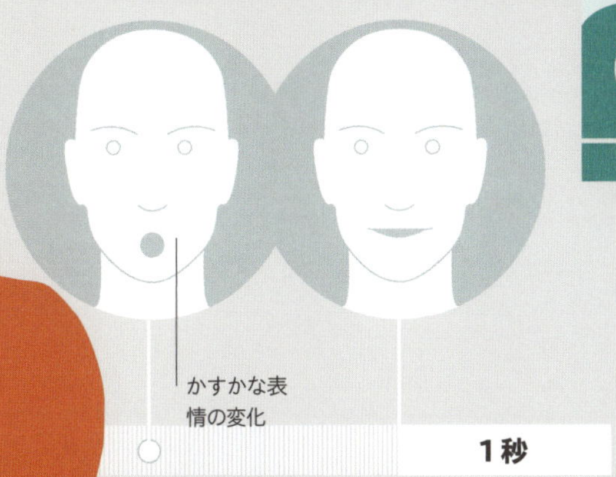
かすかな表
情の変化
1秒

うそを見破られる

周囲の人をだますことは時に利点があるが、だれかがあなたをだましている時に見分けるのにも役立つ。しかしあなたがうそをついている時に暴露しかねないサインがある。すぐれたうそつきは自分が真実を告げていると確信している――うそを本当に信じるならボディランゲージが裏切ることはない。

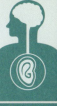

会話の途切れ

うそをついている時は作り上げられた応答を考えるのに自然に応答するよりも多く時間がかかるため、いつもより会話が途切れがちである。たとえ実際に起こった話を伝えていて、ただその出来事に対する感情だけが本当ではないとしても、話の途切れはうそを示すサインとなる。

瞬間的な表情

無意識に瞬時に浮かぶ表情は、たいていはうそつきが隠そうとしている感情を表す。その表情は0.5秒も続かず、普通の人は見落とすが、訓練を受けた観察者には看破される。

明らかな手のひきつりでばれることがある

手の動き

体の動きは意識によって編集されないため、うそを示す指標としてより信頼に値する。うそをつく時、たいていは手をもんだり、身振りをまじえたり、神経質そうな動きをする。

すべてのうそを見破ることは可能か？

不可能である――うそのつき方は人それぞれ異なる。言葉が途切れたり、つま先を引きつらせたとしても、うそ以外に隠された多くの意味を示しているのかもしれない。

つま先のけいれんはうそを示す指標となる

スーパーマンポーズ

ボディランゲージは非常に効果があるため、自分自身についての感じ方を変えることさえある。力強い姿勢をわずか1分とっただけでも、男女問わずテストステロンの値を上昇させ、ストレスホルモンのコルチゾールの値を減少させる。これにより制御の感覚が増し、危険を冒す可能性が高まり、就職の面接試験の出来もよくなる。これは体の動きが感情に影響をおよぼすことを示しており、古いことわざの「成し遂げるまで知っているふりをしろ」が実によい助言であることを証明している。

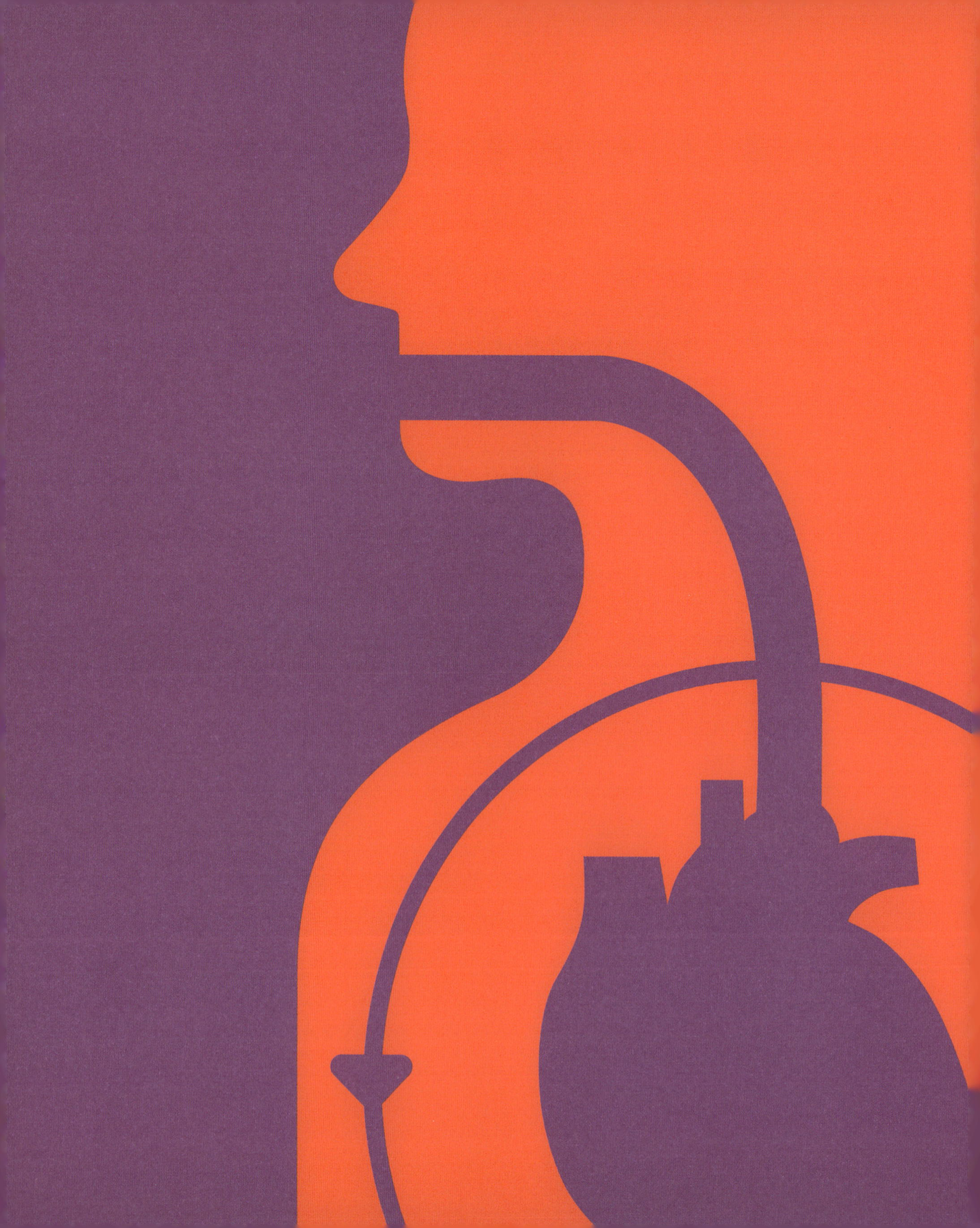

第5章

物事の本質

肺を満たす

肺は巨大な一対のふいごのはたらきをしており、空気を吸い込んでは外に出すことで、酸素を取り入れて不要な二酸化炭素を排出する。安静時は毎分約12回、運動時は毎分20回以上呼吸しており、一年でだいたい850万回となる。

呼吸の調節

血管内の化学受容体からの信号によって呼吸は早まったり遅くなったりする。この受容体が血管と脳と横隔膜の間にフィードバック・ループをもたらす。

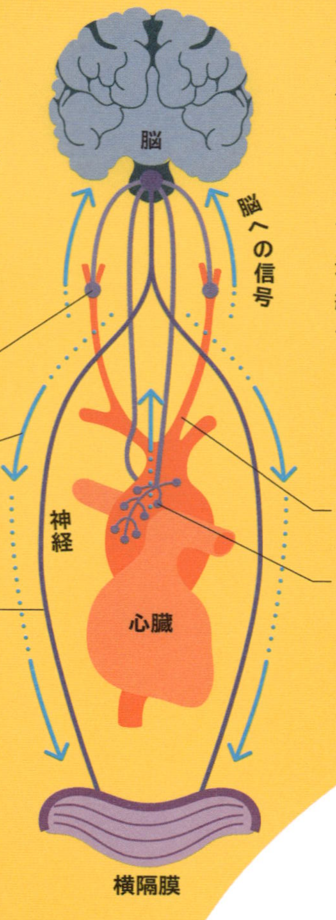
受容体が血管内の酸素量を監視する
神経信号の方向
血管
心臓からの血液中の酸素量を監視するひとかたまりの受容体
呼吸の速度を調整するために信号が横隔膜へ送られる

フィードバック・システム

化学受容体は血液中の酸素と二酸化炭素と酸度の濃度の変化を検知する。この情報が脳へ送られると、血中濃度を一定に保つために脳が横隔膜の動きを調整して、呼吸の速度と深さを変える。

息を吸う

鼻か口を通して吸い込まれた空気は、気管を通って左か右の主気管支へ、それから徐々に細くなっていく細気管支という気道へ導かれる。気管から細気管支の末端までの間で気道は23回分岐する。

1 吸い込む

空気は鼻や口を通る時に温められ、湿り気をおびる。鼻毛が、気管や肺を刺激して咳の発作を引き起こしかねないほこりの粒子を取り除く。

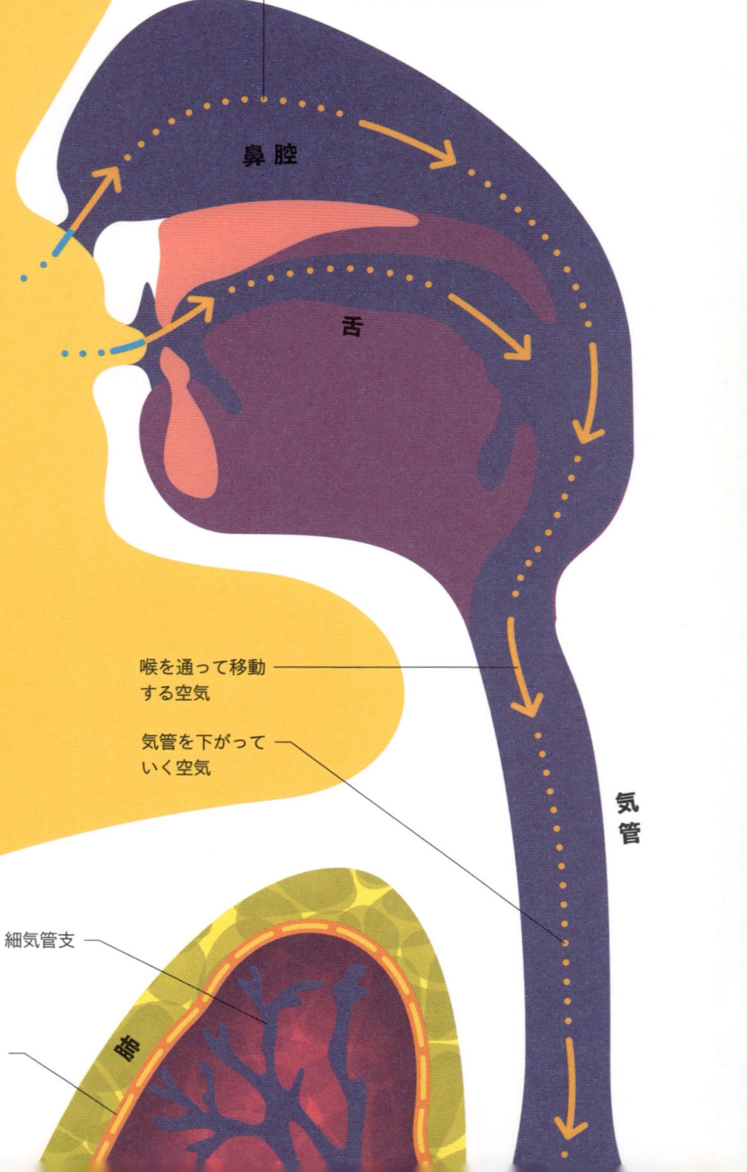
右肺の上皮

大きさが重要

肺の中の小さな肺胞すべての表面積は70㎡という途方もない大きさ（皮膚の表面積の40倍）である。これで吸い込む酸素の量を最大限にする。

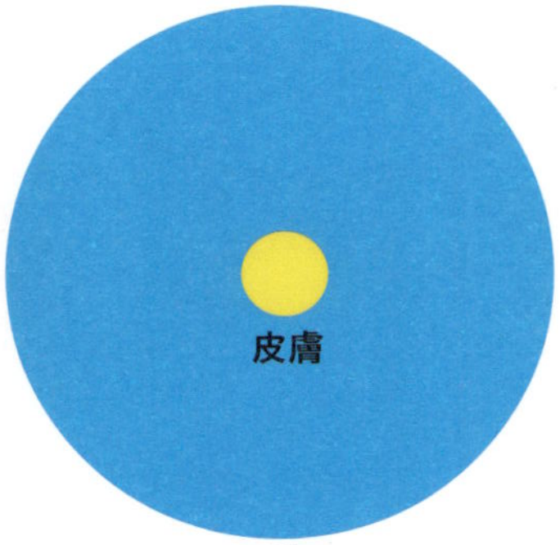
皮膚
肺

呼吸のメカニズム

胸筋と胸郭も呼吸に影響をおよぼしているが、主たる原動力は横隔膜である。これは大きなドーム状の筋肉で、胸郭をその下の組織と隔てる。同時に、肋骨の間の筋肉が収縮すると、肋骨を上げるため両肺が膨張し、空気が勢いよく入ってくる。横隔膜と胸筋が弛緩している時、空気は押し出される。

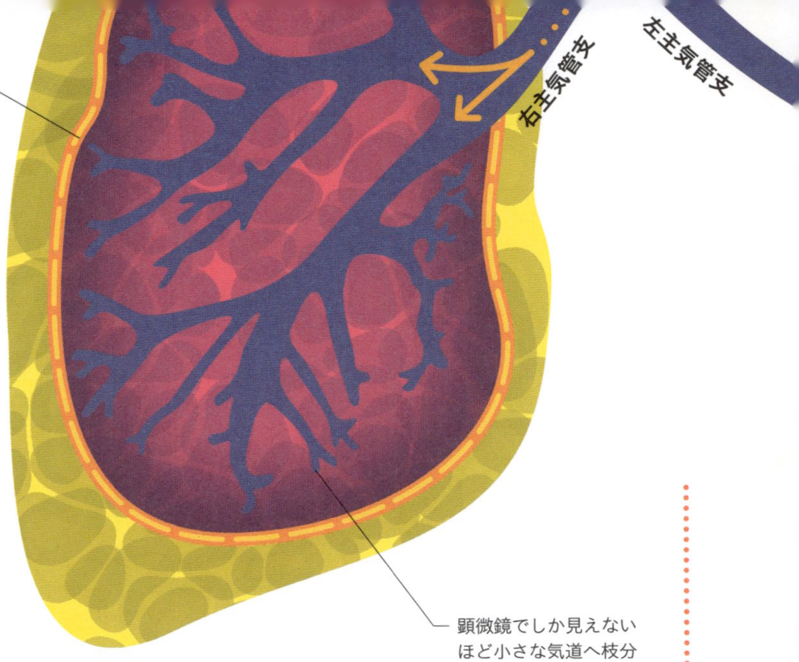
胸膜腔
右主気管支
左主気管支
顕微鏡でしか見えないほど小さな気道へ枝分かれする細気管支

2　肺の中へ

空気は左右の主気管支へ送られるとさらに細い通路へ入り、最終的に肺胞という細かい空気の袋に達する。肺は胸膜液で満たされた胸膜腔によって胸郭と隔てられている。この液体の薄い層が粘着性の潤滑材としてはたらき、肺を胸壁上で滑らせて、吐き出す時に肺が離れるのを防ぐ。

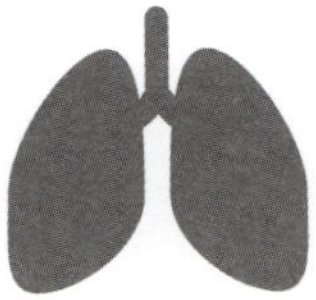

気道をすべて端と端でつなげて並べると全長2,400kmに達するだろう

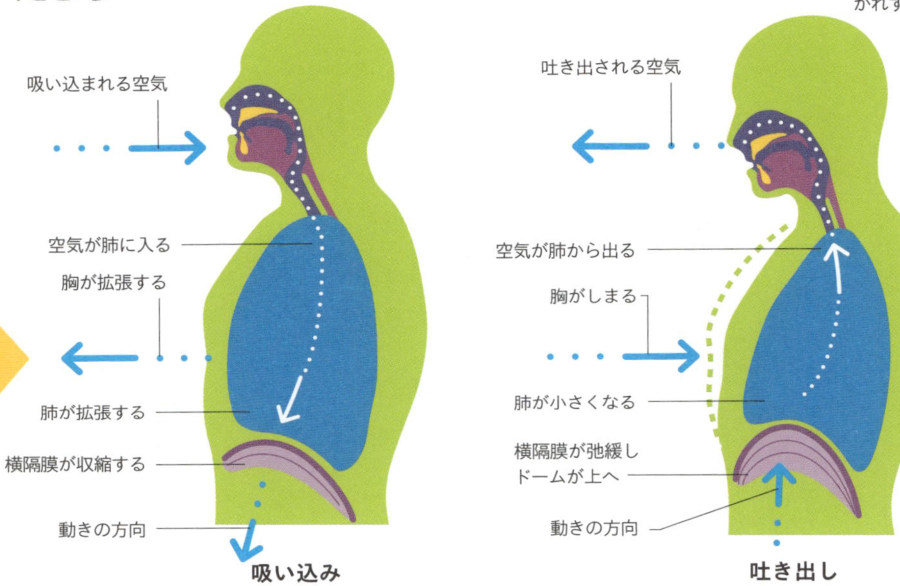
吸い込まれる空気
空気が肺に入る
胸が拡張する
肺が拡張する
横隔膜が収縮する
動きの方向
吸い込み
吐き出される空気
空気が肺から出る
胸がしまる
肺が小さくなる
横隔膜が弛緩しドームが上へ
動きの方向
吐き出し

空気から血液へ

体の中のすべての細胞は酸素を必要とする。肺はこの生命を維持する気体（ガス）を大気から抽出するのに大変適している。この抽出は、肺胞という、肺をスポンジ状の構造に保っている3億もの小さな空気の袋から起こる。

肺の奥深く

吸い込まれた空気は喉から気管に入り、細気管支という小さな枝へ達する。粘液が各細気管支を覆って湿らせ、吸入された粒子を閉じ込める。各細気管支は薄い横紋筋で内側を覆われている。喘息持ちの人の場合、この筋肉の突然の収縮が気道を狭めるために息切れを起こす。

あなたの吐き出す息には**だれかを蘇生させる**のに十分な**酸素が16%**含まれている！

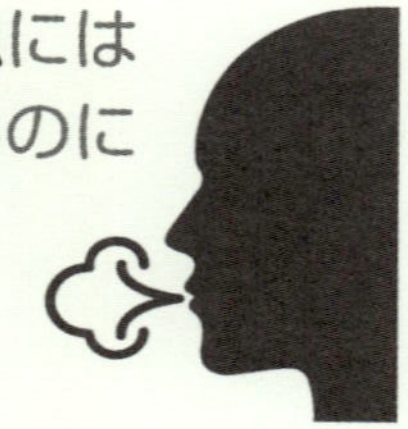

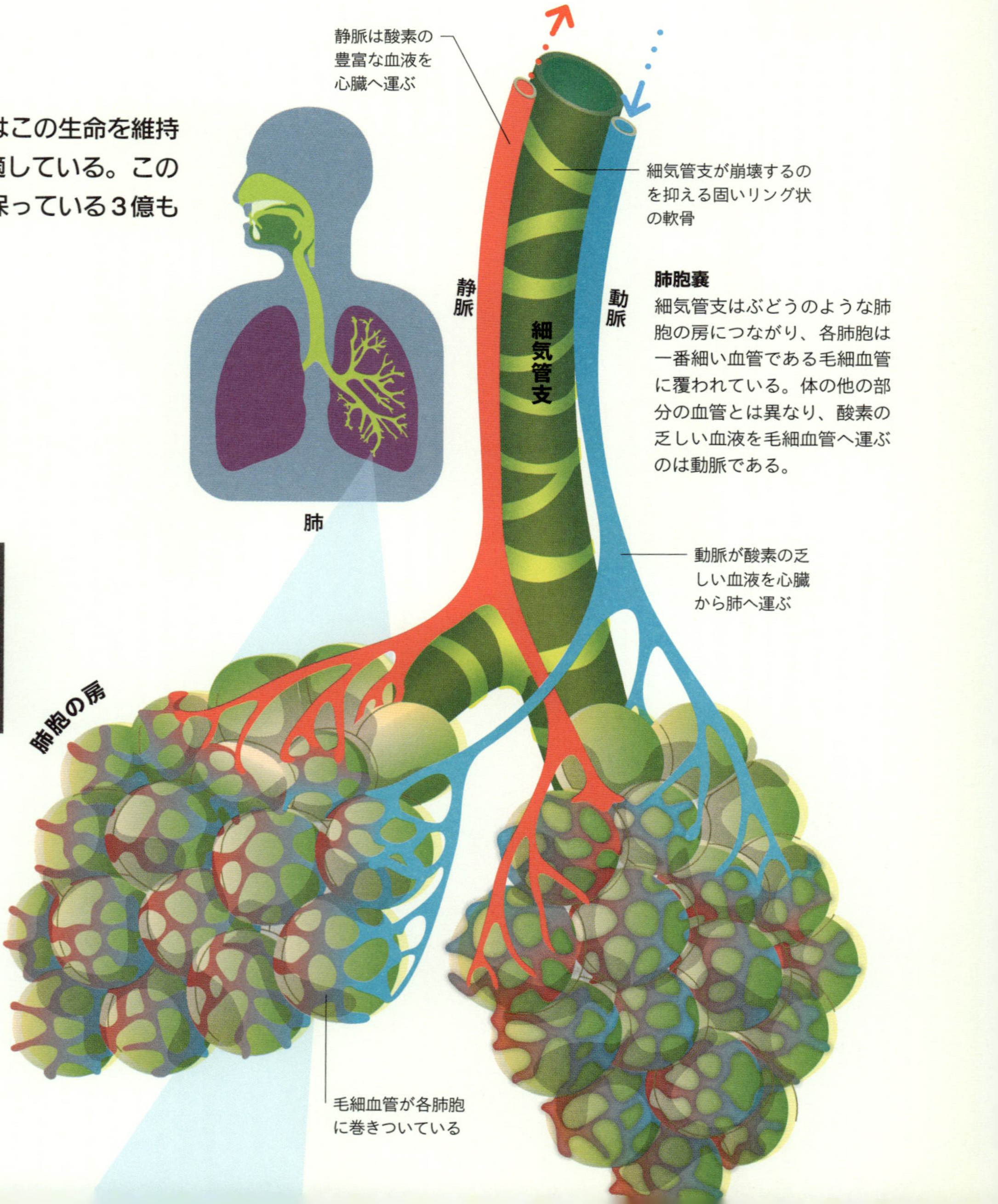

静脈は酸素の豊富な血液を心臓へ運ぶ
細気管支が崩壊するのを抑える固いリング状の軟骨
静脈
細気管支
動脈
肺
肺胞の房
動脈が酸素の乏しい血液を心臓から肺へ運ぶ
毛細血管が各肺胞に巻きついている

肺胞嚢

細気管支はぶどうのような肺胞の房につながり、各肺胞は一番細い血管である毛細血管に覆われている。体の他の部分の血管とは異なり、酸素の乏しい血液を毛細血管へ運ぶのは動脈である。

空気が冷たいとどうして息が見えるのか？

吸い込んだ空気は肺の中で温められるため、吐き出すと、息に含まれる水蒸気が液化して多数の細かい水滴になる。

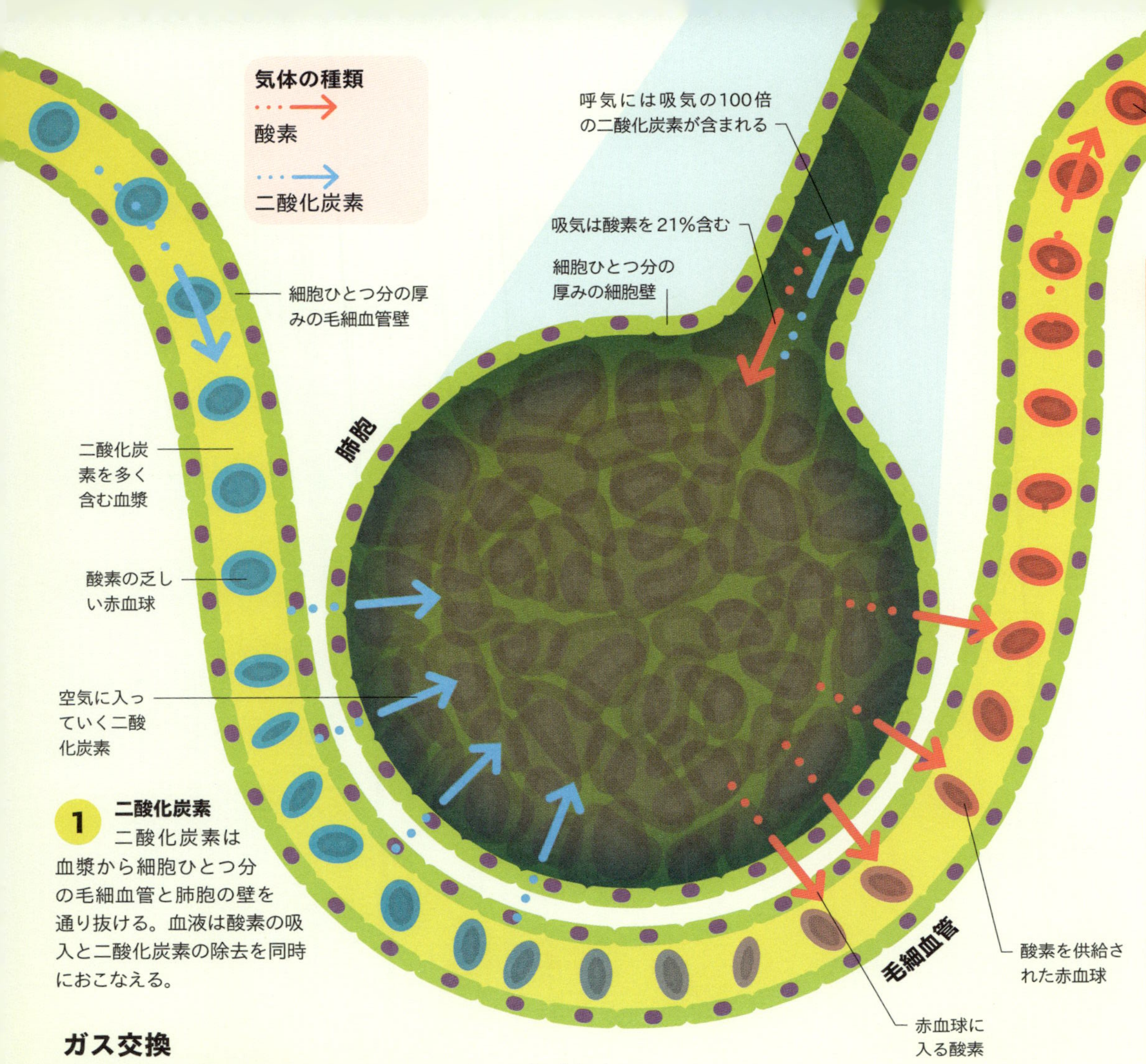
気体の種類
酸素
二酸化炭素
呼気には吸気の100倍の二酸化炭素が含まれる
吸気は酸素を21％含む
細胞ひとつ分の厚みの細胞壁
細胞ひとつ分の厚みの毛細血管壁
体中に供給されるため心臓に戻る血液
肺胞
二酸化炭素を多く含む血漿
酸素の乏しい赤血球
空気に入っていく二酸化炭素
毛細血管
酸素を供給された赤血球
赤血球に入る酸素

1　二酸化炭素
二酸化炭素は血漿から細胞ひとつ分の毛細血管と肺胞の壁を通り抜ける。血液は酸素の吸入と二酸化炭素の除去を同時におこなえる。

2　酸素
私たちが吸い込む酸素は肺胞気から血液に浸透する。そこで赤血球にとらえられ、赤血球と血液を明るい赤色に変える。

ガス交換

毛細血管は肺胞と密接しているため、ガスはすばやく移ることができる。二酸化炭素は酸素と交換に血液から出て行き、新たに酸素を注入された血液が心臓によって体中に分配される。一回の呼吸で呼気を吐ききらないため、酸素の乏しい空気と酸素に富んだ空気は肺の中で混ざり合う。そのため呼気には酸素が含まれる。

高地

海抜の高いところでは空気は薄く酸素も少なくなる。無意識のうちに呼吸が深くなっていることに気づくかもしれない。血液中の酸素量が通常よりも少ないことを体が感知しているからだ。

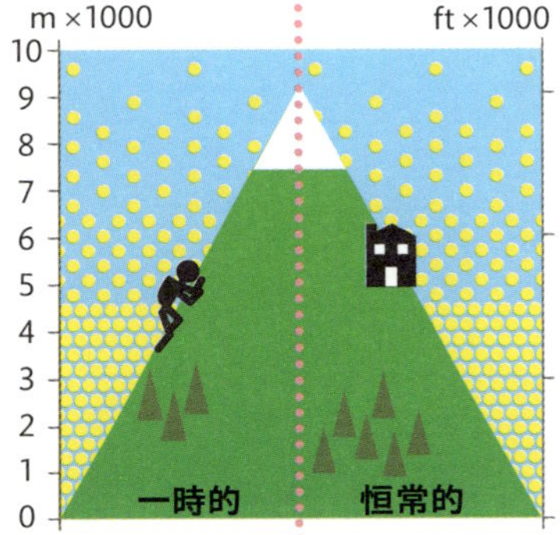
m×1000
ft×1000
10
9
8
7
6
5
4
3
2
1
0
30
20
10
0
一時的
恒常的

順応
高地へ旅行する人は、循環血液中にもっと多くの酸素を運ぶため、赤血球を多く作り出すことで順応する。完全な順応には約40日間かかるが、恒久的ではない。

適応
全生涯を高地で暮らす人は永続的な酸素欠乏にうまく対処するため、普通よりも大きな肺、広い胸、効率よく酸素を処理する遺伝子を受け継いでいるかもしれない。

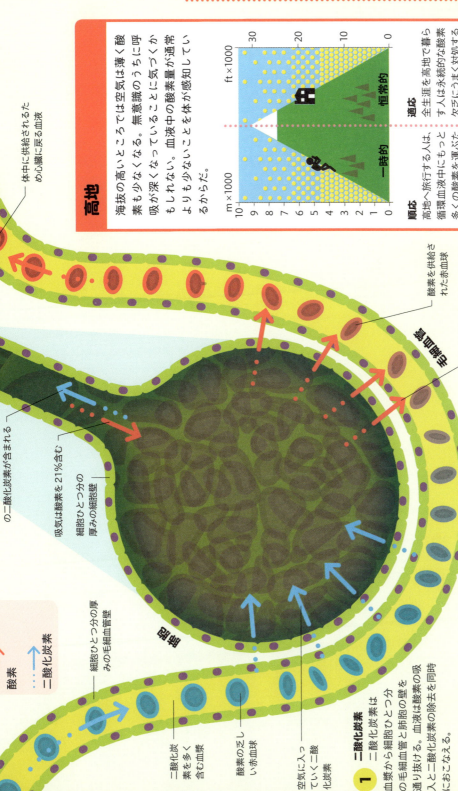

なぜ呼吸するのか？

私たちは呼吸によって吸い込んだ酸素を用いてエネルギーを作り出しているので、生き続けるために酸素は不可欠である。最小の血管である毛細血管が酸素を、体を構成している50兆の細胞へと運ぶ。ひとりの人間が1日に消費する酸素は約550ℓである。

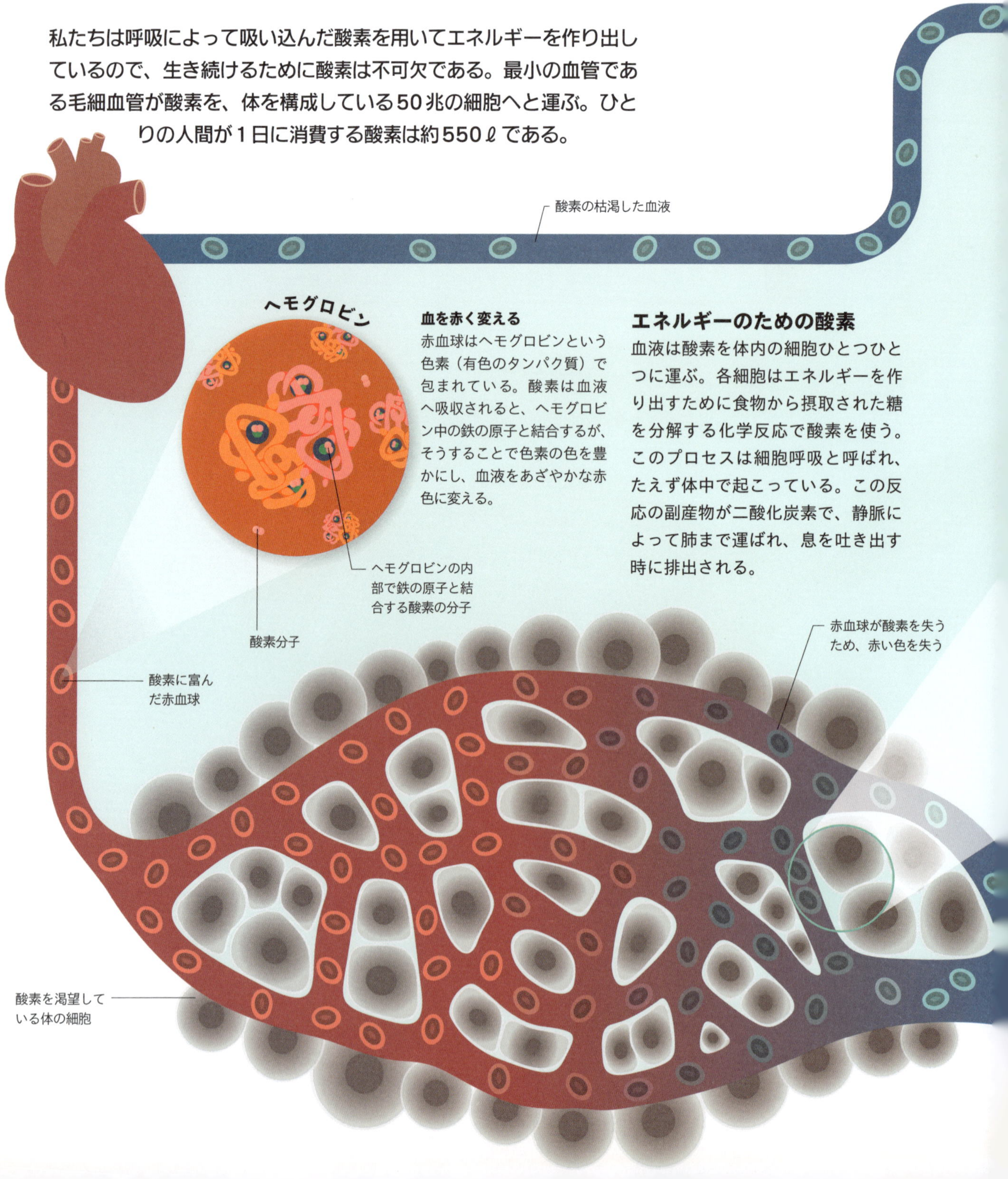

酸素の枯渇した血液
ヘモグロビン
ヘモグロビンの内部で鉄の原子と結合する酸素の分子
酸素分子
赤血球が酸素を失うため、赤い色を失う
酸素に富んだ赤血球
酸素を渇望している体の細胞

血を赤く変える

赤血球はヘモグロビンという色素（有色のタンパク質）で包まれている。酸素は血液へ吸収されると、ヘモグロビン中の鉄の原子と結合するが、そうすることで色素の色を豊かにし、血液をあざやかな赤色に変える。

エネルギーのための酸素

血液は酸素を体内の細胞ひとつひとつに運ぶ。各細胞はエネルギーを作り出すために食物から摂取された糖を分解する化学反応で酸素を使う。このプロセスは細胞呼吸と呼ばれ、たえず体中で起こっている。この反応の副産物が二酸化炭素で、静脈によって肺まで運ばれ、息を吐き出す時に排出される。

ガス交換
酸素は高濃度のところ（赤血球）から低濃度のところ（体細胞）へ浸透、あるいは流れていく。同様に、二酸化炭素は体細胞から血液へ浸透する。

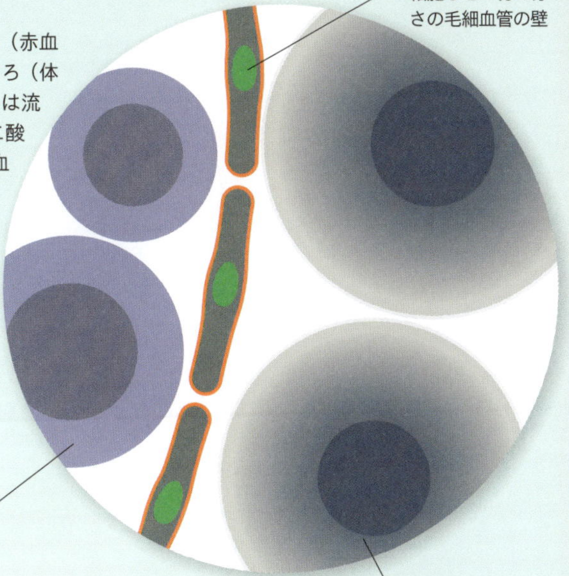

細い毛細血管

毛細血管は細い動脈（小動脈）を細い静脈（小静脈）につなぐ。毛細血管の薄い壁のおかげで酸素と二酸化炭素の交換が可能である。毛細血管は骨から皮膚までのすべての体組織に到達できるほど細く、赤血球がやっと通れるほどしかない。赤血球でさえ、場所によっては形を変えて押し進まねばならない。

ヒトの毛
0.08mm

毛細血管
0.008mm

デオキシヘモグロビン
デオキシヘモグロビン内では酸素分子は鉄原子にくっついていない
酸素のない赤血球

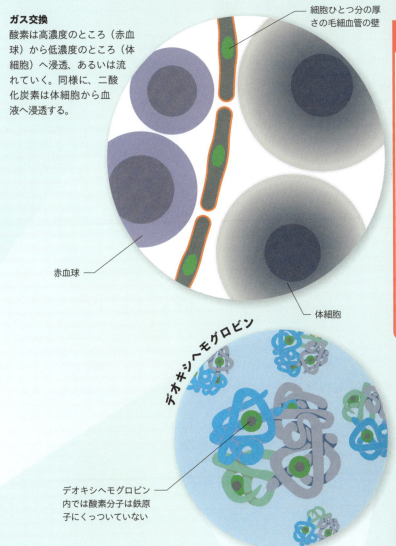

青い血液？
ヘモグロビンが酸素を運んでいる時はオキシヘモグロビンという。それが酸素を体組織の中へ放出すると、デオキシヘモグロビンとなり、暗い赤色――酸素が激減した血液の色――に変わる。皮膚の下の静脈が青く見えようとも、その血液の色は実際には青ではない。

息を止めても、
数分間は**意識を**
保つのに十分な
酸素が血液中にある

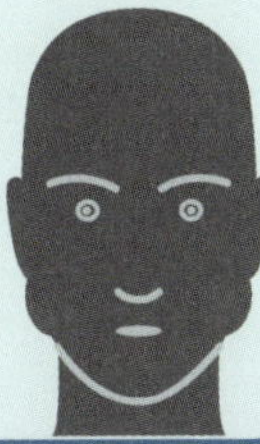

咳とくしゃみ

呼吸器系は私たちの意識とは無関係に突然作動し始める。その反射である咳とくしゃみによって気道内の粒子が取り除かれる。しかし、しゃっくりとあくびの作用はもっと謎に満ちている。

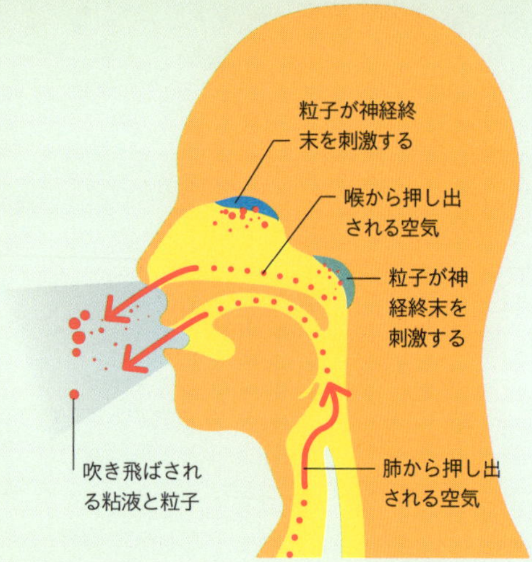

粒子が神経終末を刺激する
喉から押し出される空気
粒子が神経終末を刺激する
吹き飛ばされる粘液と粒子
肺から押し出される空気

くしゃみ

くしゃみは鼻腔から刺激物を取り除くための反射で、吸い込まれた粒子、感染症、アレルギーによって引き起こされる。

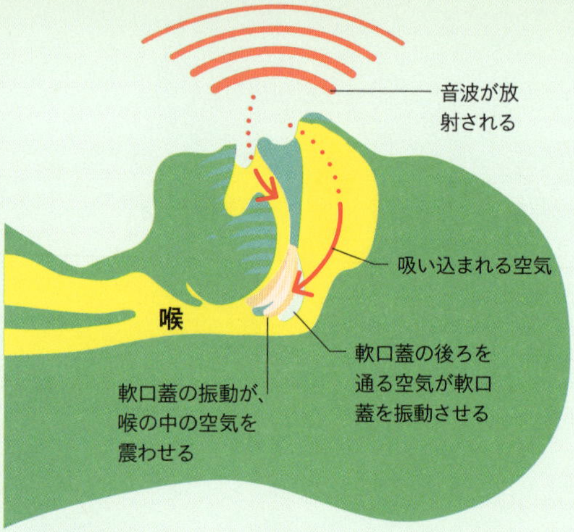

音波が放射される
吸い込まれる空気
喉
軟口蓋の後ろを通る空気が軟口蓋を振動させる
軟口蓋の振動が、喉の中の空気を震わせる

いびき

睡眠中に気道の上部が部分的に虚脱すると、いびきを引き起こす。舌が後ろに落ち、呼吸のたびに軟口蓋が振動する。

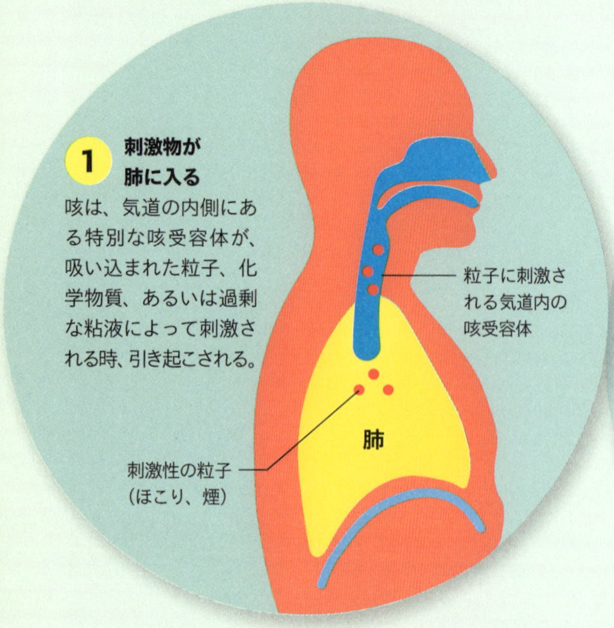

1 刺激物が肺に入る
咳は、気道の内側にある特別な咳受容体が、吸い込まれた粒子、化学物質、あるいは過剰な粘液によって刺激される時、引き起こされる。
粒子に刺激される気道内の咳受容体
肺
刺激性の粒子（ほこり、煙）

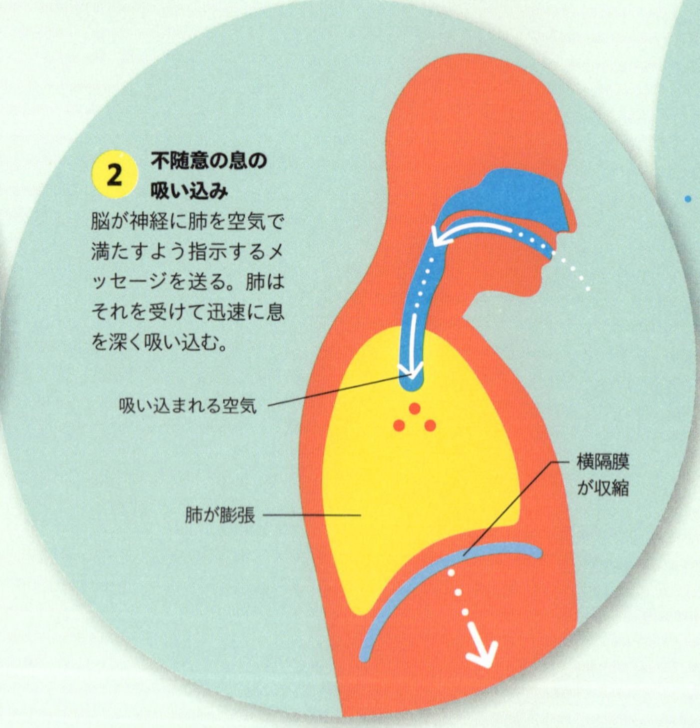

2 不随意の息の吸い込み
脳が神経に肺を空気で満たすよう指示するメッセージを送る。肺はそれを受けて迅速に息を深く吸い込む。
吸い込まれる空気
横隔膜が収縮
肺が膨張

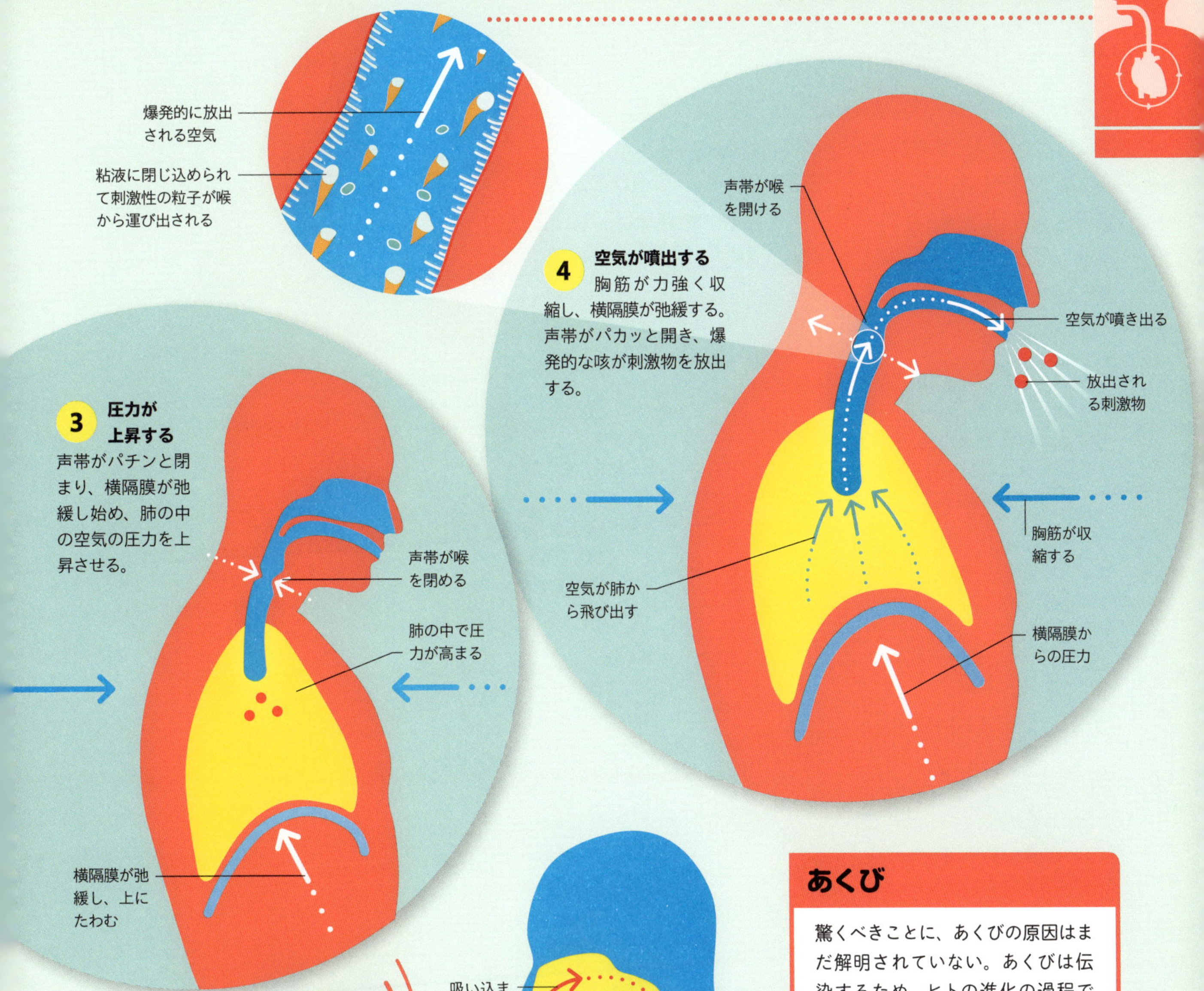
爆発的に放出
される空気
粘液に閉じ込められ
て刺激性の粒子が喉
から運び出される
声帯が喉
を開ける
空気が噴き出る
放出され
る刺激物
胸筋が収
縮する
空気が肺か
ら飛び出す
横隔膜か
らの圧力
声帯が喉
を閉める
肺の中で圧
力が高まる
横隔膜が弛
緩し、上に
たわむ

4　空気が噴出する

胸筋が力強く収縮し、横隔膜が弛緩する。声帯がパカッと開き、爆発的な咳が刺激物を放出する。

3　圧力が上昇する

声帯がパチンと閉まり、横隔膜が弛緩し始め、肺の中の空気の圧力を上昇させる。

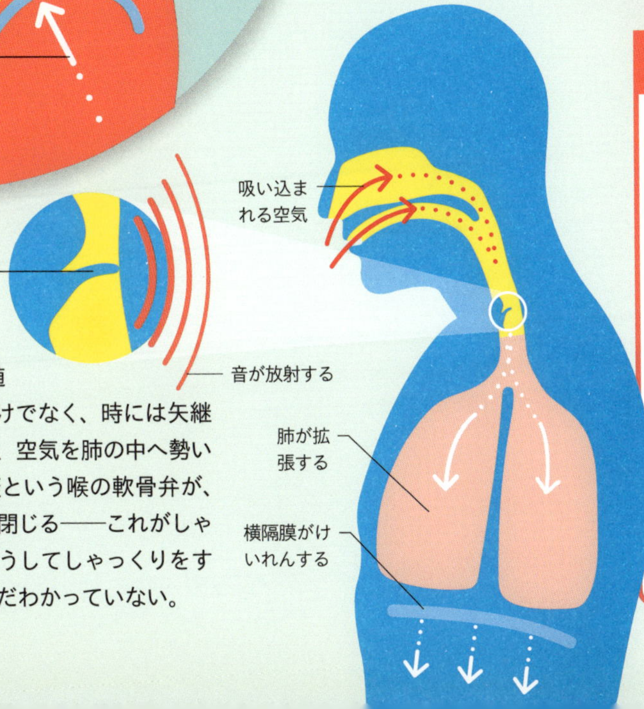
吸い込まれる空気
喉頭蓋がパチ
ンと閉じる
音が放射する
肺が拡
張する
横隔膜がけ
いれんする

しゃっくり

横隔膜の急激な不随意の収縮が、1回だけでなく、時には矢継ぎ早に何回も起こり、空気を肺の中へ勢いよく入れる。喉頭蓋という喉の軟骨弁が、音をたててパチンと閉じる――これがしゃっくりであるが、どうしてしゃっくりをするのかについてはまだわかっていない。

あくび

驚くべきことに、あくびの原因はまだ解明されていない。あくびは伝染するため、ヒトの進化の過程であくびは群れの他のメンバーに疲労のシグナルとして使われていて、グループの睡眠パターンを合わせるのに役立っていたのではないかと唱える科学者もいる。

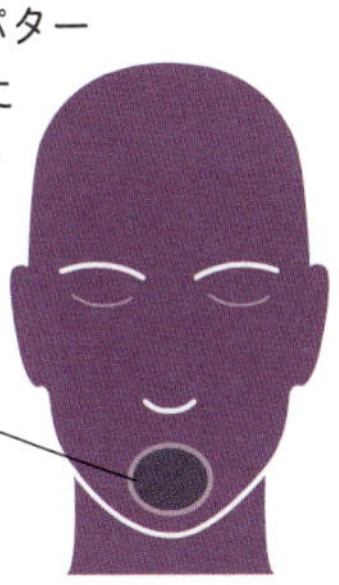

あくびの時は大きく口を開くが酸素の吸入量は増えない

血液の多くの任務

心臓と血管には約5ℓの血液が入っており、酸素、ホルモン、ビタミン、老廃物など、細胞が必要とするものや、細胞が作り出したものすべてを運んでいる。肝臓では、血液が運んだ食物からの栄養が処理され、毒素は除去される。また腎臓へ運ばれた老廃物と過剰な水分は体外へ排出される。

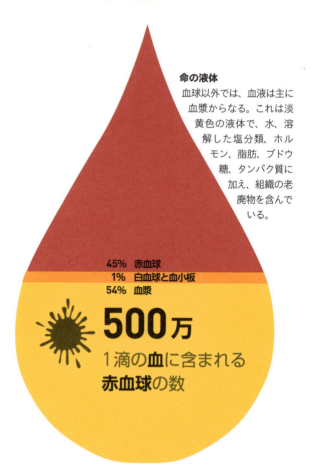

45%　赤血球
1%　白血球と血小板
54%　血漿
500万
1滴の血に含まれる
赤血球の数

命の液体

血球以外では、血液は主に血漿からなる。これは淡黄色の液体で、水、溶解した塩分類、ホルモン、脂肪、ブドウ糖、タンパク質に加え、組織の老廃物を含んでいる。

血液は何でできているのか？

血液は、血漿《けっしょう》という、赤血球と白血球が浮かぶ液体と、血液の凝固にかかわりのある細胞片の血小板からなる。さらに老廃物、栄養素、コレステロール、抗体、血漿内を移動するタンパク質の凝固因子も血液に含まれる。体は注意深く血液の温度と酸度、塩分量を調整する——もしそれらがひどく変動したら血液と体細胞は適切に機能できないだろう。

酸素の運搬

大半の酸素は赤血球と結合して運ばれる。さらに少量の酸素が血漿に溶けている。赤血球が肺から酸素を集めた後、体内を1回循環するのに約1分かかる。この循環の間に酸素は組織に浸透し、二酸化炭素は血液に吸収される。酸素の枯渇した血球はその後肺へ戻り、そこで血液は二酸化炭素を放出し、ふたたび循環する。

どこで血液は作られるのか？

不思議なことに、血液はなんと扁平骨（肋骨、胸骨、肩甲骨など）の骨髄で作られる——何百万もの血球が毎秒作り出されているのだ！

二重循環

酸素を失った血液は心臓の右側から肺へ送られる。肺からの酸素に富んだ血液は心臓の左側から体へ供給される。

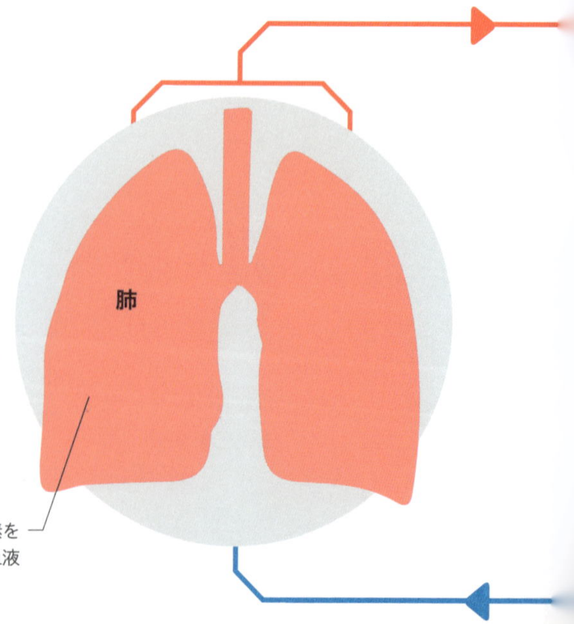

肺

肺は空気から酸素を吸収し、それを血液に放出する

体が必要とするもの

体中の生きている細胞はすべて、それらが適切にはたらくのを促進するさまざまな物質を必要とする。血液は酸素、塩、燃料（ブドウ糖や脂肪）、タンパク質の基本構成要素（アミノ酸）など、細胞の生命維持に必要なものを運ぶ。さらに細胞の反応に影響をおよぼす化学物質のアドレナリンなどのホルモンも血液が運ぶ。

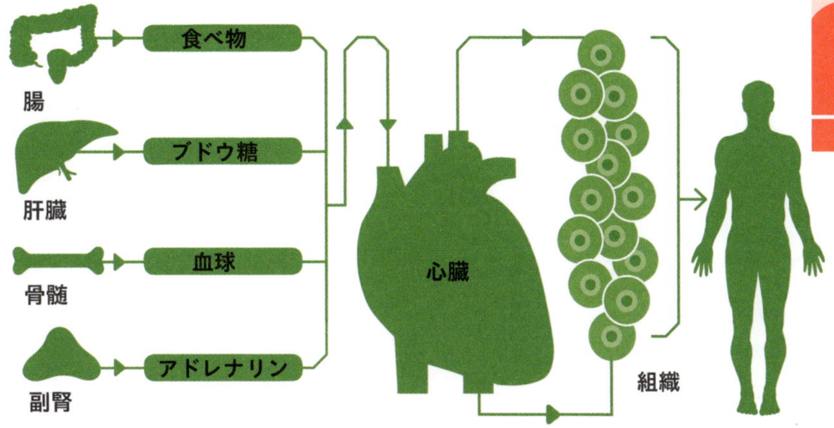
腸
食べ物
肝臓
ブドウ糖
骨髄
血球
副腎
アドレナリン
心臓
組織

体が必要としないもの

乳酸などの老廃物は正常な細胞機能の副産物として生じる。血液は不均衡を予防するために老廃物をすぐさま運び去る。尿で排出されるために腎臓へ送られる老廃物もあれば、肝臓へ運ばれて細胞が必要とするものへ変えられるものもある。

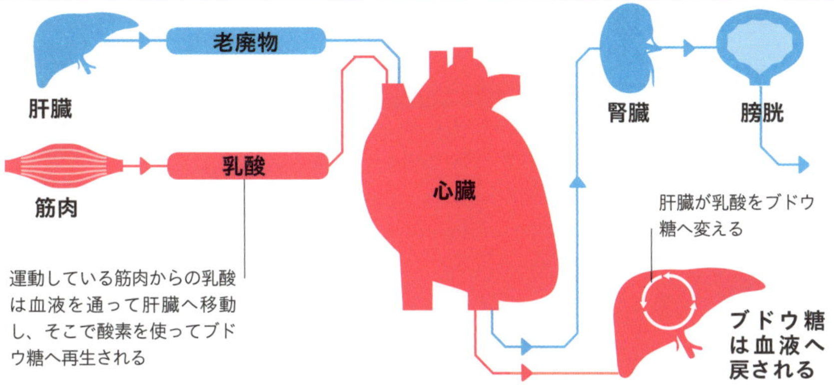
肝臓
老廃物
筋肉
乳酸
心臓
腎臓
膀胱
肝臓が乳酸をブドウ糖へ変える
運動している筋肉からの乳酸は血液を通って肝臓へ移動し、そこで酸素を使ってブドウ糖へ再生される
ブドウ糖は血液へ戻される

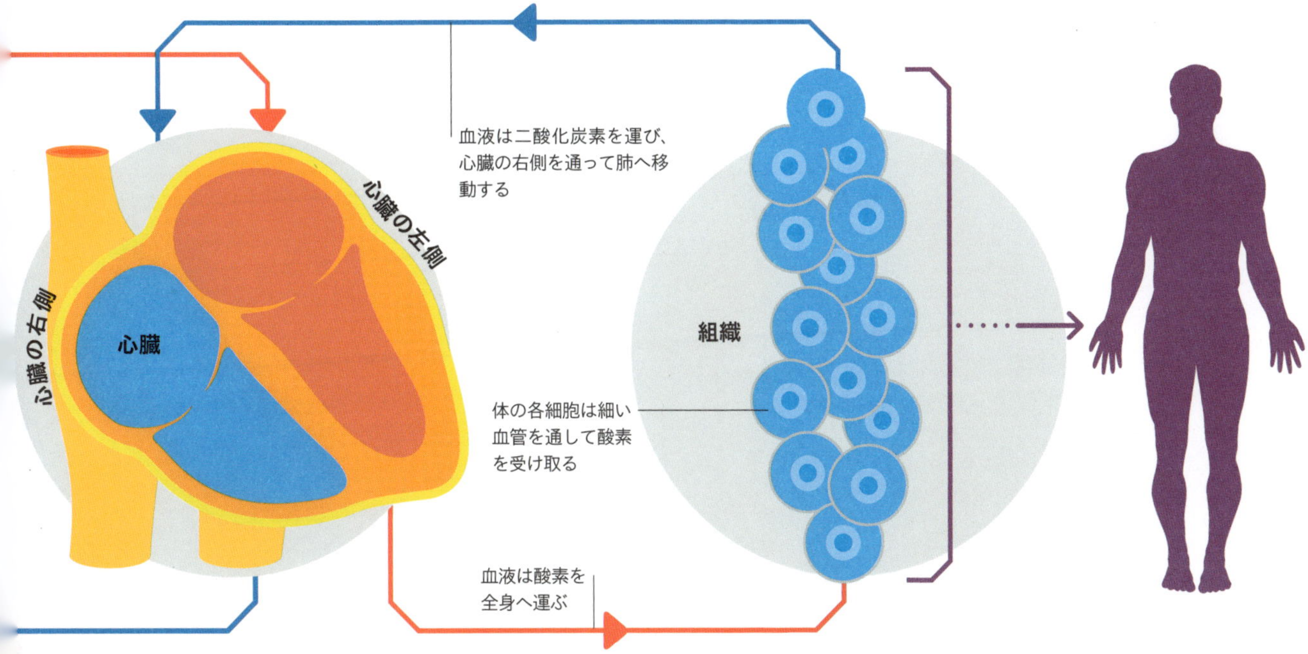
血液は二酸化炭素を運び、心臓の右側を通って肺へ移動する
心臓の左側
心臓の右側
心臓
組織
体の各細胞は細い血管を通して酸素を受け取る
血液は酸素を全身へ運ぶ

どのように心臓は拍動するのか

心臓は筋肉からなるこぶし大の器官で、1分間に約70回、収縮と弛緩を繰り返す。こうして血液を肺と全身にめぐらせ続け、生命活動を維持する酸素と栄養を輸送する。

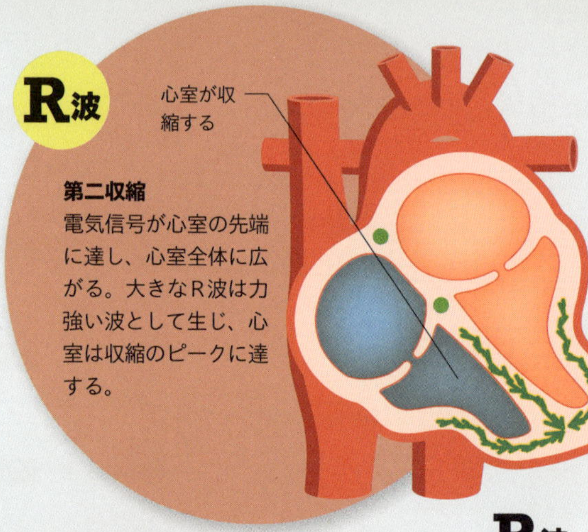
R波
心室が収縮する
第二収縮
電気信号が心室の先端に達し、心室全体に広がる。大きなR波は力強い波として生じ、心室は収縮のピークに達する。
R波

心臓の拍動のサイクル

心臓は筋肉のポンプで、左右に半分に分かれ、さらにふたつの部屋——上部の心房と下部の心室——に分かれる。血液が正しい方向へ移動し続けるように弁が逆流を防いでいる。心筋の一部が天然のペースメーカーの役目をし、収縮と弛緩を筋肉に繰り返させる電気信号を起こしている。周期的な心臓の収縮により、心臓の右側から両肺へ、そして心臓の左側から全身へと血液を供給する。

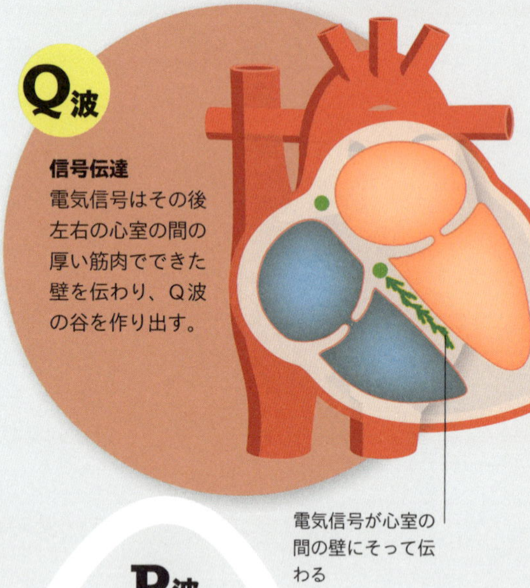
Q波
信号伝達
電気信号はその後左右の心室の間の厚い筋肉でできた壁を伝わり、Q波の谷を作り出す。
電気信号が心室の間の壁にそって伝わる
P波
Q波

心電図の記録

心臓内部の電気インパルスを電極によって記録して、心電図（ECG）を作成することができる。各拍動が特徴的な波形を心電図の画面上に作り出す。その波形は5種類の相（P、Q、R、S、T）からなり、各相は心拍周期の特定の段階を示している。

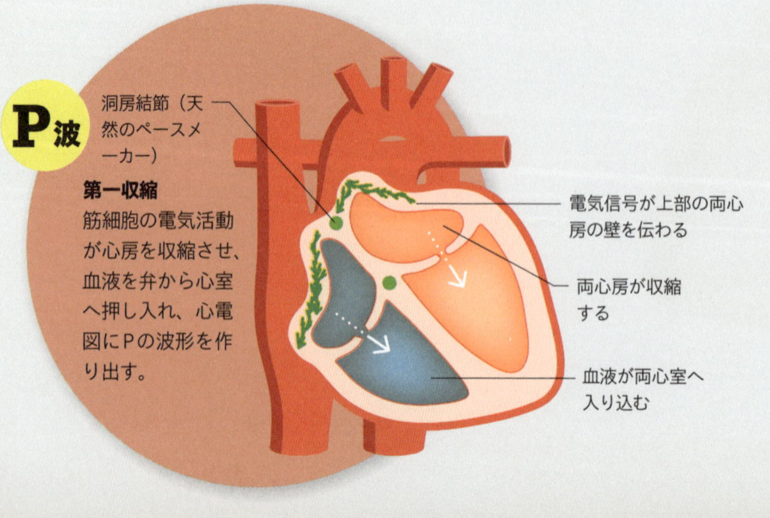
P波
洞房結節（天然のペースメーカー）
第一収縮
筋細胞の電気活動が心房を収縮させ、血液を弁から心室へ押し入れ、心電図にPの波形を作り出す。
電気信号が上部の両心房の壁を伝わる
両心房が収縮する
血液が両心室へ入り込む

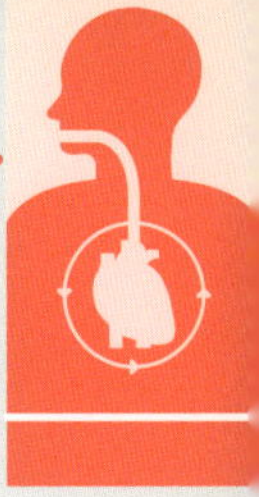

何が心音を発しているのか？

心臓には４つの弁があり、それらの心臓弁が対になって開閉することでおなじみの心音を生み出す。

どのように電気信号は伝わるのか

心臓のペースメーカー、洞房結節は右心房上部にある筋肉の一部である。それが特殊な心筋細胞によって心臓全体にわたり伝導される規則正しい電気インパルスを生じさせる。心筋細胞は電気信号をすばやく広めることにたけているため、心筋は、最初は両心房、次に両心室という規則的な順序で収縮する。

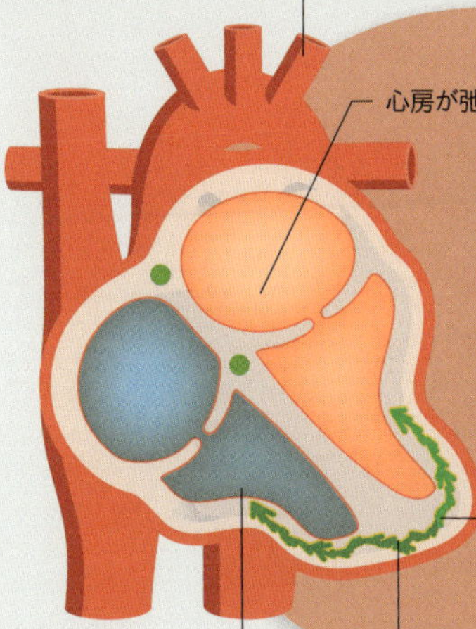
肺からの酸素に富んだ血液が全身へ注ぎ込まれる
心房が弛緩する
電気が心房へ向かって逆に伝わる
心臓の右側からの血液が肺に送られる
心室はまだ縮んでいる

S波

電気信号が逆に伝わる

S波と平らなST部分は、心室が収縮し、血液を出し切る時に起こる。心房の筋細胞はふたたび充電され、次の収縮に備える。

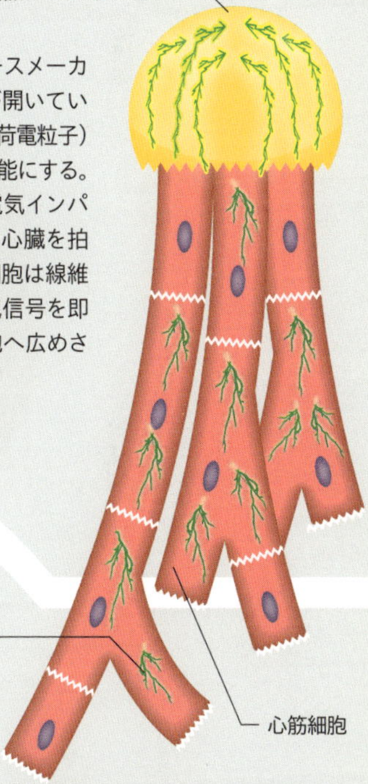
電流

特殊細胞

心臓の天然のペースメーカー細胞には「穴が開いている」ため､イオン（荷電粒子）の流出と流入を可能にする。これが規則的な電気インパルスを生じさせ、心臓を拍動させる。心筋細胞は線維状に分かれ、電気信号を即座に近くの筋細胞へ広めさせる。

T波

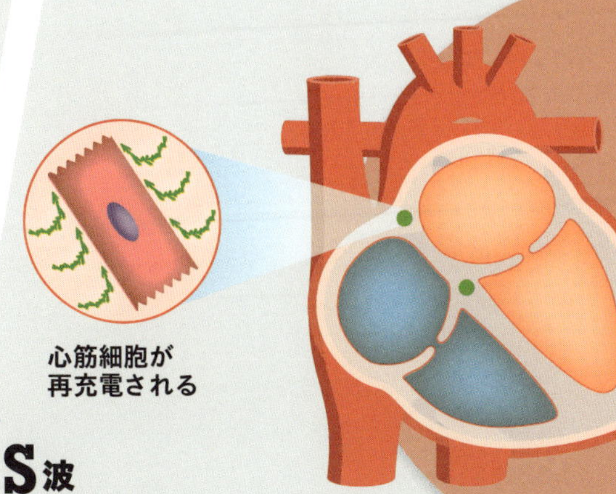

T波

心臓が再充電される

心電図波形最後のT波は心室の筋細胞が再充電、あるいは再分極された時に起き、心臓は筋細胞が次の収縮の準備をするために休息する。

S波

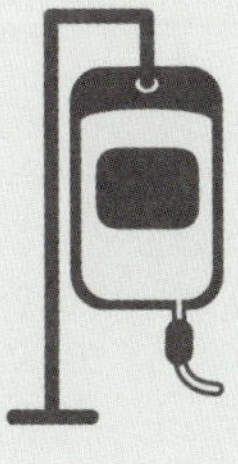

拍動のたびに各心室は**70mlの血液**（**輸血袋**の5分の1近く）**を拍出する**

どのように血液は運ばれるのか

血液は動脈、毛細血管、静脈を通って運ばれる。動脈は心臓が動く時の圧力の高まりを調整するため、伸縮性のある強い壁を持つ。静脈の壁はそれよりも薄く、もっと低い血圧を助けるために広がることができる。血圧が高くなりすぎると損傷が心臓発作や脳卒中の危険性を増す。

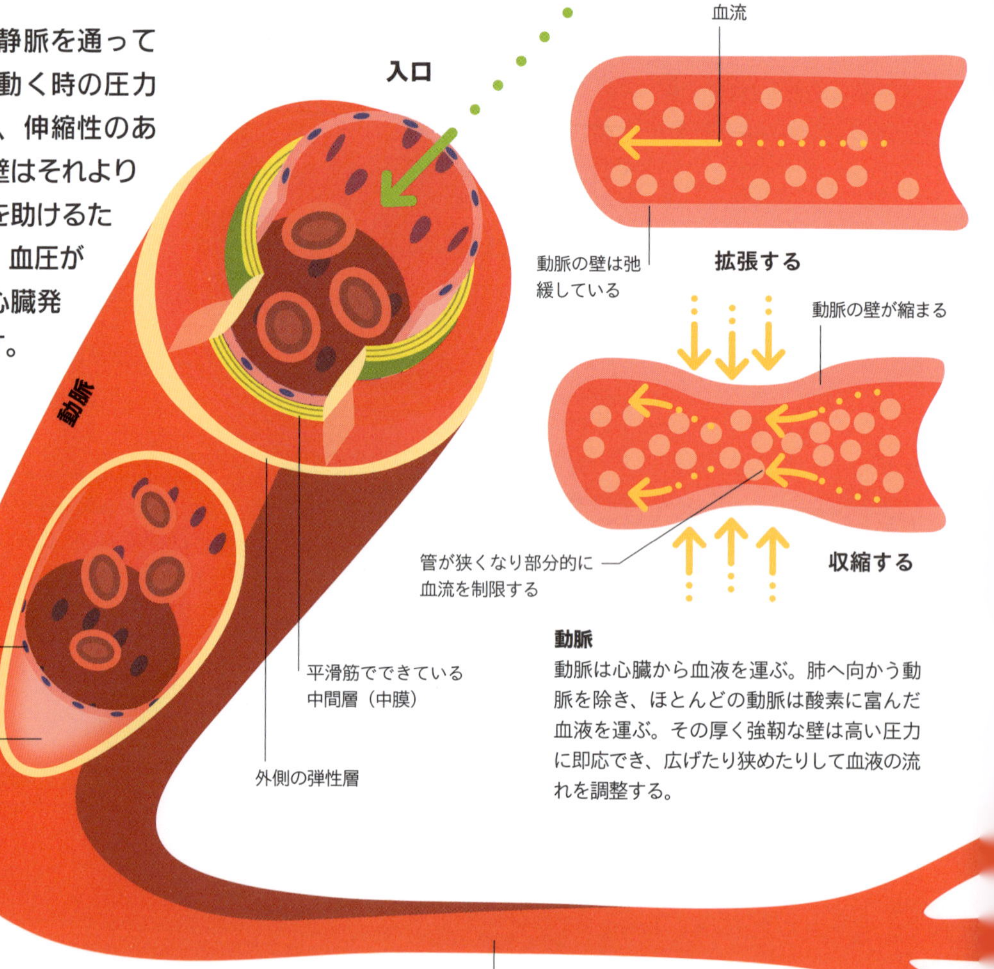

動脈

動脈は心臓から血液を運ぶ。肺へ向かう動脈を除き、ほとんどの動脈は酸素に富んだ血液を運ぶ。その厚く強靭な壁は高い圧力に即応でき、広げたり狭めたりして血液の流れを調整する。

血圧

動脈は拍動に調子を合わせて血液を送るため、動脈内部の圧力は波のように上昇と下降を繰り返す。動脈圧は心臓が収縮した直後に最高となり（収縮期血圧）、心臓が拍動の間に休止する時に最低となる（拡張期血圧）。圧力は毛細管内でさらに低くなる。無数にあり、力を広く分散させるからである。血流が静脈に達するや、その圧力は最低となる。

圧力の範囲

血圧は水銀柱何mm（mmHg）という単位で計測され、平均的な血圧は120と80mmHgの間を周期的に変動する。血圧は毛細血管と静脈の両方で低くなるが、血圧が0mmHgになることは決してない。

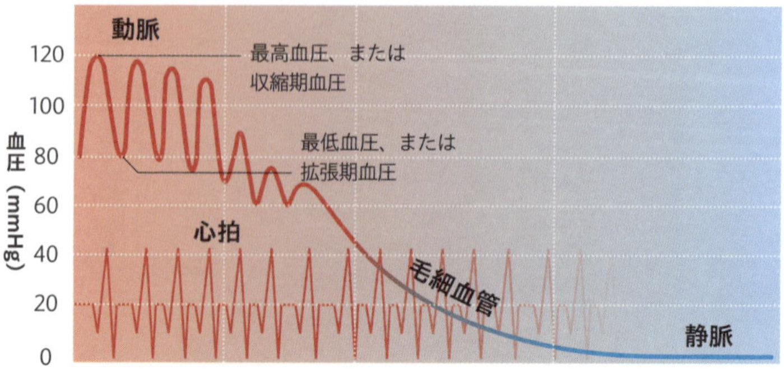

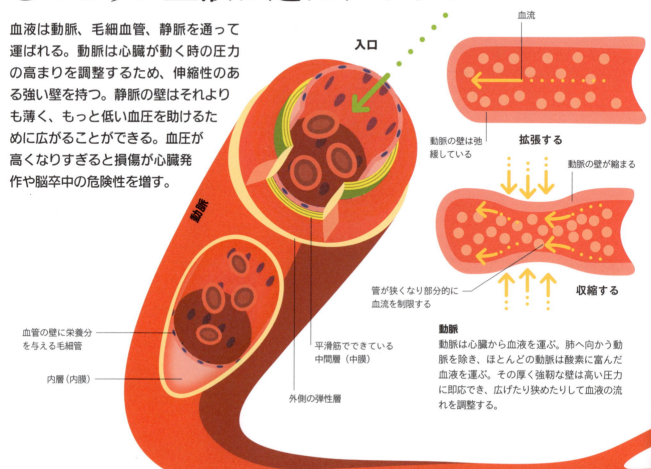

体中をめぐる経路

血液は心臓から大動脈に送られる。大動脈はより細い小動脈に分かれ、小動脈から血液は網状に広がる毛細血管に入る。肺の毛細血管では酸素を集めて二酸化炭素を放出し、体の毛細血管では酸素を放出して二酸化炭素を集める。それから血液は小静脈へ流れ込む。小静脈は合流して静脈となり、血液を心臓へ戻す。

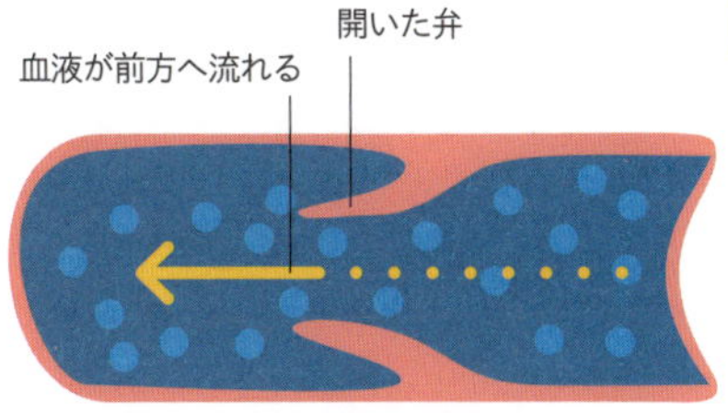
開いた弁
血液が前方へ流れる

弁が開く

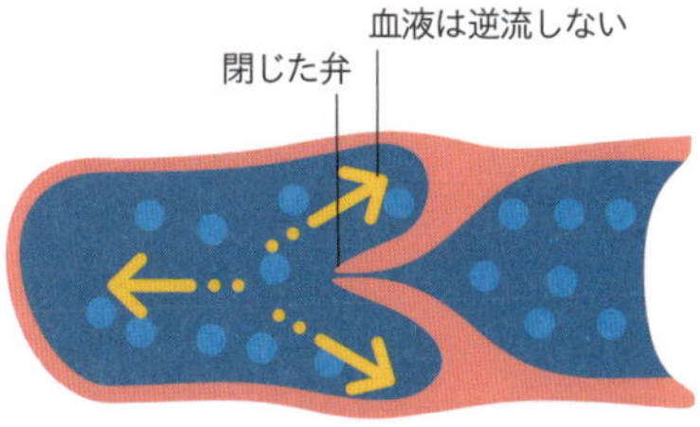
閉じた弁
血液は逆流しない

弁が閉まる

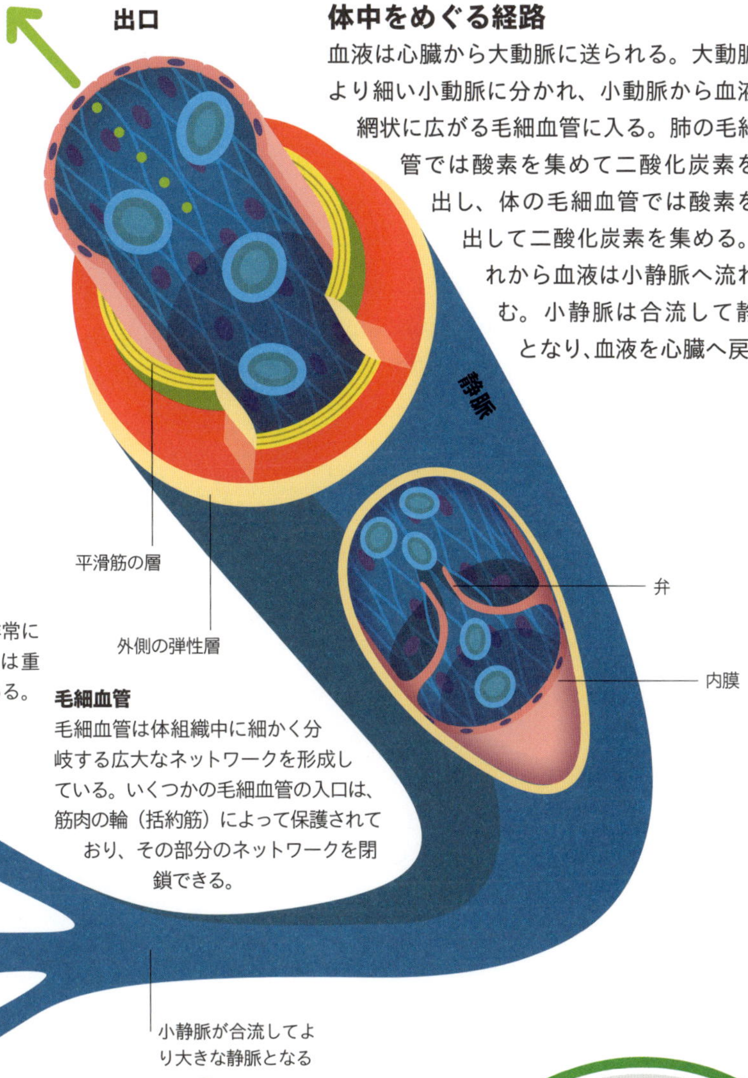
出口
静脈
平滑筋の層
外側の弾性層
弁
内膜
小静脈が合流してより大きな静脈となる

静脈

静脈は血液を心臓に戻す。静脈内の圧力は非常に低い（5–8mmHg）ので、脚の長い静脈には重力による逆流を防ぐための一方通行の弁がある。

毛細血管

毛細血管は体組織中に細かく分岐する広大なネットワークを形成している。いくつかの毛細血管の入口は、筋肉の輪（括約筋）によって保護されており、その部分のネットワークを閉鎖できる。

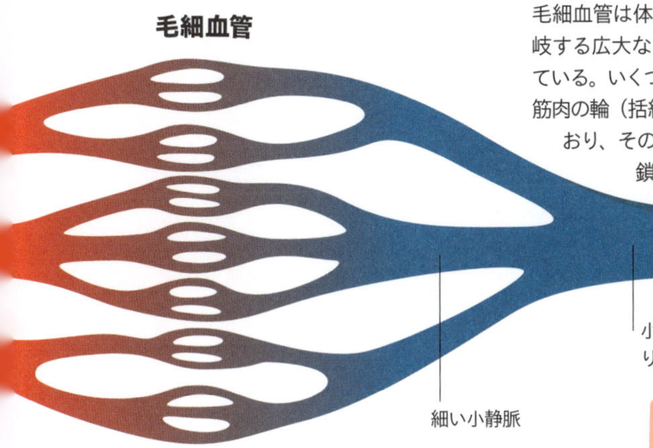
毛細血管
細い小静脈

血圧の測定

血圧を測るため、医者は加圧帯を腕のまわりに巻き、圧力が十分高くなって動脈血の流れが止まるまでふくらませる。それから血液が加圧帯を超えてようやく流れ出すまで圧力はゆっくりと緩められ、収縮期血圧を示す特徴的な音を出す。加圧帯の圧力が下がり続けると、血流がそれ以上締めつけられない地点で音が突然止む。そこが拡張期血圧を正確に示す。

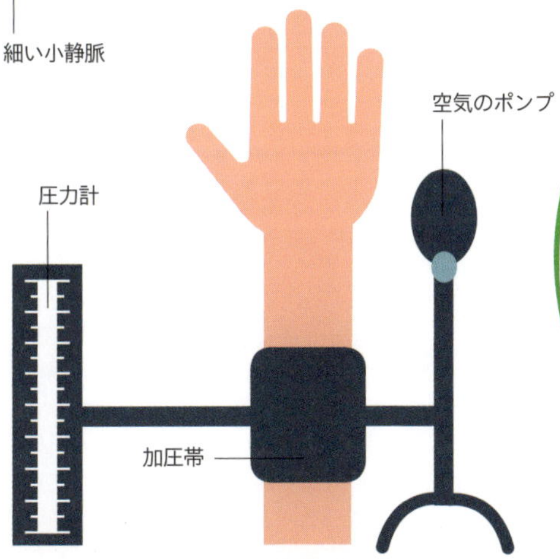
空気のポンプ
圧力計
加圧帯

どうして高血圧はよくないのか？

高血圧は動脈の内側を傷つける。このことがコレステロールを多く含むプラークの蓄積を引き起こし、それが動脈の硬化と梗塞を促進する。

破れた血管

血管は体の組織全体に広がっている。その薄い壁のおかげで酸素と栄養が通り抜けられるが、その分血管は傷つきやすい。修復機構が血液を凝固させるため、どんな傷もすぐに治るが、時に不必要な凝固で詰まることがある。

どうして長時間の飛行で深部静脈血栓症になるのか?

血液は、健康な血管の内部でも、特に何時間も座りっぱなしの時はゆるやかな血流のために間違って凝固することがある。そうした凝固、すなわち血栓形成が静脈の流れをさまたげる。

あざ

体の一部がぶつかると細かい血管が破れ、周囲の組織に血液が漏れる。特に高齢者など、他の人よりも傷つきやすい人がいる。これには血液凝固障害か、ビタミンK（凝固因子を作るのに必要）やビタミンC（タンパク質のコラーゲンを作るのに必要）の不足などの栄養不足が関連していることもある。

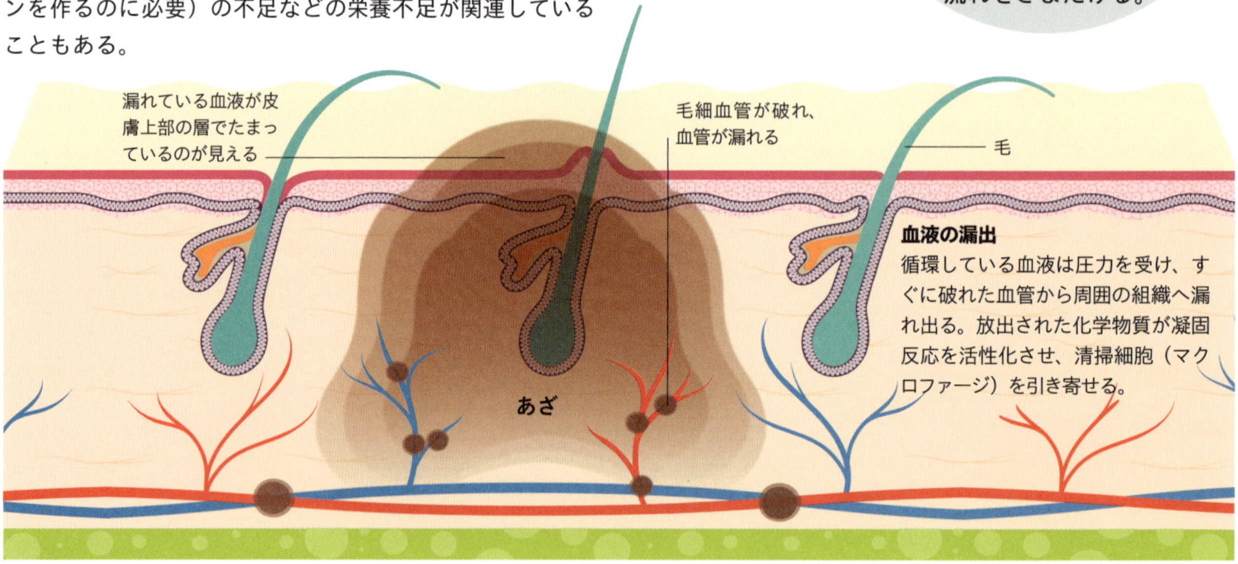

漏れている血液が皮膚上部の層でたまっているのが見える
毛細血管が破れ、血管が漏れる
毛
あざ
血液の漏出
循環している血液は圧力を受け、すぐに破れた血管から周囲の組織へ漏れ出る。放出された化学物質が凝固反応を活性化させ、清掃細胞（マクロファージ）を引き寄せる。

凝固

傷ついた血管はすぐにふさがれて失血をふせがなければならない。複雑な一連の反応により血液内に溶けた不活性タンパク質が活性化され、傷をふさぐ。血管は血流を遅くするために収縮し、血液循環からの失血を少なくする。

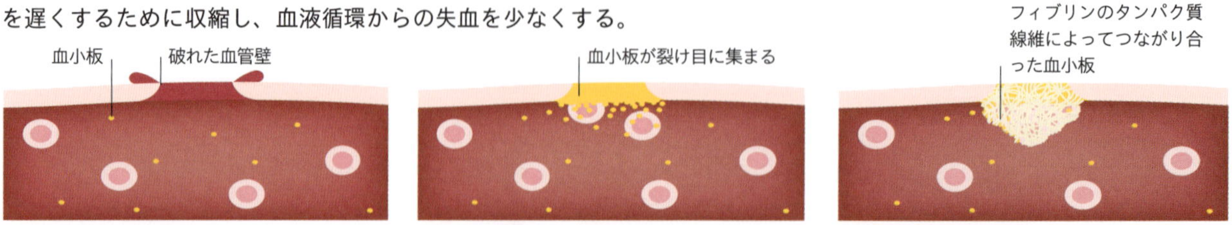

血小板
破れた血管壁
血小板が裂け目に集まる
フィブリンのタンパク質線維によってつながり合った血小板

1 最初の裂け目
破れた血管壁内にあるコラーゲンなどのタンパク質が露出すると、ただちに血小板という細胞片を引きつける。

2 血餅を形成
血小板がたがいにくっつき、線維を作るフィブリン（血液中をめぐるタンパク質）を始動させる化学物質を放出する。

3 血餅を維持する
ねばねばした網状のフィブリン線維が血小板をつなぐ網を作る、その網が赤血球をつかまえ、血餅を作る。

あざが治る過程

あざは紫斑（皮膚の下に見える酸素の少ない血球の色）を生じる。老廃物を食べるマクロファージ細胞がその箇所を清掃する時に、こぼれた赤血球を再利用し、赤血色素を最初は緑、次いで黄色の色素に変える。

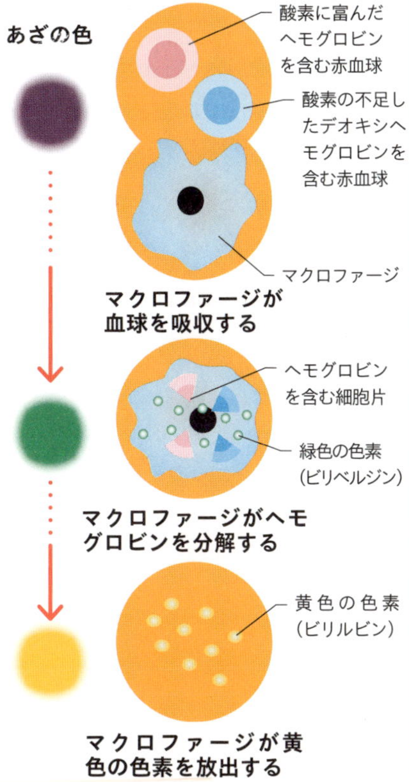
あざの色
酸素に富んだヘモグロビンを含む赤血球
酸素の不足したデオキシヘモグロビンを含む赤血球
マクロファージ
マクロファージが血球を吸収する
ヘモグロビンを含む細胞片
緑色の色素（ビリベルジン）
マクロファージがヘモグロビンを分解する
黄色の色素（ビリルビン）
マクロファージが黄色の色素を放出する

静脈瘤《りゅう》

静脈瘤は、４本でなく２本の脚で歩行することにより私たちが支払う代償である。脚の長い静脈にある弁は、重力に逆らって、血流を上に進ませる。表層にある静脈でこの弁が壊れることがあり、血液がたまってふくらみを形成する。静脈瘤は遺伝性の場合もあり、また妊娠中に増加した圧力の結果生じることもある。

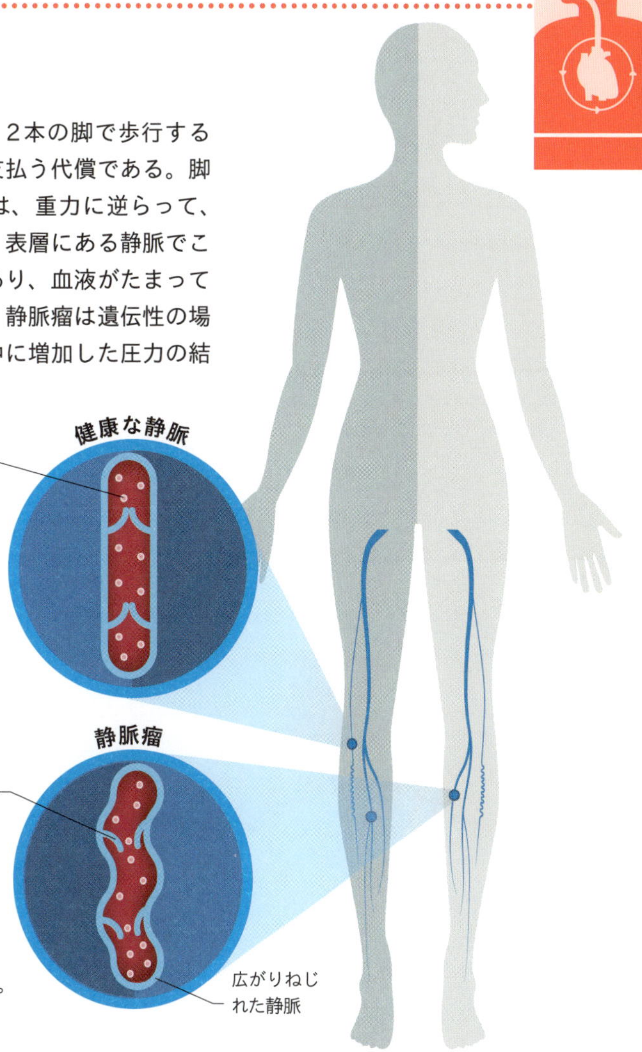
健康な静脈
血液は逆流を阻止されている
静脈瘤
弁が逆になり、血液が下へ漏れ出す
広がりねじれた静脈

健康な静脈

一連の弁が血液の逆流を防いでいる。これにより血液は重力の引っ張る力に逆らって足の先から付け根までさかのぼることができる。

圧力が増大する

弱い弁が折れると重力により血液は逆流し、静脈にたまる。増大した圧力で静脈は膨張し、ねじれる。

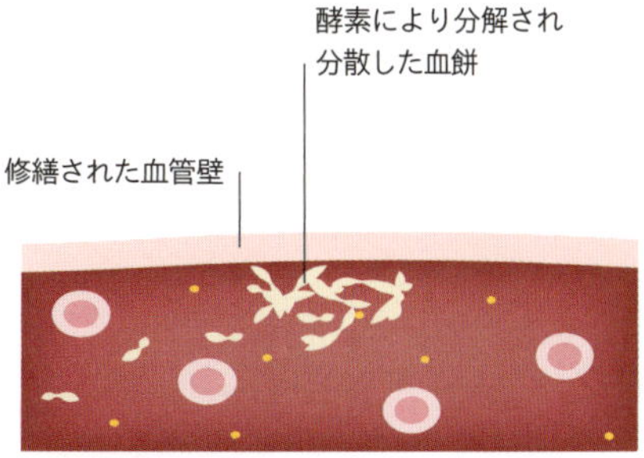
酵素により分解され分散した血餅
修繕された血管壁

4　血餅が解ける

傷を治療する細胞もゆっくりと血小板／フィブリンの塊を分解する酵素を放出する。これを線維素溶解現象という。

ふさがった血管

上昇した血圧や高血糖値は徐々に動脈壁を損傷させる。血小板は傷ついた箇所について傷を治す。血中コレステロールの濃度も高ければ、これが患部に浸み込んで蓄積し、動脈をせばめて血流を制限する。心筋に血液を供給する動脈が冒されると、心臓発作を引き起こす。脳へ流れる血液量が低下すると、記憶に影響をおよぼす。

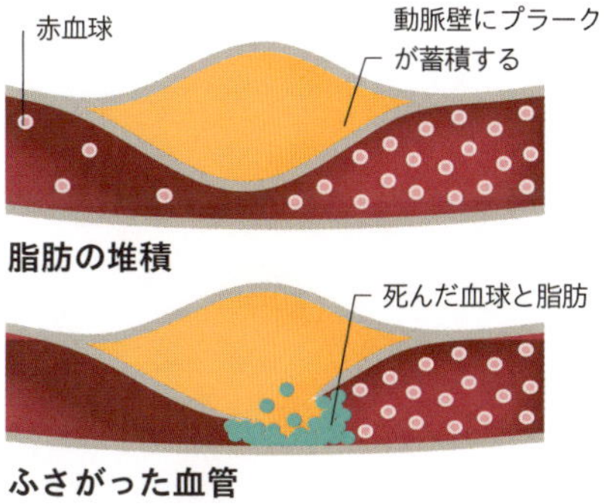
赤血球
動脈壁にプラークが蓄積する
脂肪の堆積
死んだ血球と脂肪
ふさがった血管

血液の流れを制限する

脂肪の沈着が動脈の損傷箇所でプラークを形成する。このプラークが動脈をせばめて硬直させ、血流を制限する。

心臓の疾患

心臓はきわめて重要な器官である——もし心臓が血液を送るのを止めたら、細胞は必要な酸素と栄養素を受け取れない。酸素やブドウ糖がなければ脳細胞は機能できず、意識を失う。

傷つきやすい器官

心筋は他のどの筋肉よりも多くの酸素を必要とする。心室内では血液から酸素を吸収できないため、心臓は自身に必要な血液を供給するために独自の冠状動脈を備えている。左冠状動脈と右冠状動脈は比較的狭く、硬化と狭窄を起こしやすい——アテローム性動脈硬化と呼ばれる、生命を脅かしかねない現象である。

制限された血流

冠状動脈の狭窄は脂肪性沈着物の増大によって起こる（127頁参照）。

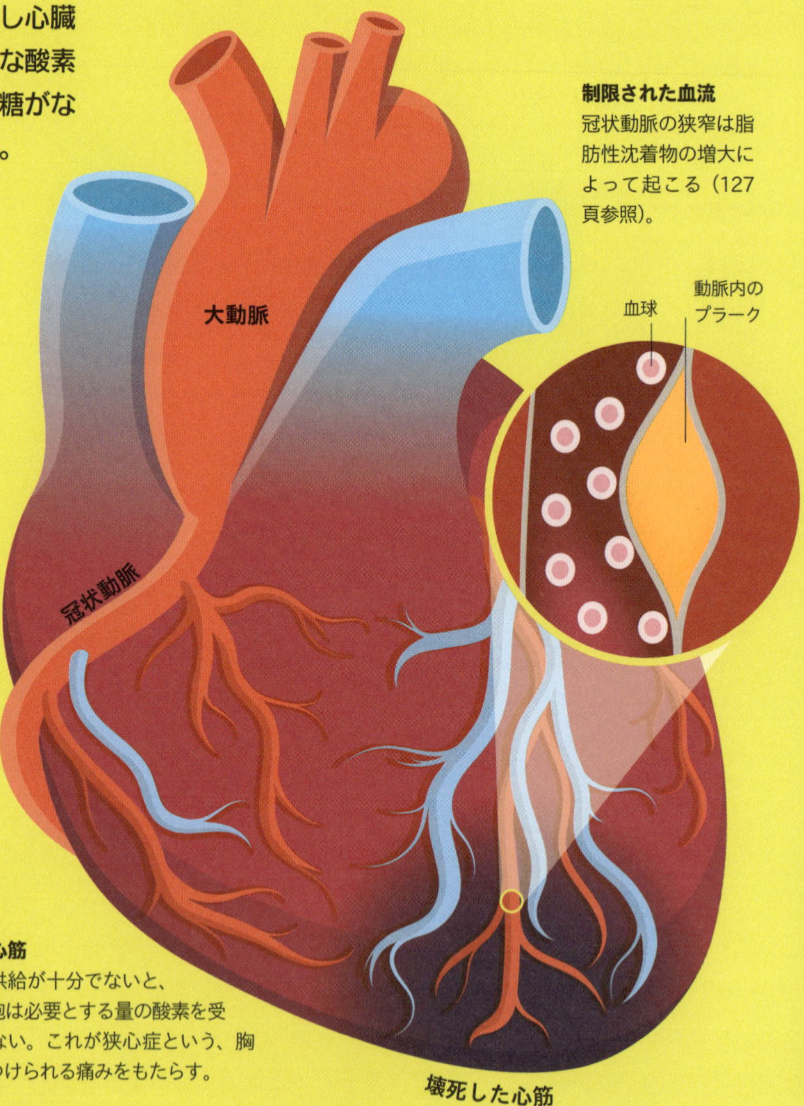
大動脈
冠状動脈
血球
動脈内のプラーク
壊死した心筋

傷んだ心筋

血液の供給が十分でないと、心筋細胞は必要とする量の酸素を受け取れない。これが狭心症という、胸の締めつけられる痛みをもたらす。

笑いは本当に最高の薬なのか？

おそらく本当である——笑うことで血流を増やし、血管壁を緩めることができる。

減少する酸素供給

心臓は特殊な心筋細胞を持ち、その分岐した線維はすばやく電気信号を送る。心電図に表れる特徴的な変化によって、胸の痛みが不十分な酸素供給（狭心症）によるのか、筋細胞の壊死（心臓発作）によるのか医者は診断する。

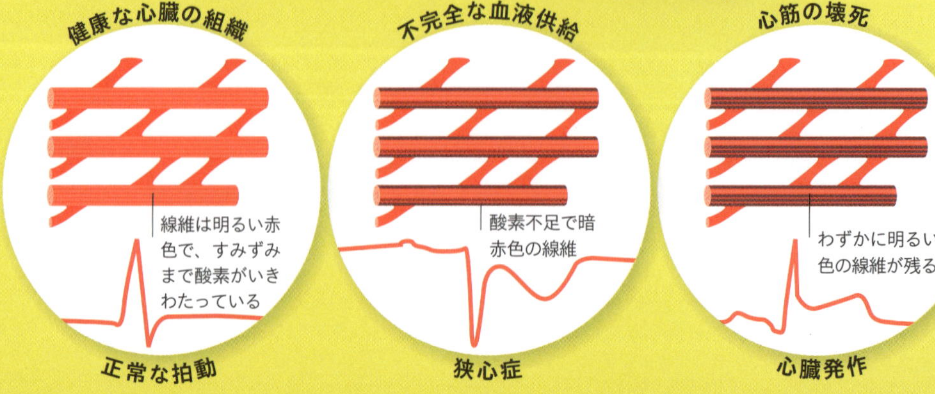
健康な心臓の組織
線維は明るい赤色で、すみずみまで酸素がいきわたっている
正常な拍動
不完全な血液供給
酸素不足で暗赤色の線維
狭心症
心筋の壊死
わずかに明るい赤色の線維が残る
心臓発作

心拍リズムの異常

心臓の拍動が早すぎるか遅すぎる、あるいは不規則だと、医者は不整脈があると言う。ほとんどの不整脈は、動悸や脈拍が跳ぶように感じる期外収縮のように無害である。心房細動が、一番よく起こる深刻な不整脈で、ふたつの心房が不規則に早く拍動する。これはめまいや息切れ、疲労感を起こすことがあり、さらには脳卒中にかかる危険性を高める。不整脈の中には薬で治療可能なものもある。電気活動をリセットして正常化するために除細動を必要とする場合もある。

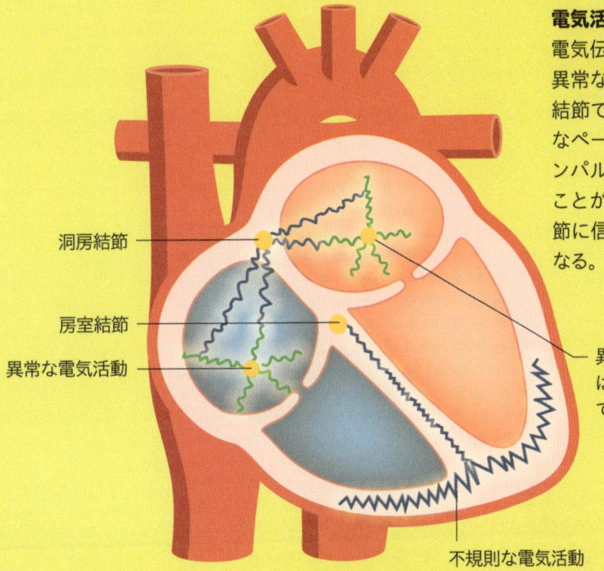
異常な電気活動はどちらの心房でも起こりうる

電気活動
電気伝導系に起こる異常な活動は、洞房結節で出される正常なペースメーカーインパルスを阻害することがあり、次の結節に信号が届かなくなる。

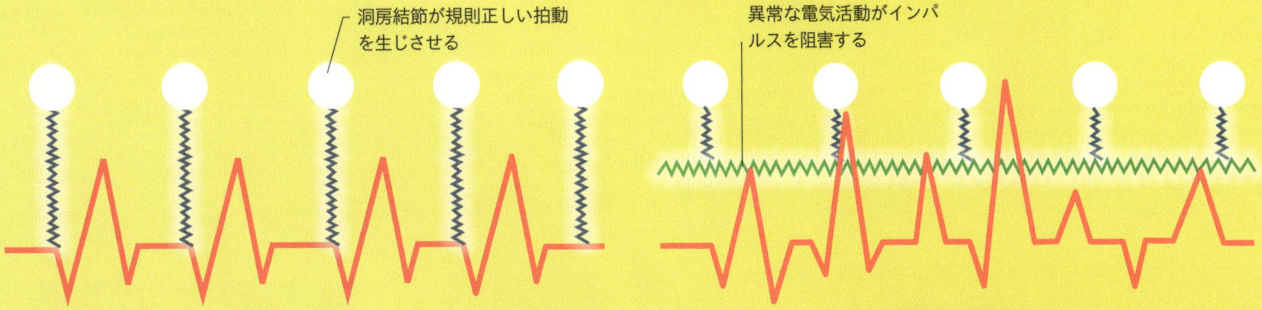

正常な拍動　　不規則な拍動

電気による干渉
調和のとれた心臓の拍動は、洞房結節から心室に届く明確な信号による。もし異常な電気活動が邪魔したら、心臓の収縮のリズムはかき乱され、不規則になる可能性がある。

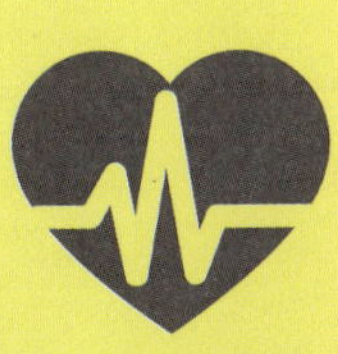

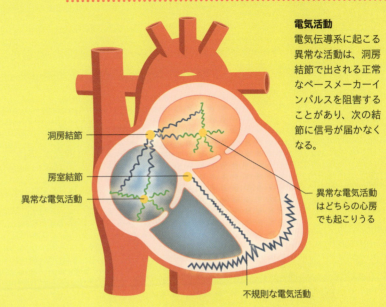

ヒトの**心臓は**１年に**3,600万**回以上**拍動する**—平均的な寿命で約**28億回**に達する

除細動

命を脅かす不整脈は除細動によって治療できる。瞬間的に大量の電気が胸部に送られることで、正常な心臓の電気活動と収縮を回復させる。除細動は心室細動などのショックの適応があるリズムの場合にのみ有効である。いかなる電気活動も検知されない（心静止）なら、心臓を再始動させることはできない。心肺蘇生法で電気活動を起こすことができると、除細動が試みられる。

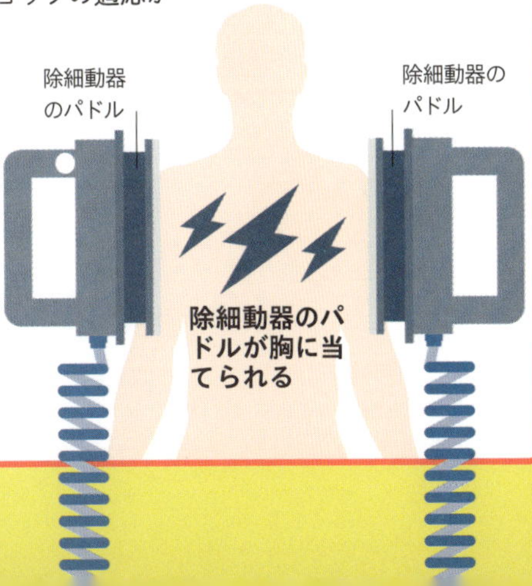

運動と限界

ジョギングやスプリントをする時はいつも追加の血液が筋肉に送り込まれ、エネルギーを作るために不可欠な成分である酸素を供給する。深い、規則的な呼吸は筋肉を酸素で満たし、ペースを整える。

有酸素運動のジョギング

適度な速度で運動する場合、体は吸い込む酸素と筋肉に貯蔵されているエネルギーに頼る。酸素が体内に貯蔵されている糖分のブドウ糖を燃焼してエネルギーに換える。筋細胞はエネルギーを使って収縮し、最終的に体を動かす。この過程が有酸素呼吸で、もっとも持続性のある運動形態である。有酸素運動にはジョギング、サイクリング、ボート漕ぎ、水泳、ダンスが含まれる。

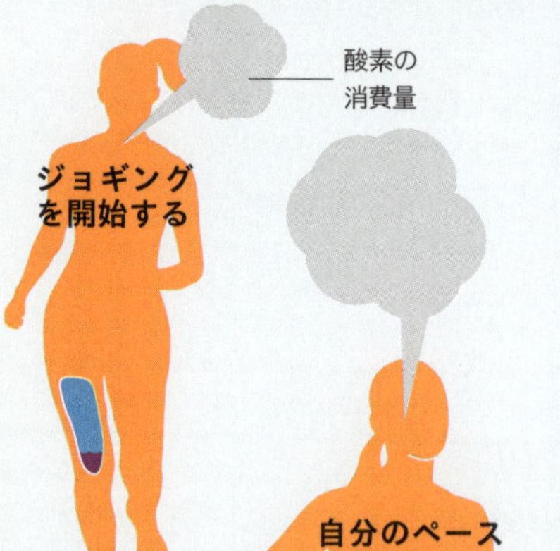

酸素の
消費量
ジョギング
を開始する
自分のペース
を見つける

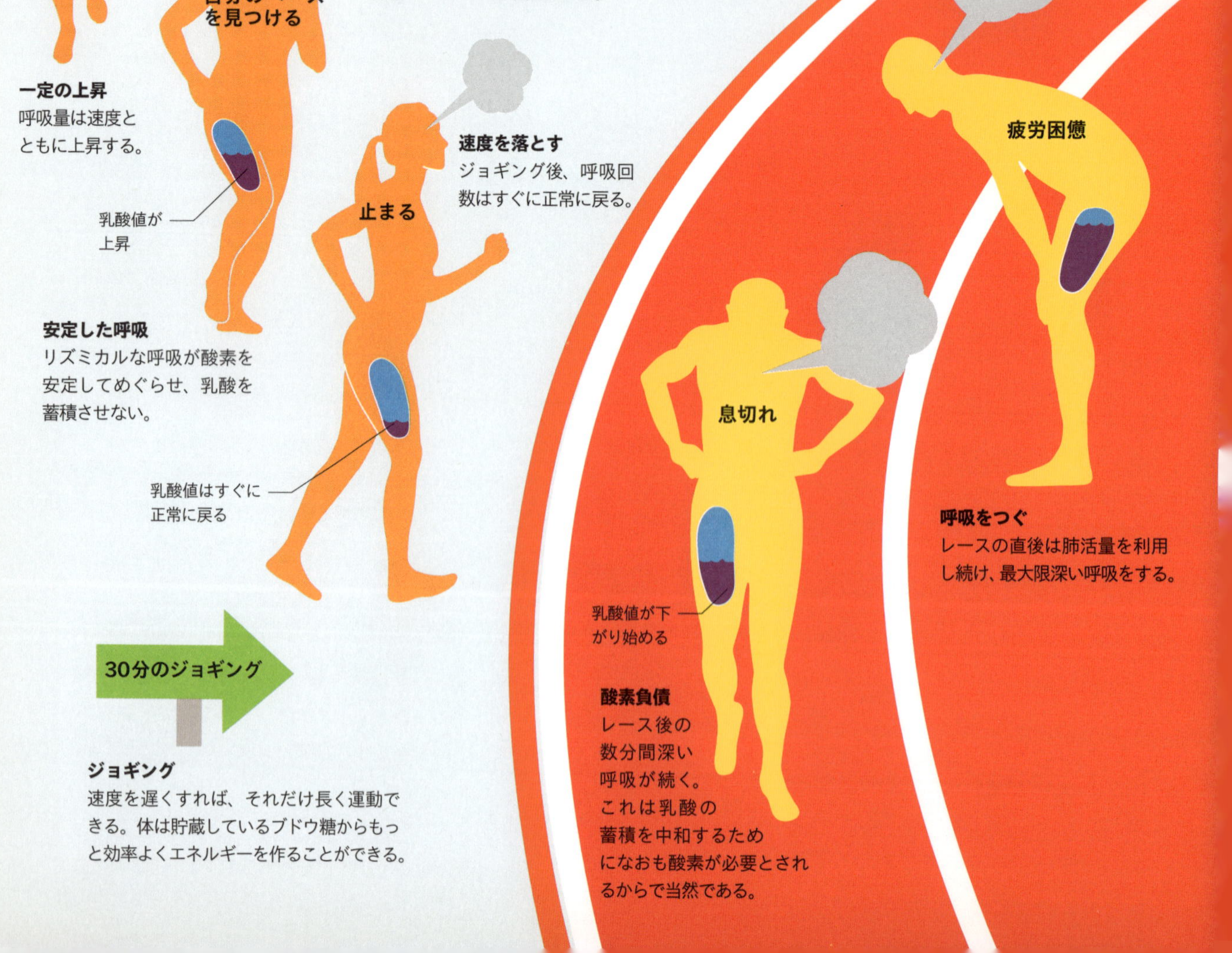

一定の上昇
呼吸量は速度とともに上昇する。
乳酸値が
上昇
安定した呼吸
リズミカルな呼吸が酸素を安定してめぐらせ、乳酸を蓄積させない。
速度を落とす
ジョギング後、呼吸回数はすぐに正常に戻る。
止まる
乳酸値はすぐに
正常に戻る
30分のジョギング
ジョギング
速度を遅くすれば、それだけ長く運動できる。体は貯蔵しているブドウ糖からもっと効率よくエネルギーを作ることができる。
疲労困憊
息切れ
呼吸をつぐ
レースの直後は肺活量を利用し続け、最大限深い呼吸をする。
乳酸値が下
がり始める
酸素負債
レース後の数分間深い呼吸が続く。これは乳酸の蓄積を中和するためになおも酸素が必要とされるからで当然である。

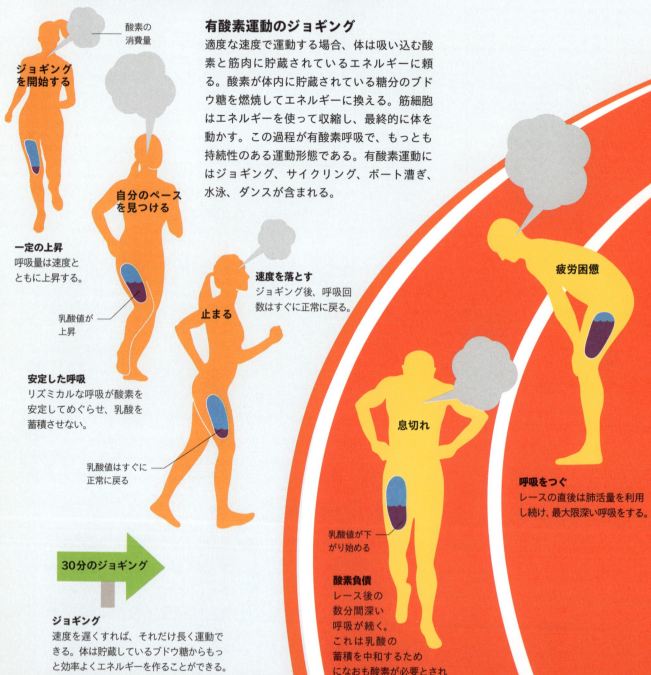

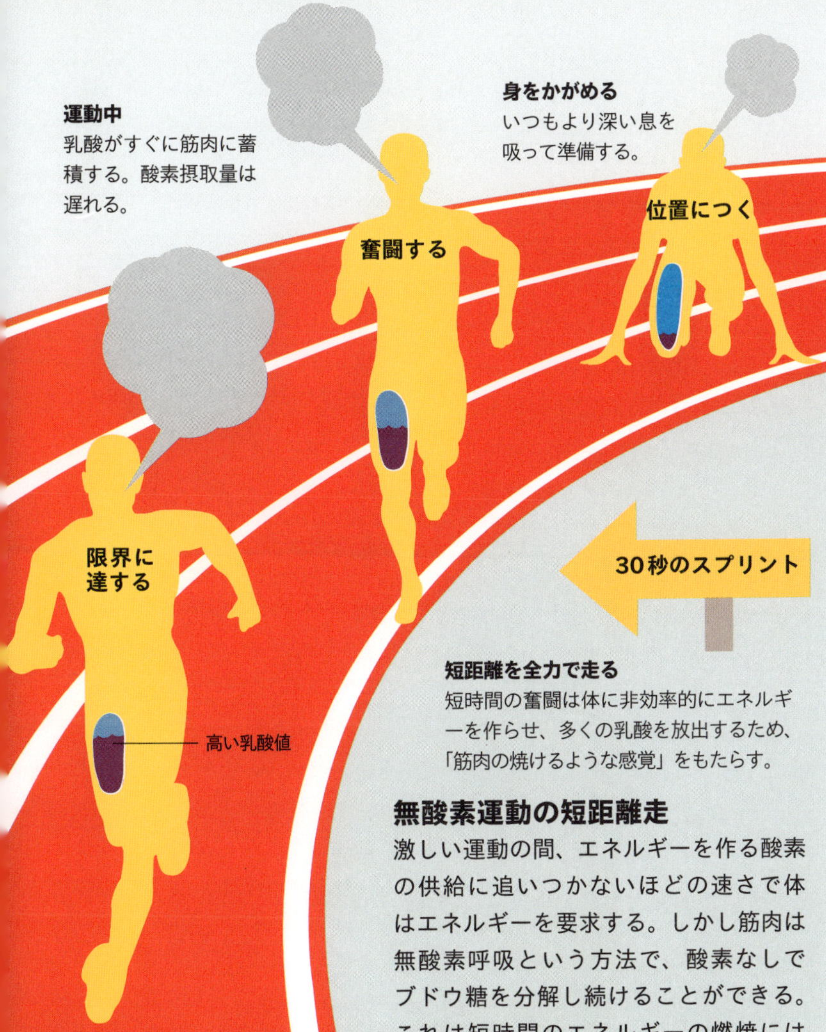
身をかがめる
いつもより深い息を
吸って準備する。
運動中
乳酸がすぐに筋肉に蓄
積する。酸素摂取量は
遅れる。
位置につく
奮闘する
限界に
達する
30秒のスプリント
高い乳酸値
短距離を全力で走る
短時間の奮闘は体に非効率的にエネルギーを作らせ、多くの乳酸を放出するため、「筋肉の焼けるような感覚」をもたらす。
臨界点
疲労し、「筋肉の焼けるような感覚」を感じる。最終的に乳酸は筋肉がまったく収縮不可能な濃度に達する。吸収する酸素の量を最大にするため、できるだけ深く呼吸する。

無酸素運動の短距離走

激しい運動の間、エネルギーを作る酸素の供給に追いつかないほどの速さで体はエネルギーを要求する。しかし筋肉は無酸素呼吸という方法で、酸素なしでブドウ糖を分解し続けることができる。これは短時間のエネルギーの燃焼には適しているが、過剰な乳酸を筋肉に生成して持続できない。そこで、ブドウ糖の燃焼を助けるためではなく、（将来のエネルギーのため）乳酸の蓄えをブドウ糖へ換えるために酸素が必要とされる。これは酸素負債の解消として知られ、激しいスプリントの後しばらく息切れするのはこのためである。

限界に達する

運動中に疲れるのは、体内に乳酸が蓄積するためである。乳酸は筋肉の収縮（57頁参照）をさまたげるため、体は消耗する。乳酸を取り除くためには酸素が必要とされるので、運動後は激しく呼吸を繰り返す。この乳酸の蓄積は、有酸素運動と無酸素運動のどちらでも起こるが、後者の方が早く起こる。脳細胞は燃料としてブドウ糖しか燃やすことができず、運動している筋肉が体の入手可能なブドウ糖の供給を枯渇させるため、精神的疲労も起こる。

筋肉中の乳酸の影響

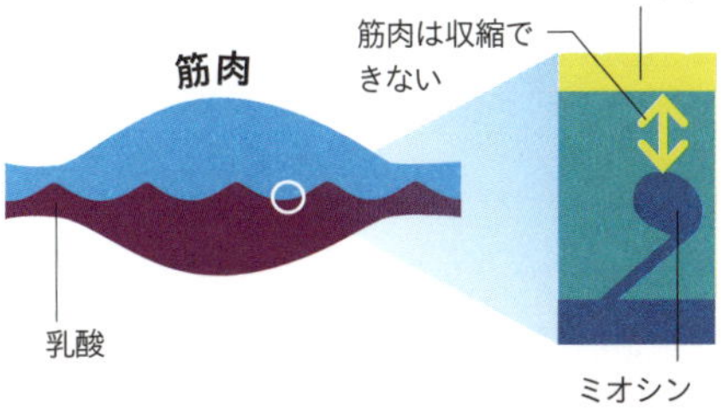

水分補給

運動中に水を飲むのは、発汗によって体温を調節し、乳酸を取り除くのを助ける。血漿内の水分は汗で減るため、次第に血液は濃くなり、心臓が血液を体中に供給するのが困難になる。この現象はカーディアック・ドリフトと呼ばれる。これが、有酸素呼吸ができなくなって、永遠にはジョギングをし続けられない理由のひとつである。

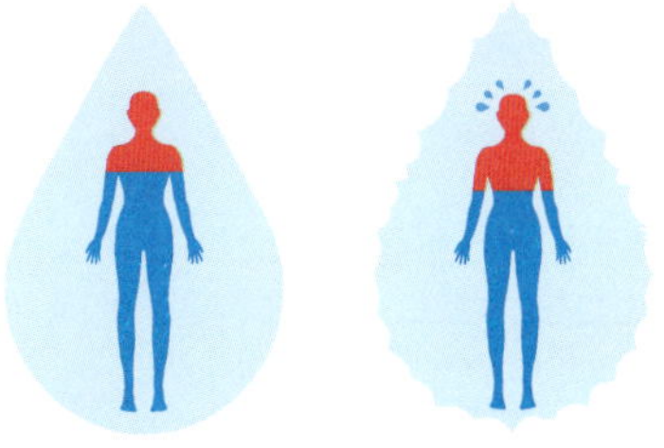

十分に水分が補給された状態：75%　　危険のない脱水症の限界：70%

より健康に力強く

心臓を激しく拍動させ、肺を激しく深く呼吸させる運動は心血管運動（有酸素運動）と呼ばれ、心臓を強化し体力を向上させる。逆に、筋肉を繰り返し収縮させる運動はレジスタンス・トレーニングと呼ばれ、筋肉を大きく強くする。

有酸素運動

ジョギング、水泳、サイクリング、ウォーキングなどの有酸素運動をおこなう時は心血管系を鍛えている。脈拍は上昇し、より多くの血液を体のすみずみまで、特に呼吸の深さに作用する胸の筋肉に供給するために、拍動が早くなる。体の酸素の需要は高まり、呼吸量と深さはそれとともに増す。血液は可能な限り多くの酸素で満たされ、体が必要とするエネルギーを供給する。

胸部の筋肉

首、胸壁、腹、背中の内部の筋肉は協調してはたらいて、胸郭を広げたり縮めて、肺が吸い込んで吐き出す空気の分量を増やす。

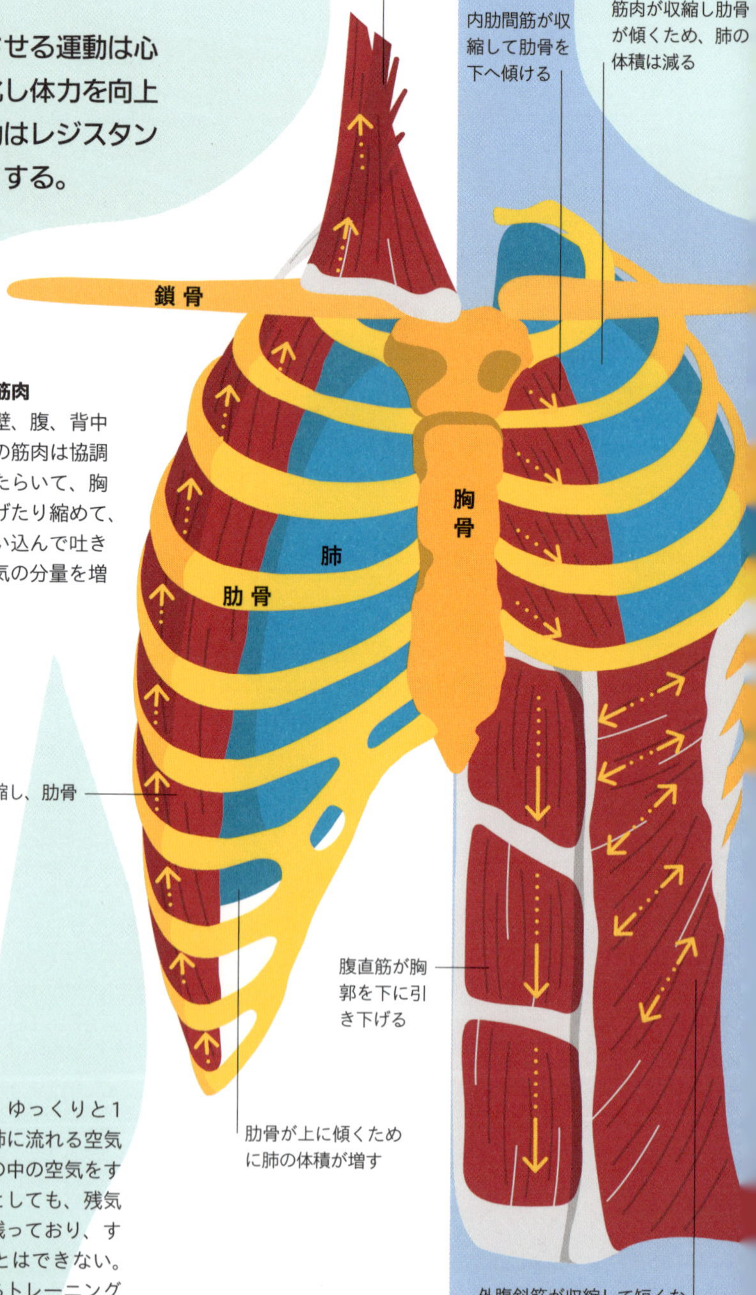

斜角筋は上部の肋骨を上げるために収縮する
内肋間筋が収縮して肋骨を下へ傾ける
筋肉が収縮し肋骨が傾くため、肺の体積は減る
鎖骨
胸骨
肺
肋骨
外肋間筋が収縮し、肋骨を上に傾ける
腹直筋が胸郭を下に引き下げる
肋骨が上に傾くために肺の体積が増す
外腹斜筋が収縮して短くなり、肋骨を下に引き下げる
息を吸う
息を吐く

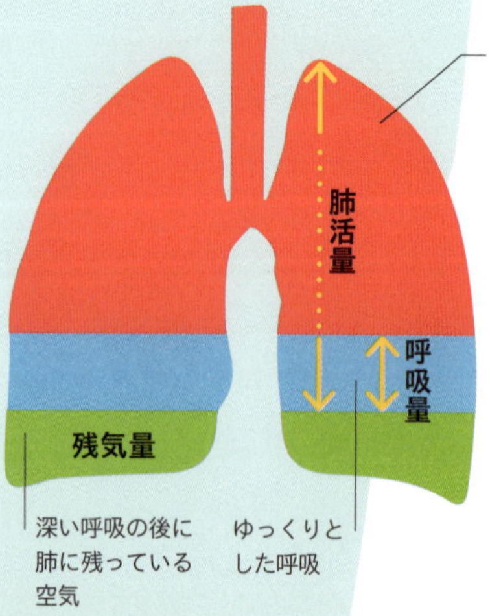

深い呼吸は赤と青の区域を含む
肺活量
呼吸量
残気量
深い呼吸の後に肺に残っている空気
ゆっくりとした呼吸

肺気量

1回の呼吸量は、ゆっくりと1回呼吸する間に肺に流れる空気の量である。肺の中の空気をすべて吐き出そうとしても、残気としていくらか残っており、すべて吐き出すことはできない。肺活量、すなわちトレーニングの時に可能なもっとも深い呼吸は、残気量を除いた残りの肺容量のことである。

どんな運動がより多くの脂肪を燃焼するか？

人により異なるが、有酸素運動とウェイト・トレーニングの両方を組み合わせると、どちらか一方だけおこなうようよりも脂肪の消費が大きくなる。

レジスタンス・トレーニング

ウェイト・トレーニングは筋肉を大きくするが、ダンス、体操、ヨガもまたそうである。そうした運動はすべてレジスタンス・トレーニングである。反復運動はひとつの完結した運動である。1セットは、特定のひとつか複数の筋肉を繰り返し収縮させる連続的な反復運動である。精選した反復運動とセットを一定時間にわたっておこなうことで筋肉を成長させることができる。各セットでできる反復運動が少ないほどトレーニングは厳しくなる。

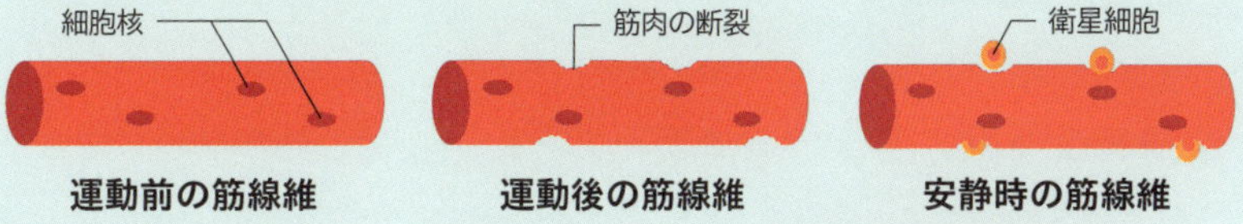
細胞核
筋肉の断裂
衛星細胞
運動前の筋線維
運動後の筋線維
安静時の筋線維

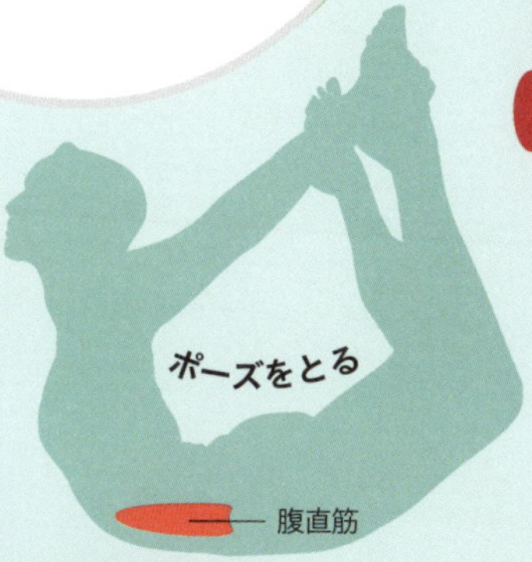
ポーズをとる
腹直筋

弓のポーズ
ヨガは着実に筋肉を成長させるよい方法である。弓のポーズは腹直筋を収縮させわずかに断裂させる。これを「反復運動」として繰り返せば、この筋肉の成長プロセスを始動させられる。

筋肉の成長過程
運動により筋線維は裂けるが、その後衛星細胞によって修復される。筋線維は単一の体細胞であるにもかかわらず、たくさんの核を持ち、衛星細胞をその核とともに組み込む――それらはともに成長する。運動を休止している間、筋線維は縮むが、衛星細胞からの核を維持し、運動を再開後はすぐにそのサイズを回復する。

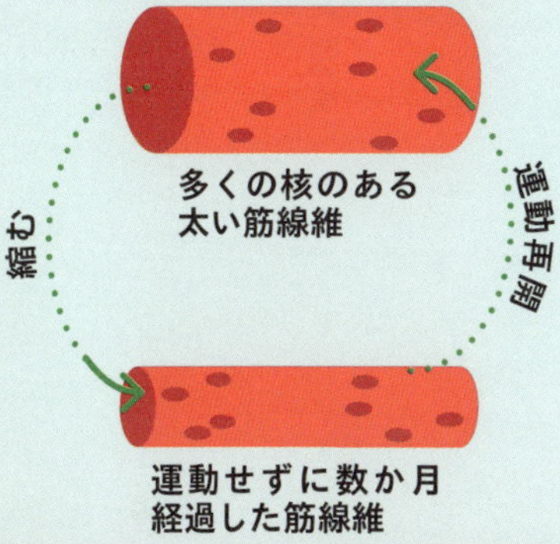
多くの核のある
太い筋線維
縮む
運動再開
運動せずに数か月
経過した筋線維

運動の強度

運動強度は最大心拍数の割合として表される。ジョギングに出かける時は、潜在力の約50％で心臓を動かしている。最高の筋力に達したアスリートは心臓を最大限（100％）はたらかせることができる。フィットネスインストラクターがトレーニング時に到達すべき目標心拍数（年齢により異なる）を授けてくれるかもしれない。

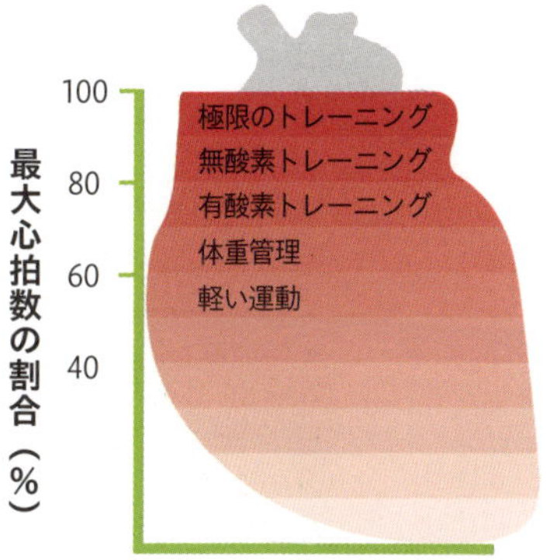
最大心拍数の割合（％）
100
80
60
40
極限のトレーニング
無酸素トレーニング
有酸素トレーニング
体重管理
軽い運動

**眠っている間に
筋肉の成長を刺激する
ホルモンが放出される**

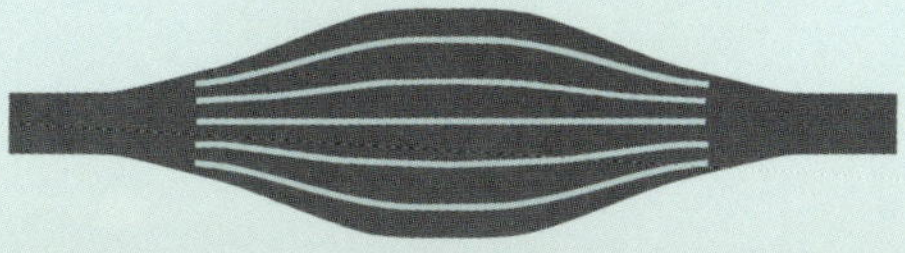

運動を健康増進に活用する

運動は健康を維持するのに必要であると同時に、定期的なトレーニングによって筋力全般を向上させることができる。体は厳しいトレーニング計画に順応する。筋肉はより太く、呼吸はより深くなり、精神状態までよくなる。

定期的な運動のプラスの効果

定期的に運動すれば、全身にわたり体の状態がよくなっているのがわかるだろう。成人はほぼ毎日適度な運動を30分だけおこなえば効果があらわれるが、子どもは少なくとも60分は走り回る必要がある。活動的に過ごすことは器官と筋肉を活性化させるうえで不可欠で、絶え間なく努力することで、体の器官はさらに効率がよくなり、やがて最大限に能力を発揮して機能し始める。

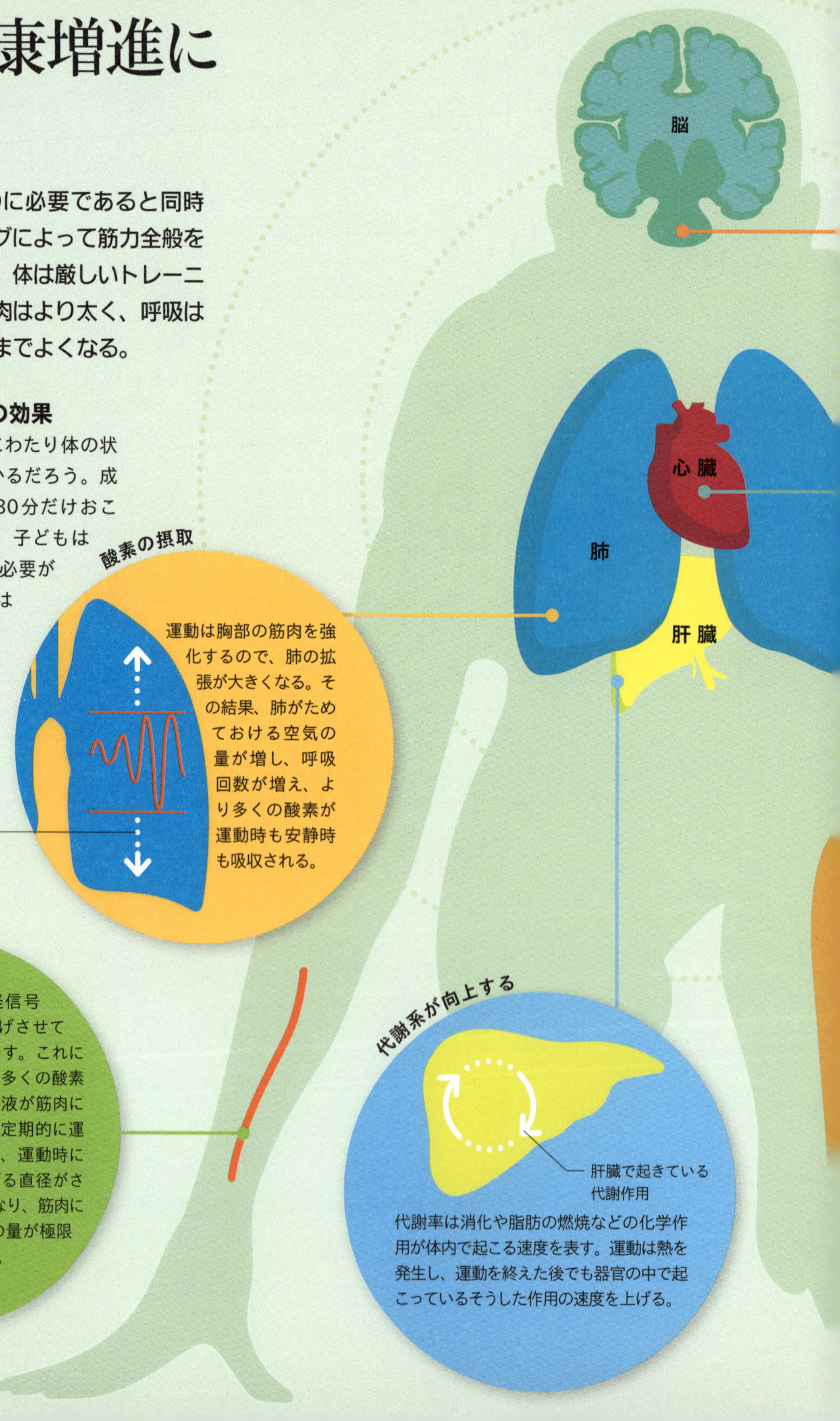

酸素の摂取
運動は胸部の筋肉を強化するので、肺の拡張が大きくなる。その結果、肺がためておける空気の量が増し、呼吸回数が増え、より多くの酸素が運動時も安静時も吸収される。

肝臓で起きている代謝作用
代謝率は消化や脂肪の燃焼などの化学作用が体内で起こる速度を表す。運動は熱を発生し、運動を終えた後でも器官の中で起こっているそうした作用の速度を上げる。

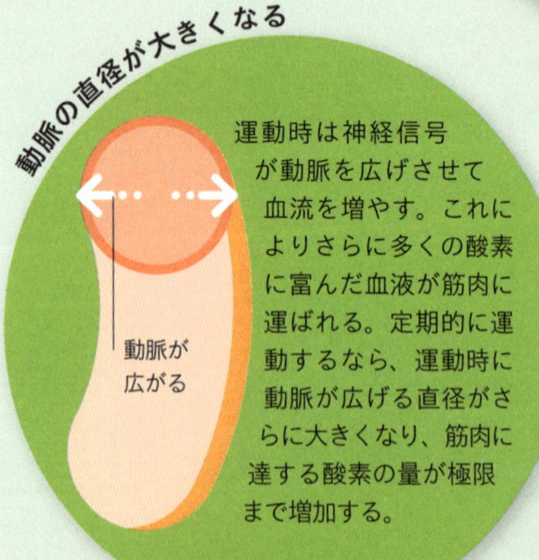
動脈の直径が大きくなる
運動時は神経信号が動脈を広げさせて血流を増やす。これによりさらに多くの酸素に富んだ血液が筋肉に運ばれる。定期的に運動するなら、運動時に動脈が広げる直径がさらに大きくなり、筋肉に達する酸素の量が極限まで増加する。
動脈が広がる

認知機能の向上

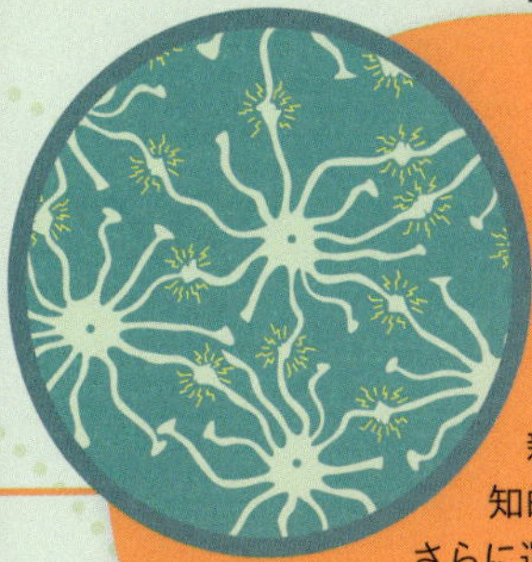

定期的な運動は脳への血液、酸素、栄養の配給を増す。それがまた脳細胞間の新たな連結を刺激し、知的能力全般を高める。さらに運動は、脳内のセロトニンなどの神経伝達物質の量を増大させ、気分を上げる。

心筋をより強くする

心筋線維が大きさを増すが、体の他の部分の筋肉のように衛星細胞を介してではなく、筋肉に存在する線維が強大になる。心臓の収縮も大きくなり、血液を体のすみずみまでいきわたらせ、安静時の心拍数を減らす。

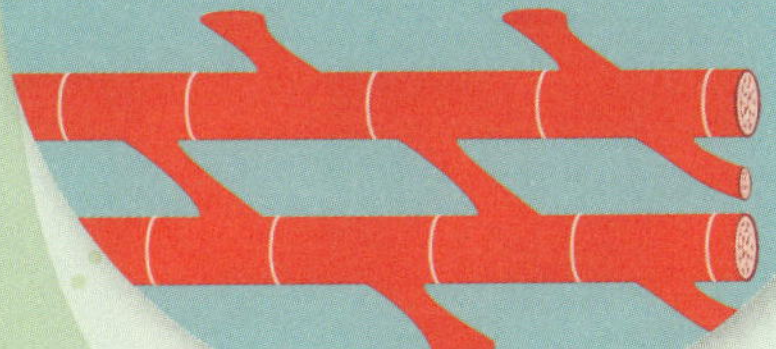

筋肉の強化

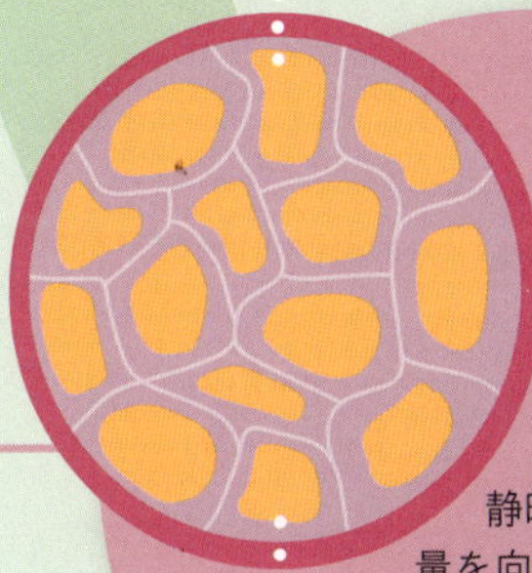

強い筋肉を持つことで、肉体的に強くなり、骨を強化し、姿勢、柔軟性、運動時と安静時に燃焼するエネルギー量を向上させる。さらに強い筋肉は運動によるけがからの回復が早い。

極限に達する

トレーニングを始めると、ほとんどの人々は鍛えていない状態から体力が向上するので、費やした努力が最初は大きな効果をもたらす。さらなる向上は、年齢、性別、その他の遺伝的要因によって異なる、自身の生理学的限界に近づくために、一層難しくなる。より強度の強いトレーニングプログラムだと、限界に達するのはさらに早まる。一流のアスリートは限界を探り、それを高める機会を求めている。

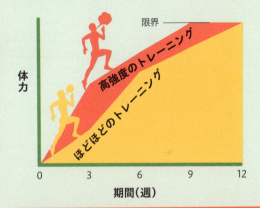

安静時心拍数

アスリートは安静時の心拍数が少ない。トレーニングにより心筋の強度が増しているからだ。トレーニングをしていない人と比べると、アスリートの心臓の収縮は大きく、血液は一拍ごとにより効果的に分配される。鍛えたアスリートは安静時に1分あたりの心拍数が30～40回しかないこともある。

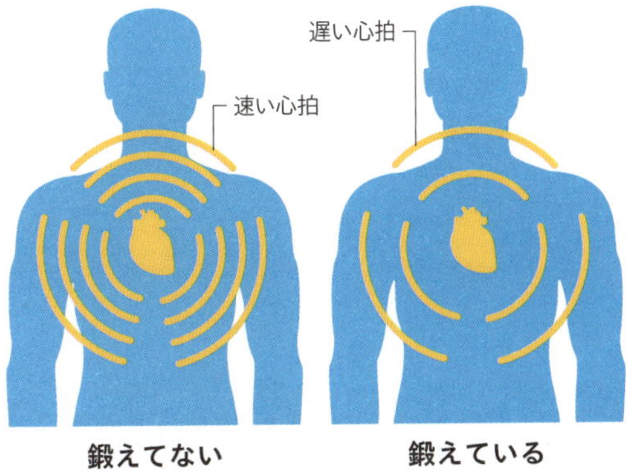

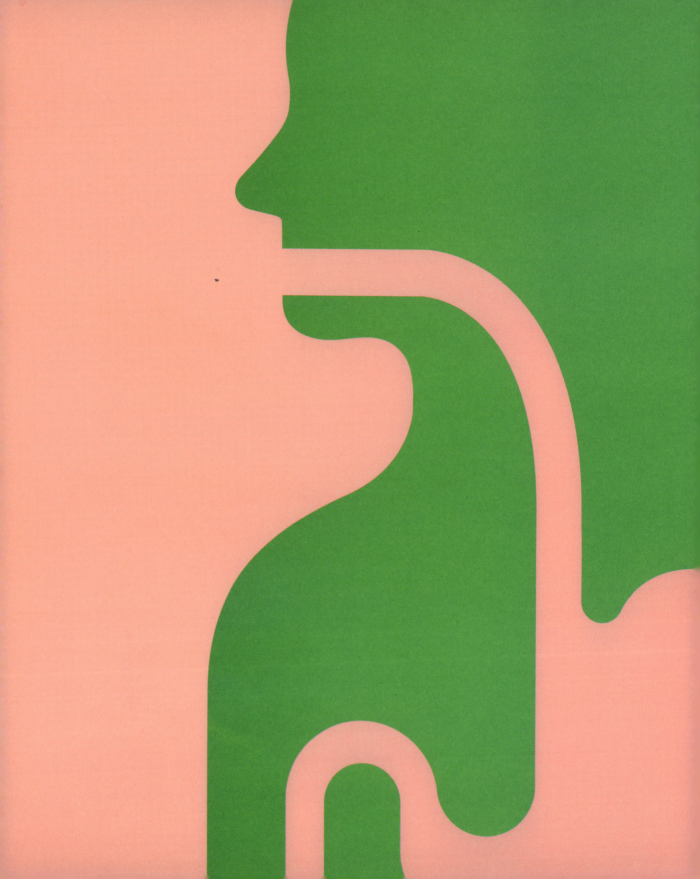

第6章

入口と出口

体に栄養を与える

体は生命維持に必要な多くの化学物質を製造できるが、私たちが必要な物質の多くは食べることによって獲得されなければならない。体に燃料を供給するために必要とされるエネルギーはもっぱら私たちが摂取した食物から得られる。栄養素は血流に取り込まれるやいなや、さまざまな部位へ運ばれ、無数の任務につく。

必要なものを取り入れなければどうなるか？

体のシステムが作用しなくなり、欠乏性疾患に苦しむことになるかもしれない。たとえば食事で十分なミネラルを取らないと、骨がきちんと成長しなくなる。

体が必要とするもの

体をうまくはたらかせるために食事から摂取する必要のある基本的な栄養素は6種類ある。脂肪、タンパク質、炭水化物、ビタミン、ミネラル、水分である。最後の3つは小さいので胃腸の内壁から直接吸収されるが、脂肪、タンパク質、炭水化物は吸収される前に小さな粒子へ化学的に分解される必要がある。その粒子がそれぞれ、脂肪酸、アミノ酸、糖である。

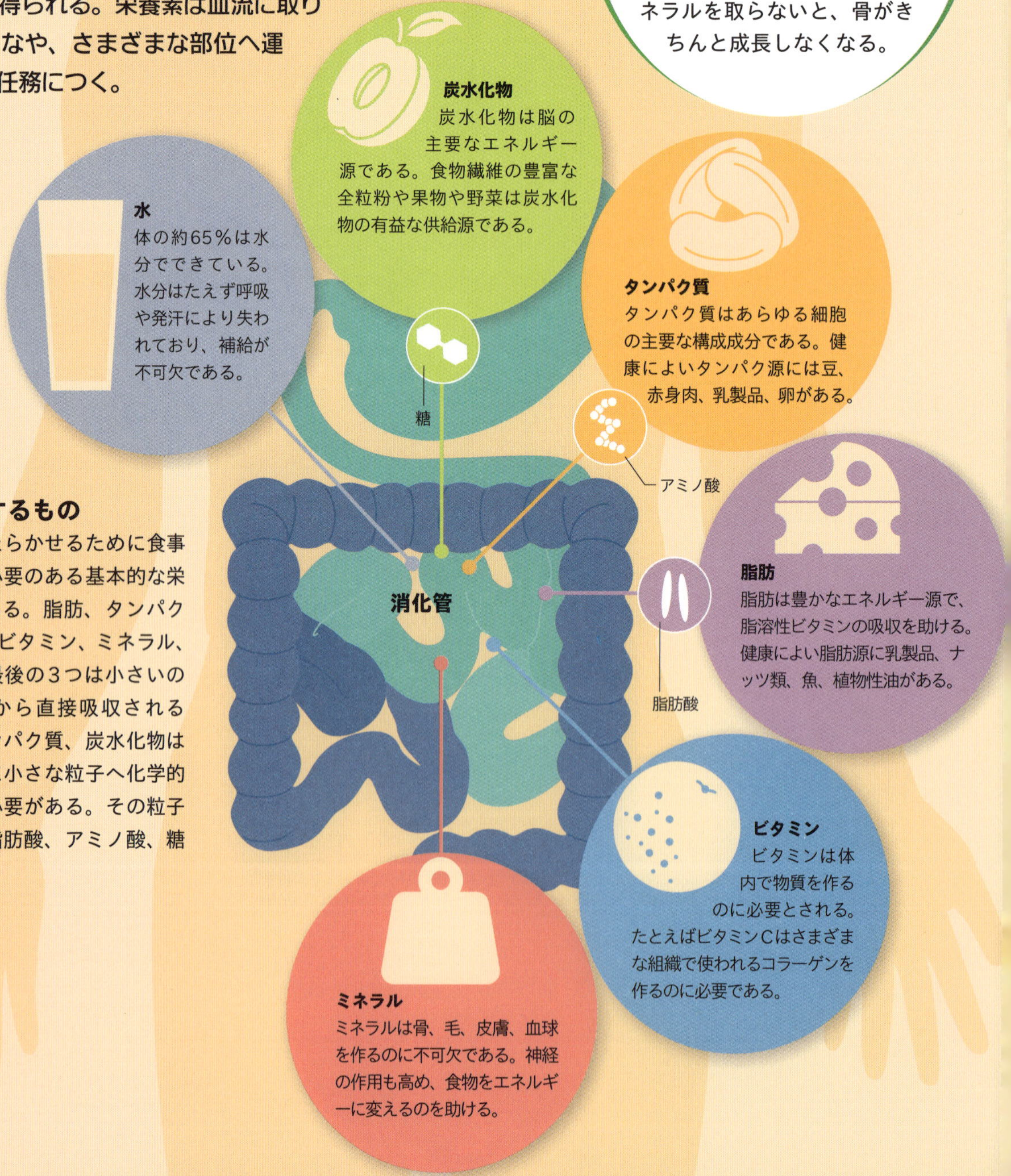
炭水化物
炭水化物は脳の主要なエネルギー源である。食物繊維の豊富な全粒粉や果物や野菜は炭水化物の有益な供給源である。
水
体の約65％は水分でできている。水分はたえず呼吸や発汗により失われており、補給が不可欠である。
タンパク質
タンパク質はあらゆる細胞の主要な構成成分である。健康によいタンパク源には豆、赤身肉、乳製品、卵がある。
糖
アミノ酸
消化管
脂肪
脂肪は豊かなエネルギー源で、脂溶性ビタミンの吸収を助ける。健康によい脂肪源に乳製品、ナッツ類、魚、植物性油がある。
脂肪酸
ビタミン
ビタミンは体内で物質を作るのに必要とされる。たとえばビタミンCはさまざまな組織で使われるコラーゲンを作るのに必要である。
ミネラル
ミネラルは骨、毛、皮膚、血球を作るのに不可欠である。神経の作用も高め、食物をエネルギーに変えるのを助ける。

眼を作り上げる

体のすべての組織は食物から吸収する栄養素によって作られ、維持されている。たとえばヒトの眼の組織は、アミノ酸と脂肪酸から作り上げられ、糖によって燃料を供給されている。細胞膜と腔は体液で満たされ、ビタミンとミネラルは光を電気インパルス（視覚そのものの基本原理）へ変換するために必要とされる。

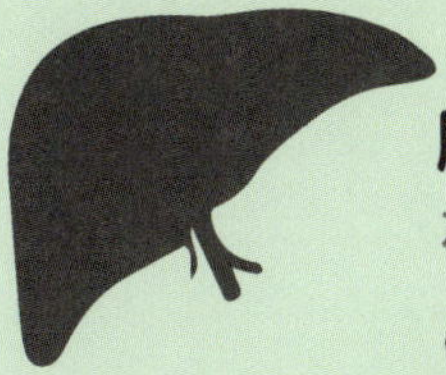

肝臓はビタミンAを2年分蓄えることができる

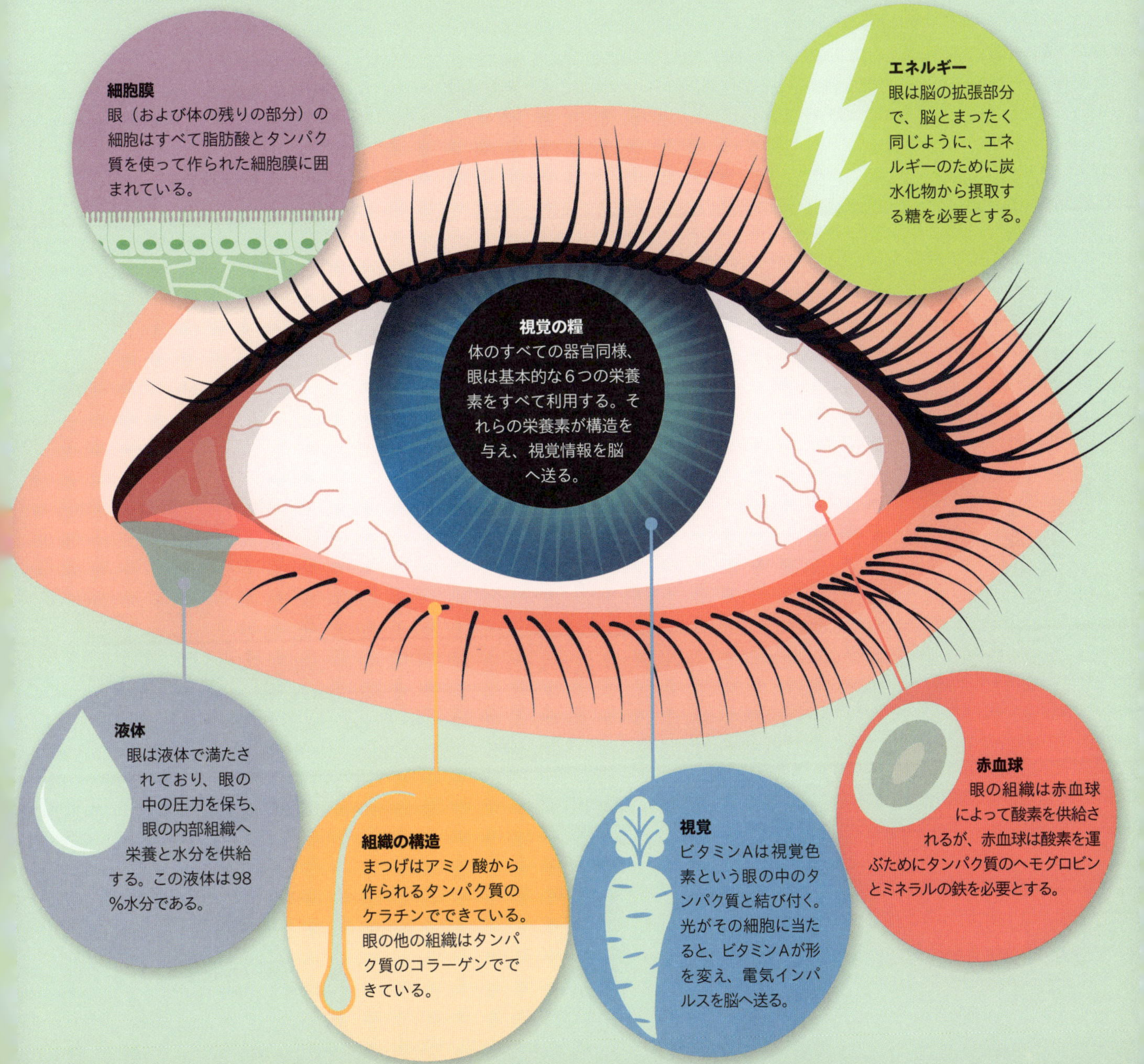
細胞膜
眼（および体の残りの部分）の細胞はすべて脂肪酸とタンパク質を使って作られた細胞膜に囲まれている。
エネルギー
眼は脳の拡張部分で、脳とまったく同じように、エネルギーのために炭水化物から摂取する糖を必要とする。
視覚の糧
体のすべての器官同様、眼は基本的な６つの栄養素をすべて利用する。それらの栄養素が構造を与え、視覚情報を脳へ送る。
液体
眼は液体で満たされており、眼の中の圧力を保ち、眼の内部組織へ栄養と水分を供給する。この液体は98%水分である。
組織の構造
まつげはアミノ酸から作られるタンパク質のケラチンでできている。眼の他の組織はタンパク質のコラーゲンでできている。
視覚
ビタミンAは視覚色素という眼の中のタンパク質と結び付く。光がその細胞に当たると、ビタミンAが形を変え、電気インパルスを脳へ送る。
赤血球
眼の組織は赤血球によって酸素を供給されるが、赤血球は酸素を運ぶためにタンパク質のヘモグロビンとミネラルの鉄を必要とする。

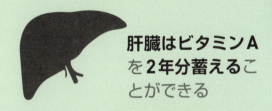

どのように食べ物は作用するのか

食べることは食物を血流に吸収されるのに十分なほど小さい分子に分解するプロセスである。食物にとっては、ひとまとめにして胃腸、あるいは腸管と呼ばれる一続きの器官を通っていく9mの旅がここに含まれる。

食物の旅

食物は（通常）食欲をそそる食事として始まり、トイレへ行くことで私たちと別れる。その間に食物は仕事、すなわち口、胃、小腸、大腸のかかわる４段階の処理で栄養素の放出をおこなっている。肝臓と膵臓も、ホルモンのレプチンとグレリン同様に役割を演じている。食物が体を通り抜けるのには平均して48時間かかる。

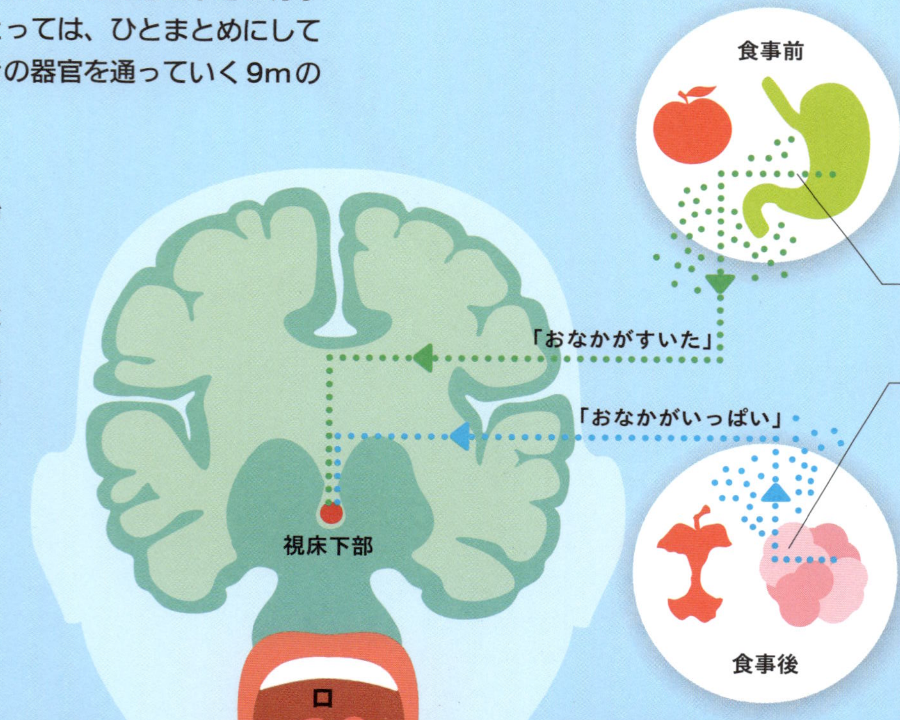
グレリンの信号で
空腹を感じる
レプチンの信号で
満腹を感じる

空腹
食事から数時間後、ホルモンのグレリンが胃から分泌される。これが信号を脳に送り、脳は胃腸に食物を受け入れる準備をさせる。

満腹
十分に食べると、ホルモンのレプチンが脂肪組織から放出される。これが脳に信号を送り、胃腸を「待機」状態に戻す。

空腹と満腹

私たちは空腹を感じると食べ、満腹を感じると止める。しかしこうした感覚に私たちは何の責任もない。栄養が少なくなると胃がホルモンのグレリンを放出し、空腹を感じさせる――そして満腹になると脂肪組織がホルモンのレプチンを放出し、食欲を抑えるのだ。

栄養の吸収
吸収に時間がかかる栄養素もあるが、ほとんどは小腸で吸収される。

- ビタミン
- 糖
- アミノ酸
- ミネラル
- 脂肪酸
- 水
- 血液の流れ

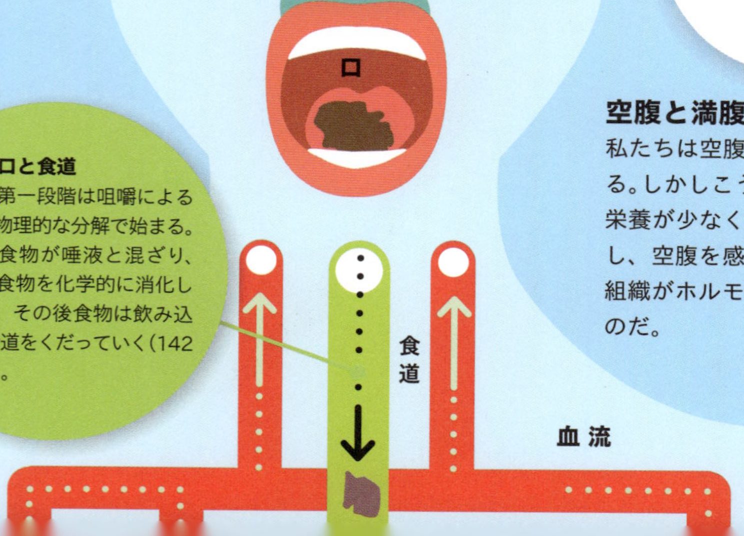

1 口と食道
第一段階は咀嚼による食物の物理的な分解で始まる。これで食物が唾液と混ざり、唾液が食物を化学的に消化し始める。その後食物は飲み込まれ、食道をくだっていく（142頁参照）。

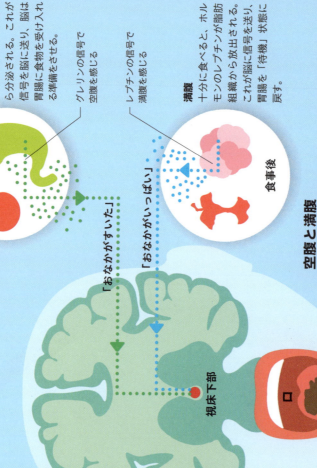

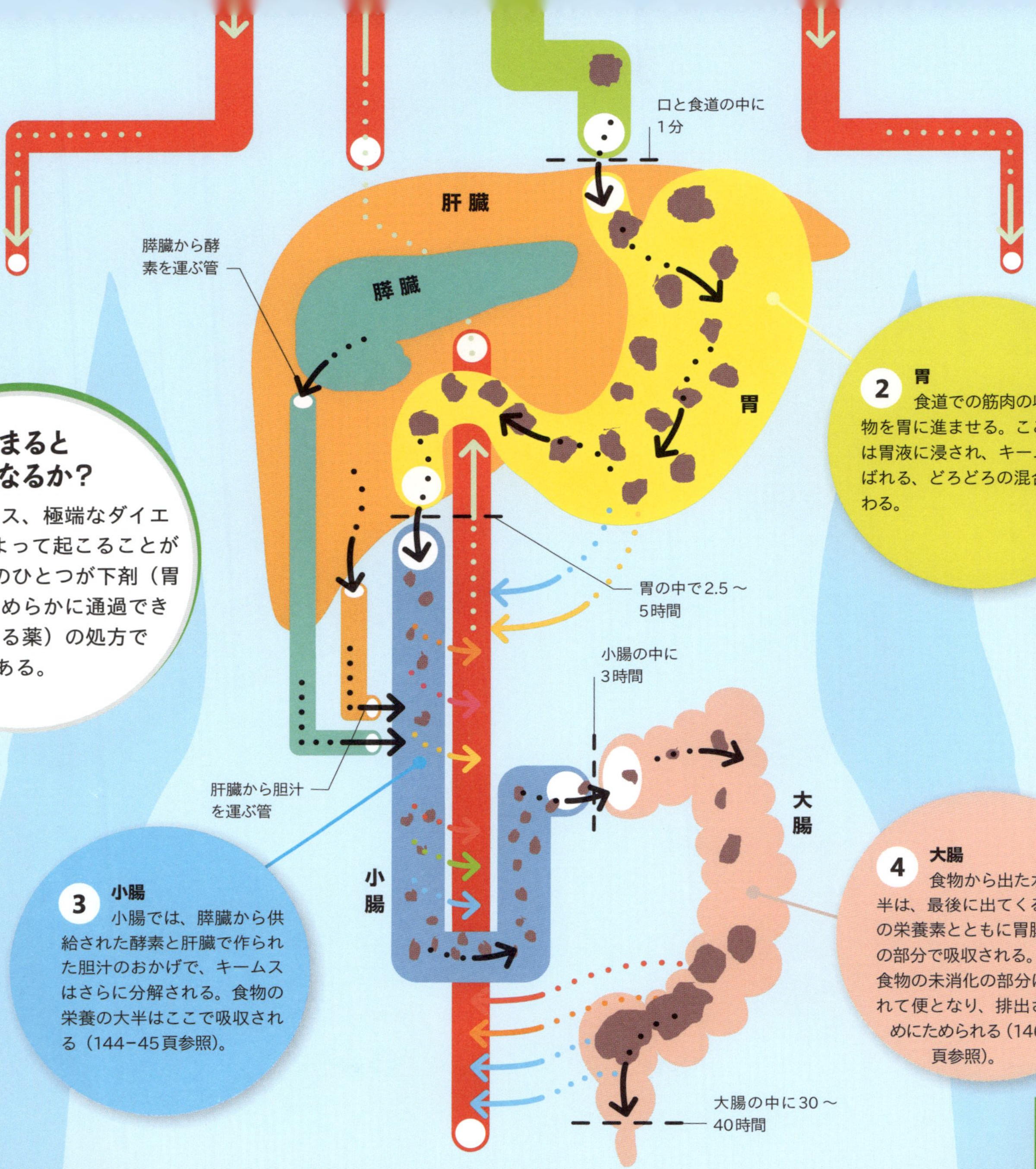

2 胃
食道での筋肉の収縮が食物を胃に進ませる。ここで食物は胃液に浸され、キームスと呼ばれる、どろどろの混合物へ変わる。

3 小腸
小腸では、膵臓から供給された酵素と肝臓で作られた胆汁のおかげで、キームスはさらに分解される。食物の栄養の大半はここで吸収される（144–45頁参照）。

4 大腸
食物から出た水分の大半は、最後に出てくる数種類の栄養素とともに胃腸の最後の部分で吸収される。同時に、食物の未消化の部分は圧縮されて便となり、排出されるためにためられる（146–47頁参照）。

詰まるとどうなるか？

閉塞はストレス、極端なダイエット、感染によって起こることがある。治療法のひとつが下剤（胃腸を食物がなめらかに通過できるようにする薬）の処方である。

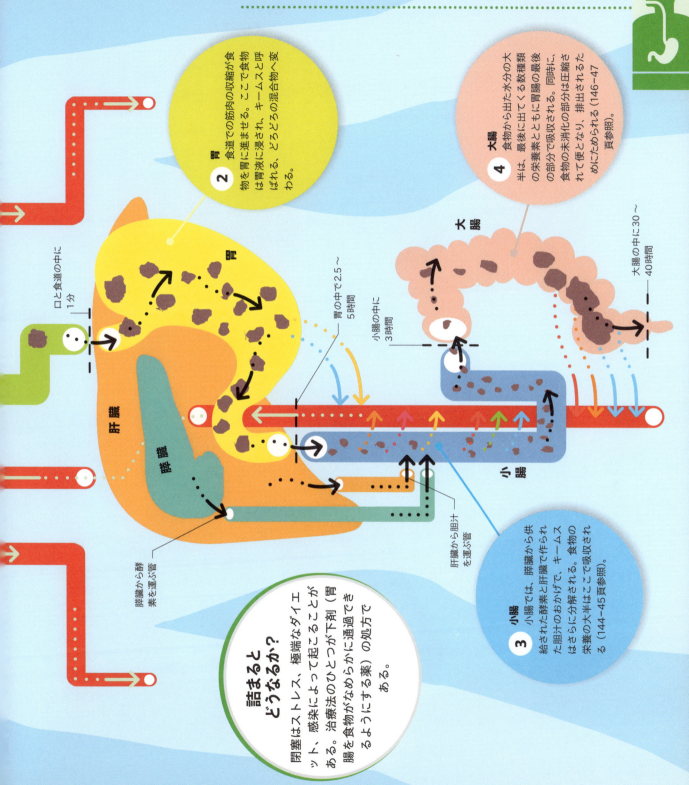

食べ物を供給する口

食物が体を通っていく長く複雑な旅路は、口の中での短い滞在と胃の中での酸浴で始まる。この最初の消化段階の目標は食物をキームス（栄養の混合液で、処理のために次に小腸へ運ばれる）に変えることである。

南へ向かう

口から胃までの通路は垂直で、食道という接続管を経由する。食物は重力と、蠕動《ぜんどう》波と呼ばれる食道の筋収縮によって進んでいく。

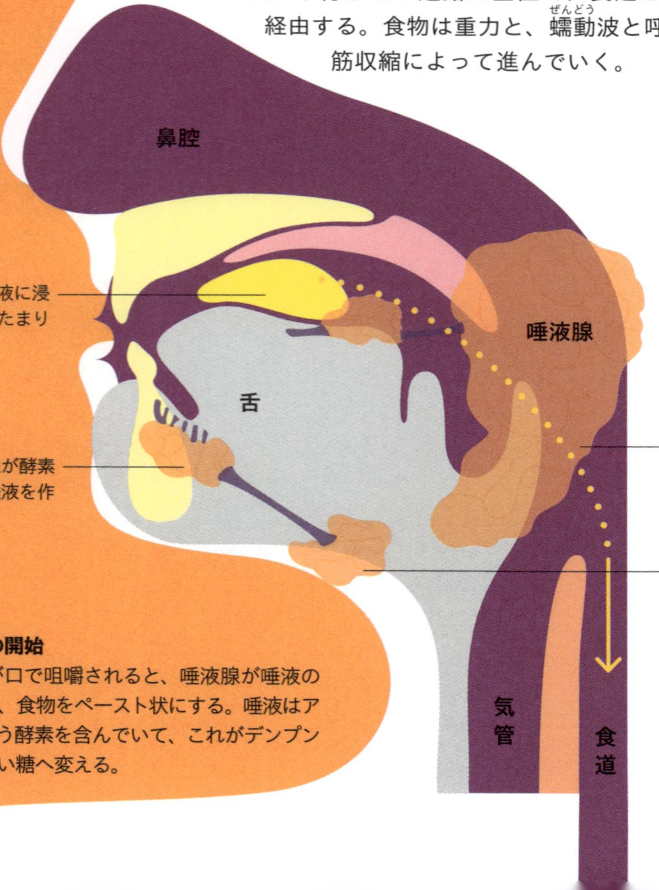
咀嚼によって唾液に浸された食物のかたまりが作られる
舌の下の唾液腺が酵素を含む濃厚な唾液を作り出す
頬にある唾液腺が水っぽい唾液を作り出す
あごの下にある別の唾液腺が舌の根元に唾液を放出する

1 消化の開始
食物が口で咀嚼されると、唾液腺が唾液の製造を増やし、食物をペースト状にする。唾液はアミラーゼという酵素を含んでいて、これがデンプンを吸収しやすい糖へ変える。

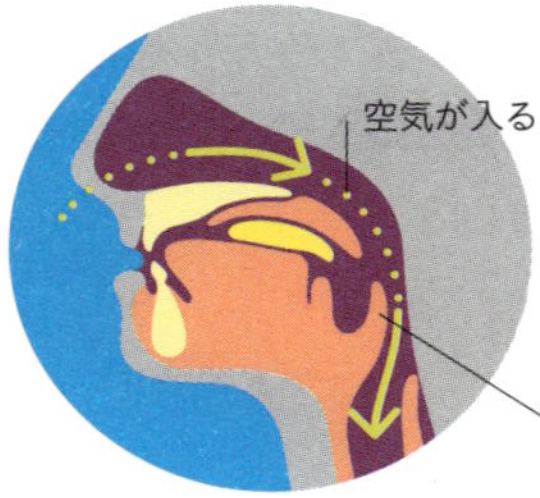

噛む
食物が口の中にある時、喉頭蓋は立っていて気管を開けたままにしておく。このおかげで噛んでいる間も鼻を通して息をすることができる。

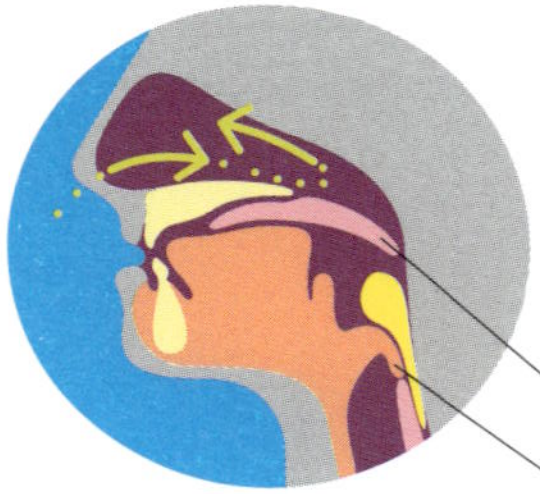
軟口蓋が上がる
喉頭蓋が下がる

飲み込む
飲み込む時、喉頭蓋は下に折れて気管を閉じる。同時に軟口蓋が上がって鼻腔を閉鎖する。

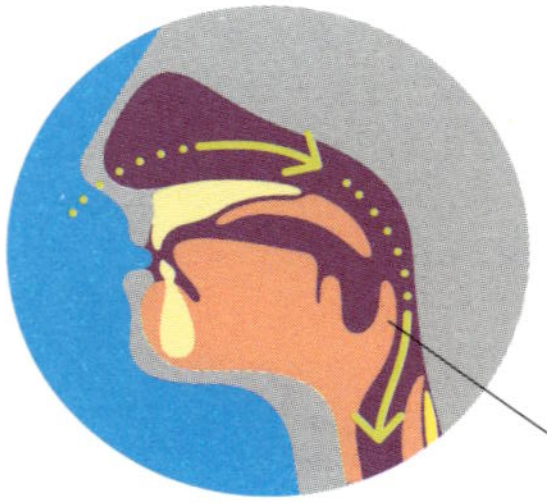
喉頭蓋が上がる

ふたたび噛む準備をする
食物が食道に入ってしまうと、喉頭蓋と軟口蓋は前の位置に戻る。これで呼吸できるようになり、ふたたび噛むことができる。

窒息の予防法

食べることと呼吸のどちらも口を通しておこなっているため、飲み込む時に気管を封鎖できることが肝心である。幸い、私たちの体は生まれつき安全装置を一組備えている——のどにある喉頭蓋という軟骨の小さな弁と、口の上側にある軟口蓋という一片の柔軟な組織がそうである。

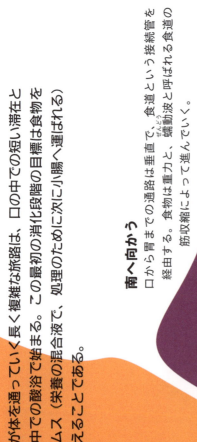

どうして消化不良を起こすのか？

消化不良、あるいは「胸やけ」は胃自身の酸性液による胃の炎症である。一般に食べすぎ、ストレス、アルコールの摂りすぎによって起こる。

2 胃の中へ

食物は筋肉の輪を経由して胃に入る。その後数時間、食物は胃の中の3種類の筋肉によってかき回される。私たちがほとんど気づかないこの荒々しい処置によって、胃の内層にある腺から分泌される胃液と混ざる。

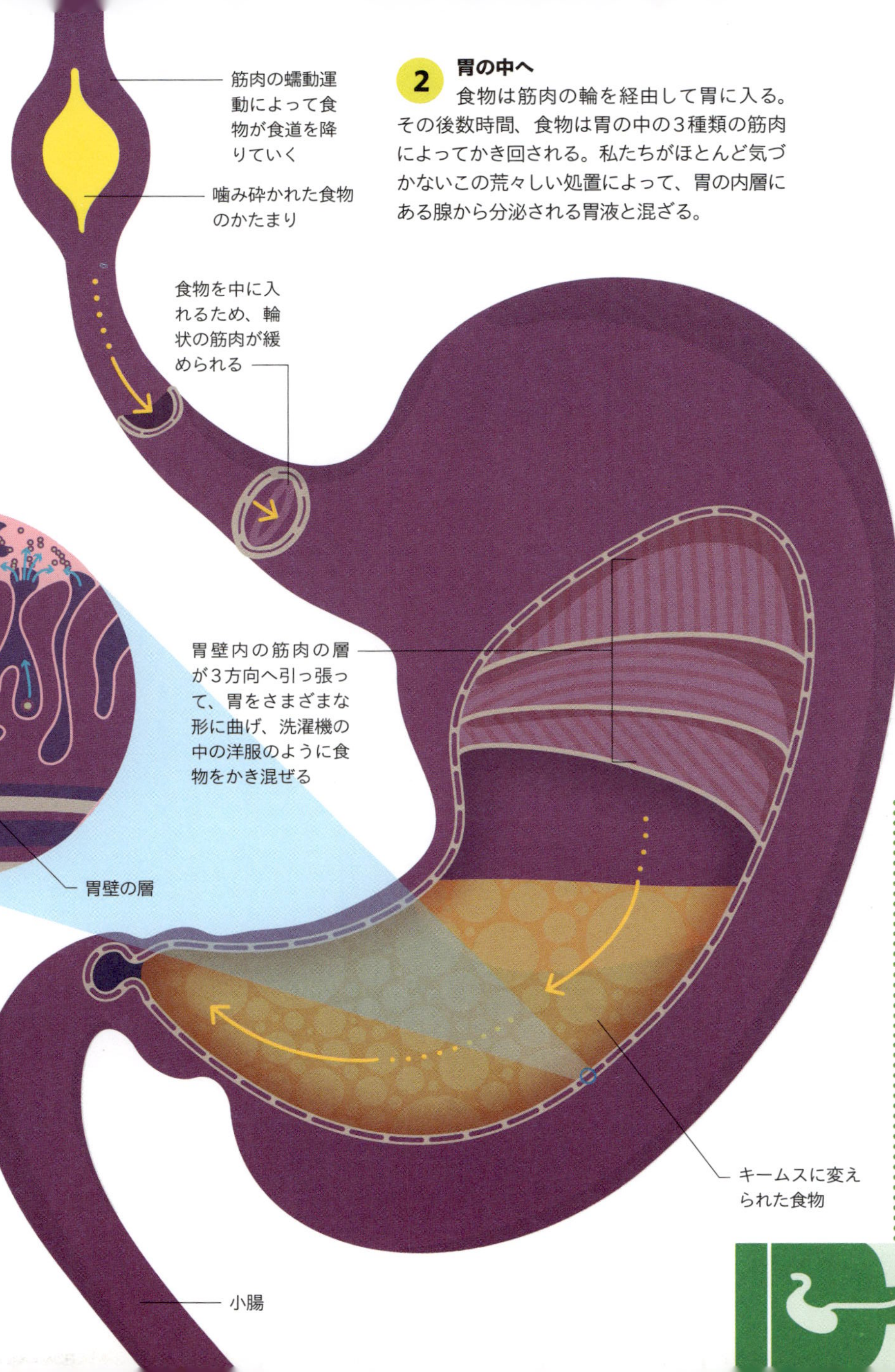

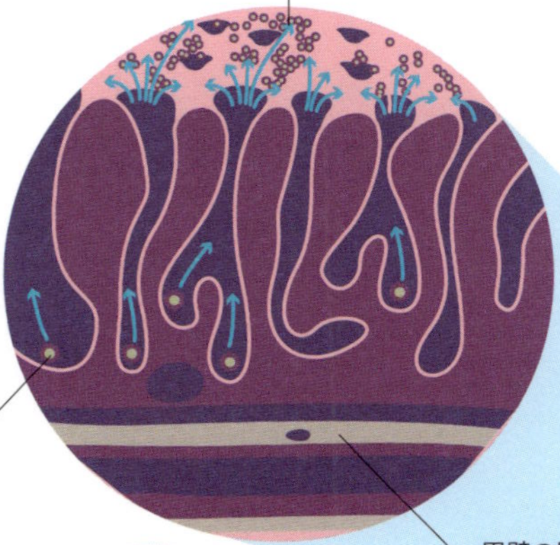

3 胃液

胃の分泌液には細菌を殺す非常に腐食性の強い塩酸と、タンパク質をペプチドというさらに小さな分子に変える酵素、ペプシンが含まれる。さらに放出されるのが、脂肪を分解する処置を開始する酵素の胃リパーゼと粘液である。粘液は粘液性の層を作り、胃を自身の消化液から保護する。

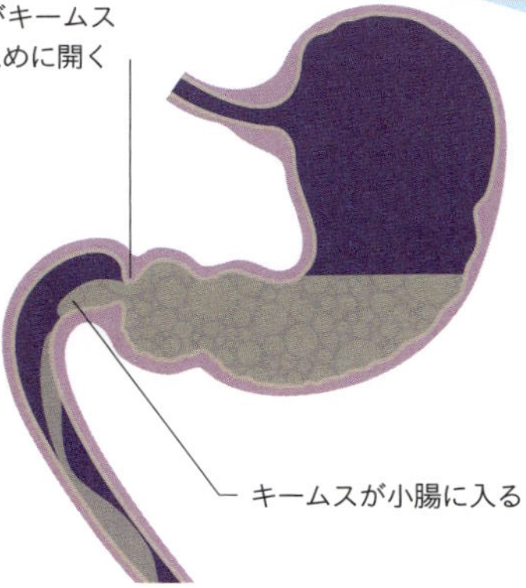

4 移動

胃の中で3、4時間かき回された後はすべての食物がキームスへ変えられている。その後この化学物質の混合物は胃の底にある別の筋肉の輪を通って、小腸という狭い管に吹き出される。ここにくると消化が本格的に始まる。

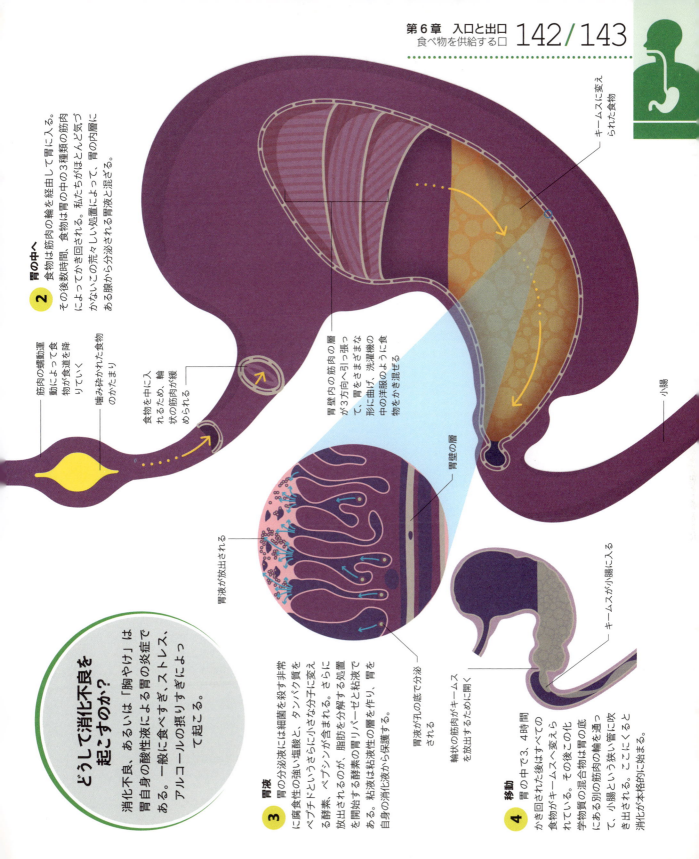

腸の反応

食物は胃の中でキームスに変化させられるやいなや、小腸へ注ぎ込まれる。そこで化学物質の盛んなはたらきによってさらに分解され、最終的に血液に吸収される。毎日、約11.5ℓの食物と液体と消化液が小腸を通過する。

力を合わせる器官

消化を促進するために、小腸は他の３つの器官から協力を得る。酵素を作る膵臓、胆汁を作る肝臓、そして胆汁を蓄える器官の胆嚢である。

1 胆汁製造工場

肝臓の多くの仕事のひとつは胆汁（脂肪をもっと消化しやすい脂肪の小滴に変える苦い液体）を作り出すことである。胆汁は作り出されるやいなや胆嚢にためられる。

2 胆汁の貯蔵

食物が胃を通り過ぎると、胆汁が胆嚢を出て、小腸に向かって進む。そこで膵臓から入ってくる酵素と混ざる。

3 酵素エンジン

膵臓は3つの主な酵素を製造する。炭水化物を糖に変えるアミラーゼ、タンパク質をアミノ酸に変えるプロテアーゼ、そして脂肪の小滴を脂肪酸へ変えるリパーゼである。

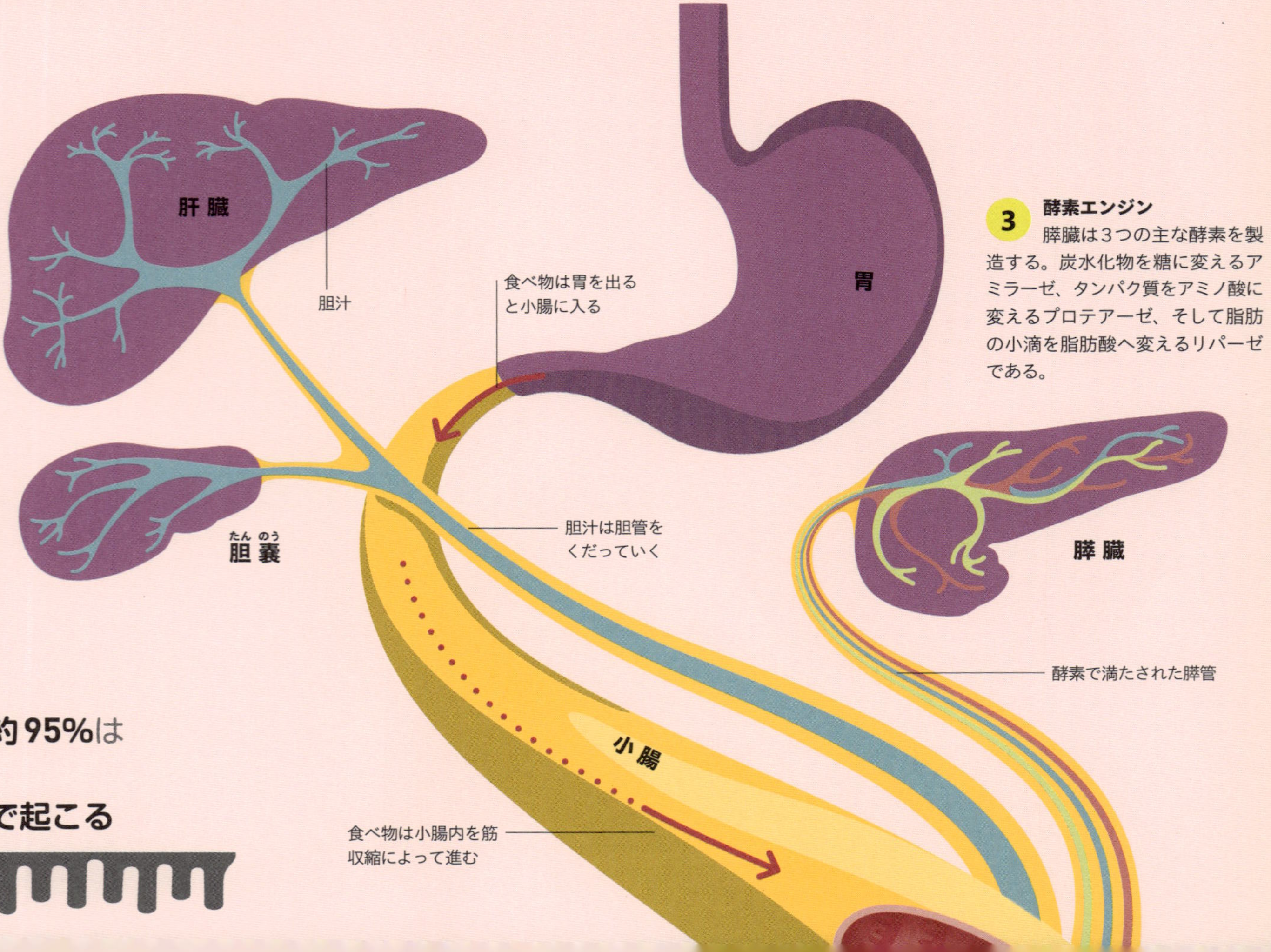

肝臓
胆汁
胆《たん》嚢《のう》
胃
食べ物は胃を出ると小腸に入る
胆汁は胆管をくだっていく
膵臓
酵素で満たされた膵管
小腸
食べ物は小腸内を筋収縮によって進む

吸収作用**全体の約95%**は
小腸で起こる
——**残りは結腸で起こる**

脂肪をすりつぶす

脂肪はことのほか消化しにくい。胃の中の塩酸に浸された後でさえ、まだ酵素の消費には適さない。そこで胆汁が登場する。乳化という作用によって、胆汁が脂肪を脂肪の小滴へ変えると、酵素が取りかかれるくらい小さくなる。

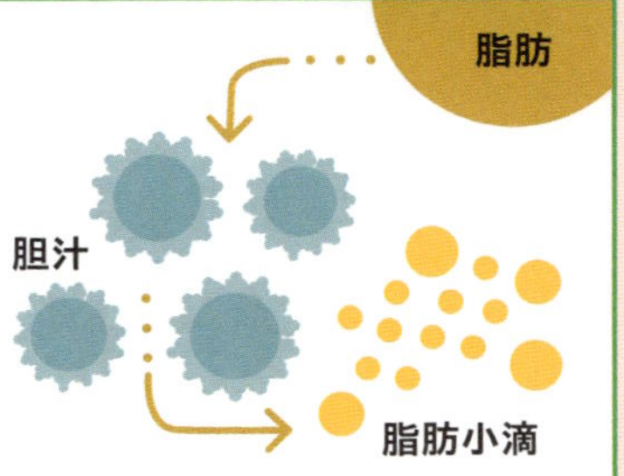

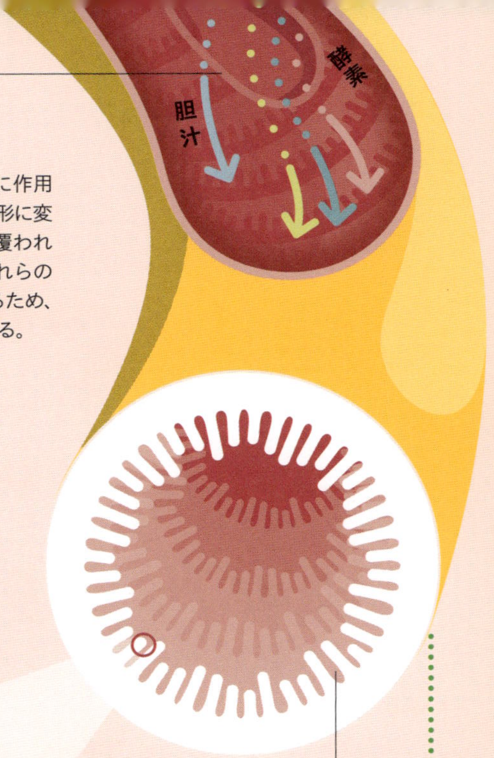

4 吸収が始まる

3～5時間胆汁と酵素が同時に作用し、栄養素をより簡単に吸収しやすい形に変える。吸収は何千もの指状の突起に覆われた腸壁で起こる。絨毛と呼ばれるこれらの突起により腸の表面積は大幅に増えるため、それに応じて吸収する栄養の量も増える。

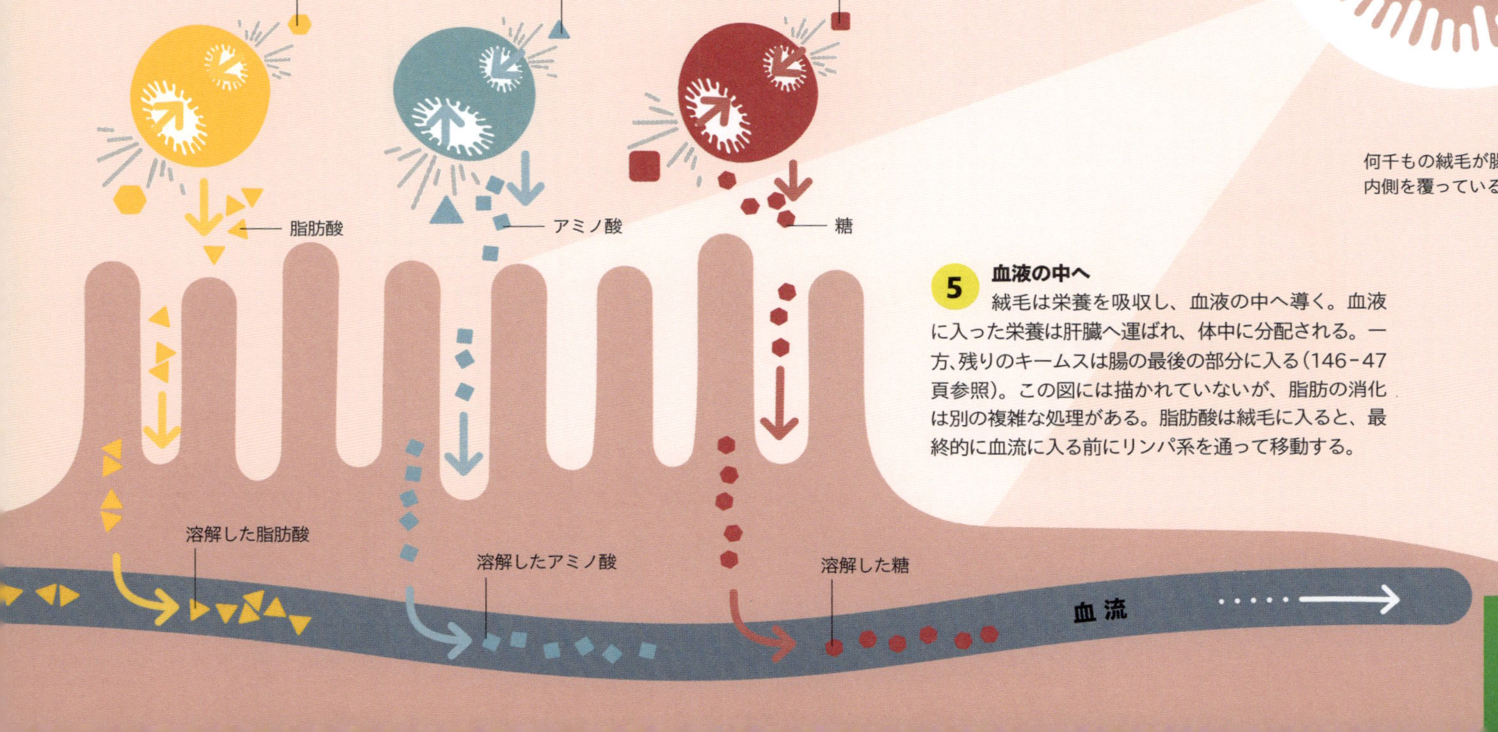

5 血液の中へ

絨毛は栄養を吸収し、血液の中へ導く。血液に入った栄養は肝臓へ運ばれ、体中に分配される。一方、残りのキームスは腸の最後の部分に入る（146-47頁参照）。この図には描かれていないが、脂肪の消化は別の複雑な処理がある。脂肪酸は絨毛に入ると、最終的に血流に入る前にリンパ系を通って移動する。

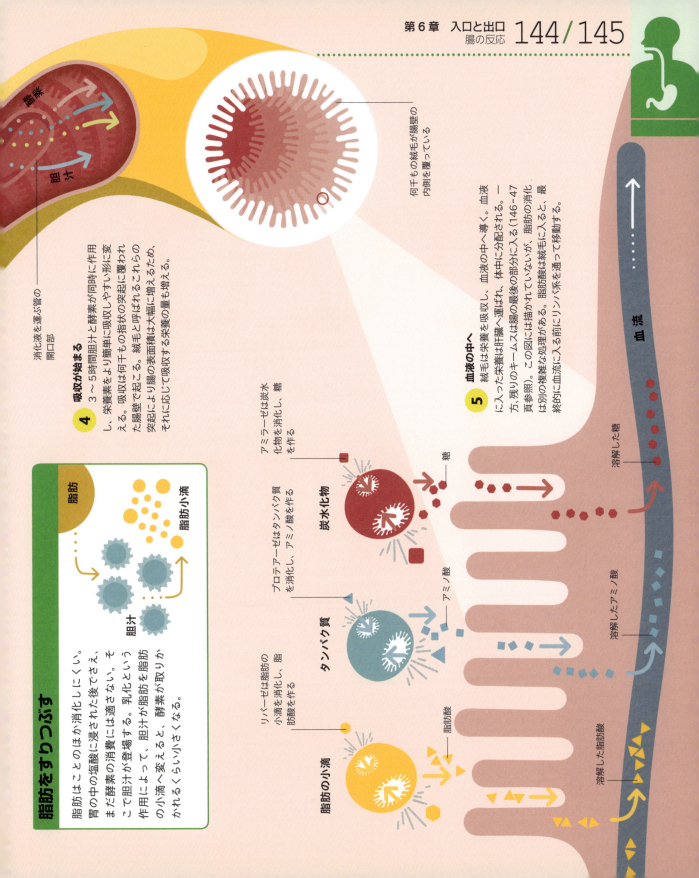

上がって、下がって、外へ出る

消化の最終段階は大腸――小腸を取り囲む2.5mの長さの管で起こる。ここで細菌が炭水化物を発酵させる仕事に取り掛かり、ヒトの健康に不可欠な栄養を放出する。同時に、糞便が圧縮されてためられ、排出される。

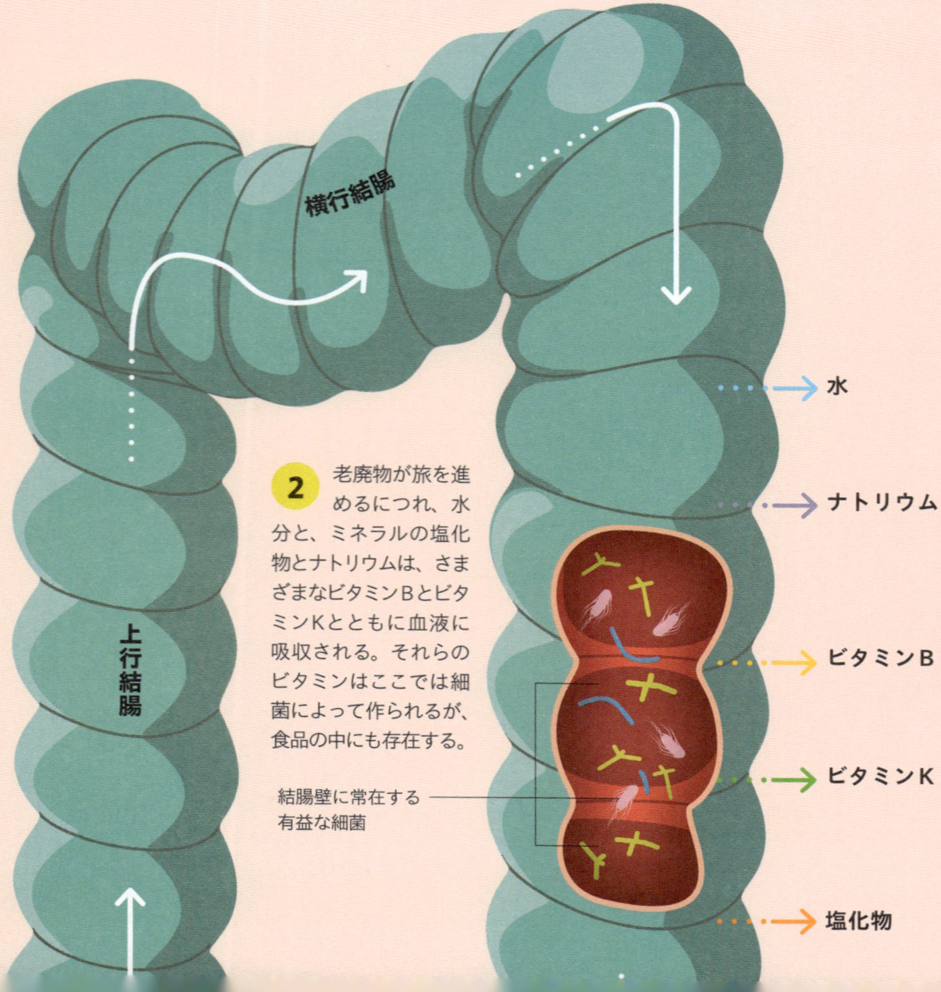
横行結腸
上行結腸
水
ナトリウム
ビタミンB
ビタミンK
塩化物
結腸壁に常在する
有益な細菌

2 老廃物が旅を進めるにつれ、水分と、ミネラルの塩化物とナトリウムは、さまざまなビタミンBとビタミンKとともに血液に吸収される。それらのビタミンはここでは細菌によって作られるが、食品の中にも存在する。

ふくろ
蠕動運動
圧縮

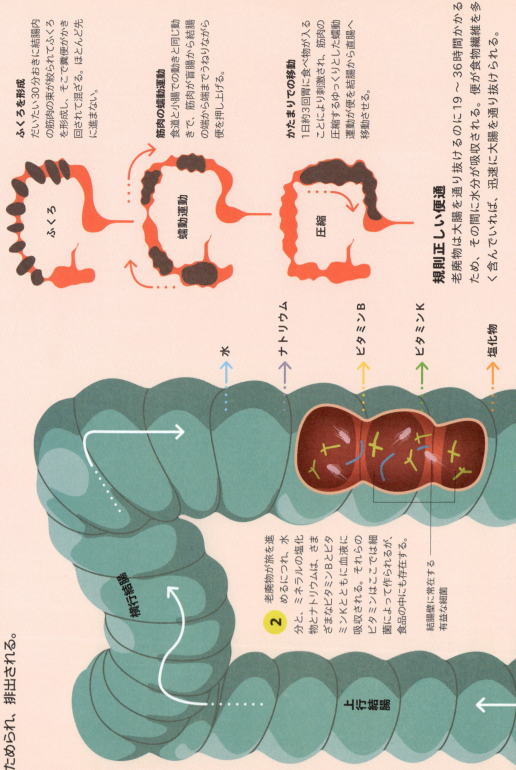

ふくろを形成
だいたい30分おきに結腸内の筋肉の束が絞られてふくろを形成し、そこで糞便がかき回されて混ざる。ほとんど先に進まない。

筋肉の蠕動運動
食道と小腸での動きと同じ動きで、筋肉が盲腸から結腸の端から端までうねりながら便を押し上げる。

かたまりでの移動
1日約3回胃に食べ物が入ることにより刺激され、筋肉の圧縮するゆっくりとした蠕動運動が便を結腸から直腸へ移動させる。

規則正しい便通

老廃物は大腸を通り抜けるのに19～36時間かかるため、その間に水分が吸収される。便が食物繊維を多く含んでいれば、迅速に大腸を通り抜けられる。

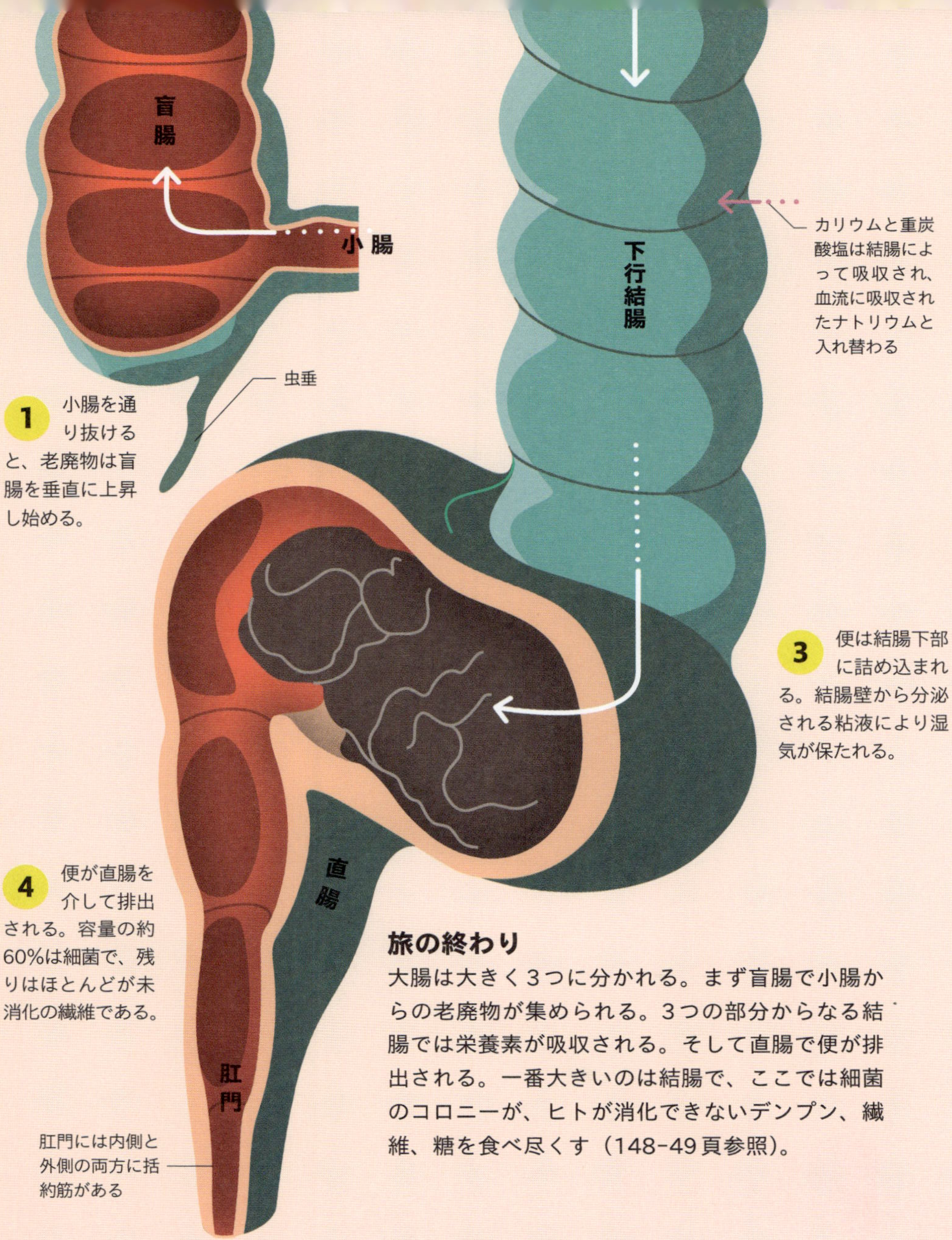
盲腸
小腸
虫垂
下行結腸
直腸
肛門
カリウムと重炭酸塩は結腸によって吸収され、血流に吸収されたナトリウムと入れ替わる
1 小腸を通り抜けると、老廃物は盲腸を垂直に上昇し始める。
3 便は結腸下部に詰め込まれる。結腸壁から分泌される粘液により湿気が保たれる。
4 便が直腸を介して排出される。容量の約60%は細菌で、残りはほとんどが未消化の繊維である。
肛門には内側と外側の両方に括約筋がある

旅の終わり

大腸は大きく3つに分かれる。まず盲腸で小腸からの老廃物が集められる。3つの部分からなる結腸では栄養素が吸収される。そして直腸で便が排出される。一番大きいのは結腸で、ここでは細菌のコロニーが、ヒトが消化できないデンプン、繊維、糖を食べ尽くす（148-49頁参照）。

どうして虫垂があるのか？

虫垂は、何千年も前に私たちの祖先が葉を消化するのを助けた器官の名残と考えられている。しかし今日では、おそらくは腸内細菌の安全な避難所として以外は、特に何の役目も果たしていないだろう。

便意を催す時

便が直腸に入ると、伸展受容体が脊髄にインパルスを送ることで排便反射を誘発する。脊髄からの運動信号は次に内肛門括約筋に弛緩するよう告げる、同時に、脳への感覚メッセージが排泄する必要性を当人に気づかせる。当人が外肛門括約筋を弛緩させる意識的な決断をおこなう。

健康的な食事をとっていれば、このことは1日に3回から3日に1回までの頻度で起こる。

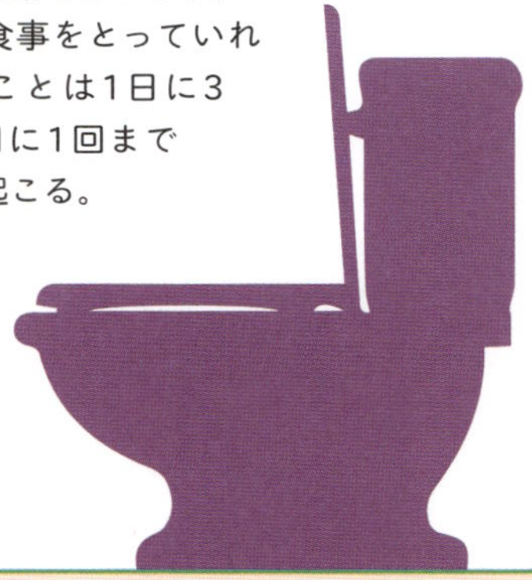

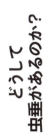

微生物による分解

消化管には100兆を超える有益な細菌、ウイルス、真菌が生息している。ひとまとめに腸内微生物と呼ばれるこれら常在微生物が、私たちに栄養を供給し、消化を助け、有害な微生物（172-73頁参照）から守ってくれる。

微生物を飲み込む

私たちは誕生の時に最初の微生物を受け取り、さらに生きている間は毎日多くの微生物が体に侵入している。微生物は鼻と口から入ると胃まで移動するが、そこは多くの微生物にとって終の棲家と定めるにはあまりにも酸性が強すぎる。小腸もまた酸性が強いが、多くの微生物が結腸へ移れるだけの期間を生き抜き、結腸で消化にきわめて重要な役割を演じる。

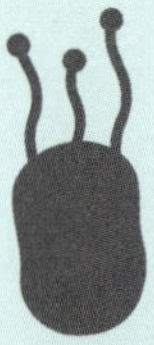

私たちの体内の**全細胞の90%**はヒトではなく**細菌の細胞**である

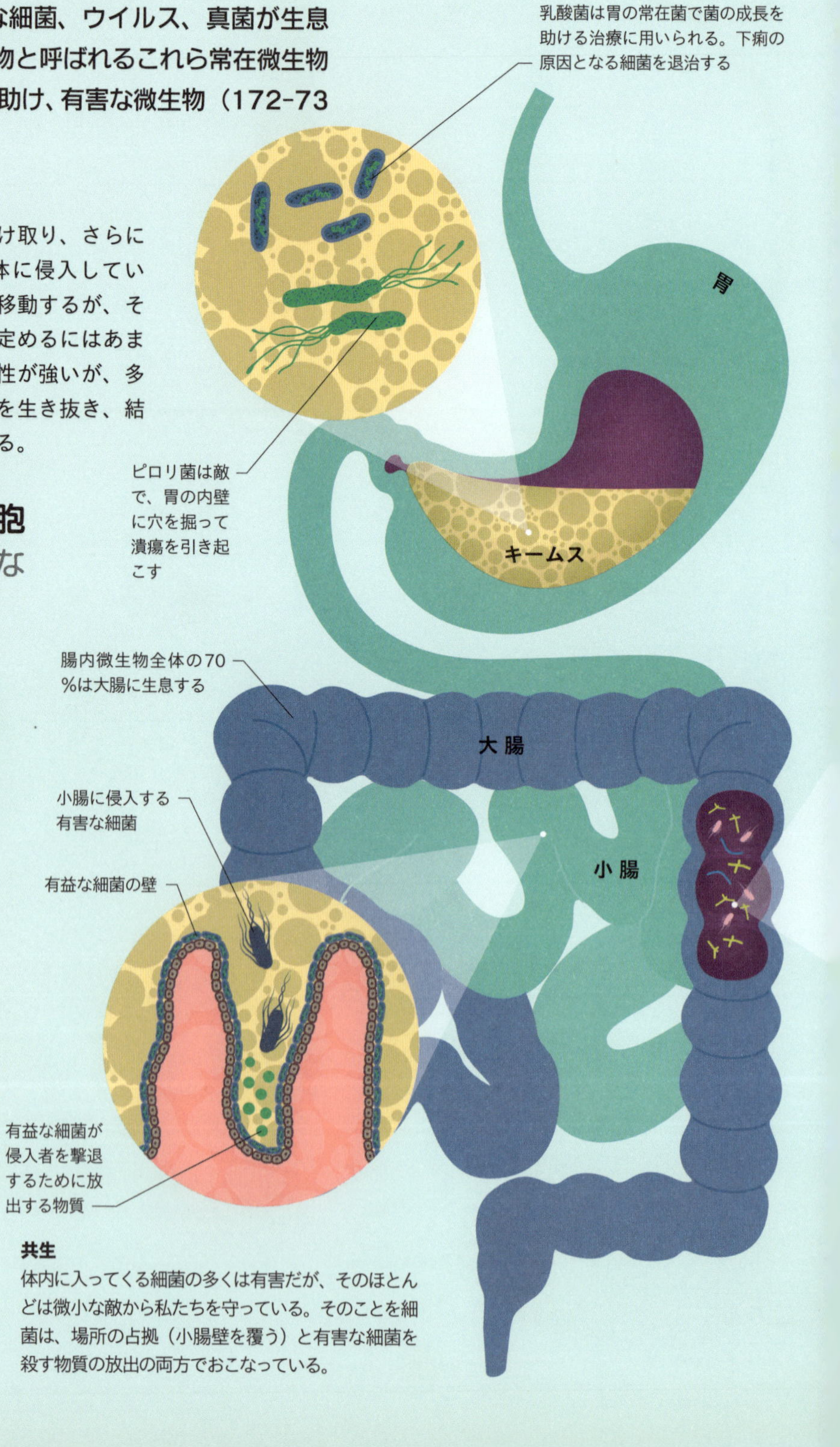

乳酸菌は胃の常在菌で菌の成長を助ける治療に用いられる。下痢の原因となる細菌を退治する
胃
ピロリ菌は敵で、胃の内壁に穴を掘って潰瘍を引き起こす
キームス
腸内微生物全体の70%は大腸に生息する
大腸
小腸に侵入する有害な細菌
小腸
有益な細菌の壁
有益な細菌が侵入者を撃退するために放出する物質

抗生物質

抗生物質は細菌の成長を阻止あるいは抑制するが、有害な細菌と有益な細菌を区別することはできない。その結果、腸内の有益な微生物は、抗生物質の摂取により被害をこうむる。抗生物質を使った治療が始まるやいなや、腸内細菌の多様性は失われていき、11日後には最小値に達する。治療後に個体数が元に戻ることもあるが、抗生物質の過度の使用によって回復不可能になることもある。

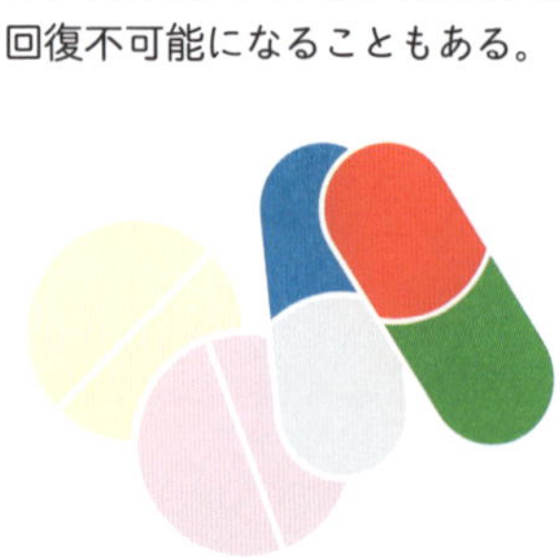

共生

体内に入ってくる細菌の多くは有害だが、そのほとんどは微小な敵から私たちを守っている。そのことを細菌は、場所の占拠（小腸壁を覆う）と有害な細菌を殺す物質の放出の両方でおこなっている。

私たちには不可能なものを消化する

結腸内の微生物は私たちが消化できない炭水化物をエネルギーのために使う。微生物は、食べ物に含まれるカルシウムや鉄などのミネラルの吸収に役立つ、セルロースのような繊維を発酵させたり、ビタミンの生成に使われるなど、体に有益なことをおこなっている。さらに微生物そのものがビタミンKのような必須ビタミンを分泌している。

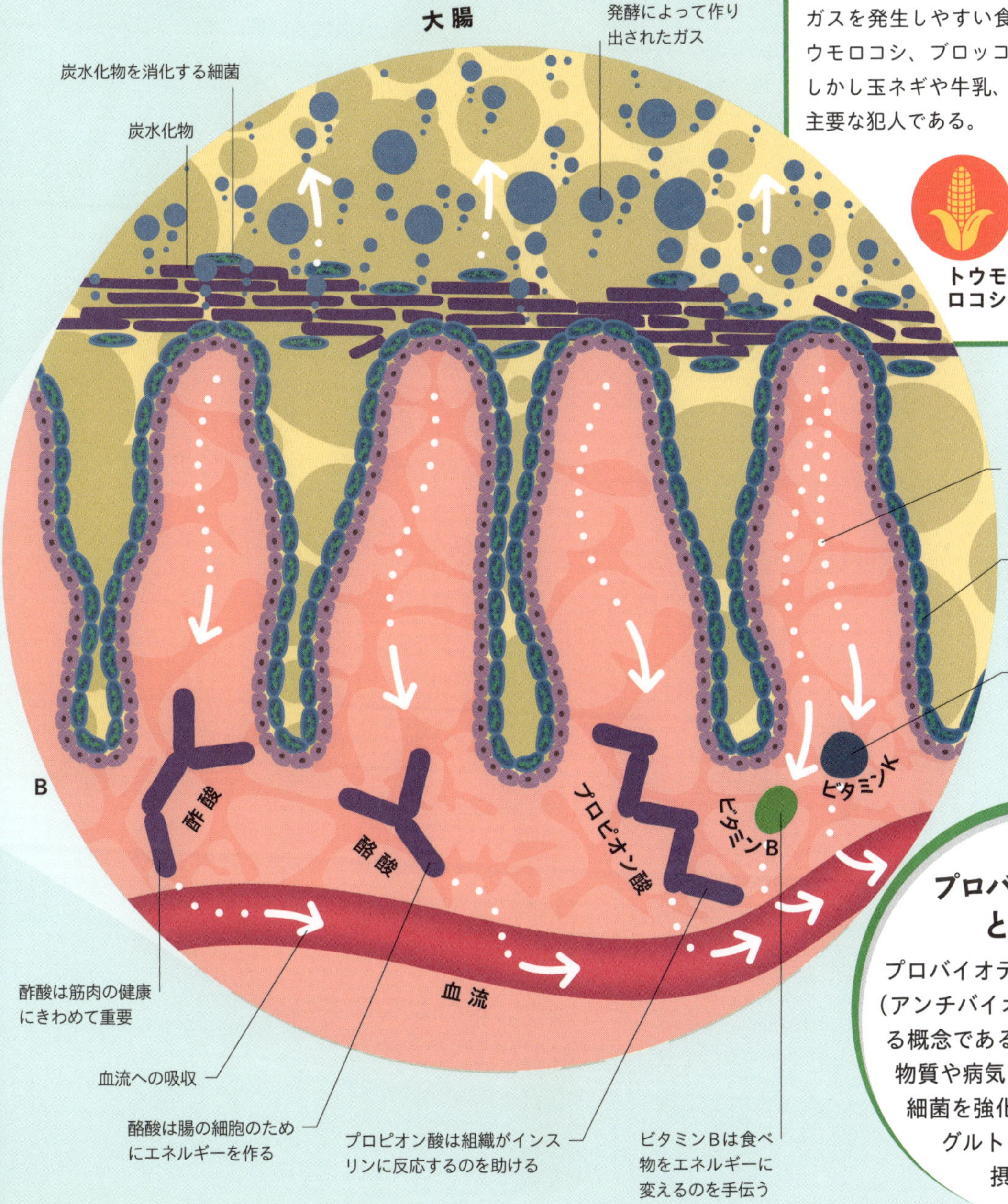

あの臭いは何か？

腸内微生物による発酵から、水素、二酸化炭素、メタン、硫化水素などのガスが作り出される。大量だと胃腸内にガスがたまり、お腹が張る。ガスを発生しやすい食べ物に豆、トウモロコシ、ブロッコリがある——しかし玉ネギや牛乳、人工甘味料も主要な犯人である。

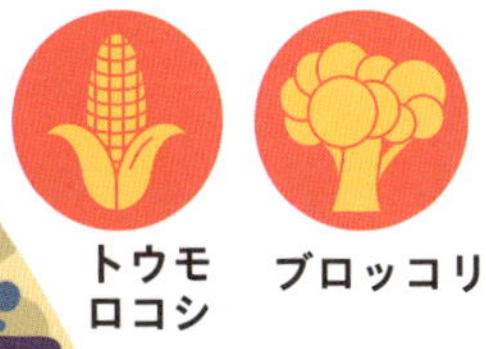

プロバイオティクスとは何か？

プロバイオティクスとは抗生物質（アンチバイオティクス）に対比する概念である生きた細菌で、抗生物質や病気で傷ついている腸内細菌を強化するために、ヨーグルトや錠剤に入れて摂取される。

血液をきれいにする

血液は体内をめぐる時に非常に多くの老廃物と余分な栄養を受け取る。それらは腎臓がなければたちまちのうちに命にかかわるほどの量に達する。腎臓の仕事は全身からそれらを取り除くことである。

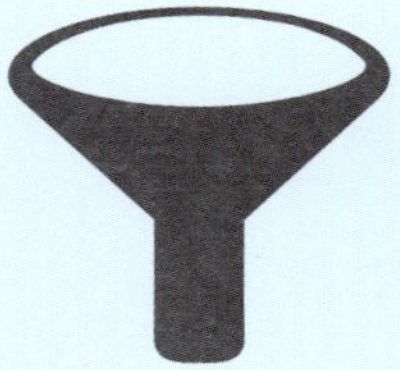

日に**20～25回**、**血流全体**が腎臓によって濾過される

浄水場

腎臓を血液が通り抜けるのに5分かかる。血液は老廃物を含んだまま入ると、老廃物を尿に変える無数の微小なフィルターを通り抜け、きれいになって出ていく。その後尿は膀胱に流れ、そこで私たちは尿意を感じる。尿の主要な成分は尿素（肝臓で作られる廃棄物）である。

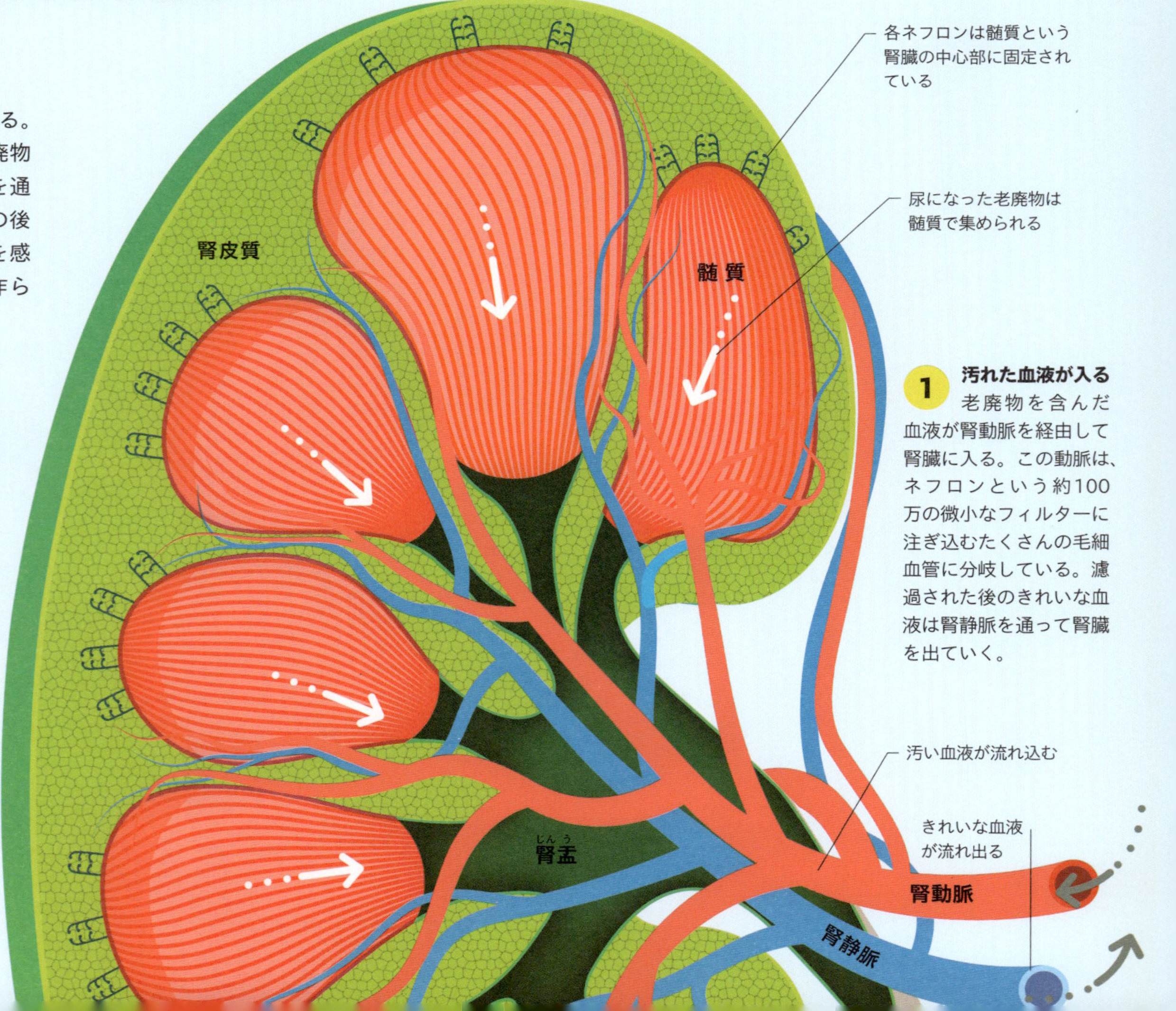
腎皮質
髄質
腎盂《じんう》
腎動脈
腎静脈
各ネフロンは髄質という腎臓の中心部に固定されている
尿になった老廃物は髄質で集められる
汚い血液が流れ込む
きれいな血液が流れ出る

1 汚れた血液が入る
老廃物を含んだ血液が腎動脈を経由して腎臓に入る。この動脈は、ネフロンという約100万の微小なフィルターに注ぎ込むたくさんの毛細血管に分岐している。濾過された後のきれいな血液は腎静脈を通って腎臓を出ていく。

体内の石

非常に多くの老廃物が腎臓を通過するため、ごく少量のミネラルが蓄積して石を形成することがある。そうしたいわゆる「腎臓結石」は、すんなりと体内から出ていくこともあるが、中には大きくなりすぎて尿管をふさぐこともある。腎臓結石の原因には肥満、偏った食事、水分不足がある。

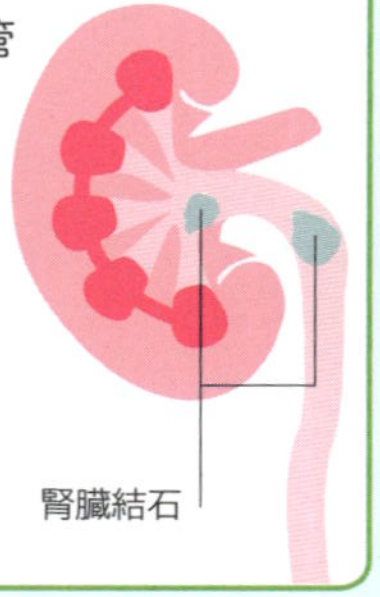
腎臓結石

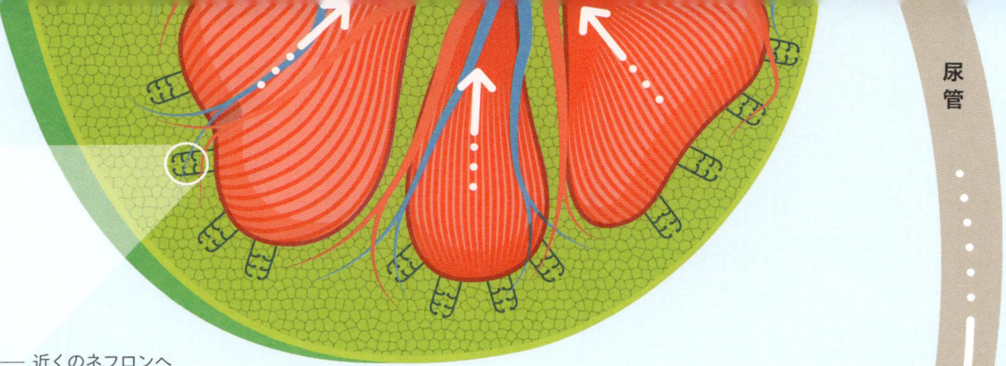
尿管
尿素、他の毒素、余分な塩分を含む老廃物が尿となって流れ出る

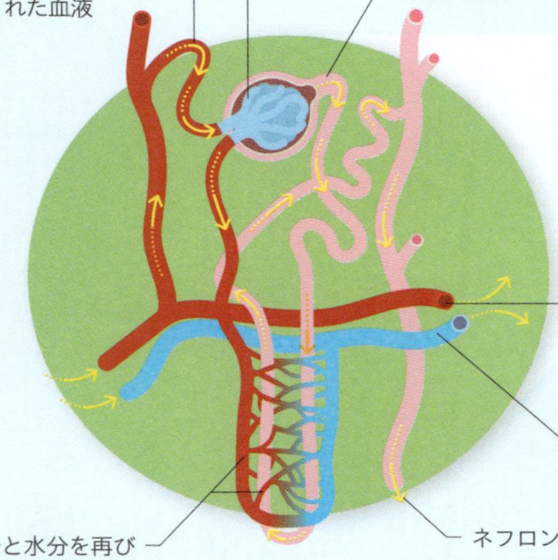
糸球体に向かう汚れた血液
糸球体、ここで血液が濾過される
無駄な液体
近くのネフロンへ流れる汚れた血液
腎静脈に合流するきれいになった血液
塩分と水分を再び吸収する毛細血管
ネフロン
ネフロンから出てくる尿

2 濾過処置

血液がネフロンを通り抜ける時、糸球体という細かいフィルターを通り抜けなければならない。これは尿素とその他の老廃物を通過させるが、血球と貴重なタンパク質は血流に保つ。その向こう側では、不要な液体が長いループを通って腎臓を通り抜け、集合管へ流れ込む前に塩分と水分の合成物が微調整される。

3 尿を集める

髄質の集合管は腎盂に集まるように合流する。ここで尿は腎動脈と腎静脈のそばを通って尿管に流れ込む。尿管が腎臓を膀胱に連結している。

4 廃棄物処理

筋収縮が尿管を伝わる尿をしぼる――このおかげで、横たわっている時でも膀胱が満たされる。膀胱がいっぱいになると、その筋肉の壁が尿をさらにしぼり出すが、膀胱の根元にある筋肉の輪によって尿は止められる。この筋肉をどうコントロールするか学ぶことで、いつ放尿するか選択できる。

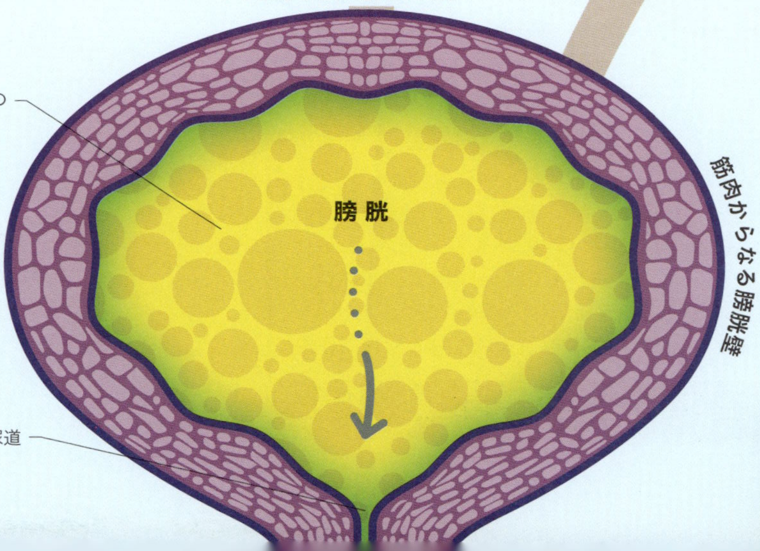
筋肉からなる膀胱壁
膀胱
尿でいっぱいの膀胱
尿道

もし腎臓がはたらかなくなったら？

腎臓が弱まりすぎて血液を濾過できなければ、透析装置が腎臓の代わりに使われる。血液が管を通って機械を流れ、きれいに濾過されてから、体に戻される。

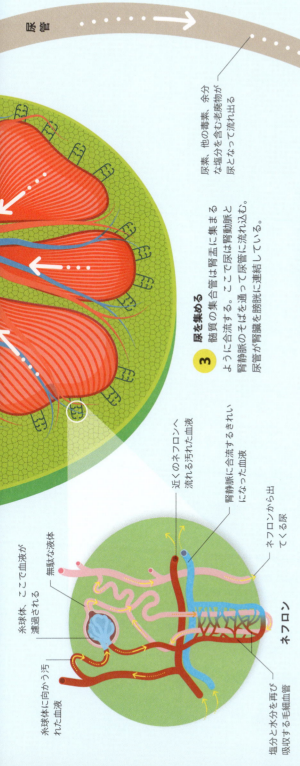

水分のバランス

血液中の水分量は特定の範囲内に保たれなければならない。さもないと体の細胞がしなびる（脱水）か、膨れすぎ（水分過剰）、はたらかない。このために腎臓と内分泌系と循環器系が協同ではたらき、血流内の健康なバランスを維持する。

少なすぎる水分

私たちはたえず水分を失っているが、大量の水分をすぐに失う時がある。たとえば汗をかいている時、あるいは嘔吐、下痢をしている時である。その結果、血液量の減少と、血中での水分に対する塩分量の上昇が同時に起こる。こうしたことがきっかけとなってバランスが取り戻される。

バランスを失う

普通に摂取される数多くの物質が体内の水分バランスを狂わす。たとえばアルコールは、下垂体がADHを放出するのをさまたげる。このため、血中からアルコールを取り除こうと懸命にはたらいている腎臓が、より多くの水分を尿に送ってしまう。グラス1杯のワインを飲めば、体内からグラス4杯分の水を排出することになる。多くの尿を作らせる物質は「利尿剤」と呼ばれる。カフェインもそのひとつである。

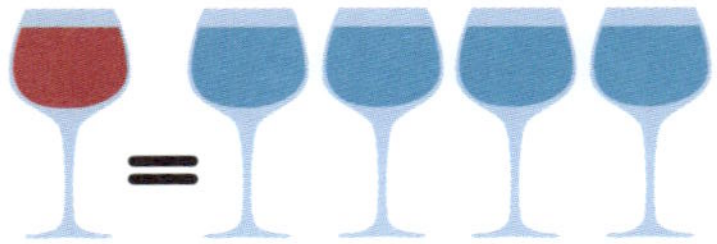

多すぎる水分

脱水よりもはるかにまれなのが水分過多で、運動後の水分の過剰摂取、あるいは薬物乱用、病気によって起こりうる。その結果、血液量の増加と血中塩分の割合の低下をまねく。

1 水分低下の警告
視床下部は血圧が低く塩分濃度が高いという信号を受け取る。ADH（抗利尿ホルモン）の製造を増やすことで応答し、ADHが下垂体に運ばれると、そこで血液の中に放出される。
血管の上の伸展受容体が視床下部に血圧の低下を警告する
血管内で減少する水分量

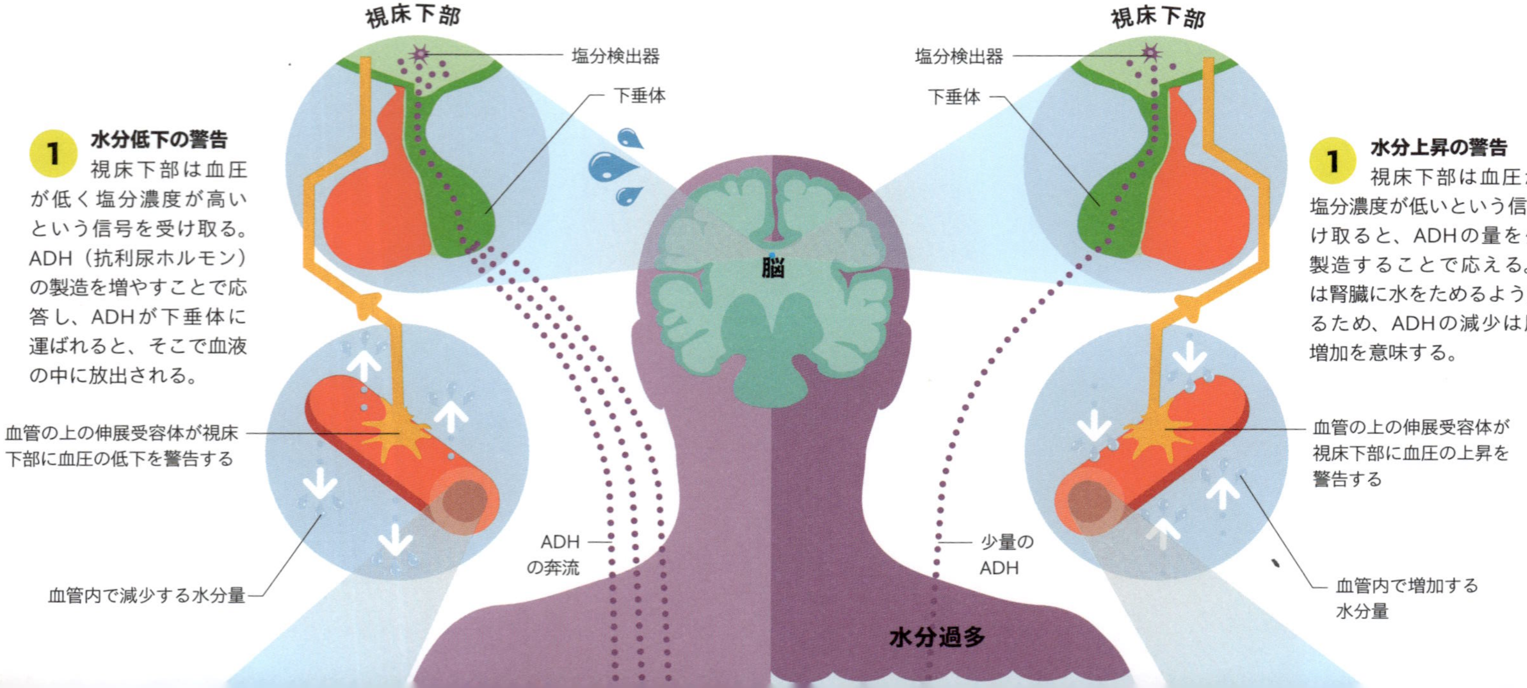
1 水分上昇の警告
視床下部は血圧が高く塩分濃度が低いという信号を受け取ると、ADHの量を少なく製造することで応える。ADHは腎臓に水をためるよう指示するため、ADHの減少は尿量の増加を意味する。
血管の上の伸展受容体が視床下部に血圧の上昇を警告する
血管内で増加する水分量

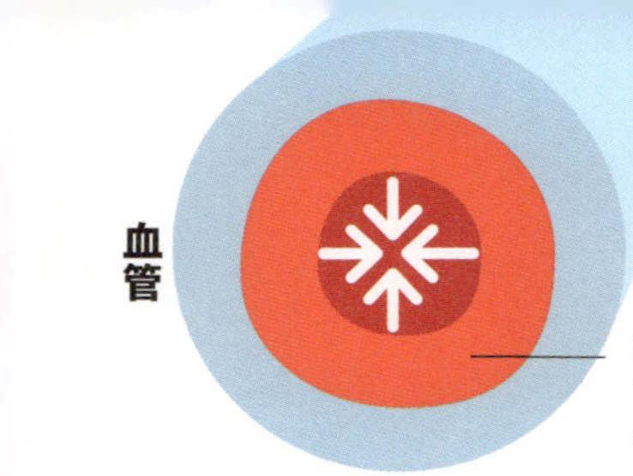
血管
血管壁内で収縮する筋肉

2 血管が収縮する
高濃度のADHは血管壁内の筋肉を収縮するよう指示する。これが血管を収縮させ、血液量に流れの減少があれば血圧を正常に戻す。

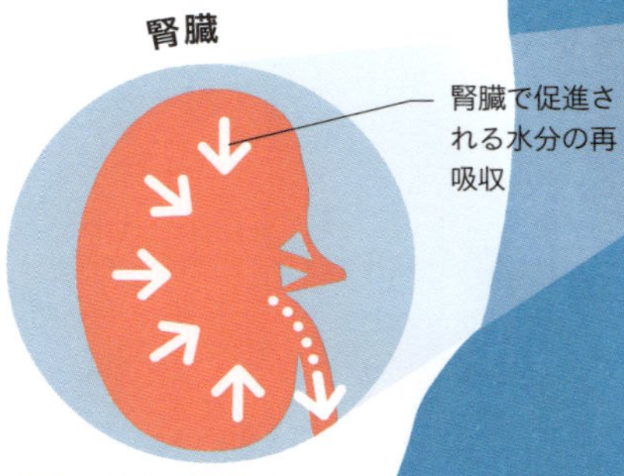
腎臓
腎臓で促進される水分の再吸収

3 水分の再吸収
高いADHの値は腎臓にも、水を再吸収し、汗や嘔吐で失われることの多い塩分を維持するよう、信号を出す。

4 濃縮された尿
体ができるだけ多くの水分を取り戻せば、それだけゆっくりと膀胱は満たされる。そのために尿は濃縮され、色が濃くなる。

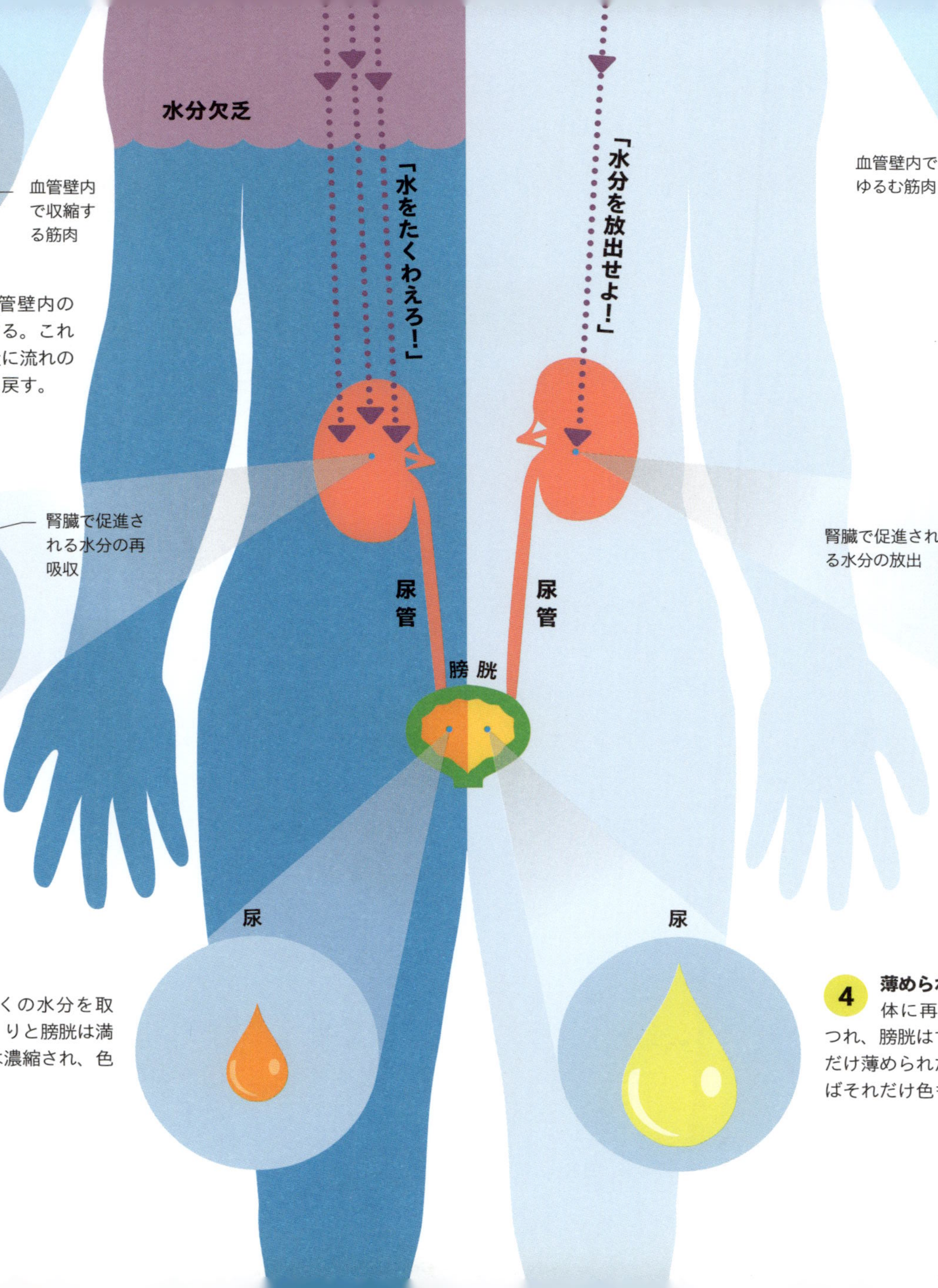
水分欠乏
「水をたくわえろ!」
「水分を放出せよ!」
尿管
尿管
膀胱
尿
尿

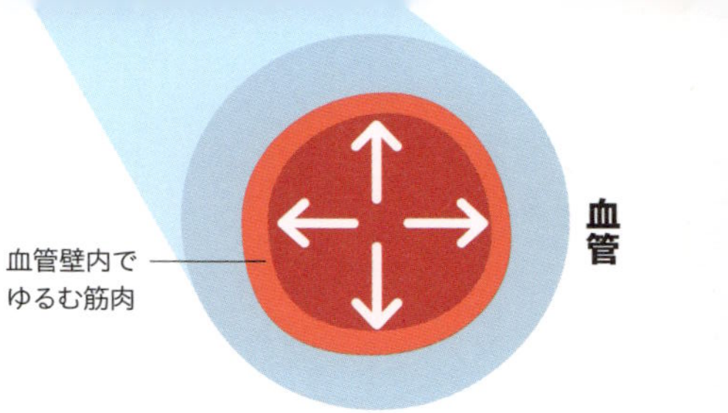
血管
血管壁内でゆるむ筋肉

2 血管が膨張する
低濃度のADHは血管壁の筋肉に弛緩するよう指示する。この指示により血管は拡張し、過剰な水分による血圧を下げる。

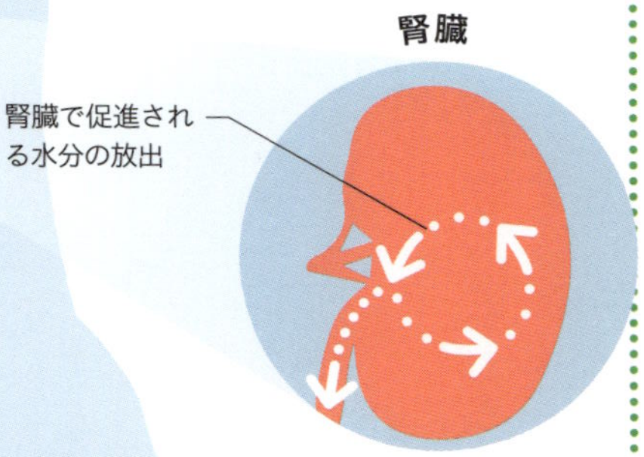
腎臓
腎臓で促進される水分の放出

3 水分の放出
低いADHの値により、再吸収する水分の量を減らすよう腎臓に信号が送られるため、さらに多くの水分が尿に加えられ、膀胱を通って出される。

4 薄められた尿
体に再吸収される水が減少するにつれ、膀胱はすぐにいっぱいになり、それだけ薄められた尿が作られる。尿が薄まればそれだけ色も淡くなる。

どのように肝臓ははたらくのか

栄養素は口、胃、腸を経て血液に入るやいなやまっすぐ肝臓に運ばれる。そこで貯蔵、あるいは分解されたり、何か新しい物質に変えられるなど、さまざまに処理される。どんな時でも肝臓の中には体の血液供給量の約10%が納まっている。

肝小葉

肝臓は小葉という何千もの小さな工場でできている。それぞれが肝細胞という何千もの化学物質処理装置を備えている。肝細胞が、クッパー細胞と星細胞に支えられながら、肝臓のすべてのはたらきをおこなう。各小葉には中心の流出静脈が1本と、6つの角のそれぞれに、血液を供給する管が2本と、胆汁が流れ出る管が1本ある。

肝臓の入り口と出口

血液は2つの方向から来る。肝臓は肝静脈を介して血液、胆管を通して胆汁を産出する。

- 腸からの血液
- 心臓からの血液
- 心臓への血液
- 胆嚢への胆汁

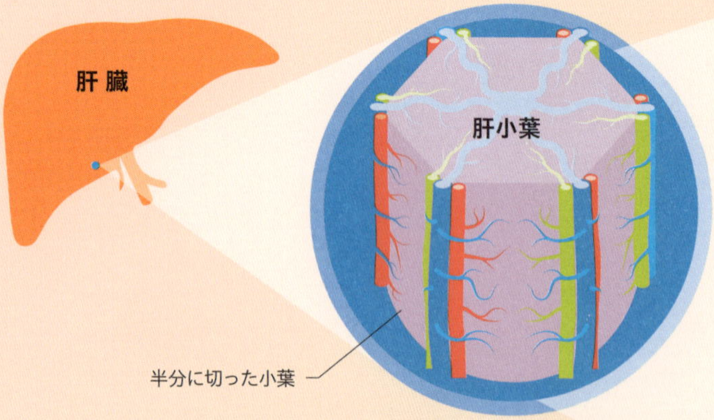

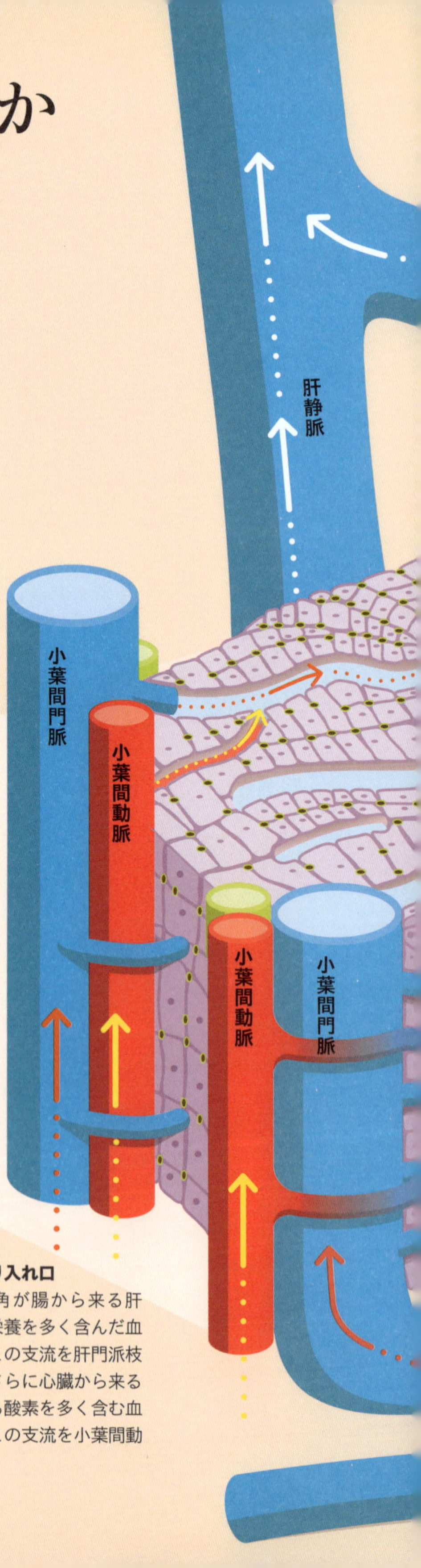

二重の血液供給

肝臓が変わっているのは、血液供給源がふたつあることである。他の臓器のように、酸素に富んだ血液を心臓から受け取ってエネルギーにするが、腸からも血液を受け取り、それをきれいにして貯蔵と加工処理をする。

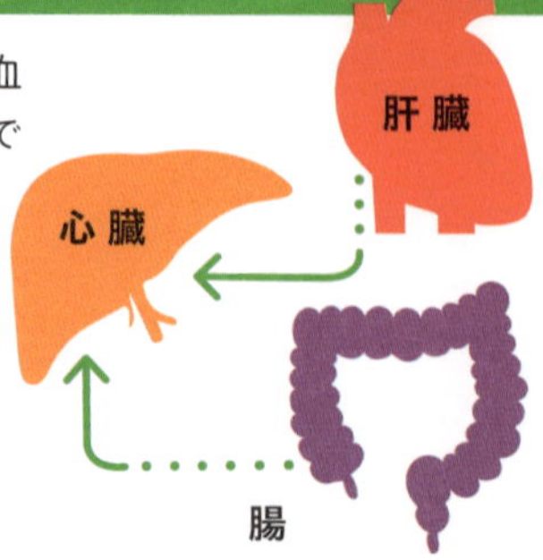

1 栄養の取り入れ口

小葉の各角が腸から来る肝門脈の支流から栄養を多く含んだ血液を受け取る。この支流を肝門派枝という。これはさらに心臓から来る肝動脈の支流から酸素を多く含む血液を受け取る。この支流を小葉間動脈という。

3　栄養の出口

加工処理された後、血液は中心静脈を通って吸い上げられ、肝臓から送り出される。そこから心臓、肺と移動し、心臓へ戻ると、最終的に腎臓へ達し、そこで毒素が尿となって排出される。

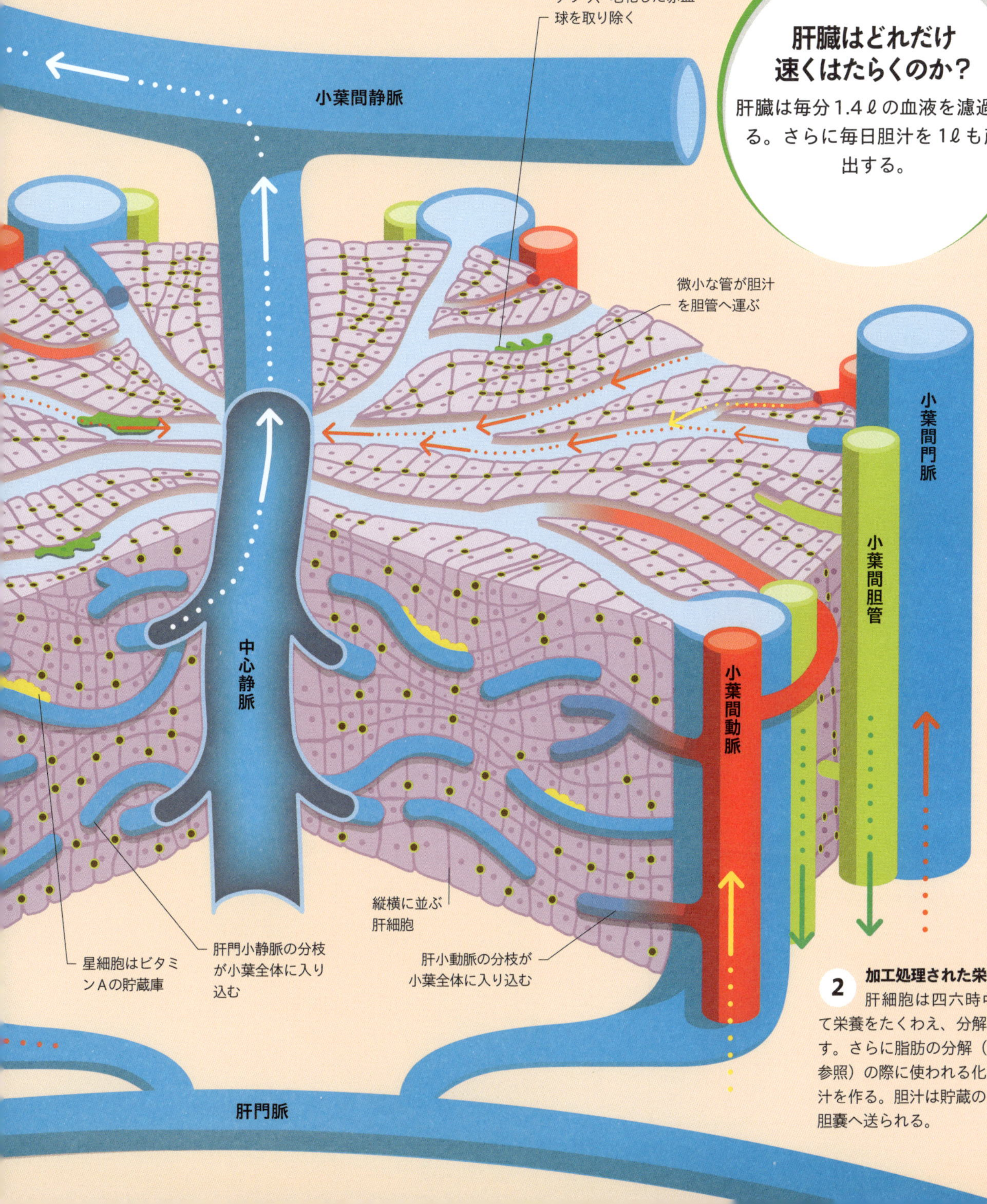
クッパー細胞が細菌、デブリ、老化した赤血球を取り除く
小葉間静脈
微小な管が胆汁を胆管へ運ぶ
小葉間門脈
小葉間胆管
中心静脈
小葉間動脈
縦横に並ぶ肝細胞
星細胞はビタミンAの貯蔵庫
肝門小静脈の分枝が小葉全体に入り込む
肝小動脈の分枝が小葉全体に入り込む
肝門脈

肝臓はどれだけ速くはたらくのか？

肝臓は毎分1.4ℓの血液を濾過する。さらに毎日胆汁を1ℓも産出する。

2　加工処理された栄養

肝細胞は四六時中はたらいて栄養をたくわえ、分解し、作り直す。さらに脂肪の分解（144-45頁参照）の際に使われる化学物質の胆汁を作る。胆汁は貯蔵のために常に胆嚢へ送られる。

肝臓が
おこなっていること

おそらく肝臓については、処理、製造、貯蔵という3つの主要な部門のある工場と解釈するのが一番理解しやすいだろう。その原料は消化の間に血液によって吸収される栄養である——だがどの部門にどの栄養が行くかは、体の優先事項による。

その他に肝臓は何をするのか？

けがした時に血を止められるようにする血液凝固のタンパク質を作り出す。不健康な肝臓の人は簡単に出血しやすい。

炭水化物からブドウ糖

体にエネルギーが乏しい時、グリコーゲン分解という処理で、肝臓は炭水化物からブドウ糖を作る。

脂肪の代謝

余分な炭水化物とタンパク質は脂肪酸へ変えられ、エネルギーとして血流に放出される。ブドウ糖が枯渇した時にこのことがきわめて重要になる。

血液を解毒する

汚染物質、細菌の毒、植物が出す自衛用の化学物質は危険物の少ない成分へ変えられ、腎臓へ送られて体外へ排出される。

処理

肝臓はほとんどの時間を栄養の処理に費やしている。適切な栄養が適切な部位に送られて、必要な時には代替品が用意されるように手配することもその中に含まれる。これが有害物の排出も意味するので重大である。

再生する器官

瘢痕組織を負傷箇所に作る他の器官と異なり、肝臓は、必要な時はまったく新しい組織を作り出す。不健康で有害な化学物質からの攻撃にたえずさらされているため、このことは幸運である。そうした化学物質（合法的な薬物も含む）はしばしば肝臓を傷つけるが、自己再生することで肝臓はびくともしない。信じがたいことに、容量の75%を失っても完全に再生できる——すべて数週間ほどで。

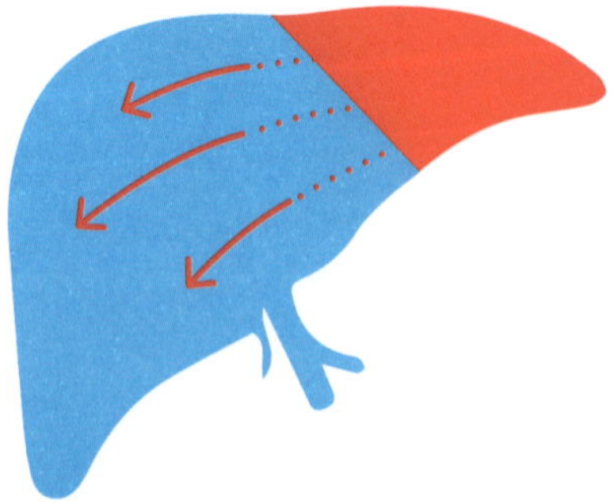

製造

肝臓は体の主要な製造中枢で、単なる栄養を、たとえば化学伝達物資（ホルモン）、体組織構成要素（タンパク質）、そして生命に欠かせない消化液（胆汁）に変える。肝臓は常に忙しいため、別の貴重なものも作り出す——膨大な熱である。

胆汁の産生

胆汁は常に肝臓で作られ、貯蔵のために胆嚢へ送られる。老化赤血球の分解の間に放出されるヘモグロビンから作られる。

ホルモンの産生

肝臓は少なくとも3つのホルモンを分泌し、内分泌系で主役となる（190-91頁参照）。肝臓のホルモンは細胞の成長を刺激し、骨髄の製造をうながし、血圧の調整を促進する。

タンパク質の合成

肝臓は多くのタンパク質を作り出し、それらはその後血液中に分泌される。特定のアミノ酸（タンパク質の基礎単位）が食事に欠けている時は特にそうなる。

貯蔵

非常に多くの備蓄が肝臓でおこなわれる。主にビタミン、ミネラル、グリコーゲン（ブドウ糖が貯蔵される時の形態）をたくわえている。これによって何日間、何週間も食べ物がなくても生存できる体となり、食事からの栄養がどんなに不足しても、ただちに是正されるようになっている。

ビタミン

肝臓は免疫系にきわめて重要なビタミンAを2年分備蓄できる、ビタミンB12、D、E、Kも必要な時までたくわえられる。

ミネラル

ふたつの重要なミネラルが肝臓でたくわえられる。体中に酸素を運ぶ鉄と、免疫系を健康に保つ銅である。銅はまた赤血球を作るのにも使われる。

グリコーゲン

エネルギーは肝臓内でグリコーゲンとしてたくわえられる。体がエネルギーを使い果たす（158-59頁参照）と、肝臓がグリコーゲンをブドウ糖に変え、血流に放出する。

肝臓は全部で**500種類もの化学的反応**をおこなっている

肝臓の損傷

体の器官では珍しいことに肝臓は自己再生する。しかしアルコール、薬物、ウイルスなどの有害な要因に繰り返しさらされると、やがて肝臓も傷つく。毒素で侵され、再生する機会を一度も得られないとこうしたことが起こる。この疲れ切った状態にある肝臓はやがて傷つく——肝硬変と呼ばれる病状である。肝硬変の一番の原因はアルコールの摂りすぎである。

エネルギー・バランス

体の細胞の大半はブドウ糖か脂肪酸をエネルギーとして利用する。これらの定期的な供給を維持するため、体は（食事による）エネルギーの吸収とその放出（その後再び空腹を感じる）を交互に繰り返す。理想的な状態だと、このサイクルが数時間ごとに繰り返される。

燃料タンクを満たす

ブドウ糖と脂肪酸はわれわれが食べる食物を通して体に入る。血糖値が上昇するにつれ、膵臓がホルモンのインスリンを放出する。これが筋細胞と脂肪細胞と肝細胞に、ブドウ糖と脂肪酸を吸収し、将来のエネルギーとしてたくわえるよう伝える。

糖を多く含む食品

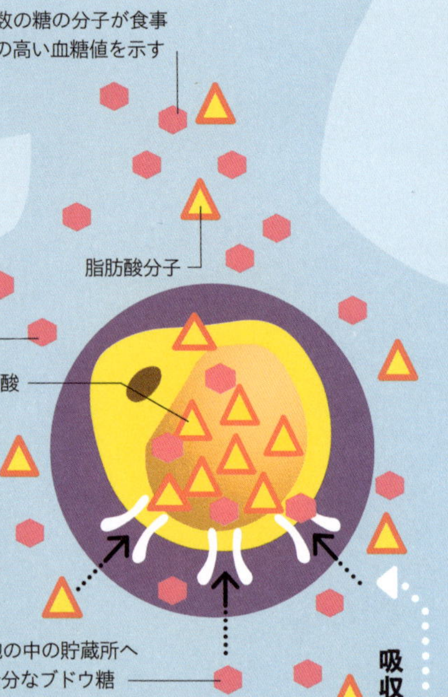

無数の糖の分子が食事後の高い血糖値を示す
脂肪酸分子
ブドウ糖分子
脂肪細胞にたくわえられる脂肪酸
脂肪細胞の中の貯蔵所へ向かう余分なブドウ糖
吸収せよ！

3 余分なブドウ糖がたくわえられる
大半の脂肪酸は、エネルギーの貯蔵所の役目をする脂肪細胞にたくわえられる。この細胞はまた余分なブドウ糖を吸収し、脂肪酸分子へ変える。（中性脂肪）

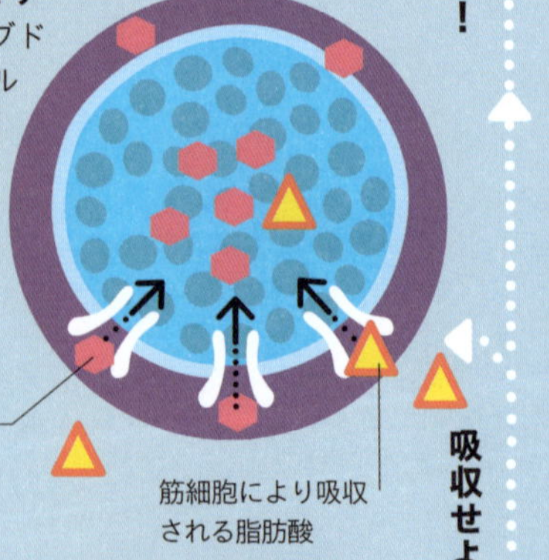

筋細胞によって吸収されるブドウ糖
筋細胞により吸収される脂肪酸
吸収せよ！

2 筋肉がブドウ糖を燃やす
筋細胞はとりわけブドウ糖を収縮のためにエネルギーへ変換する。さらに筋細胞は脂肪酸を吸収し、ブドウ糖の濃度が低い時は脂肪酸を燃焼する。

1 「吸収せよ！」の信号が送られる
食事後、膵臓が血中に高い濃度の糖分を検知する。これに反応して膵臓はインスリンを放出し、それが血液内を循環する。これが体の細胞を開かせて栄養を受け取らせる。栄養の中でも一番の栄養がブドウ糖（グリコーゲン）で、あらゆる細胞がエネルギーとして用いる。（ランゲルハンス島から分泌）

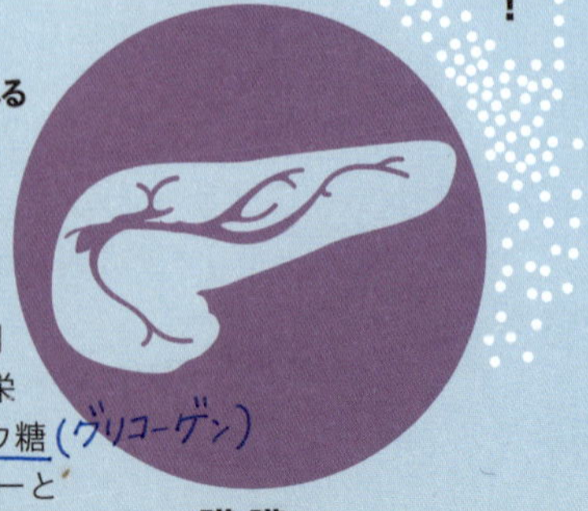

膵臓

脂肪のせいで太るのか？

甘すぎる食品や、炭水化物と一緒に食べた時だけである。こうした食物にはブドウ糖が含まれ、体に栄養をたくわえるよう信号を送るため、体重を増やす。

燃料を燃やす

体の細胞が栄養を吸収するので、血糖値は下がり始める。もっと多くの食べ物が消化されない限り、この値は、体がブドウ糖の代わりに脂肪をエネルギーとして燃やすことになる段階まで落ちる。この処理もまた膵臓によって調整される。

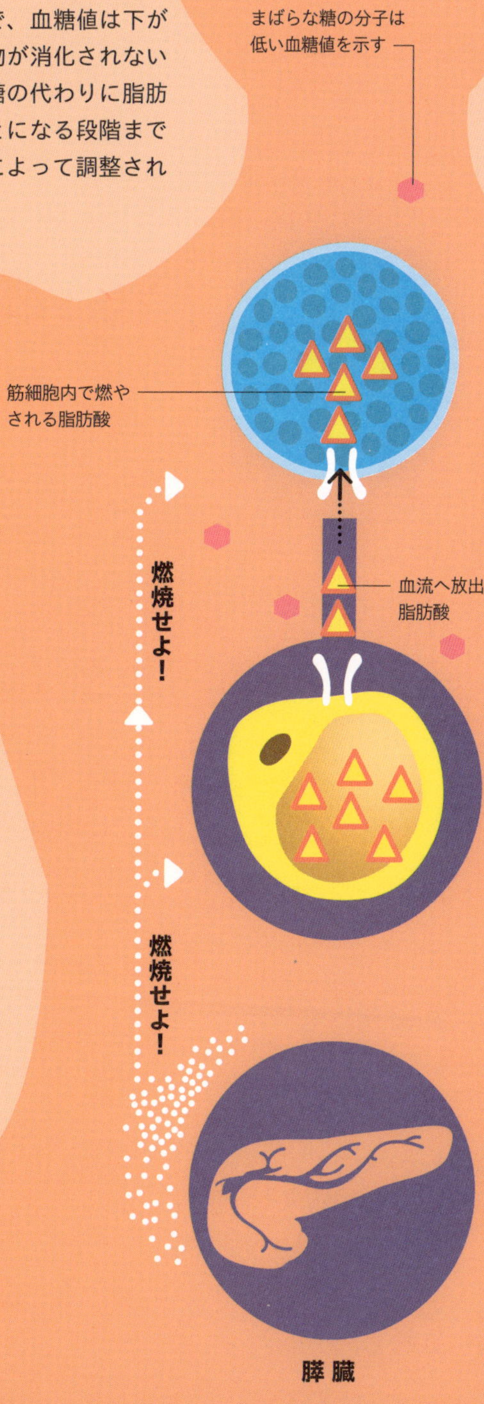
まばらな糖の分子は
低い血糖値を示す
筋細胞内で燃やされる脂肪酸
血流へ放出された
脂肪酸
燃焼せよ！
燃焼せよ！
膵臓

3 筋細胞が脂肪を燃やす

ここで筋細胞は脂肪細胞から脂肪酸を受け取り、それを分解してエネルギーにする。

2 筋肉へ送られる脂肪

グルカゴンはさらに脂肪細胞にたくわえられた脂肪酸を血流に放出するよう告げる。その後それら脂肪酸は他の細胞によってエネルギー源として利用される。

1 「燃焼せよ！」の信号が送られる

食事の数時間後、膵臓内の細胞が血糖値の低下を検知する。膵臓により血液に放出されたホルモンのグルカゴンが、ブドウ糖（グリコーゲンの形で貯蔵）を血流へ放出するよう肝臓に信号を送る。

エネルギーの需要と供給

食物エネルギーはカロリーで測られる。ステーキ1枚は約500kcalで、リンゴ10個と同じである。安静時で体重の維持に1日約1,800kcalを必要とする――エネルギーの収支が合わないと天秤は傾く。

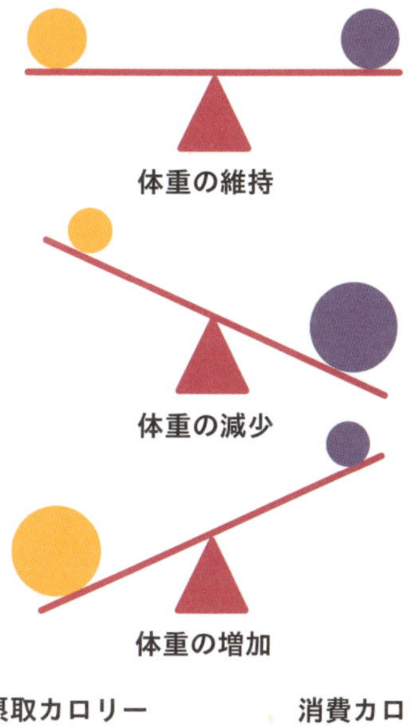

砂糖のわな

食品のカロリーは、含まれるエネルギーの量という点から見れば同じだが、何（脂肪、タンパク質、あるいは炭水化物）から得られるかが、体にどう利用されるかを決定する。ある食品は安定したエネルギー源を供給し、別の食品はホルモンの急激な変動をもたらすことになるかもしれない。

カロリーは体に悪いか？

カロリーはそれを含む食品を食べることで体が得るエネルギー量なので、それ自体は悪くない——何しろ生きるためにエネルギーは必要なのだから！　しかしカロリーを多く摂りすぎると、余剰分を脂肪としてためこんでしまう。

なかなか消えないインスリン

すぐに糖に変えられる食品は血糖値を急上昇させる（158頁参照）。インスリンが反応して急上昇し、ブドウ糖の値を急降下させる。糖分の急落により疲れやすくなり、もっと多くの糖分を欲するが、インスリンは血液の中からなかなか消えず、脂肪の燃焼をさまたげる。

上昇と降下
血糖値の急上昇と暴落と、血中のインスリン量の一定の上昇と降下が、午前中の食事時間にそって描かれている。

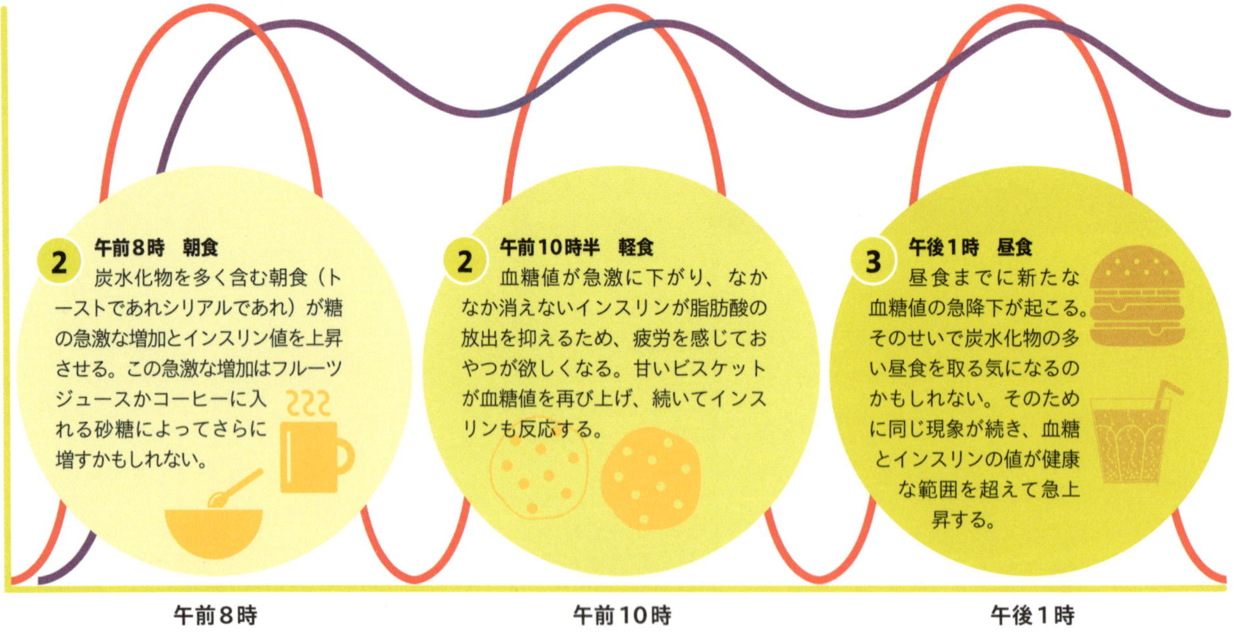
ブドウ糖
インスリン
2　午前8時　朝食
炭水化物を多く含む朝食（トーストであれシリアルであれ）が糖の急激な増加とインスリン値を上昇させる。この急激な増加はフルーツジュースかコーヒーに入れる砂糖によってさらに増すかもしれない。
2　午前10時半　軽食
血糖値が急激に下がり、なかなか消えないインスリンが脂肪酸の放出を抑えるため、疲労を感じておやつが欲しくなる。甘いビスケットが血糖値を再び上げ、続いてインスリンも反応する。
3　午後1時　昼食
昼食までに新たな血糖値の急降下が起こる。そのせいで炭水化物の多い昼食を取る気になるのかもしれない。そのために同じ現象が続き、血糖とインスリンの値が健康な範囲を超えて急上昇する。
午前8時
午前10時
午後1時

体重を増やす

砂糖のわなにかかるとすぐに体重が増加し、太りすぎたままでいると健康面に深刻な影響をおよぼすことがある。その中にインスリン感受性、インスリン抵抗性、Ⅱ型糖尿病（201頁参照）、心臓病、ある種のがん、脳卒中が含まれる。肥満を避けるためにはインスリンの値を低く保つことが不可欠で、その方法のひとつが低糖質の食事を実行することである。

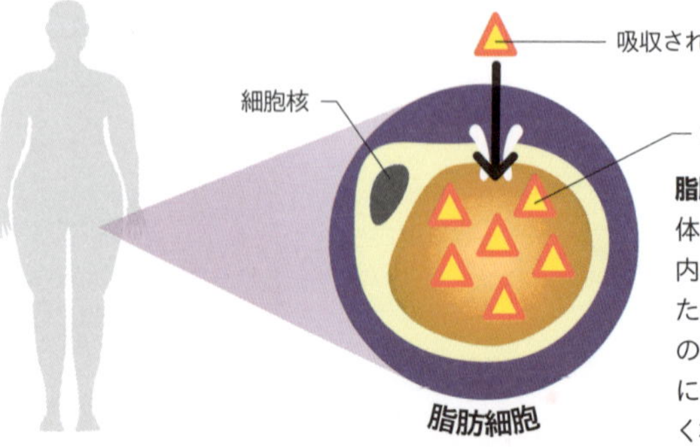
吸収される脂肪酸
細胞核
たくわえられている脂肪酸
脂肪細胞

脂肪をためる
体に脂肪がついても、体内の脂肪細胞の数が増えたわけではない。より多くの脂肪堆積物を蓄積するにつれ、脂肪細胞が大きくなるだけである。

低糖質ダイエット

異論はあるにしても、砂糖のわなから抜け出す一般的な方法は、糖へ分解され脂肪としてたくわえられることになる炭水化物の消費を制限することである。そうすることで、砂糖への渇望と増大した脂肪の蓄積に終わる、ブドウ糖とインスリンの値の急激な変動を避ける。糖とインスリンの値を健康な範囲内に保つことで、ブドウ糖ではなく、脂肪がエネルギー源として使われるようにする。

高タンパク質ダイエット

炭水化物の摂取をやめ、代わりにタンパク質と健康によい脂肪からカロリーを取る食事法を推奨する者もいる。体が脂肪を燃やし始め、炭水化物に頼らなくなるように徐々に体を慣らしていく。

いまや**砂糖**は**コカインよりも常習性が強い**と考えられている

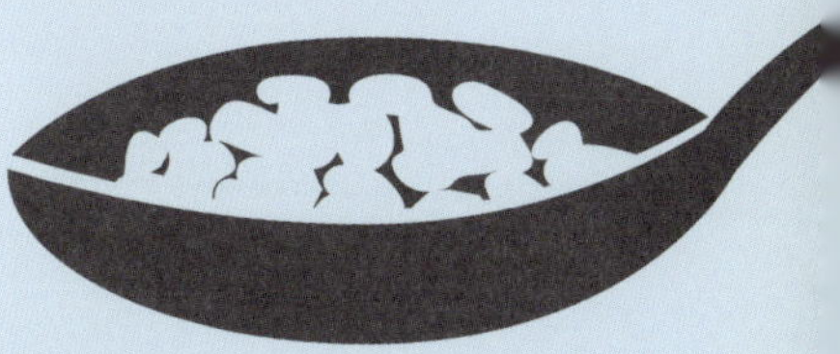

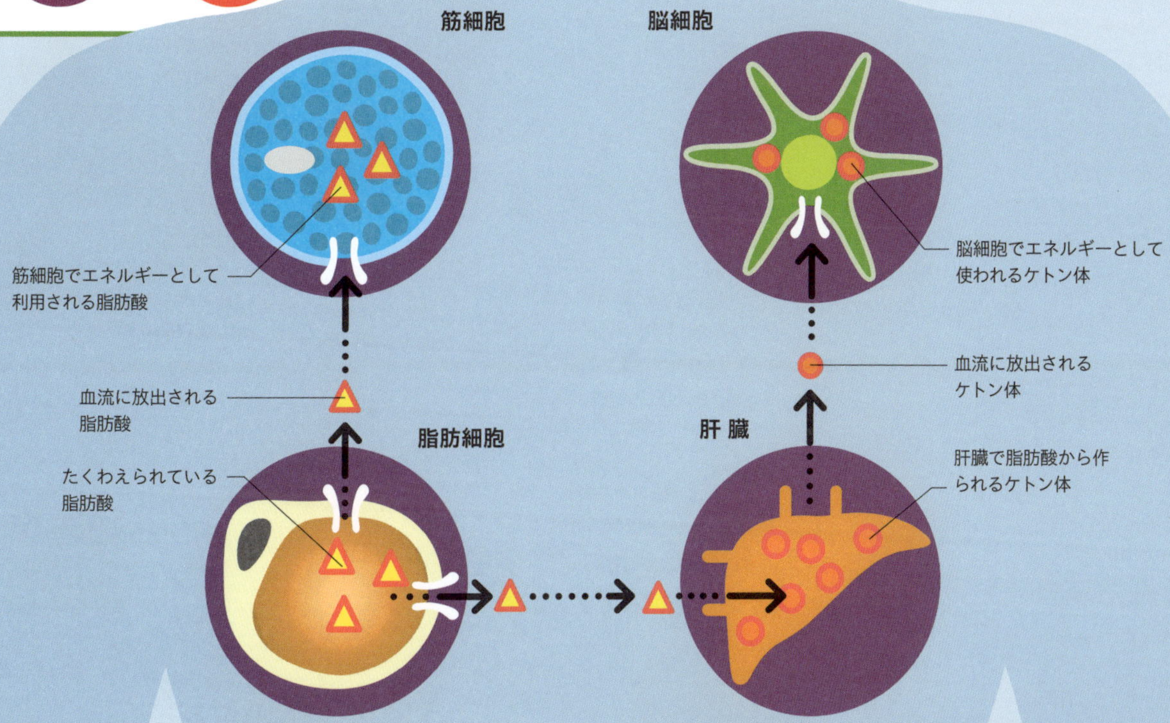
筋細胞
脳細胞
筋細胞でエネルギーとして利用される脂肪酸
脳細胞でエネルギーとして使われるケトン体
血流に放出される脂肪酸
血流に放出されるケトン体
脂肪細胞
肝臓
たくわえられている脂肪酸
肝臓で脂肪酸から作られるケトン体

脂肪酸の放出
血糖が健康な値で維持されていれば、インスリン値は低いままである。これにより脂肪細胞から脂肪酸が放出される――さもなければインスリンがこの作用を抑える。

ケトン体の産生
他の組織と異なり、脳は脂肪酸をエネルギー源として使えない。そのため血糖値が低いと、肝臓が脂肪酸をケトン体（脳細胞にエネルギーを供給する分子）へ変え始める。

ごちそうか、断食か？

今日もっとも人気のあるふたつのダイエット法ではカロリー計算がまったくない。旧石器時代ダイエットは祖先の食事法を目指し、今日の高度に加工された食品を排除する。一方断続的断食法は、よりごちそうと断食をはっきりと区別したアプローチで、何を食べるかではなく､いつ食べるかを制限する。

基本に戻る

旧石器時代ダイエットの背後にある理論によれば、私たちの体は、今日スーパーに豊富にあるような、炭水化物を多く含み、甘ったるい、高度に加工された食品を消費するよう進化してこなかった。このダイエットは農業の発生以前の１万年前に狩猟採集生活をしていた祖先が入手可能であったと考えられる食物を推奨する――とはいえ、ライフスタイルを洞窟生活に戻す必要はない。カルシウムを乳製品から摂取していたダイエット実践者は、カルシウムを多く含む代替品を見つける必要がある。さもなければカルシウム不足の危険におちいる。

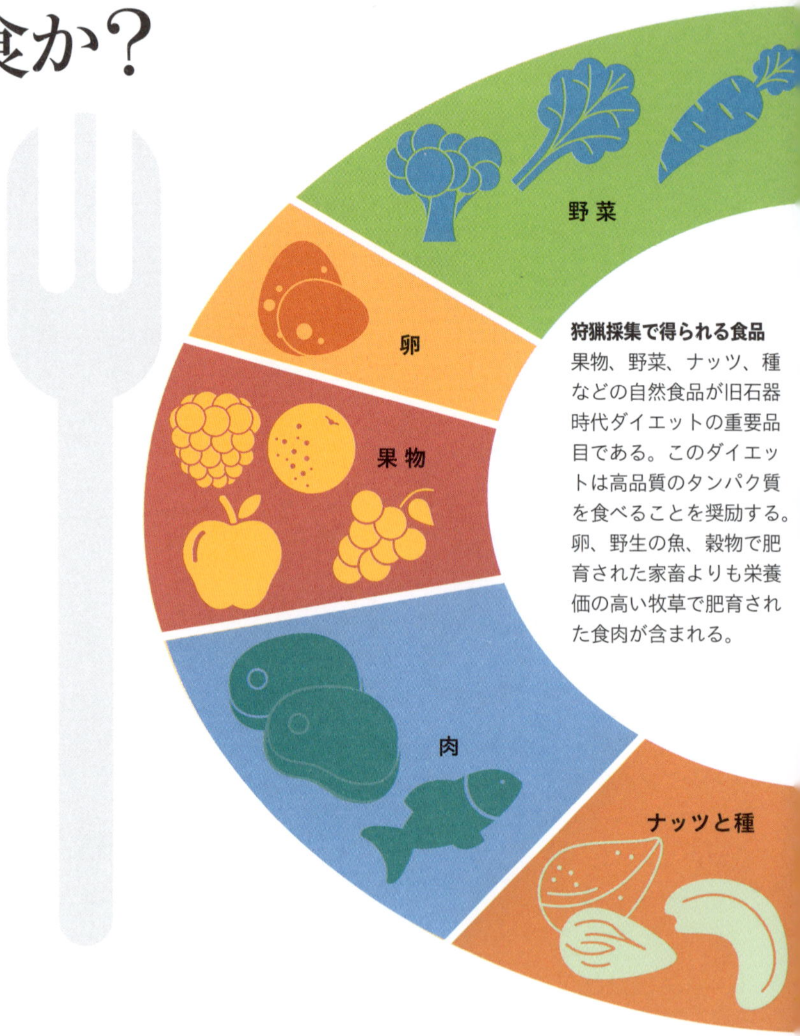

狩猟採集で得られる食品
果物、野菜、ナッツ、種などの自然食品が旧石器時代ダイエットの重要品目である。このダイエットは高品質のタンパク質を食べることを奨励する。卵、野生の魚、穀物で肥育された家畜よりも栄養価の高い牧草で肥育された食肉が含まれる。

断続的断食法

断続的断食法の背後にある考えは、定期的に食を断つことで、その間に体はエネルギーをすべて蓄積された脂肪から得る、というものだが、筋肉のタンパク質をエネルギーとして分解し始めるほど長い期間ではない。断続的断食法には主に２種類の方式がある。16：8方式と５：２方式である。

16：8方式
この食事療法の信奉者は毎日8時間以内に食事をとる。残りの16時間は断食するが、幸いこの時間の多くは睡眠に費やしているので、より管理しやすくなる。

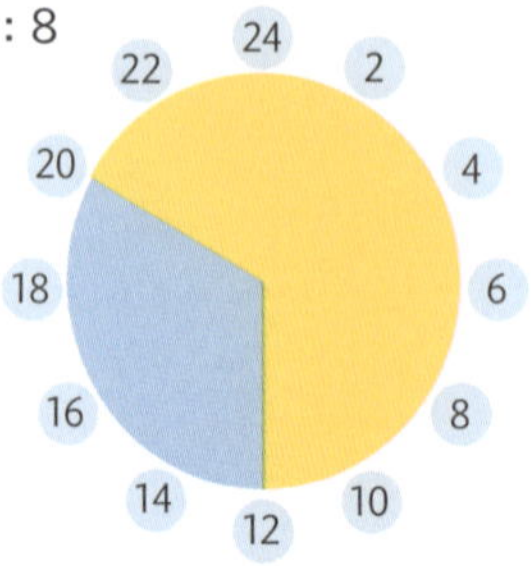

凡例　食事　断食

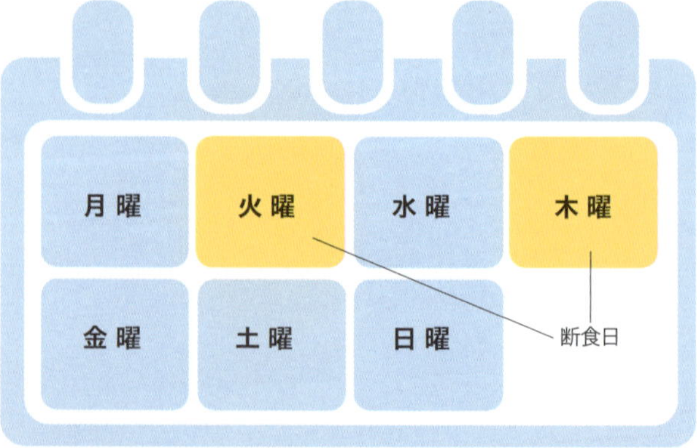

5：2方式
この食事療法は１週間のうち２日は１日あたりのエネルギー摂取を約500kcal（だいたい１食分）に制限する。他の５日間は（常識の範囲内で）好きなだけ食べてよい。

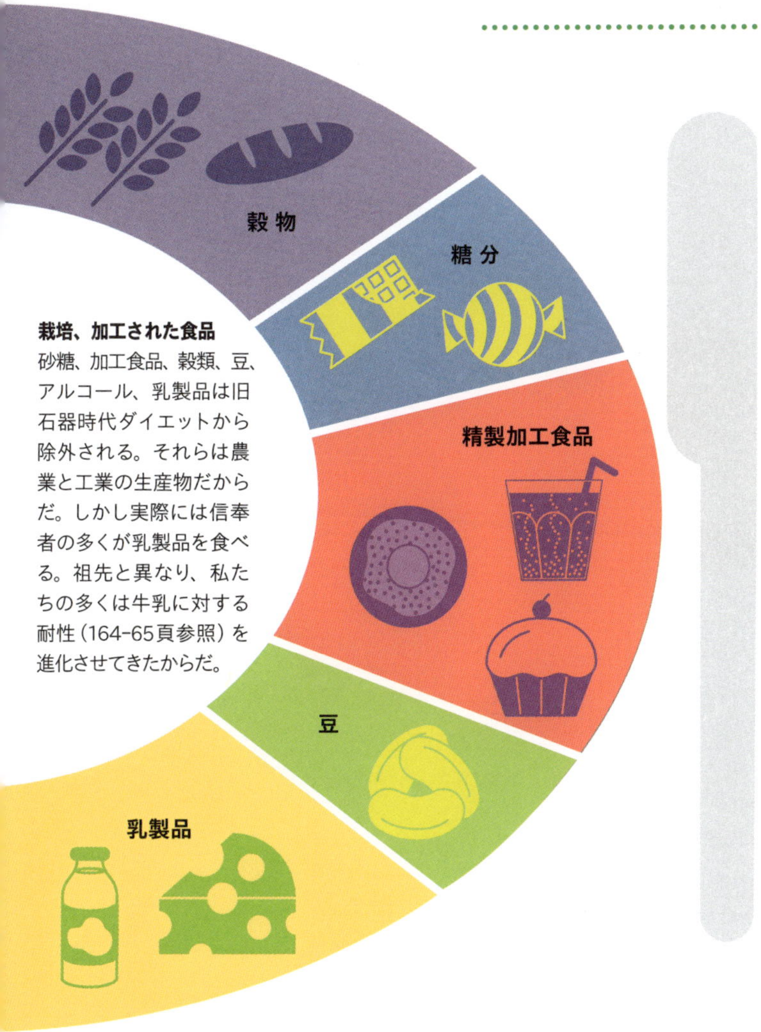

栽培、加工された食品
砂糖、加工食品、穀類、豆、アルコール、乳製品は旧石器時代ダイエットから除外される。それらは農業と工業の生産物だからだ。しかし実際には信奉者の多くが乳製品を食べる。祖先と異なり、私たちの多くは牛乳に対する耐性（164-65頁参照）を進化させてきたからだ。

今や世界の**成人**の**3分の1**が**乳糖**を消化する**酵素**を作り出している

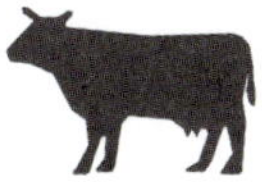

グリセミック指数

グリセミック指数（GI）とは、炭水化物を含む食品がどれだけすばやく血中のブドウ糖の値を増やすかを測る尺度である。食品のGI値が低ければそれだけその食品が血糖値におよぼす影響は少ない。旧石器時代ダイエットの魅力は、低いGI食品を重点的に取り扱っている点である。

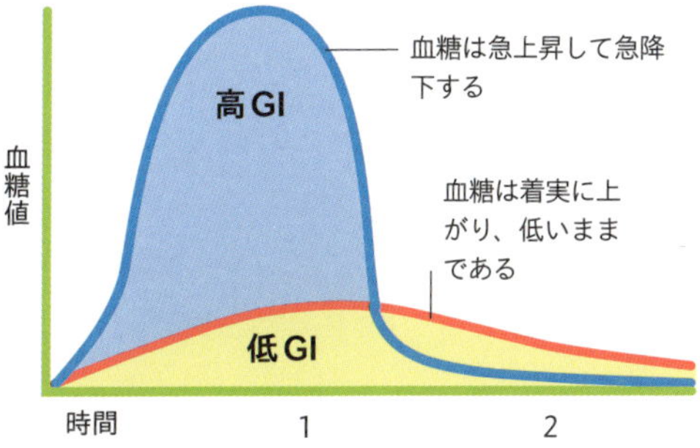

血糖値
高GI食品は急激に血糖値を増大させるが、その後急激に下がるため、空腹感が残る。低GI食品は徐々に血糖値を増すため、満腹感を長引かせる。

自然な脂肪燃焼

体が自然に脂肪を燃焼している時に運動することで、トレーニングにより大きな効果をもたらすかもしれない。たとえば朝食前に走ると、一晩中断食した後で体はすでに脂肪を燃やしているという事実を利用できる。しかし晩に走ると、1日の食物によって供給された血糖から燃料を得る可能性が高い。そういうわけで、体重を落とすには、朝の運動が一般的により効果的である。

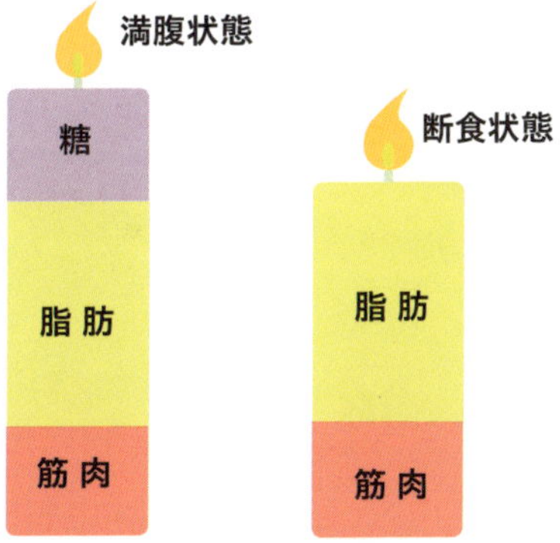

晩
体は食べ物からのブドウ糖で約3～5時間は走れる。

朝
ブドウ糖が使い果たされると、体は脂肪を燃やし始める。

脳の健康

断食が脳の健康を向上させるという証拠がある。特に断続的な断食はニューロンを軽いストレスにさらす――ちょうど筋肉が運動によってストレスにさらされるように。このストレスがニューロンの成長と持続に役立つ化学物質の放出を引き起こす。

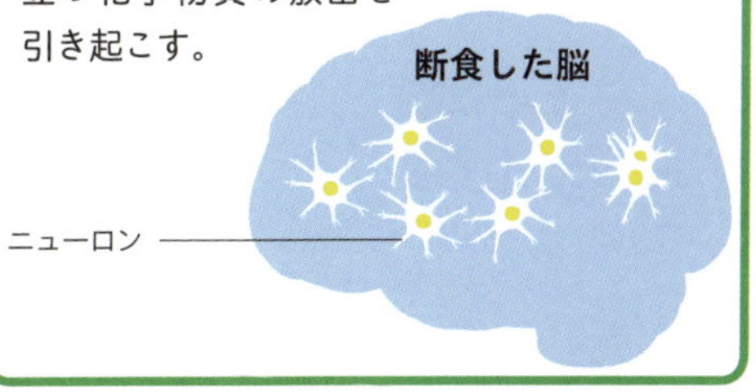

消化器の異常

消化器の異常は食後の一時的な不快感から一生続く不調までおよぶ。ほとんどの場合、治療法は単に症状を引き起こす食品を避けることである。

乳糖不耐性

多くの成人は牛乳に存在する糖、乳糖を分解するのに必要とされる酵素ラクターゼが不足している。健康な赤ん坊は全員が持っているが、ほとんどは離乳後にこの酵素の産生を止める。世界の人口の約35%だけが成人後もラクターゼを作ることができるように変化した。

誰が乳糖不耐性でないのか?

略農の長い歴史のある国は、大人になっても牛乳を飲むことに適応してきた人口を持つ傾向にある。そうした国の大半はヨーロッパにある。

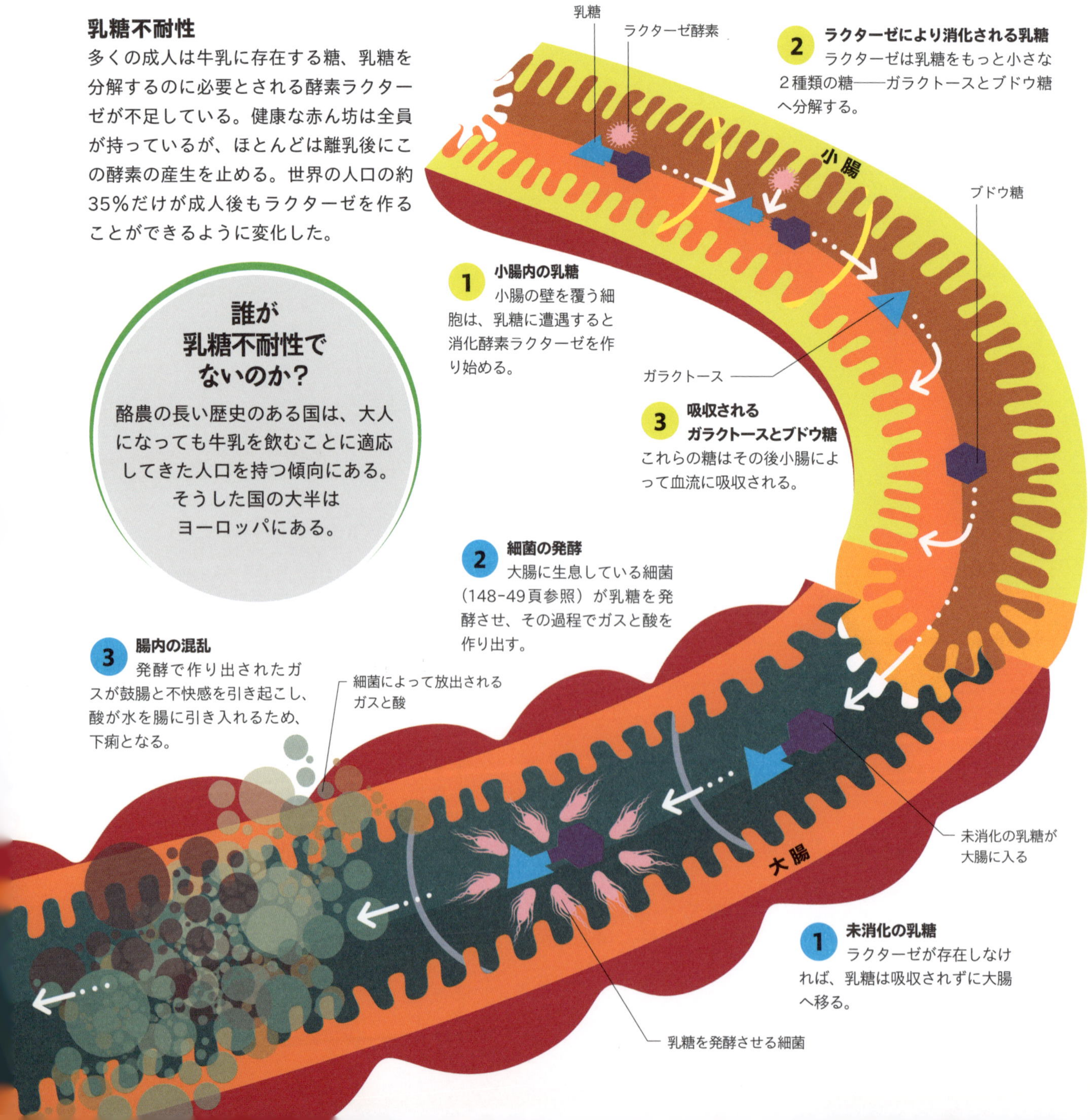

乳糖
ラクターゼ酵素
小腸
ブドウ糖
ガラクトース
大腸
細菌によって放出される
ガスと酸
未消化の乳糖が
大腸に入る
乳糖を発酵させる細菌

1 小腸内の乳糖
小腸の壁を覆う細胞は、乳糖に遭遇すると消化酵素ラクターゼを作り始める。

2 ラクターゼにより消化される乳糖
ラクターゼは乳糖をもっと小さな2種類の糖――ガラクトースとブドウ糖へ分解する。

3 吸収される ガラクトースとブドウ糖
これらの糖はその後小腸によって血流に吸収される。

1 未消化の乳糖
ラクターゼが存在しなければ、乳糖は吸収されずに大腸へ移る。

2 細菌の発酵
大腸に生息している細菌（148-49頁参照）が乳糖を発酵させ、その過程でガスと酸を作り出す。

3 腸内の混乱
発酵で作り出されたガスが鼓腸と不快感を引き起こし、酸が水を腸に引き入れるため、下痢となる。

嘔吐

体が消化の問題を避けるひとつの方法は嘔吐である。腐っているか毒があるものを食べた時、胃と横隔膜と腹筋がすべて収縮し、食べ物を食道から逆流させ、口から出させる。

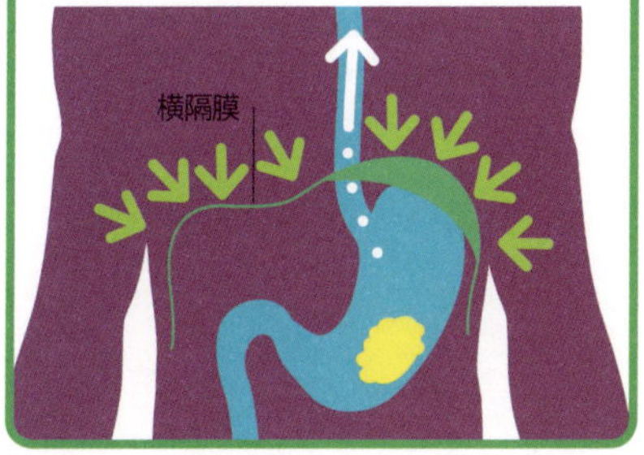

過敏性腸症候群（IBS）

過敏性腸症候群とは胃けいれん、鼓脹、下痢、便秘の原因となる長期の症状である。ほとんどよくわかっていないが、ストレス、ライフスタイル、ある種の食品によって誘発されるようだ。

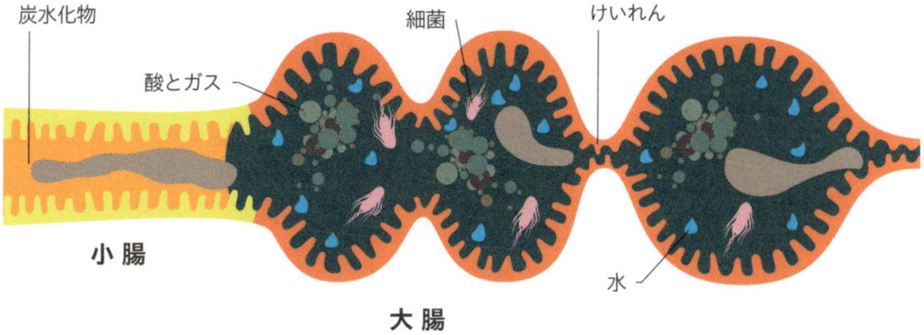

1 細菌の発酵
吸収が不完全な炭水化物は腸管内の水分量を増やす。大腸に入るやいなや、この炭水化物が細菌によって発酵し、酸とガスを作り出す。

2 腸のけいれん
IBSは腸のけいれんを引き起こし、老廃物とガスの通過を阻害することがある。老廃物を早く動かしすぎて、水の再吸収をさまたげ、下痢を引き起こすこともある。

グルテン不耐性

多くの人々がグルテン（小麦、大麦、ライ麦などの穀物に含まれるタンパク質）を食べると、腹痛、倦怠感、頭痛、さらには四肢の無感覚を経験する。こうした症状は、グルテン過敏症からセリアック病までおよぶ、さまざまなグルテン関連の疾患を示す指標である。

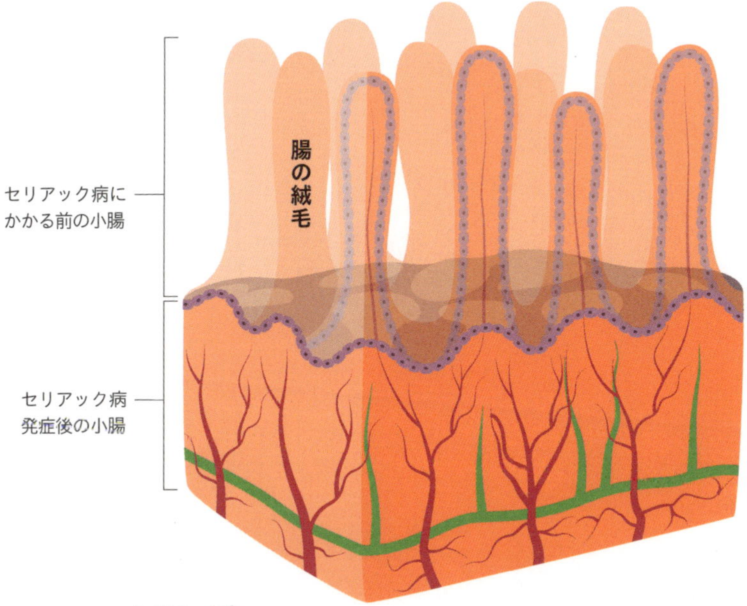

グルテン過敏症
無気力、倦怠感、急激な腹痛、下痢はすべてグルテン過敏症の症状で、あらゆるグルテン製品（ライ麦パン、ビール、パスタも含む）を避けることによってのみ治る。グルテン過敏症はセリアック病のように腸を傷つけない。

セリアック病
セリアック病は深刻な遺伝疾患で、体の免疫系に、グルテンに遭遇すると自己を攻撃させる。この免疫反応により小腸の内膜が傷つくため、栄養の吸収がさまたげられる。放置したままだと、小腸の小さな指状の突起物である絨毛を完全に破壊することになる。

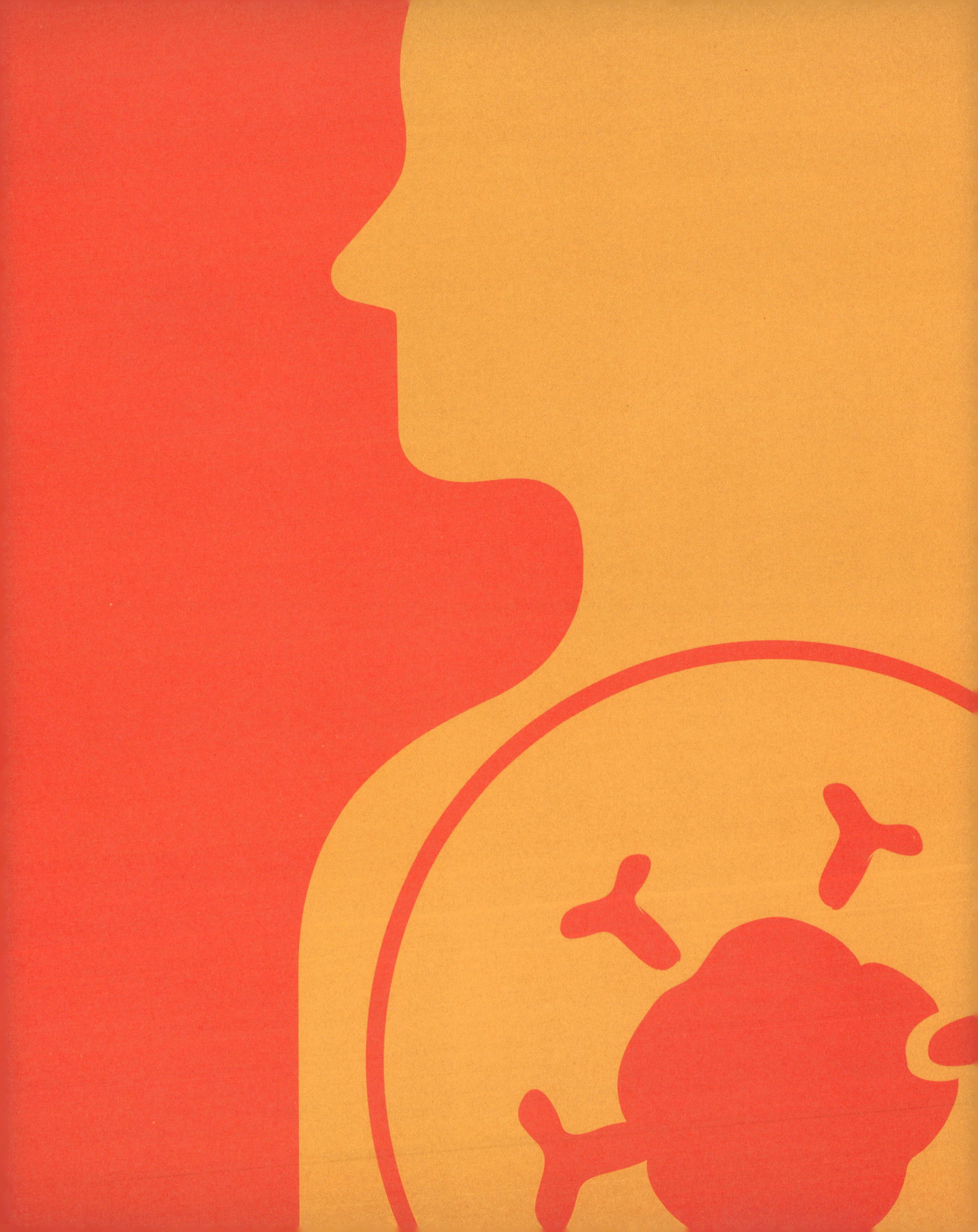

第7章

体調と健康

体の中の戦場

ヒトは日々、多数の襲撃者と侵入者の攻撃にさらされている。侵入者にとって人体は食事と増殖に理想的な場所である。それらに対抗するのは体の防衛部隊である。外側のバリアを突破する有害な微生物、あるいは病原体は、どれも感染部位ですばやい局所的反応で出迎えられる。これが効果なければ第2団が召集される。

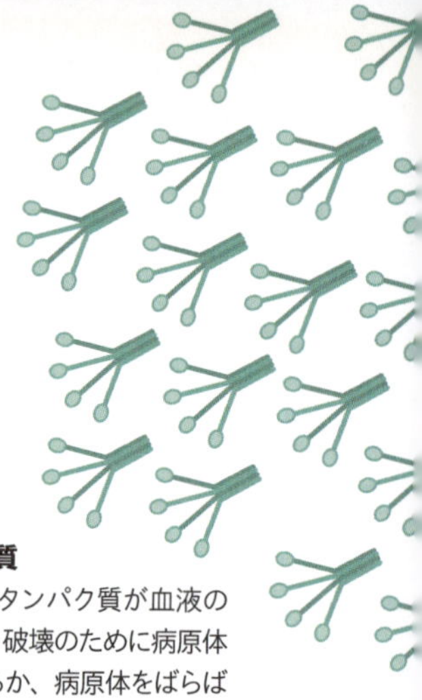

補体タンパク質
30もの異なるタンパク質が血液の中を循環して、破壊のために病原体に標識をつけるか、病原体をばらばらにすることで免疫反応を増す。

侵入者たち

細菌とウイルスはヒトに病気をもたらす主な原因である。寄生生物、真菌、毒物も免疫系を刺激して作動させる。これらの微生物はすべて、たえず適応と進化を続け、免疫系に探知されて破壊されないよう、新たな方法を見つけ出している。

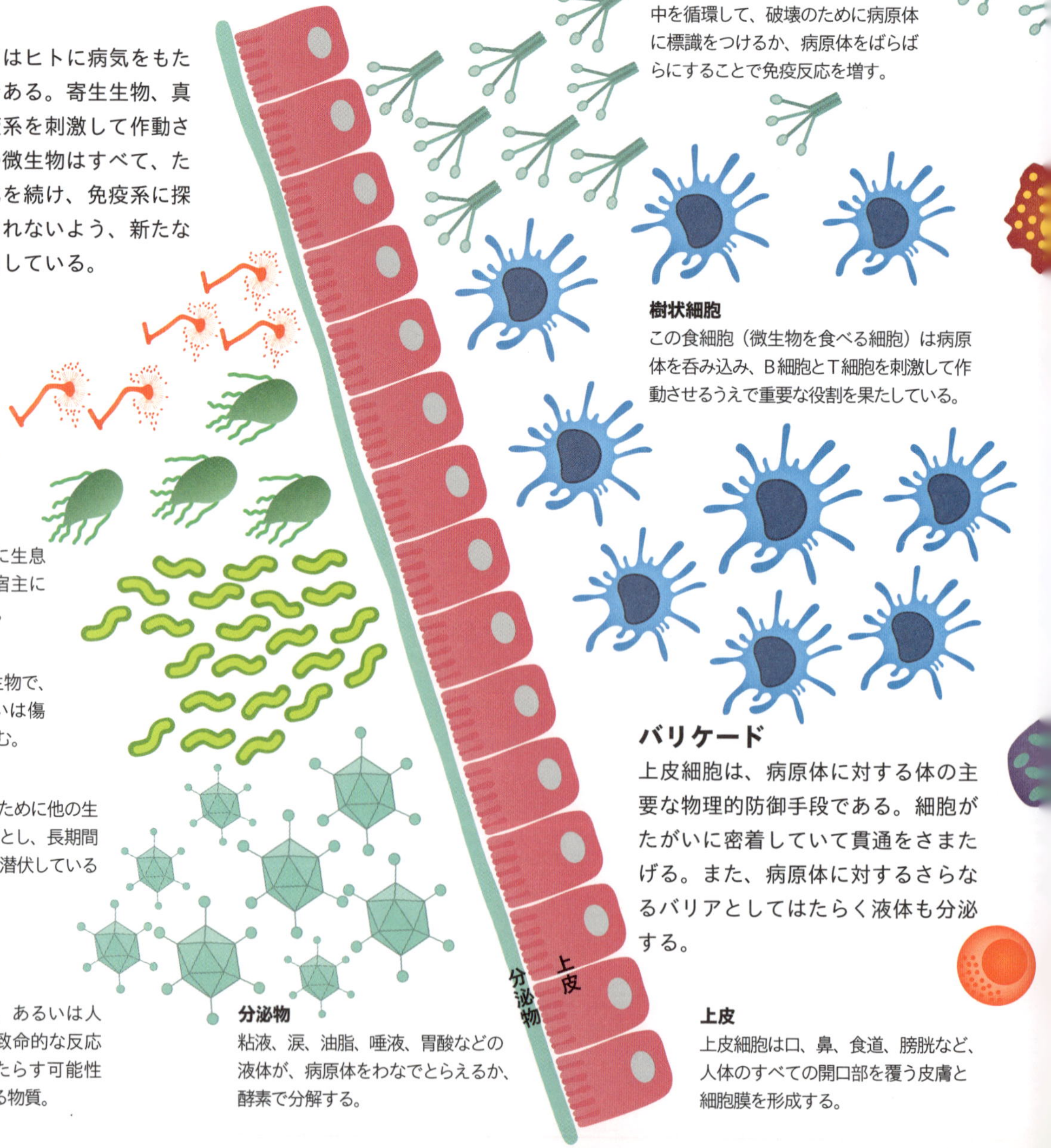

真菌
ほとんどは危険ではないが、健康に害をもたらすものもある。

寄生生物
人体の表面か内部に生息し、他の病原体を宿主に媒介することがある。

細菌
微小な、単細胞の生物で、食事や呼吸、あるいは傷口から体内に入り込む。

ウイルス
ウイルスは増殖するために他の生きている細胞を必要とし、長期間宿主の細胞の内部に潜伏していることがある。

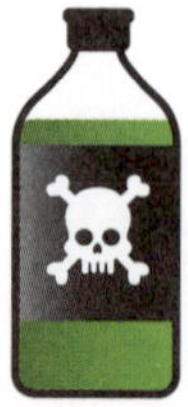

毒素
病気、あるいは人体に致命的な反応をもたらす可能性のある物質。

樹状細胞
この食細胞（微生物を食べる細胞）は病原体を呑み込み、B細胞とT細胞を刺激して作動させるうえで重要な役割を果たしている。

バリケード

上皮細胞は、病原体に対する体の主要な物理的防御手段である。細胞がたがいに密着していて貫通をさまたげる。また、病原体に対するさらなるバリアとしてはたらく液体も分泌する。

分泌物
粘液、涙、油脂、唾液、胃酸などの液体が、病原体をわなでとらえるか、酵素で分解する。

上皮
上皮細胞は口、鼻、食道、膀胱など、人体のすべての開口部を覆う皮膚と細胞膜を形成する。

前線部隊

バリアを突破する病原体は先天性免疫系という即座の反応に出くわす。これは損傷したか、感染にストレスを感じている細胞からの警告信号に反応する細胞とタンパク質の一群である。破壊のため侵入してきた生物に標識をつけるものもいるが、その他（食細胞）は病原体を食べ尽くす。

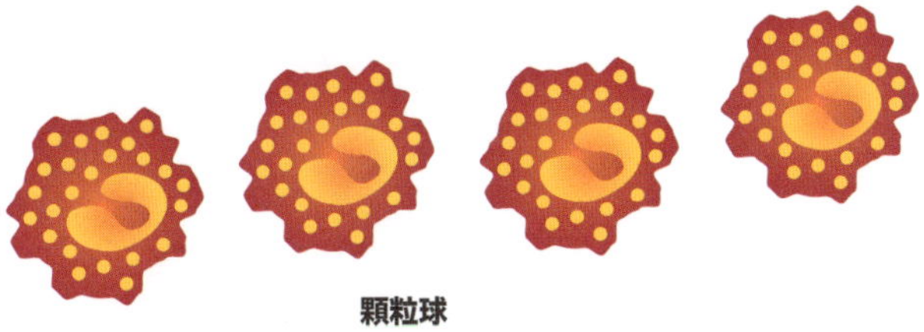
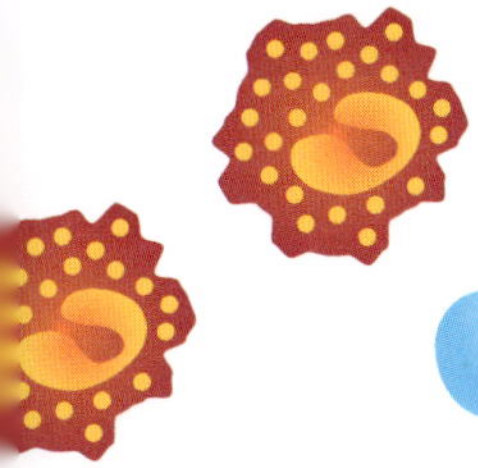

顆粒球
3種類あり、侵入してくる生物を食べて、細菌の細胞壁を分解する化学物質を分泌する。

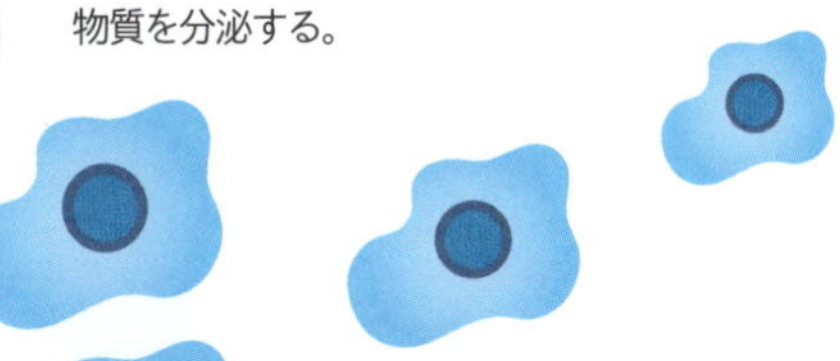

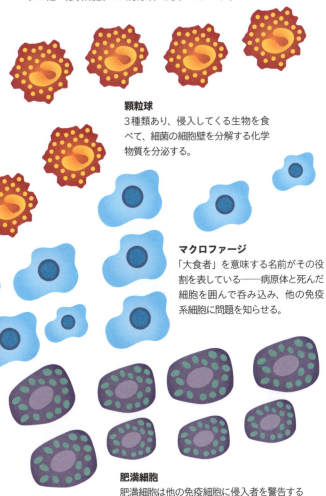

マクロファージ
「大食者」を意味する名前がその役割を表している——病原体と死んだ細胞を囲んで呑み込み、他の免疫系細胞に問題を知らせる。

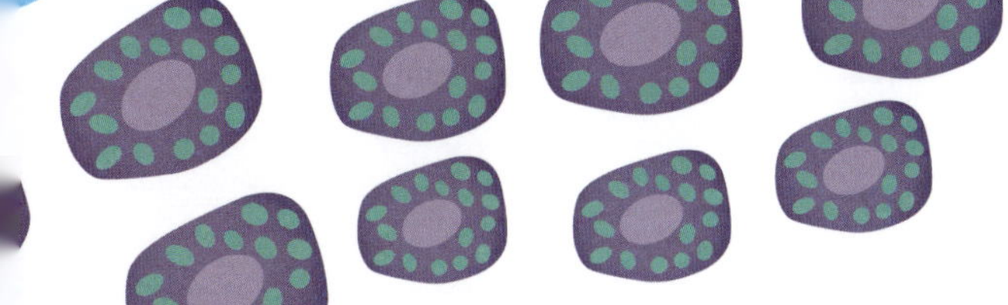

肥満細胞
肥満細胞は他の免疫細胞に侵入者を警告する化学物質を放出する。またたいていのアレルギーと炎症反応にかかわっている。

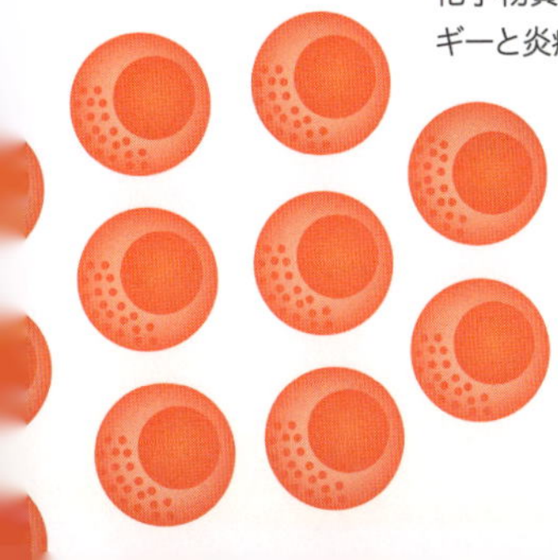

ナチュラルキラー（NK）細胞
NK細胞は直接病原体を攻撃しないが、感染してしまった細胞を攻撃し、アポトーシスを遂げるようにする（15頁参照）。

どれだけの感染症に免疫系は反応できるのか？

B細胞だけで、10億種類の病原体に対処できるだけの抗体を作り出せるとされる。

キラー騎兵部隊

12時間以内に前線の反応が感染を阻止しなければ、適応免疫系がすばやく行動に移る。この免疫系は特定の標的に反応を起こすために、以前にその病原体にさらされたことを覚えている。

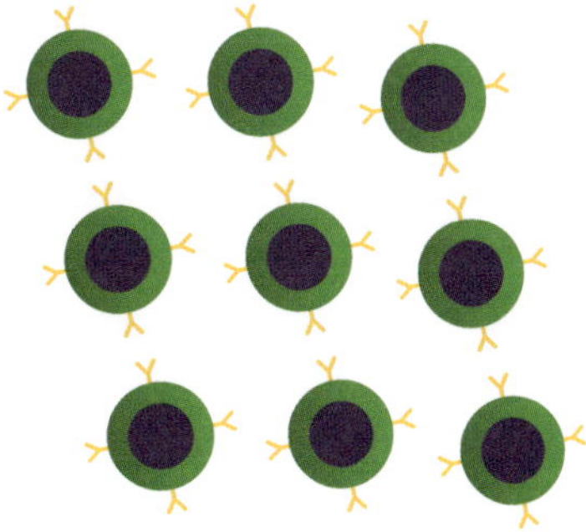

B細胞
B細胞は特定の病原体の存在に反応する抗体を作り出すよう仕立てられる特別な細胞である。すばやく増殖して反応を高めることができる。

抗体
抗体はB細胞によって作り出されたY型のタンパク質である。侵入者の表面にくっつき、食細胞が破壊できるよう目立たせる。

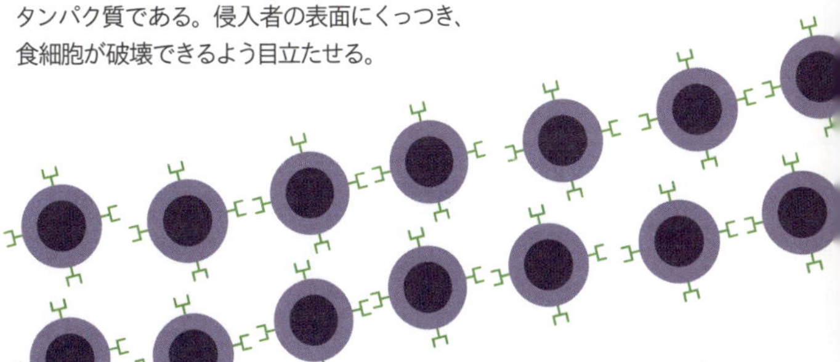
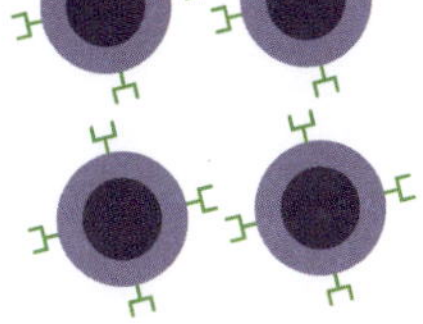

T細胞
感染した細胞やがんにかかった細胞を直接攻撃し、食細胞に病原体を食べるよう指令する。T細胞の中にはB細胞を刺激し、抗体を作らせるものもある。

敵か、味方か？

免疫系は、体に侵略する有害な病原体を、体自身の細胞と有益な微生物と区別しなければならない。すなわち、味方と敵を識別しなければならない。体は最強の免疫細胞であるB細胞とT細胞に安全点検をさせ、私たちを攻撃させないようにする。

自己と非自己

体の中の細胞はすべて、それぞれ独特の分子のかたまりに包まれている。それら分子の主要な機能は、免疫系がそれらを許容し、「自己」として認識するようになるために、体と有益な微生物によって作られたタンパク質の断片を表示することである。

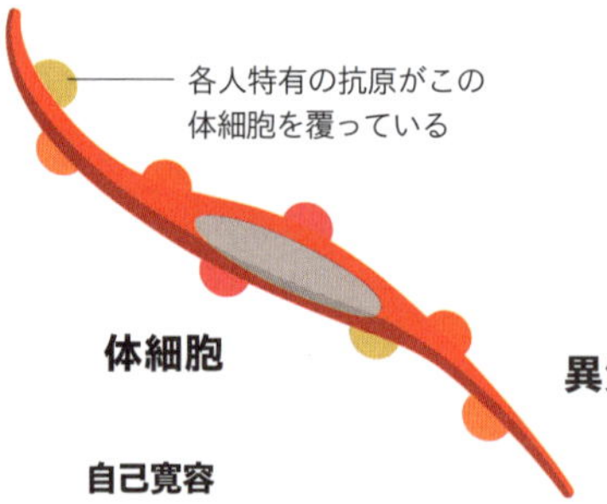

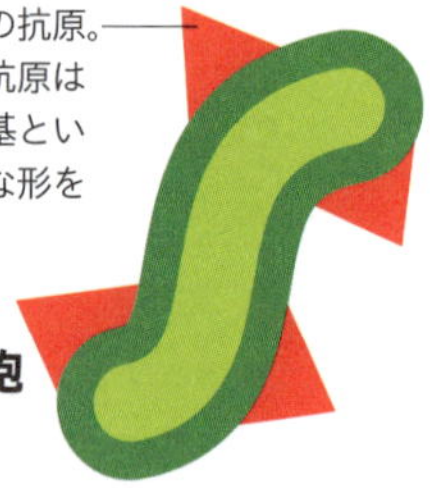

異なる形の抗原。すべての抗原は抗原決定基という特徴的な形を持つ
異質の細胞

自己寛容

すべての体細胞は「自己」表面マーカータンパク質、あるいは「抗原」を備え、他の細胞と調和して生きていけるようになっている。免疫系が自己マーカーを認識する能力を失うと、自己免疫疾患に至ることがある。

非自己マーカー

異質の細胞は独自の表面マーカータンパク質をたずさえており、それらが免疫反応を引き起こす。口から食べたタンパク質でさえ、まず消化系によって分解されなければ、異物と認識されるかもしれない。

移植

適合性は臓器が移植される前に調べられるが、十分に合致していないと、レシピエントの免疫系が移植された組織に攻撃を加え、破壊し始めることがある。レシピエントは免疫抑制剤を飲んでこの問題を最小限に抑えられるよう試みる。

出発点

B細胞（侵入者を殺すために抗体を作り出す。178–79頁参照）もT細胞（侵入者を直接殺す。180–81頁参照）も脊髄の幹細胞として生まれる。

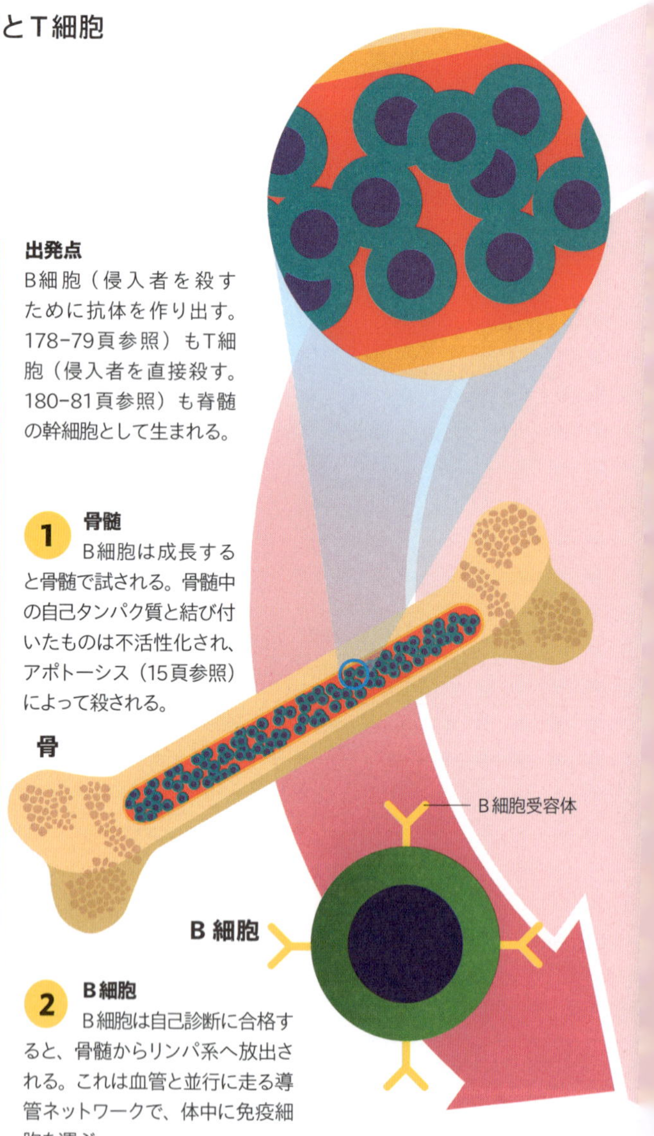

1 骨髄

B細胞は成長すると骨髄で試される。骨髄中の自己タンパク質と結び付いたものは不活性化され、アポトーシス（15頁参照）によって殺される。

2 B細胞

B細胞は自己診断に合格すると、骨髄からリンパ系へ放出される。これは血管と並行に走る導管ネットワークで、体中に免疫細胞を運ぶ。

わずか**2%**の**T細胞**しか**訓練に合格しない**——その他は**不採用**となる。**私たちを攻撃しかねない**からだ！

一卵性双生児は同じ免疫系を持つのか？

持たない。免疫は各個人がこの世で接したものによって形作られるため、それぞれ異なる。

破壊するか試験される

免疫系のT細胞とB細胞が隊形を作る時、それらは手当たり次第受容体を生じさせ、表面に置く。この方法は手当たり次第なため、受容体は「自己」抗原、あるいは有益な抗原と強く結び付くかもしれない。したがって、それらの細胞は体に放出される前に、厳格な試験を受ける。体自身のタンパク質と結び付いたものは破壊される。

1 胸腺
T細胞は胸腺（心臓の前方にある特殊なリンパ腺）に移動し、そこで育つ。その受容体はテストされ、自己のタンパク質と強く結び付かないよう確認される。

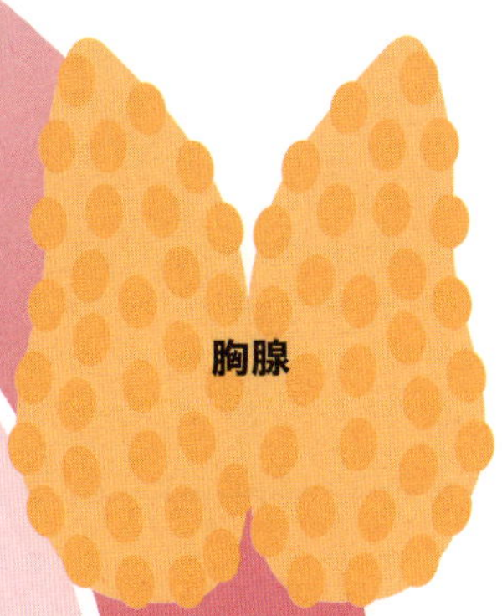
胸腺

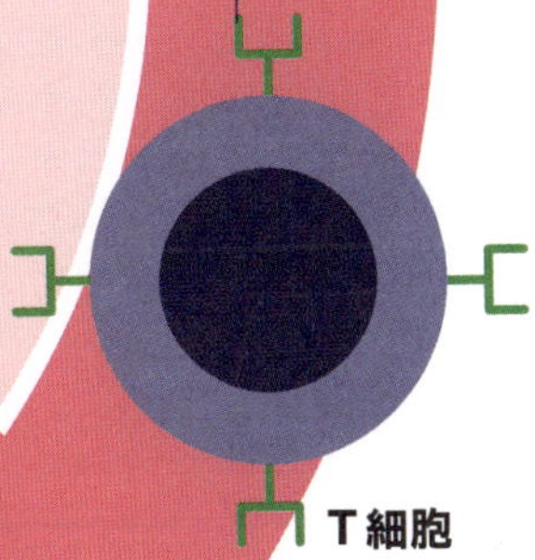
T細胞受容体
T細胞

豆の形をしたリンパ節の多くは腋窩と鼠蹊部にあり、B細胞やT細胞などの免疫細胞の貯蔵所である

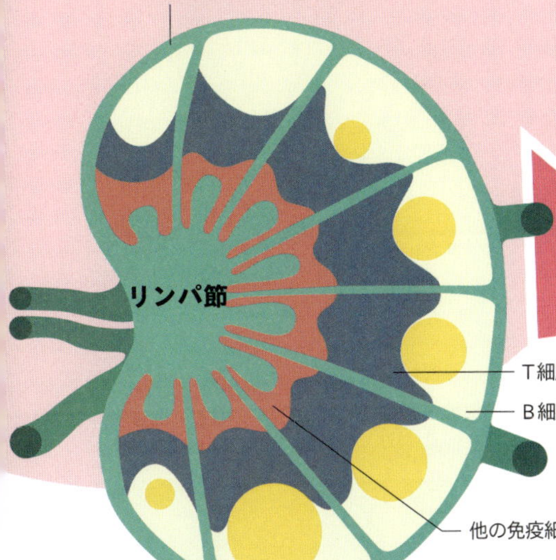
リンパ節
T細胞
B細胞
他の免疫細胞

2 T細胞
成熟したT細胞はリンパ液と血液に放出される。調節T細胞は他のT細胞の自己寛容をさらに調査する特殊型である。

到着地
侵入者が体の循環に存在する場合、いずれそれらはB細胞とT細胞が待ち伏せするリンパ節を通ることになる。それらの受容体と合う異質な抗原に出くわすと、その細胞が活性化する。

適合性

適合性試験は、レシピエントの免疫系が移植された組織を攻撃する可能性を調べる。赤血球は血液型という余分な自己標識をたずさえている。そのうちのふたつがABO式とRh式で、異なる型から輸血された血液に対する免疫反応を誘発する。たとえばO型の血液の人は抗A抗体と抗B抗体を持つため、他のどの血液型に対しても反応を起こす。

A型
赤血球の表面にA抗原を表し、B抗原に対する抗体が血液中に見られる。

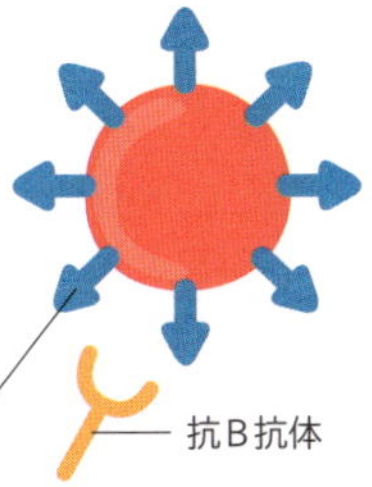
A抗原
抗B抗体

B型
赤血球の表面にB抗体を示し、血漿にA抗原に対する抗体がある。

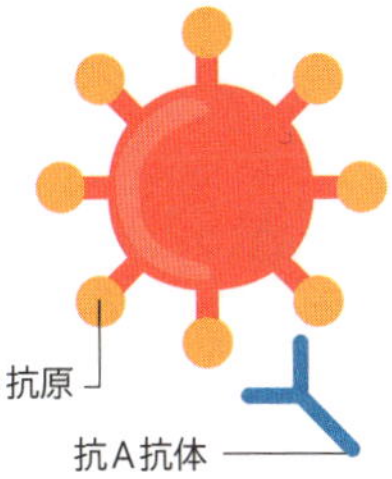
B抗原
抗A抗体

AB型
赤血球の表面にA抗原とB抗原の両方を示すが、血漿中には抗体がない。

B抗原
A抗原

O型
赤血球の表面にはA抗原もB抗原もないが、血漿には抗A抗体と抗B抗体がある。

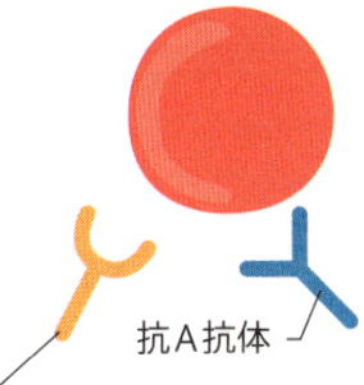
抗A抗体
抗B抗体

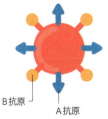

細菌は私たちである

私たちの体の内側と表面におとなしく生息している微生物は、健康を保つ重要な要素である。これらの微生物（大半は細菌と真菌）は有益で、死んだ細胞を食べて皮膚を健康に保つことから、食べ物の消化の促進まで、いろいろ役に立つ。

局所的な隣人

町が特定の資源を中心に建設されることがあるように、微生物は体の特定の部位の周囲に集まる。たとえば皮膚の表面では、生存に必要な栄養を見つけやすい、汗腺と毛包の周囲に一番多くいる。体の各部位の条件（湿気、乾燥、酸性）もどんな種類がそこに生息できるかを左右する。皮膚には一番多くの多様な微生物がいる。脂性の背中にいる微生物は、もっと乾燥した顔面にいる種類とは異なる。

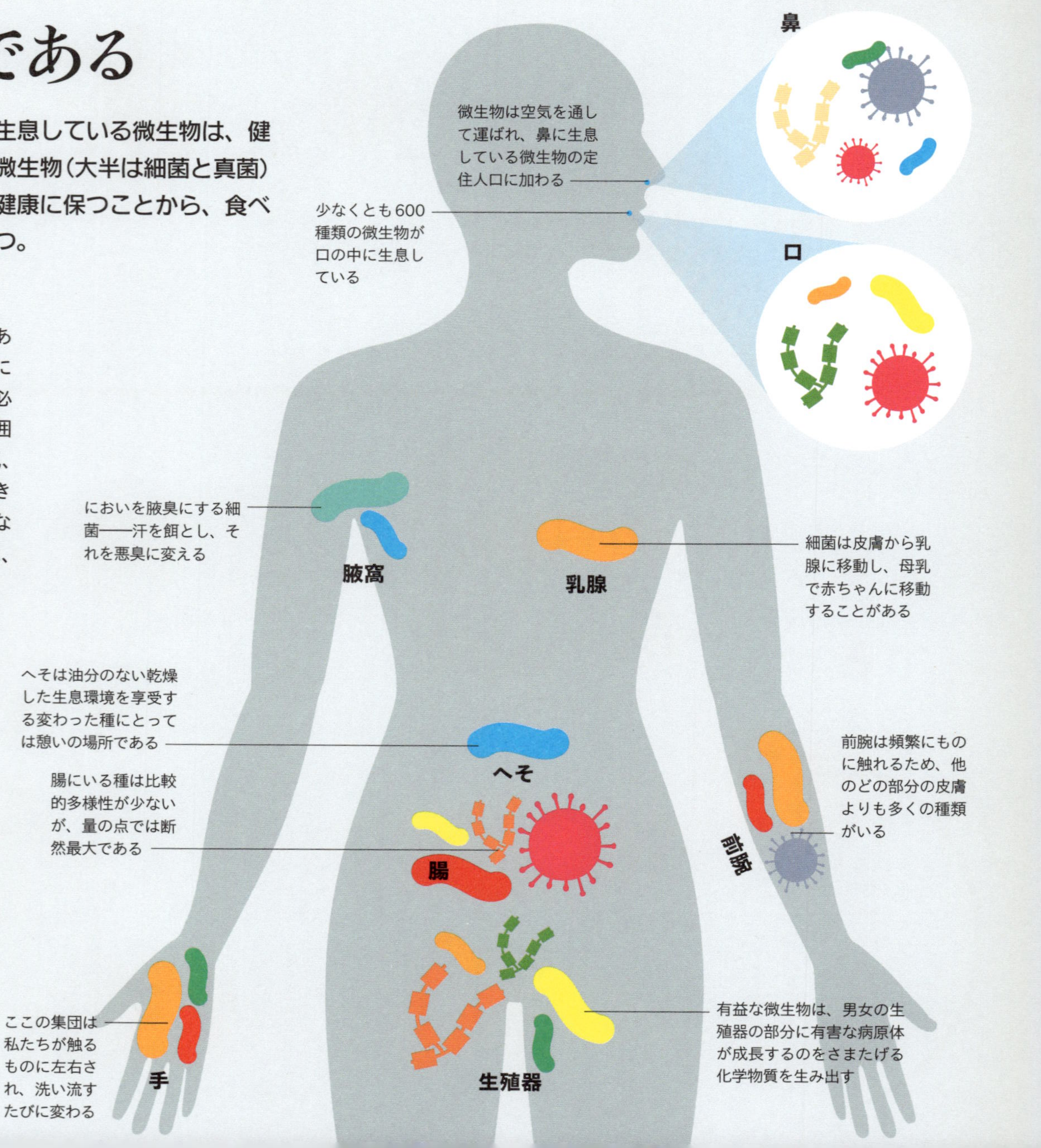
鼻
微生物は空気を通して運ばれ、鼻に生息している微生物の定住人口に加わる
少なくとも600種類の微生物が口の中に生息している
口
においを腋臭にする細菌――汗を餌とし、それを悪臭に変える
腋窩
乳腺
細菌は皮膚から乳腺に移動し、母乳で赤ちゃんに移動することがある
へそは油分のない乾燥した生息環境を享受する変わった種にとっては憩いの場所である
へそ
腸にいる種は比較的多様性が少ないが、量の点では断然最大である
腸
前腕は頻繁にものに触れるため、他のどの部分の皮膚よりも多くの種類がいる
前腕
ここの集団は私たちが触るものに左右され、洗い流すたびに変わる
手
生殖器
有益な微生物は、男女の生殖器の部分に有害な病原体が成長するのをさまたげる化学物質を生み出す

私が希少野生生物の生息地？

その可能性は大いにある。90例のへその研究で、研究者はそれまでに人体では発見されていなかった1,400種の細菌を発見した。その中には新種もあった。

何がどこに生息しているのか

図に、体の内部や体表面に生息する生物の主な種類を示した。大きなアイコンは個体数の50%以上を占める種を表している。

細菌
- バクテロイデス門
- プロテオバクテリア門
- スタフィロコッカス科
- フィルミクテス門
- コリネバクテリウム属
- アクチノバクテリア

真菌
- マラセチア属
- カンジダ属
- コウジカビ属
- その他の菌

ウイルス
- 細菌を食べる種
- 私たちの細胞内に生息する種

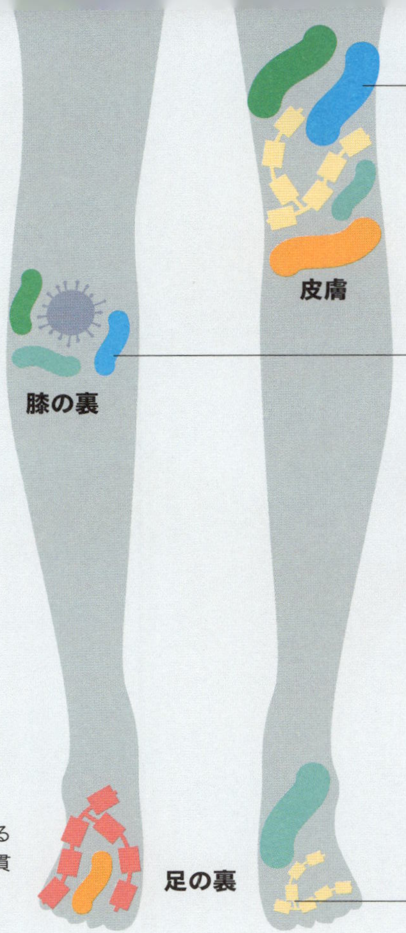
皮膚は大量の微生物を住まわせるが、そのほとんどは無害である
皮膚
もちろん、湿った発熱部分は温かく湿った条件で繁殖する種が優勢である
膝の裏
足の裏
足は真菌が支配している——約100種が冷たくて湿気のある環境で繁茂している

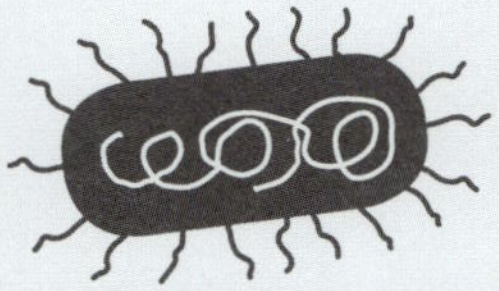

微生物の細胞はヒトの細胞の10倍ある

有益な微生物

科学は徐々に、ヒトのマイクロバイオーム（微生物叢）の内部で生息するさまざまな種について、その多くの恩恵を含めて解明しつつある。恩恵の中には、死んだ皮膚を食べることや、有害な微生物の成長を阻害するために化学的な環境を変える、といった直接の恩恵がある。その他、炎症を抑えることで腸の細菌が免疫系におよぼす影響を抑える、といった、一見わかりにくい恩恵もある。抗生物質などの薬が破壊的な影響をおよぼして、有害な微生物だけでなく有益な微生物まで根絶してしまうこともある。

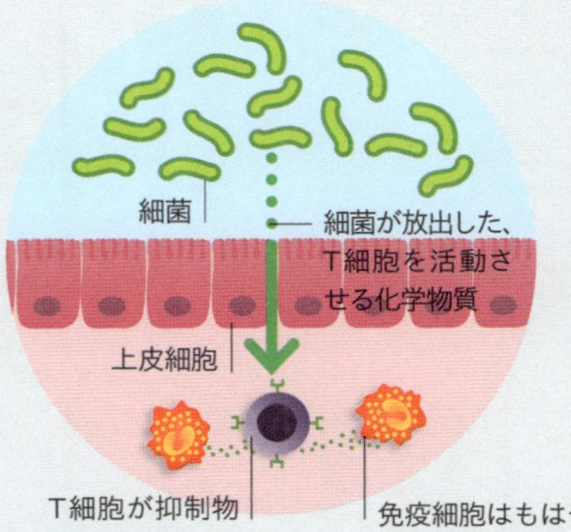
細菌
細菌が放出した、T細胞を活動させる化学物質
上皮細胞
T細胞が抑制物質を放出する
免疫細胞はもはや炎症を引き起こさない

友好的な細菌＝健康な腸

適切な食物を食べることは、有益な細菌を繁殖させるのに役立つ。それらは腸で、悪い細菌に上皮の壁を貫通させかねない、炎症を抑える化学物質を作り出す。

私たちは清潔すぎるのか？

抗菌性の洗剤への強迫観念が、有益な微生物に大きな被害を与えている可能性がある。いくつかの研究は、過度の手洗いがもっと有害な微生物の成長を助けることになる可能性を示している——しかし他の研究は反対の結果を示しているため、この見解には異論がある。

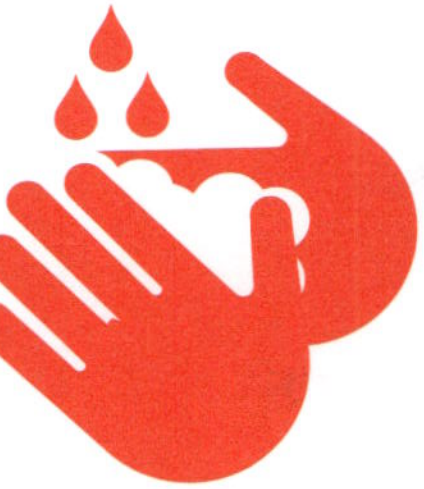

誕生日の贈り物

産道を通り抜ける時に母親の微生物を移されることで、赤ん坊は自身のマイクロバイオームを作り始める。それらの細菌が、他の有益な微生物が移住するのを促す有益な化学物質を産出し始める。マイクロバイオームの発達には多くの要因が影響をおよぼす。出産方法（帝王切開で生まれた赤ん坊は異なる細菌を持つ）、母乳で育てられているかどうか、誰が接触したか、などにより異なる種がコロニーを作る。

傷を最小限におさえる

皮膚などの体のバリアが損傷すると、免疫系がすばやく作動してそれを修復し、体を感染から守る。その場所の免疫細胞が最初の侵入者に対して行動を起こし、対処できないほど多くの侵入者がある場合は、もっと多くの特殊部隊を招集する。

血1滴の中には**37万5,000**の免疫細胞が含まれる

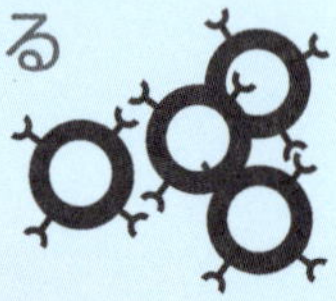

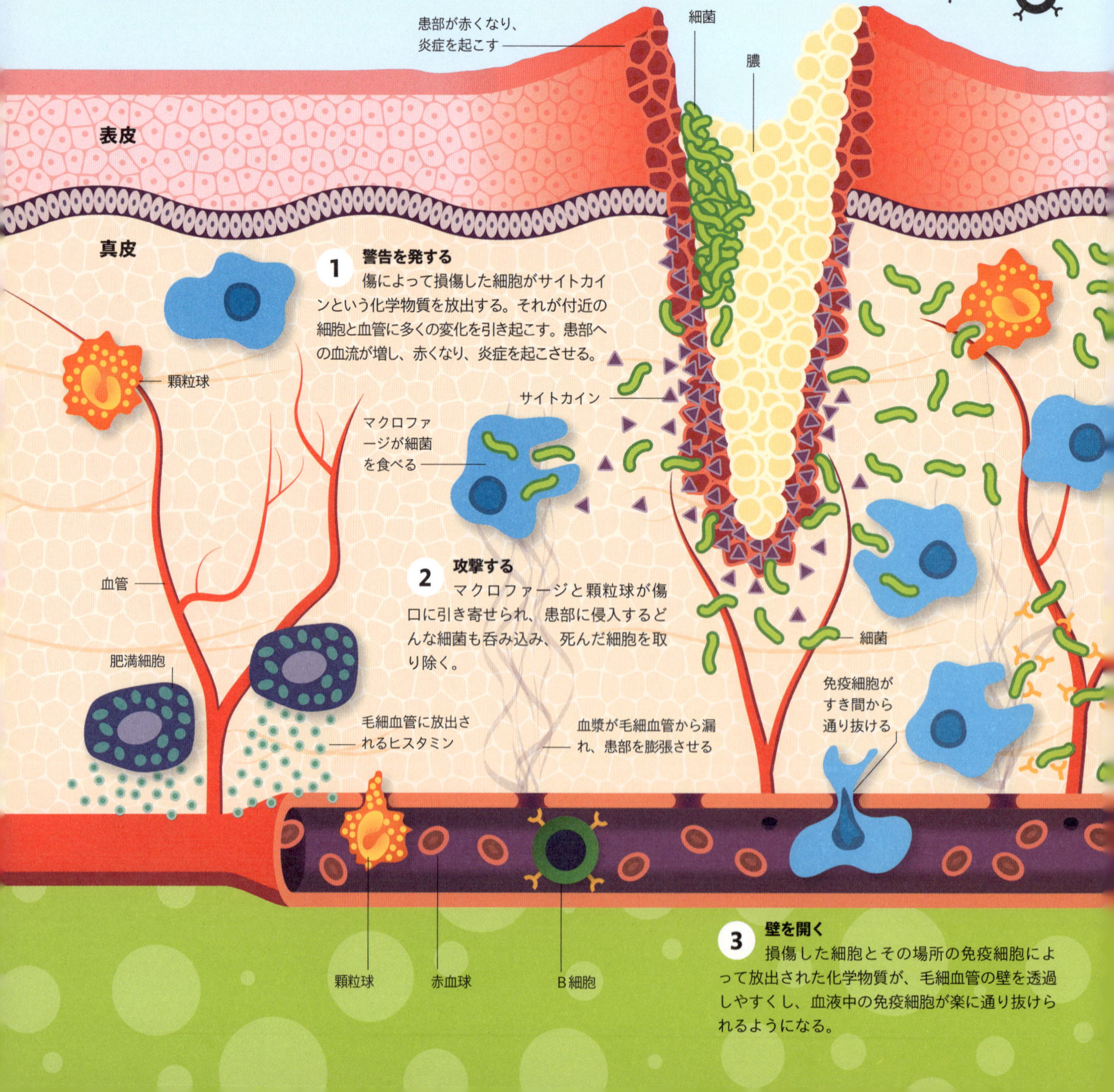

患部が赤くなり、炎症を起こす
細菌
膿
表皮
真皮
顆粒球
サイトカイン
マクロファージが細菌を食べる
血管
肥満細胞
毛細血管に放出されるヒスタミン
血漿が毛細血管から漏れ、患部を膨張させる
細菌
免疫細胞がすき間から通り抜ける
顆粒球
赤血球
B細胞
1 警告を発する
傷によって損傷した細胞がサイトカインという化学物質を放出する。それが付近の細胞と血管に多くの変化を引き起こす。患部への血流が増し、赤くなり、炎症を起こさせる。
2 攻撃する
マクロファージと顆粒球が傷口に引き寄せられ、患部に侵入するどんな細菌も呑み込み、死んだ細胞を取り除く。
3 壁を開く
損傷した細胞とその場所の免疫細胞によって放出された化学物質が、毛細血管の壁を透過しやすくし、血液中の免疫細胞が楽に通り抜けられるようになる。

戦闘準備の発令

マクロファージ、肥満細胞、顆粒球など多くの免疫細胞は真皮に生息する。皮膚が切断されると、肥満細胞が損傷した細胞を検知し、近くの血管を拡張させるヒスタミンを放出する。これにより傷の付近の血流が増え、傷を熱く感じさせるが、他の免疫細胞をその部分にすばやく引き寄せもする。膿の形成は、細菌が傷に入ったことを示す――膿は死んだ免疫細胞の蓄積した残骸である。

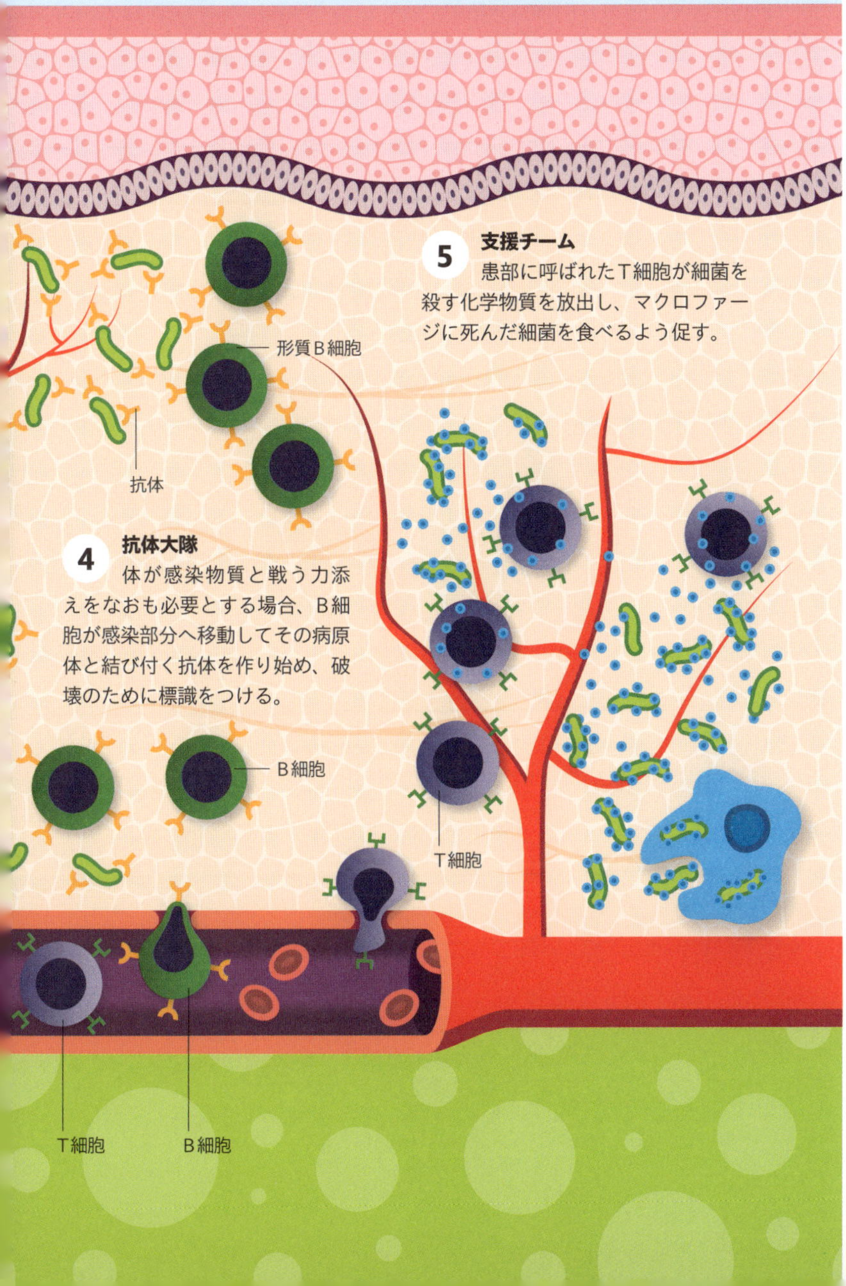
5
支援チーム
患部に呼ばれたT細胞が細菌を殺す化学物質を放出し、マクロファージに死んだ細菌を食べるよう促す。
形質B細胞
抗体
4
抗体大隊
体が感染物質と戦う力添えをなおも必要とする場合、B細胞が感染部分へ移動してその病原体と結び付く抗体を作り始め、破壊のために標識をつける。
B細胞
T細胞
T細胞
B細胞

どうして年を取るにつれ傷の治りが悪くなるのか？

血管は年とともにもろくなり、免疫細胞を傷口に運ぶのが次第に難しくなるからである。

ウジ虫治療（マゴットセラピー）

皮膚の傷がうまく治らない、あるいは従来の治療法で効果が出ない場合、ウジ虫（マゴット）がよい手かもしれない。この小さなハエの幼虫は、正常な細胞はそのままにして、厳密に死んだ細胞を消化する。食べる時にウジ虫は抗菌性の化学物質を分泌する。その物質はウジ虫を保護するが、抗生物質に耐性のある細菌さえも殺す作用がある。さらにこの分泌物は傷の炎症を抑えるのにも役立ち、回復を促進する。

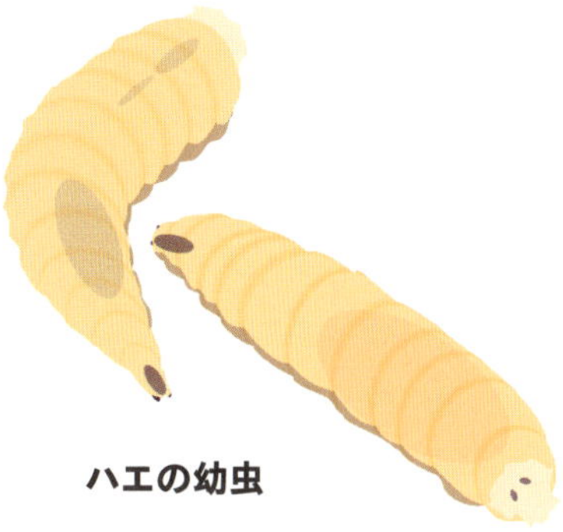

ハエの幼虫

感染症

細菌、ウイルス、寄生生物、真菌類は私たちの体内と体表面に常に生息している。ほとんどは無害だが、病原体もいる——条件の変化で成長すれば、病気をもたらす可能性がある。他の病気はヒトか動物から移される。熱はほとんどの場合、病原体が根をおろしているサインである。

望まれない訪問者

体の細胞や組織に寄食する生物を寄生生物という。主に5つの種類がある。細菌、ウイルス、真菌、動物、原生動物である。適した条件を見つけるとすばやく増殖するが、私たちの具合を悪くさせる有害物や作用を作り出すことがあり、免疫系が作動することになる。

細菌

細菌は微小な生物で、通常は無害だが、病気を引き起こすこともある。細菌は結核と肺炎など、世界的に重大な疾患の原因である。

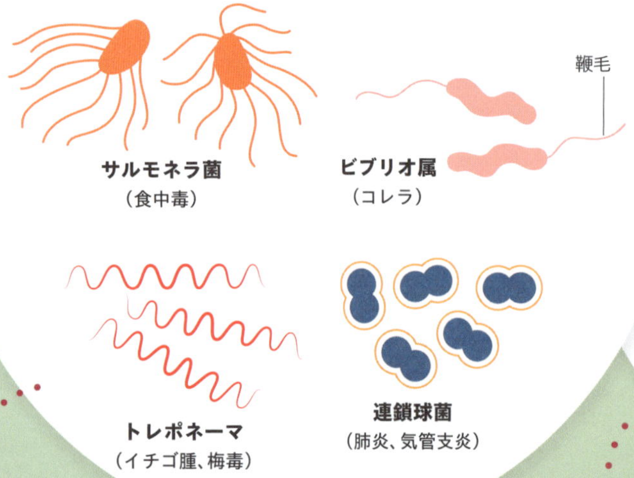

鞭毛
サルモネラ菌
（食中毒）
ビブリオ属
（コレラ）
トレポネーマ
（イチゴ腫、梅毒）
連鎖球菌
（肺炎、気管支炎）

ウイルス

ウイルスはあらゆる病原体の中でもっとも小さく、またもっとも単純な病原体で、タンパク質の外殻と遺伝物質（DNAかRNA）でできている。他の病原体と違って、ウイルスは生きて増殖するために宿主の細胞を必要とする。

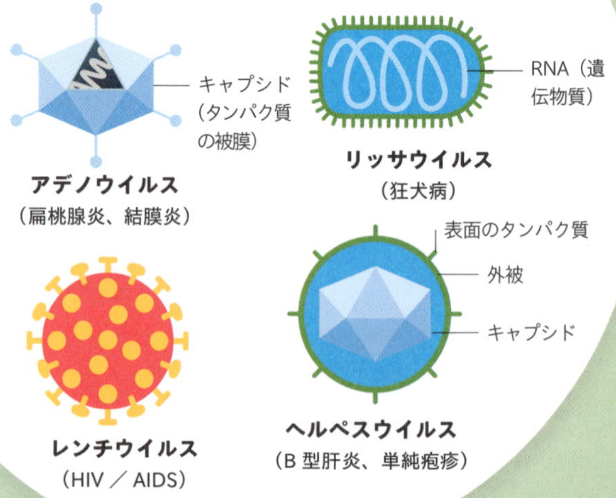

キャプシド（タンパク質の被膜）
アデノウイルス
（扁桃腺炎、結膜炎）
RNA（遺伝物質）
リッサウイルス
（狂犬病）
表面のタンパク質
外被
キャプシド
レンチウイルス
（HIV ／ AIDS）
ヘルペスウイルス
（B 型肝炎、単純疱疹）

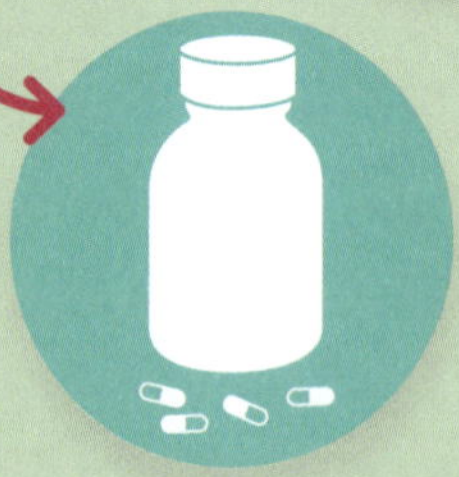

抗生物質

細菌感染に通常用いられる抗生物質は細菌の壁を分解するか、細菌の増殖をさまたげる。しかしよい細菌と悪い細菌を区別できない。

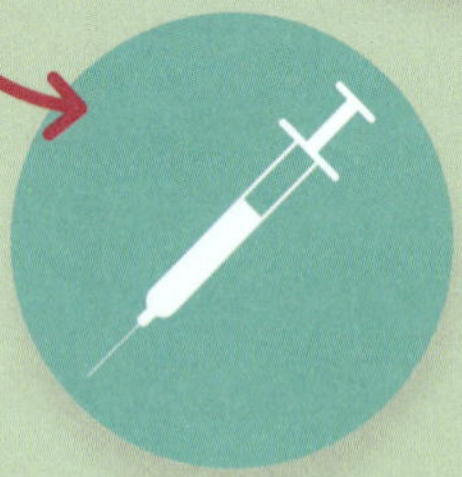

予防接種

ウイルス感染の広がりを防ぐ一番の方法は予防接種である。ワクチンはウイルスを認めて即座に攻撃に取り掛かるよう、免疫系に抗原刺激を与える（184–85頁参照）。

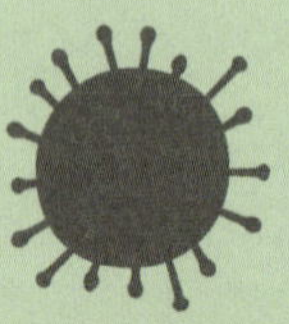

1回のくしゃみには**10万の病原体**が含まれる

動物と原生動物

小さな動物や、原生動物という、体の表面や内部に生息する単細胞生物からの攻撃も私たちは受ける。蟯虫など、裸眼で見えるくらい大きいものもあれば、下痢の原因となる原生動物のジアルジア属鞭毛虫のように、顕微鏡でしか見えないものもいる。

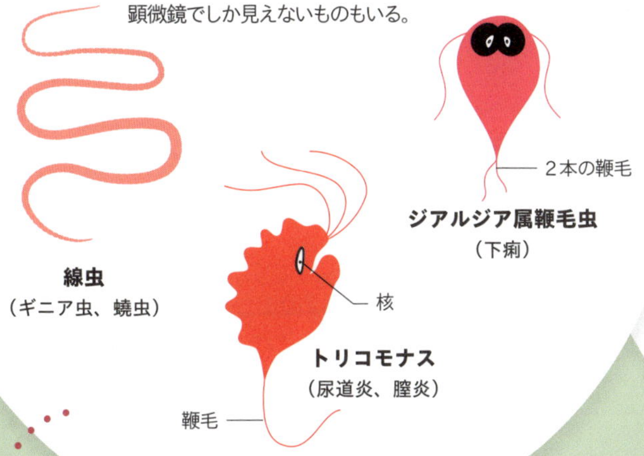
線虫
（ギニア虫、蟯虫）
核
トリコモナス
（尿道炎、膣炎）
鞭毛
２本の鞭毛
ジアルジア属鞭毛虫
（下痢）

真菌類

真菌は常に体の内部と表面に存在するが、時に病原性の種が定着し、水虫や口腔カンジダなどの疾患を引き起こす。

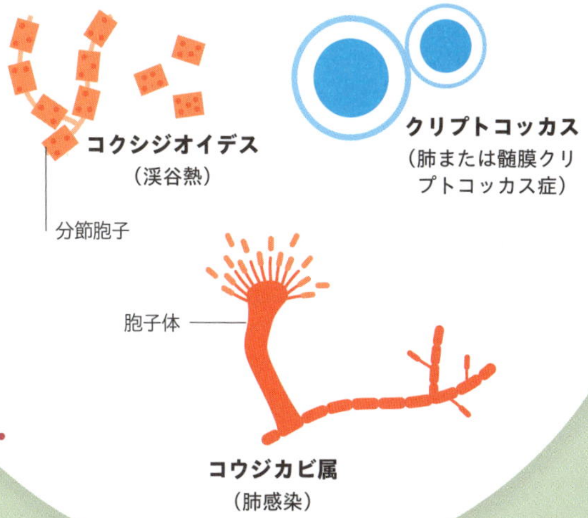
コクシジオイデス
（渓谷熱）
分節胞子
クリプトコッカス
（肺または髄膜クリプトコッカス症）
胞子体
コウジカビ属
（肺感染）

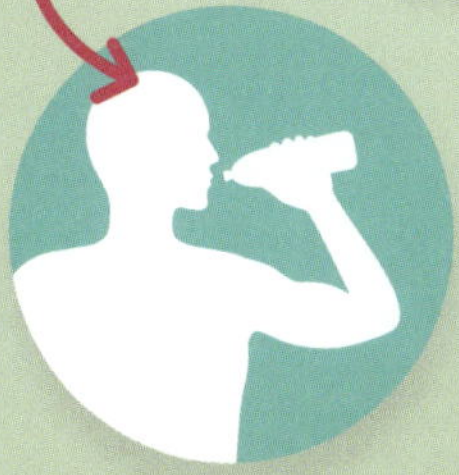

予防

この種の感染を防ぐ最良の手段は、健康上の危険があるとされる活動や地域を避け、安全でない食べ物と水源に用心し、推奨されている予防薬を服用することである。

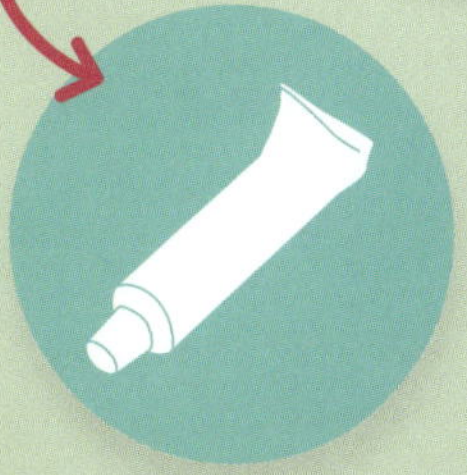

抗真菌薬

真菌感染症は体の内部か外部かに応じて治療される。有効成分が、真菌の細胞壁を分解することで直接真菌を攻撃するか、その成長をさまたげる。

どのように病気は伝染するのか

多くの感染症があるが、比較的少数の人だけに影響をおよぼして狭い地域に限られる病気がある―簡単にヒト同士の接触でうつる病気だけが伝染病と呼ばれる。多くの病原体はヒトの間を間接的な方法で（空気や水、触った物体、汚染された食品などを媒介して）移動する。人獣共通感染症は、通常は噛み傷でヒトに伝染する可能性のある動物の伝染病である。

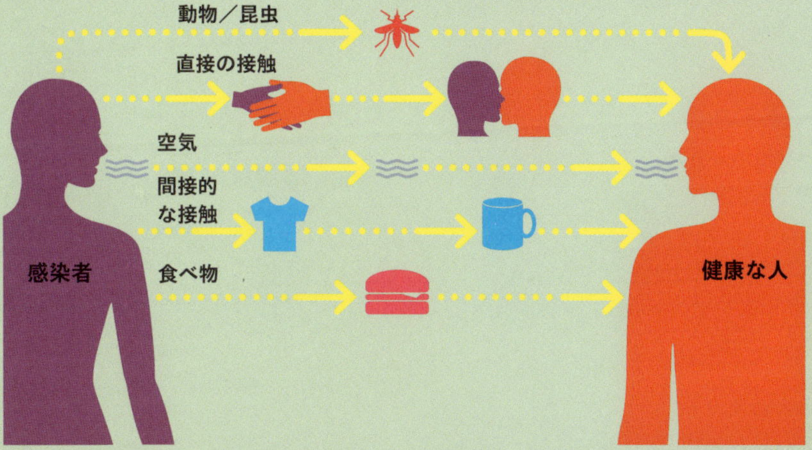
動物／昆虫
直接の接触
空気
間接的な接触
食べ物
感染者
健康な人

問題を探す

感染症が、最初の免疫系では対処できないほど勢力を強めた場合、二番手の、より攻撃目標を定めた部隊が急きょ戦闘に参加する。B細胞は、かつてその体を攻撃したことのある有害な微生物を認識することを覚える。その後抗体を作り出してその病原体を取り囲み、他の免疫細胞による破壊のために標識をつける。

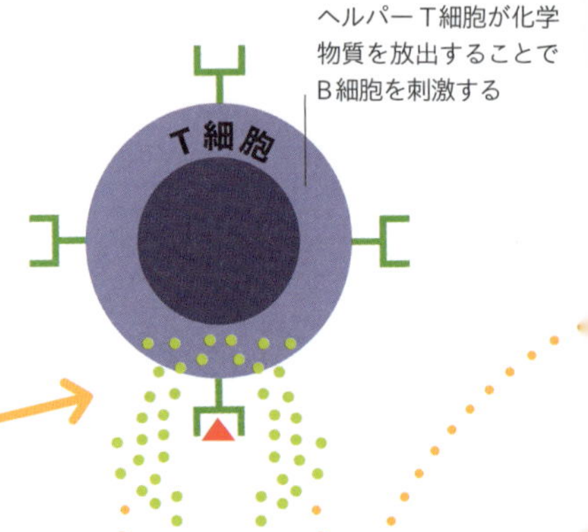
ヘルパーT細胞が化学物質を放出することでB細胞を刺激する
T細胞

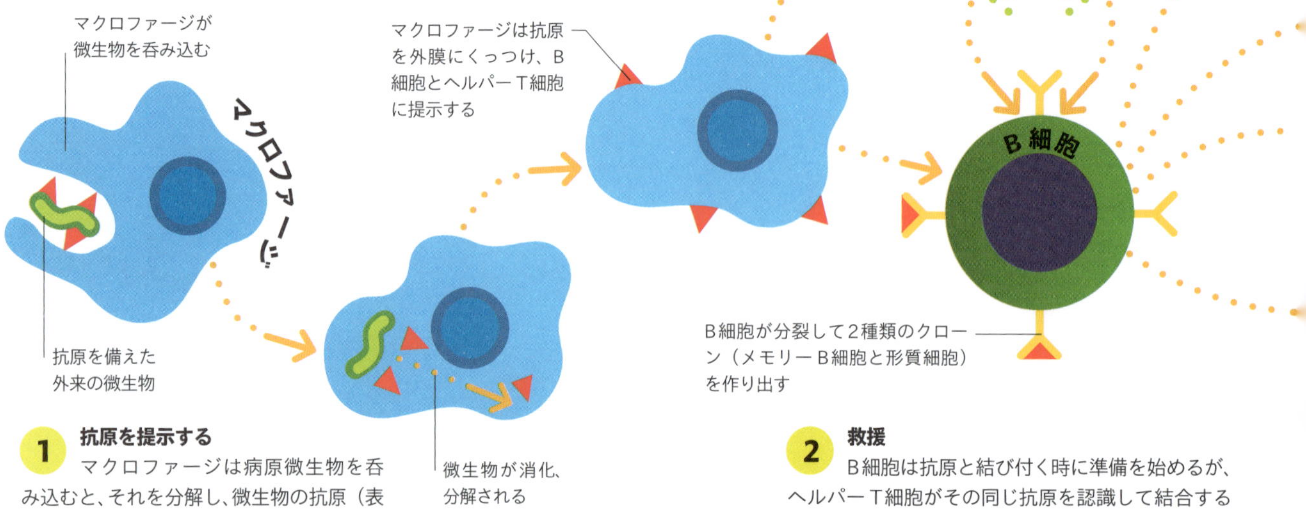
マクロファージが微生物を呑み込む
マクロファージ
抗原を備えた外来の微生物
マクロファージは抗原を外膜にくっつけ、B細胞とヘルパーT細胞に提示する
微生物が消化、分解される
B細胞
B細胞が分裂して2種類のクローン（メモリーB細胞と形質細胞）を作り出す

1 抗原を提示する
マクロファージは病原微生物を呑み込むと、それを分解し、微生物の抗原（表面タンパク質）を自分の細胞壁にくっつける。これは抗原提示細胞と呼ばれる。

2 救援
B細胞は抗原と結び付く時に準備を始めるが、ヘルパーT細胞がその同じ抗原を認識して結合するまで完全には活性化しない。その後ヘルパーT細胞が、B細胞を刺激して抗原を作り出す化学物質を放出する。

活性化する抗体

B細胞は白血球の一種で、常に血管を見回っているか、リンパ節で待ち伏せている（170−71頁参照）。B細胞が見覚えのある抗原に出くわすと、抗原刺激が与えられ、クローンを作る準備をする。これは免疫系の別の細胞、ヘルパーT細胞がその同じ抗原を認識して結合した場合にのみ起こり、B細胞にクローンを作らせて抗体を放出させる。

1個の**B細胞**の表面にある**抗体**は**10万におよぶ**かもしれない

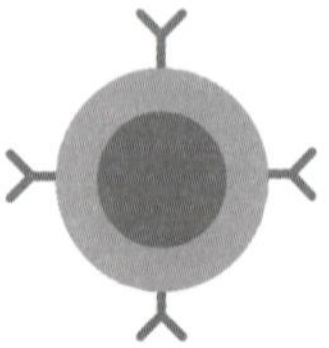

抗体の有無を検査する

血液検査は感染している間に存在する免疫グロブリン（抗体の別の名、Ig）の濃度を示す。免疫グロブリンM（IgM）は大きな抗体で、感染の徴候が表れるとすぐに体が作り出すが、すぐ消えてしまう。免疫グロブリンG（IgG）はもっと特定の、生涯にわたる抗体で、もっと後の感染の間に作られる。IgMの値が高いと現在感染していることを示すが、IgGはかつて病原体に感染していたことを示しているにすぎない。

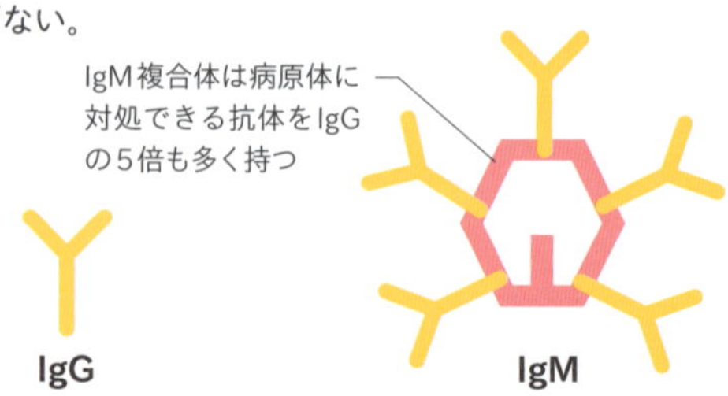
IgM複合体は病原体に対処できる抗体をIgGの5倍も多く持つ
IgG
IgM

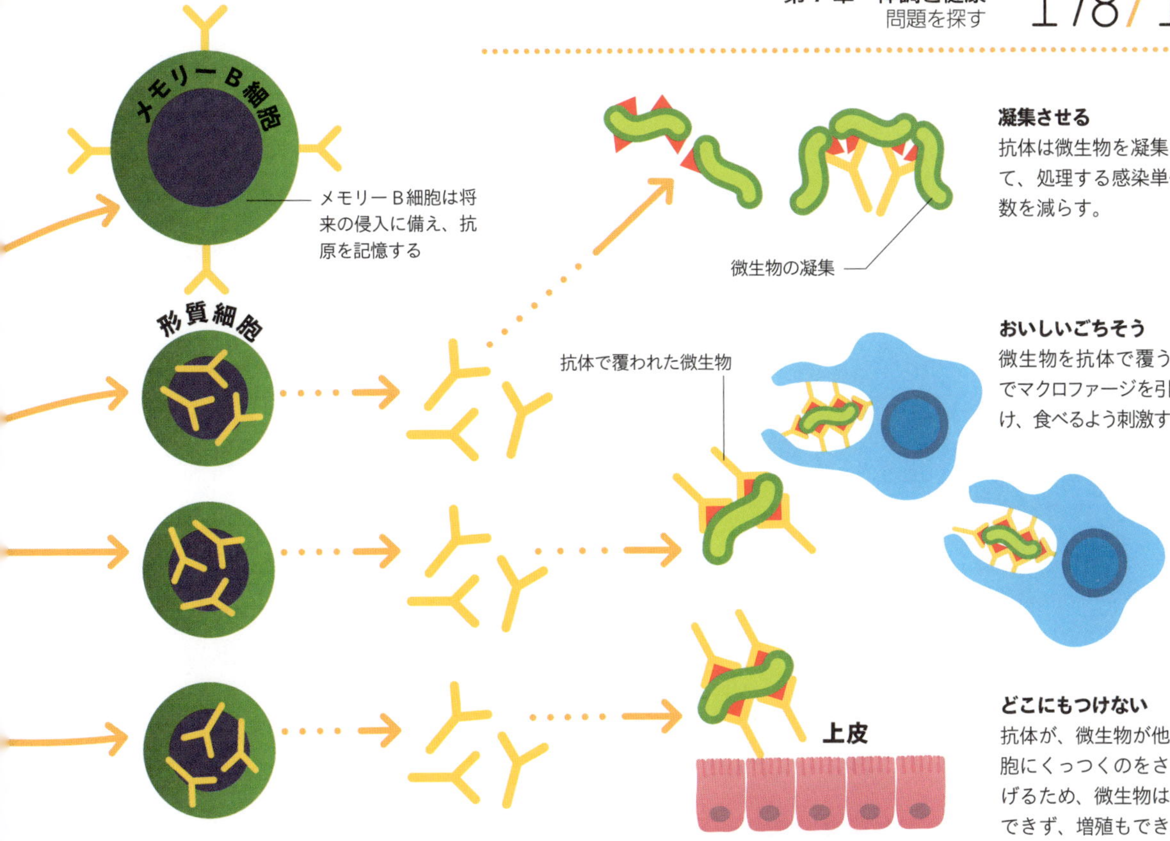

凝集させる
抗体は微生物を凝集させて、処理する感染単位の数を減らす。

おいしいごちそう
微生物を抗体で覆うことでマクロファージを引き付け、食べるよう刺激する。

どこにもつけない
抗体が、微生物が他の細胞にくっつくのをさまたげるため、微生物は侵入できず、増殖もできない。

3　抗原を放出する
B細胞がクローンを作る。そのうちのいくつかがメモリー細胞となるが、ほとんどは形質細胞になり、侵入者の抗原に特定の抗体を作り出す。この抗体がその後血液に放出される。

4　病原体を中和する
抗体は侵入する微生物と結合して中和し、他の免疫細胞によって破壊させるために標識をつける。

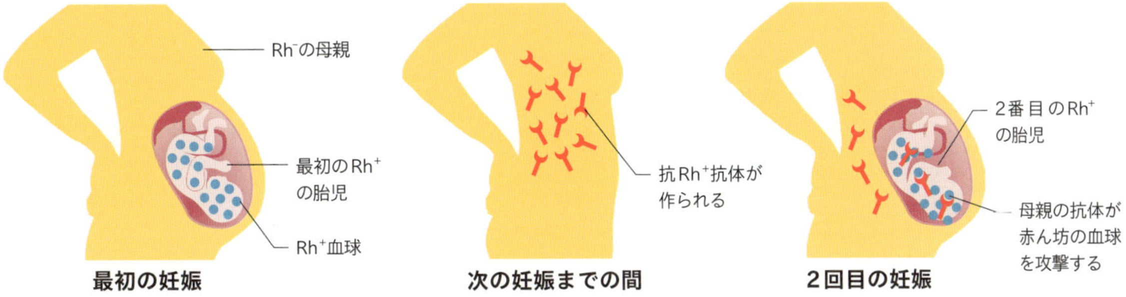

Rh溶血性疾患の新生児

リーサス因子（Rh）は赤血球の表面にあるタンパク質である――これを持つ人はRh^{+}と呼ばれる。Rh^{-}の母親が出産時に（父親のRh^{+}の遺伝子を受け継いだ）Rh^{+}の胎児の血液にさらされると、母親はそれに対する抗体を作る。その抗体が将来Rh^{+}の胎児を攻撃する可能性があるが、抗Rh^{+}抗体を妊娠初期に注入することで、通常はこの危険を取り除く。

それほど安全ではない安息所
出産時に母親の血液に混ざった赤ん坊の血液に反応して作り出された抗体は、母親の免疫系を刺激して、次に彼女が受胎したRh^{+}の子どもを攻撃させる。彼女の抗体が胎盤を通過して赤ん坊の血液に入り込むことが実際あるからだ。

暗殺部隊

免疫系は、細胞に抗原刺激を与えて体に出て行かせ、侵入を１対１で攻撃させることができる。このような細胞はＴ細胞と呼ばれる。Ｔ細胞は感染した異常な細胞を見つけ出すと、それを破壊する。

取り締まり続ける

Ｔ細胞は白血球の一種で、病原体の侵入の対処に重要な役割を果たす。血液とリンパ液の中を循環しながら、Ｔ細胞は体細胞の表面にある異質な抗原を探す。この特徴的なタンパク質は、その細胞が微生物に侵入されているか、危険な異常を発現させていることを示している。またＴ細胞は他の免疫細胞の活動を組織し、Ｂ細胞を刺激して抗体を作らせる。

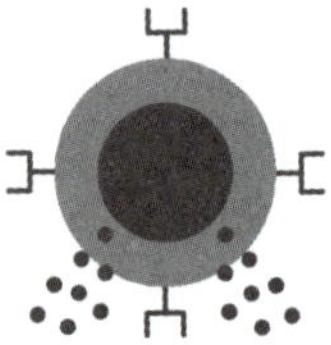

抑制Ｔ細胞は自己免疫疾患を防ぐのに不可欠である

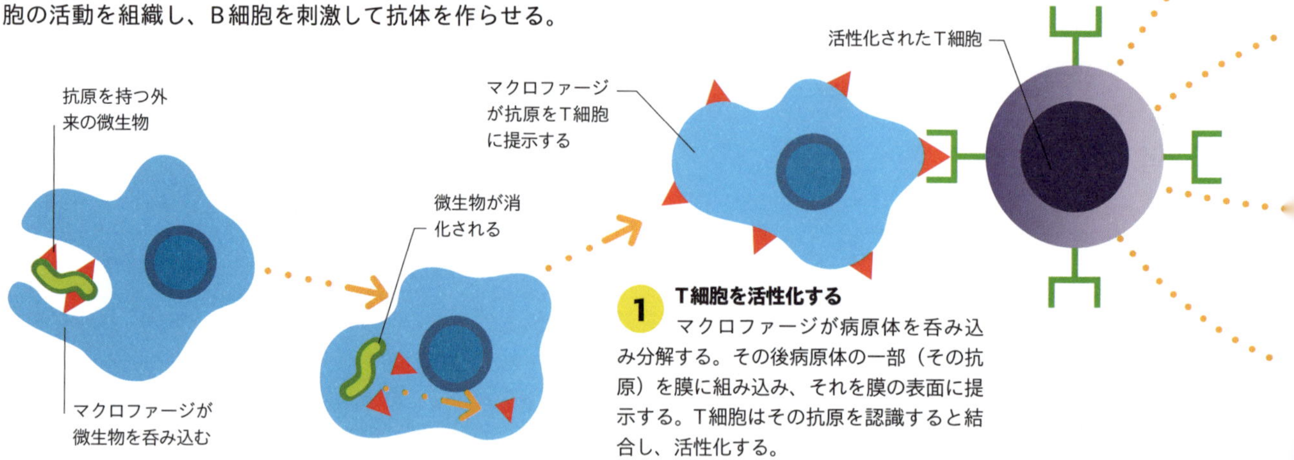

1 Ｔ細胞を活性化する
マクロファージが病原体を呑み込み分解する。その後病原体の一部（その抗原）を膜に組み込み、それを膜の表面に提示する。Ｔ細胞はその抗原を認識すると結合し、活性化する。

がんを追い詰める

免疫療法は免疫系ががんと戦うのを助けるための治療である。これには多くの方法がある。どれもすべて、がん細胞をもっと簡単に免疫系によって識別されるようにするか、実験室で細胞かサイトカインを増殖させてから患者に注射して免疫系を高めるかのいずれかの方法である。

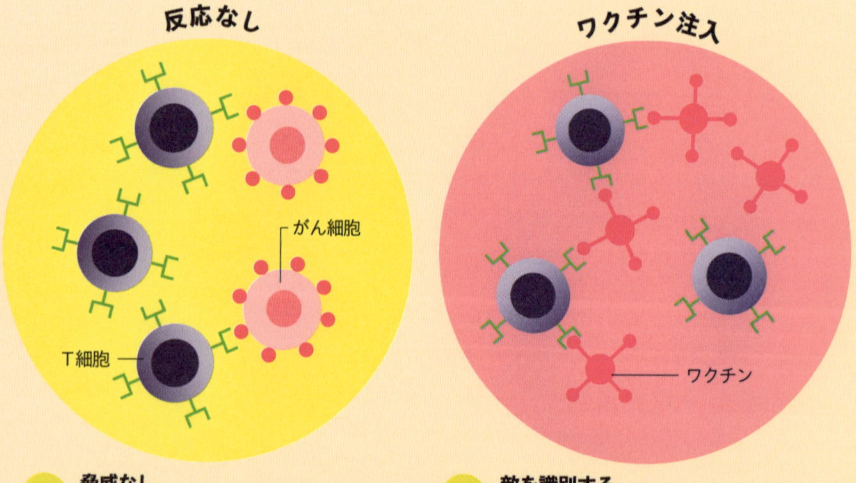

1 脅威なし
がんは異常な細胞が抑えのきかないほど分裂することである。体自身の細胞なので、免疫系は異常と認識しないことがある。

2 敵を識別する
がん細胞は表面に「自己」抗原を持つが、がん細胞自身の抗原も作り出す。ワクチンはがんの抗原の形に合うよう設計される。

がんワクチン

ワクチンが、開発中の免疫療法のひとつを形作る。ワクチンにより免疫系ががん細胞だけを標的にするようになる。

2 活動中のT細胞
T細胞がひとたび活性化すると、自身のクローンを作り始める。クローンはT細胞に属す4種類の細胞のひとつとなる。

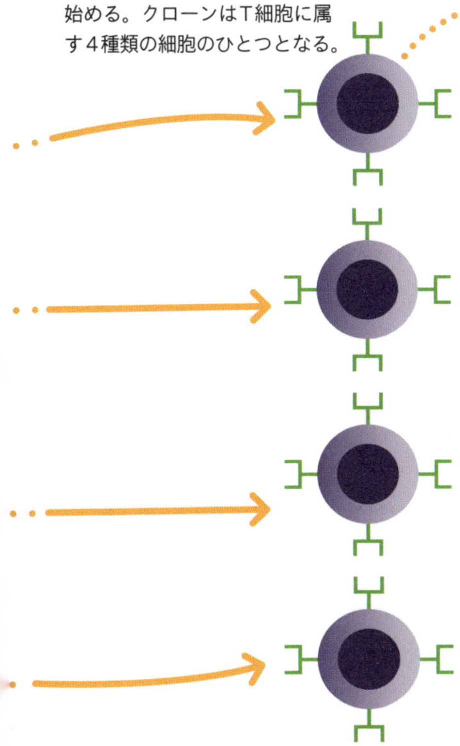

キラー
一族の用心棒で、感染した細胞を探して殺す。

ヘルパー
B細胞と他のT細胞を刺激して活動させる。

抑制
免疫系を落ち着かせる。また有益な微生物の認識に不可欠である。

メモリー
かつて体を襲ったことのある微生物を記憶している。

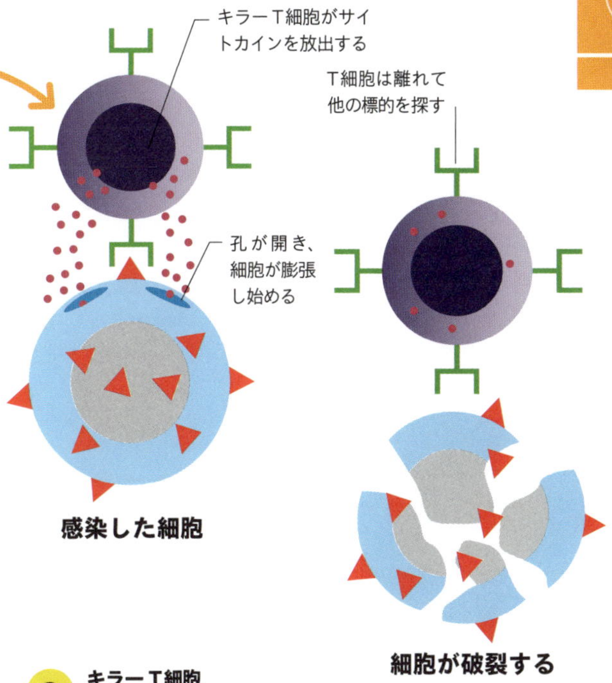

3 キラーT細胞
キラーT細胞は感染した細胞によって提示された抗原を認識し、結合する。化学物質を放出し、感染した細胞の膜に孔を開け、その細胞が崩壊してマクロファージに喰われるようにする。

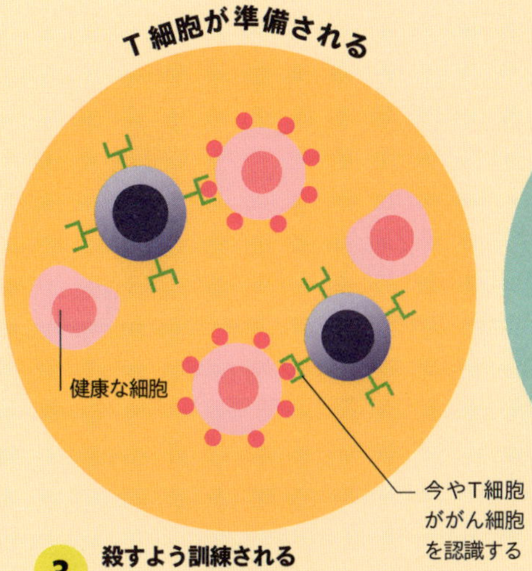

3 殺すよう訓練される
ワクチンがT細胞に体内のがん細胞によって提示される抗原を認識して結合するよう訓練する。

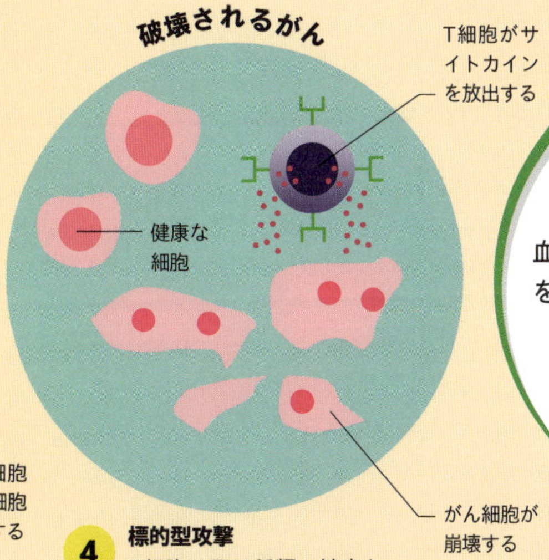

4 標的型攻撃
T細胞は同じ種類の健康な細胞と区別してがん細胞を標的にして攻撃する。

T細胞数とは何か？
血液中を循環しているT細胞の数を測る尺度である。正常なT細胞数より高くても低くても病気の指標となりうる。

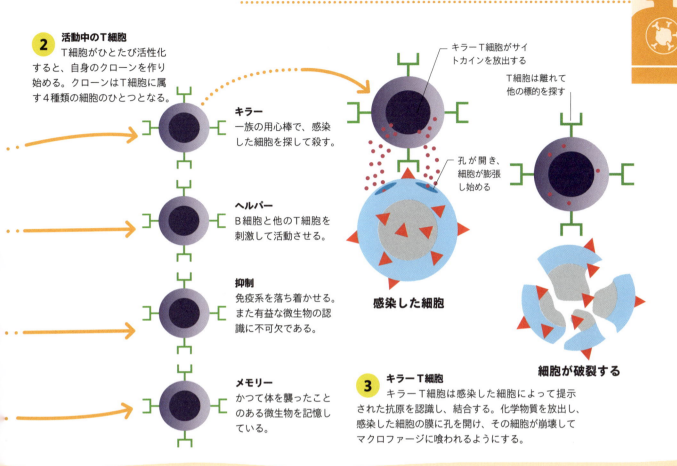

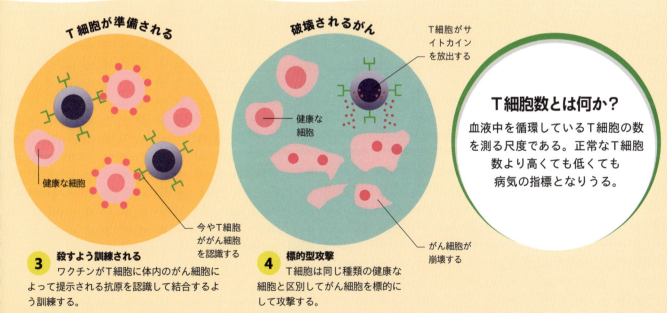

風邪とインフルエンザ

風邪に繰り返し悩まされる理由は、ウイルスが毎回突然変異するため、次に風邪をひいても免疫系がそれを認識できないからだ。風邪の症状は、通常、そのウイルスに対する免疫系の反応で、ウイルスそのものによって直接引き起こされるものではない。

風邪か、インフルエンザか？

風邪とインフルエンザの症状の多くは似ているため、区別が難しい。普通の風邪の原因となるウイルスの数は多く、インフルエンザは3種類のウイルスの亜型によってもたらされる。通常、風邪の症状はインフルエンザの症状よりもはるかに軽い。

普通の風邪

頻繁なくしゃみ、軽度から中程度の熱、体力の低下、倦怠感はすべて風邪の影響である。風邪の原因となるウイルスは100種類以上いて、一年のどの時期でもかかりうる。

共通の症状

風邪とインフルエンザの両方とも上気道感染に分類される。どちらの病気も鼻水、喉の痛み、咳、頭痛、体の痛み、悪寒を引き起こす。

インフルエンザ

インフルエンザはA、B、Cの型のウイルスによって起こる。インフルエンザにかかると、高熱と絶え間ない倦怠感を引き起こす。通常は冬期にかかり、肺炎などより深刻な症状になることもある。

どのようにウイルスは細胞に侵入するのか

ウイルスは増殖するために健康な細胞に侵入する必要がある。ウイルスは細胞をだまして自分のコピーを作らせる。細胞核は、体にタンパク質を作らせる指示書（遺伝子コード）が保管されているところである。ウイルスはタンパク質の膜に覆われており、細胞を乗っ取り、正常な体のタンパク質の代わりに、ウイルスのタンパク質を作らせる。ウイルスが複製してしまうと、ウイルスは体内の別の細胞に入り、そのサイクルが続く。このプロセスは普通の風邪もインフルエンザも同様である。

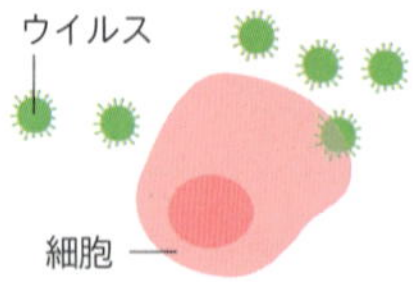

1 ウイルスが細胞にくっつくと、細胞がウイルスを呑み込む。

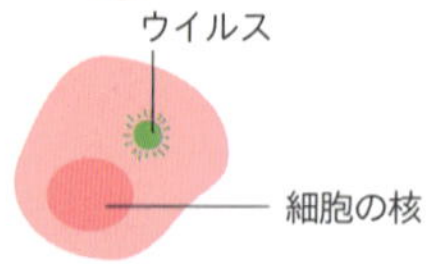

2 細胞内の物質がウイルスのタンパク質の外膜をはがし始める。

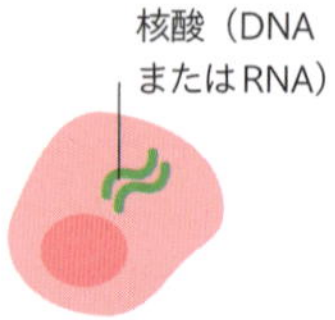

3 ウイルスの核酸が放出され、複製される準備が整う。

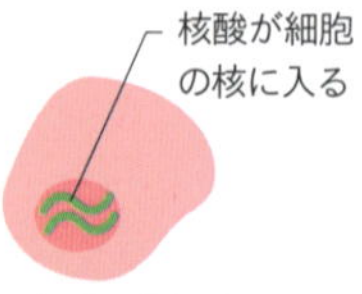

4 細胞が自分のDNAと思い込んでウイルスの核酸を複製する。

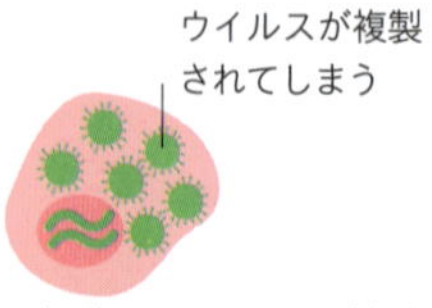

5 細胞はウイルスの核酸とタンパク質を生成する。それがウイルスのコピーとなる。

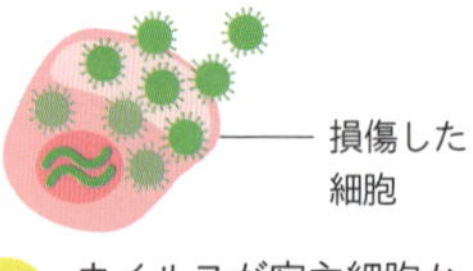

6 ウイルスが宿主細胞から放出される。これにより細胞は壊れ、ウイルスは他の細胞に侵入し続ける。

頭痛

免疫応答の間に放出される化学物質のカクテルが脳内の痛みの感受性を増し、頭痛を起こすと考えられている。

熱

体温の上昇は免疫系がウイルスと戦う別の手段である。体の温度調節システムは通常より高い状態にリセットされ、ウイルスと戦うのに必要とされる免疫反応を早くする。熱が軽い限り心配することはない——しかし持続的な熱は検査されるべきである。

免疫応答

口か鼻の内部で起こった、ウイルス粒子の上皮細胞への侵入は免疫応答を引き起こす。風邪やインフルエンザの症状はこの免疫応答の結果である。冒された上皮細胞は、副鼻腔の炎症を引き起こすヒスタミンと、免疫反応にかかわりのある細胞に指令をくだすサイトカインを含む化学物質のカクテルを放出する。

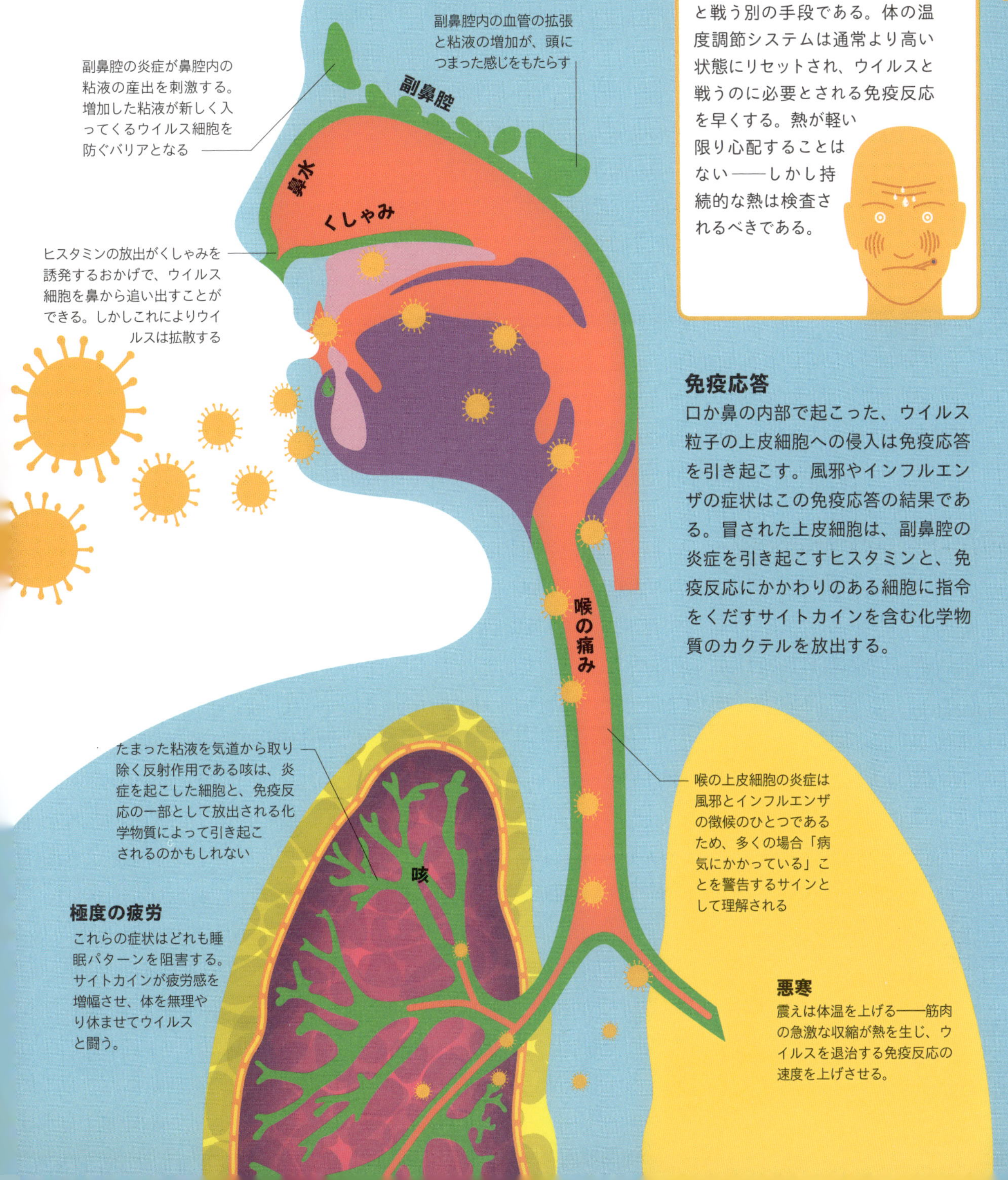
不機嫌
気分の変動は鼻水の不快感と睡眠不足によるものかもしれない
副鼻腔内の血管の拡張と粘液の増加が、頭につまった感じをもたらす
副鼻腔の炎症が鼻腔内の粘液の産出を刺激する。増加した粘液が新しく入ってくるウイルス細胞を防ぐバリアとなる
副鼻腔
鼻水
くしゃみ
ヒスタミンの放出がくしゃみを誘発するおかげで、ウイルス細胞を鼻から追い出すことができる。しかしこれによりウイルスは拡散する
喉の痛み
たまった粘液を気道から取り除く反射作用である咳は、炎症を起こした細胞と、免疫反応の一部として放出される化学物質によって引き起こされるのかもしれない
咳
喉の上皮細胞の炎症は風邪とインフルエンザの徴候のひとつであるため、多くの場合「病気にかかっている」ことを警告するサインとして理解される

極度の疲労

これらの症状はどれも睡眠パターンを阻害する。サイトカインが疲労感を増幅させ、体を無理やり休ませてウイルスと闘う。

悪寒

震えは体温を上げる——筋肉の急激な収縮が熱を生じ、ウイルスを退治する免疫反応の速度を上げさせる。

ワクチンの作用

感染症の伝播を防ぐもっとも効果的な方法のひとつは、ワクチンにより免疫系に抗原刺激を与えることである。ワクチンは、病原体をすばやく激しく攻撃するよう、免疫系を訓練する。

集団免疫

人口のかなりの割合（約80％）に予防注射をすると、予防注射を受けていない人々にまで免疫を与えるのに役立つ。予防注射を受けた人が病原体に感染すると、抗原刺激を受けた免疫系がそれを破壊し、病原体のさらなる拡散を予防する。このことは年齢や病気のために予防注射を受けられない人々を保護するのに役立つ。予防注射が普及すれば、天然痘のように病気を撲滅できる。

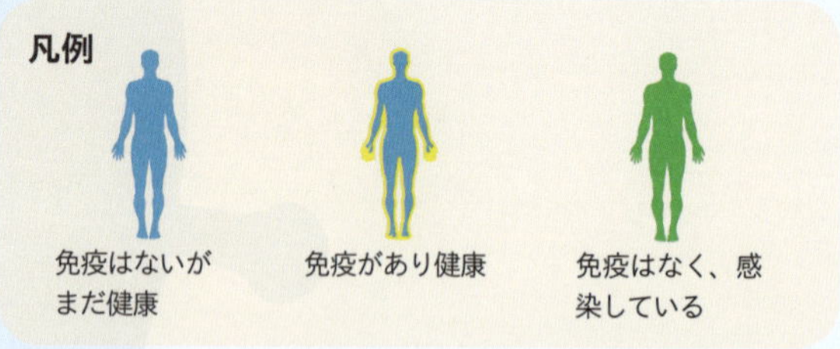
凡例
免疫はないがまだ健康
免疫があり健康
免疫はなく、感染している

安全第一

伝染病は十分な数の人が予防注射を受ければ封じ込められる。また予防注射は、病人が伝染病に感染することで、さらに病状が悪化することを防ぐ上でも役に立つ。

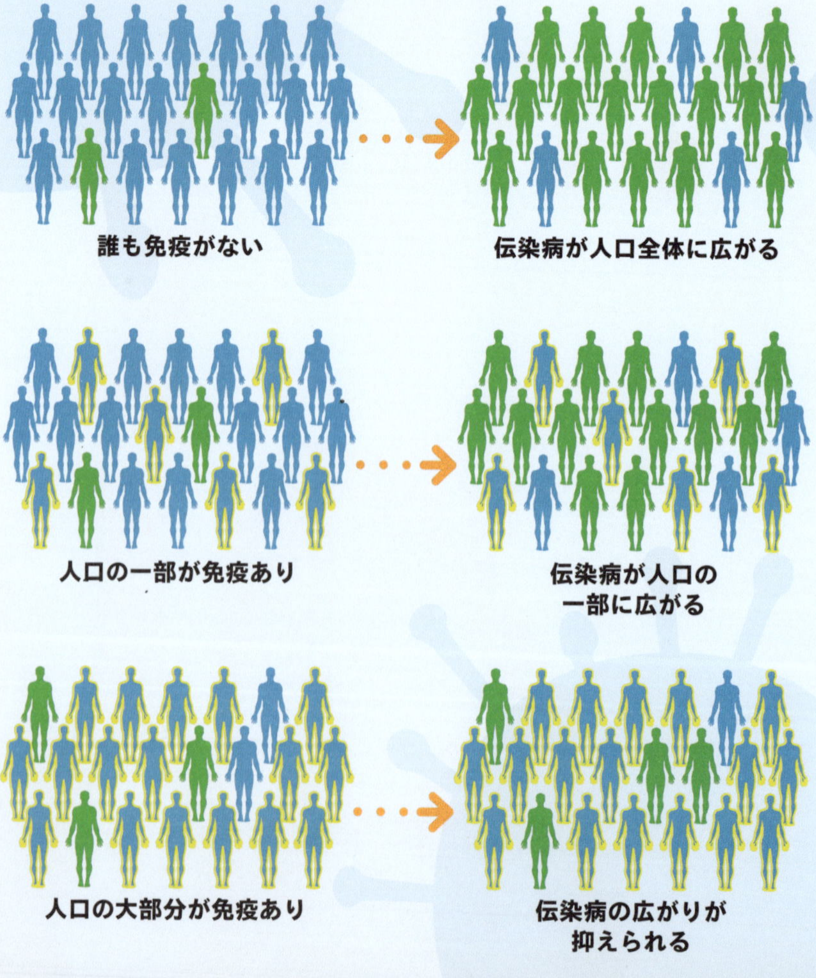
誰も免疫がない
伝染病が人口全体に広がる
人口の一部が免疫あり
伝染病が人口の一部に広がる
人口の大部分が免疫あり
伝染病の広がりが抑えられる

予防注射を受けるか否か？

ワクチンの利用に関しては議論がある。起こりうる副作用への懸念から子どもに予防注射を受けさせるのを拒否する親がおり、はしかや百日咳など予防可能な病気が流行する結果になっている。人口のごく一部しか予防注射を受けていないと、集団免疫は失敗に終わる。

ワクチンの種類

それぞれのワクチンは特定の病原体のために開発され、免疫系を活性化するよう設計されている。これは本物の病原体によって攻撃された場合に免疫系が記憶しているよう、無害な型の病原体を注射することでおこなわれる。このことは困難であるかもしれない——病原体を殺すことで安全になるかもしれないが、そのワクチンが免疫応答を引き起こさない可能性がある。さらにあまりに早く進行する病気の場合は、免疫の記憶システムがちょうどよい時に応答しない可能性もあるので、免疫系に思い出させ続けるために、二度目の予防注射が投与される。

なぜワクチンで具合が悪くなるのか？

予防注射は免疫応答を刺激するため、人によっては症状が現れることがあるが、これはワクチンが期待どおりに作用していることを意味する。

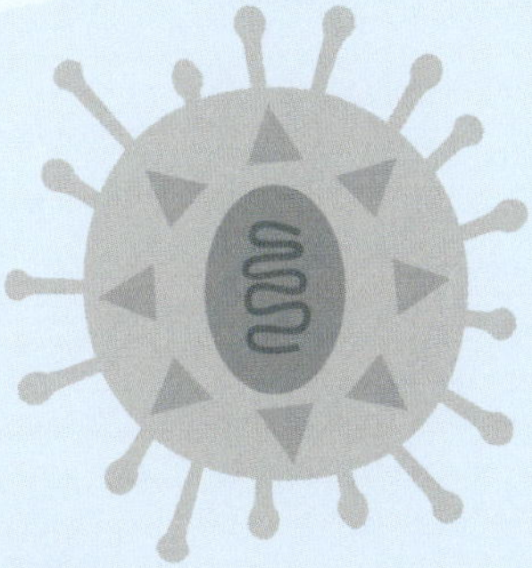

不活化
病原体は熱、放射線、化学物質を用いて殺される。インフルエンザ、コレラ、腺ペストのワクチンに使われる。

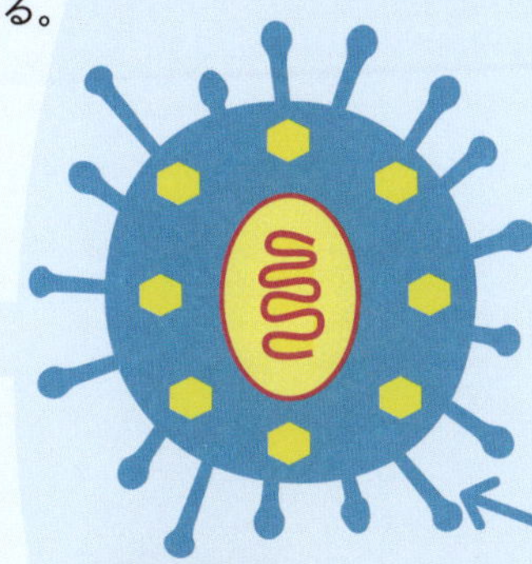

同属の微生物
他の種には病気をもたらすが、ヒトにはほとんど症状の表れない病原体が時に用いられる。たとえば結核ワクチンは牛に感染する細菌から作られる。

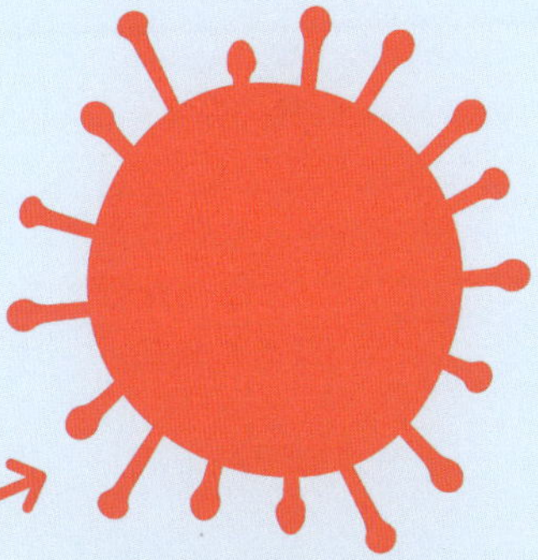

生きているが危険をともなわない
病原体は生きたままで、有害な部分は取り除かれるか、弱められる。はしか、風疹、おたふく風邪ワクチンに使われる。

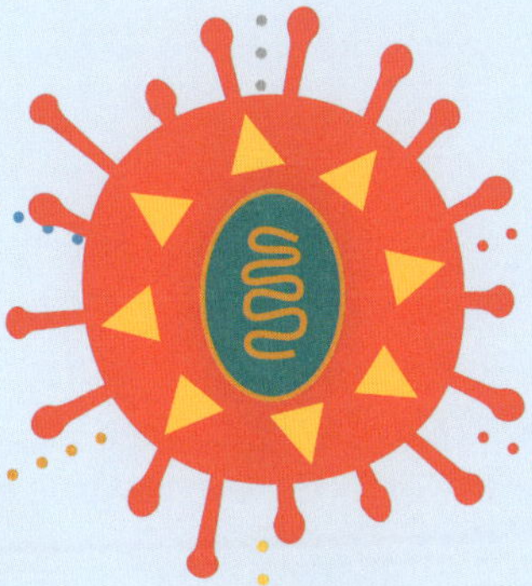

もとの病原体

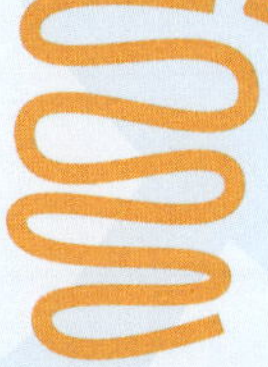

DNA
病原体由来のDNAが体内に注入されると、自身の細胞がこのDNAを引き継いで病原体のタンパク質を作り始め、免疫応答を誘発する。日本脳炎ワクチンに使われる。

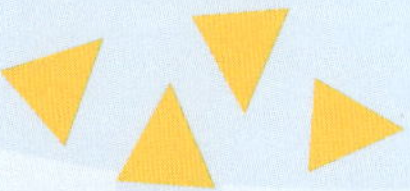

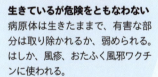

弱められた毒
病原体によって放出される有毒な成分が病気の原因であるが、それを熱、放射線、化学物質などで不活性化する。破傷風とジフテリアワクチンに使われる。

病原体の一部
細胞の表面上のタンパク質など、病原体の一部が病原体全体の代わりに用いられる。B型肝炎とヒトパピローマウイルス（HPV）を予防するワクチンに用いられる。

免疫の疾患

時に免疫系が過剰に反応することがある――有害ではないものに攻撃を仕掛けたり、体の細胞を攻撃することさえある。アレルギー、花粉症、喘息、湿疹はすべて過敏な免疫系が原因である。一方、免疫系が十分に反応せず、簡単に感染症にかかることもある。

アナフィラキシーショック

免疫系はハチの毒やナッツなどのアレルゲンに出くわすと、極度のパニック発作を起こすことがある。目や顔がかゆくなる症状に続いて顔がひどく腫れ、発疹、嚥下障害と呼吸困難が起こる。これは治療を要する緊急事態で、血管を収縮させて腫れを抑え、気道の周囲の筋肉を弛緩させるアドレナリンの注射で処置される必要がある。

食物アレルギーは免疫応答なのか？

その通り。花粉症同様、特定の食物に対するアレルギーは口から腸まで炎症反応を引き起こす。重いアレルギーはアナフィラキシーショックを起こすこともある。

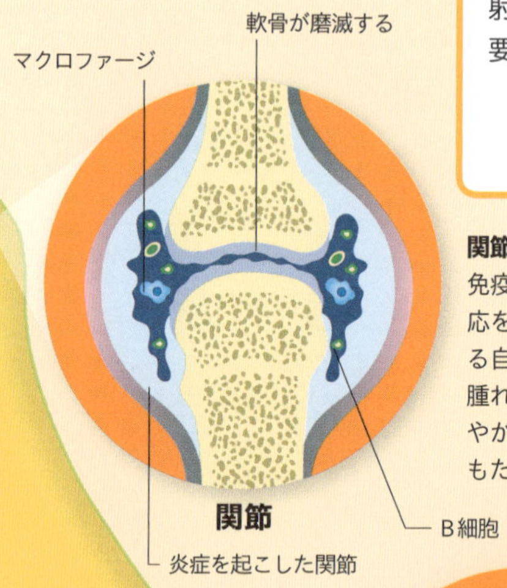

軟骨が磨滅する
マクロファージ
関節
B細胞
炎症を起こした関節

関節リウマチ

免疫系が関節周辺の細胞を攻撃して炎症反応を引き起こすと、関節リウマチと呼ばれる自己免疫疾患になることがある。関節は腫れ、炎症を起こし、強い痛みをともなう。やがて関節と周囲の組織に永続的な損傷をもたらす。

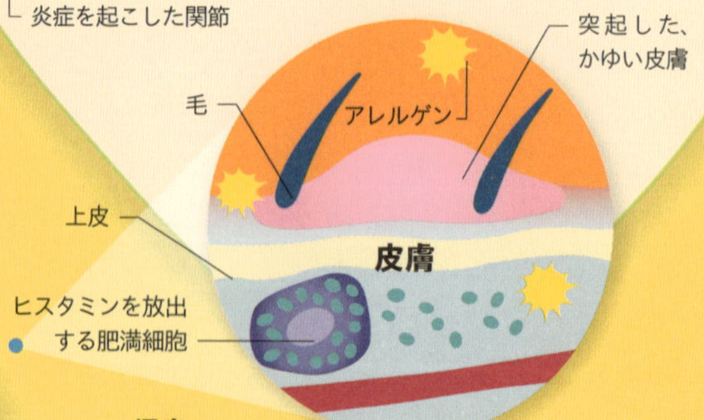

突起した、かゆい皮膚
毛
アレルゲン
上皮
皮膚
ヒスタミンを放出する肥満細胞

湿疹

湿疹の原因は明らかではないが、免疫系と皮膚の間の誤った伝達と考えられる。おそらく皮膚の表面の刺激物質（アレルゲン）がきっかけとなり、その下の免疫系を刺激して炎症反応を起こし、腫れと赤味をもたらすのだろう。

免疫過剰負荷

ほとんどの免疫異常は遺伝要因と環境要因が組み合わされたものである。免疫条件は通常、花粉、食物、大気中の刺激物、あるいは皮膚への刺激物などの環境要因にさらされることで誘発されるが、遺伝的にそうした病気にかかりやすい人もいる。関節リウマチなどの自己免疫疾患（免疫系が誤って健康な体の組織を攻撃する）も、体のどこにでも炎症を起こす刺激物質によって悪化することがある。過敏な免疫系を持つ人々はいくつもの病気を経験している場合がある。たとえば喘息患者の多くはアレルギーにも悩まされている。

アレルギーと現代のライフスタイル

先進国ではより多くの人々がアレルギーに苦しんでおり、発病率は第二次世界大戦以降上昇し続けている。具体的な原因については議論する必要があるが、子ども時代に免疫系が微生物にさらされる機会が減ってきていることと関係がある、という点では意見が一致している。

花粉症

多くの人々が花粉症という、花粉やホコリに対する特定のアレルギーを持っている。アレルゲンが眼と鼻の上皮のすぐ下にある免疫細胞の膜に結合すると、それがきっかけとなり、免疫細胞にヒスタミンを放出させる。これがかゆみ、涙目、くしゃみを含めた炎症反応を誘発する。

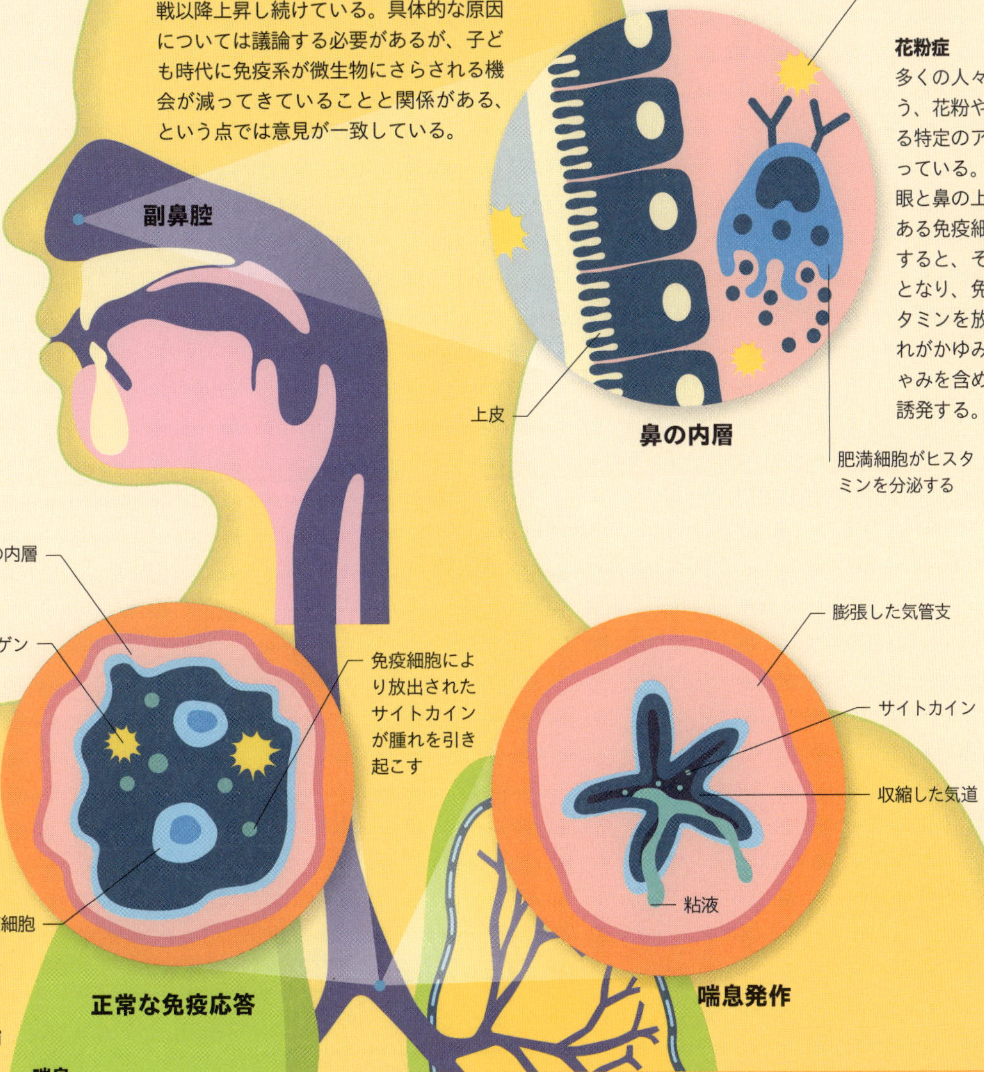
副鼻腔
アレルゲン
上皮
鼻の内層
肥満細胞がヒスタミンを分泌する
気管支の内層
アレルゲン
免疫細胞により放出されたサイトカインが腫れを引き起こす
免疫細胞
正常な免疫応答
膨張した気管支
サイトカイン
収縮した気道
粘液
喘息発作
肺

喘息

喘息発作は肺の気管支のけいれんで、喘息音と咳、呼吸困難を起こす。環境内の刺激物に対する肺の中でのアレルギー反応によって引き起こされる。この病気が遺伝する可能性を示す証拠がある。

弱まった免疫

免疫系が弱まっている、あるいは欠損していると、免疫無防備状態とされる。これは遺伝子の欠損、あるいはHIVやエイズ、ある種のがん、慢性疾患の結果として、また化学療法を受けたり、臓器移植後に免疫抑制剤を服用した場合に起こりうる。免疫が弱くなっている人は風邪などのありふれた感染さえも避けなければならない。免疫系がしっかりと戦うことができないからだ。ワクチンでさえ感染のリスクを与える。

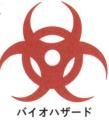

バイオハザード

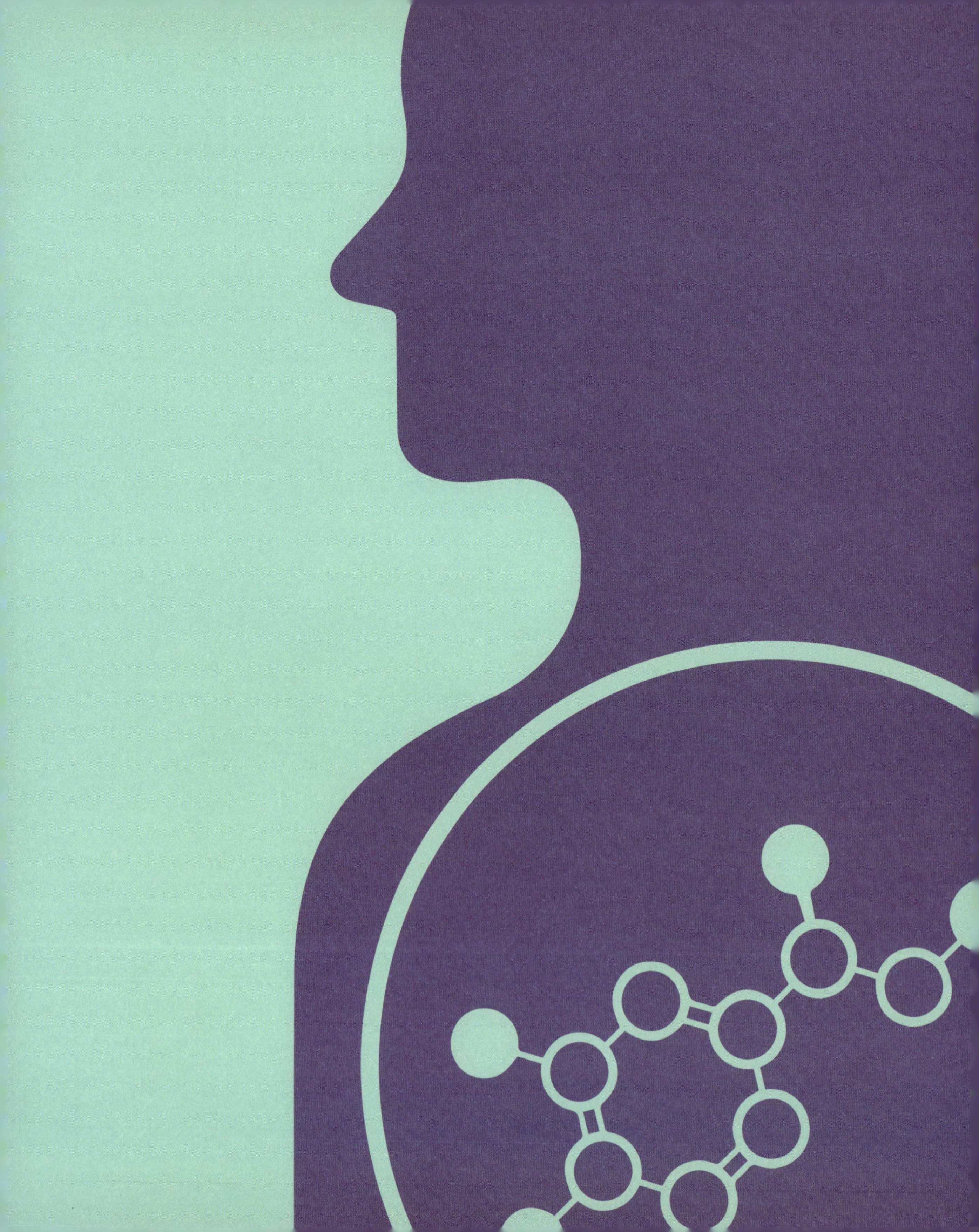

第8章

化学物質のバランス

化学物質を調節するもの

内分泌系器官の中には、特にホルモンの産生に専念している器官もあるが、胃や心臓のように、他のもっと知られている機能を担っている器官もある。各器官は体から情報を受け取り、特定のホルモンの分泌量を調整することで反応する。ホルモンはメッセンジャーとしてはたらき、細胞に「均衡を保つ」よう伝えたり、短期間か、思春期のような長期間の変化を引き起こす指示を与える。

下垂体
エンドウ豆ほどの大きさしかないにもかかわらず、下垂体は時に「マスターグランド」と呼ばれる。組織の成長と発達だけでなく、他の分泌腺の機能も監督する。

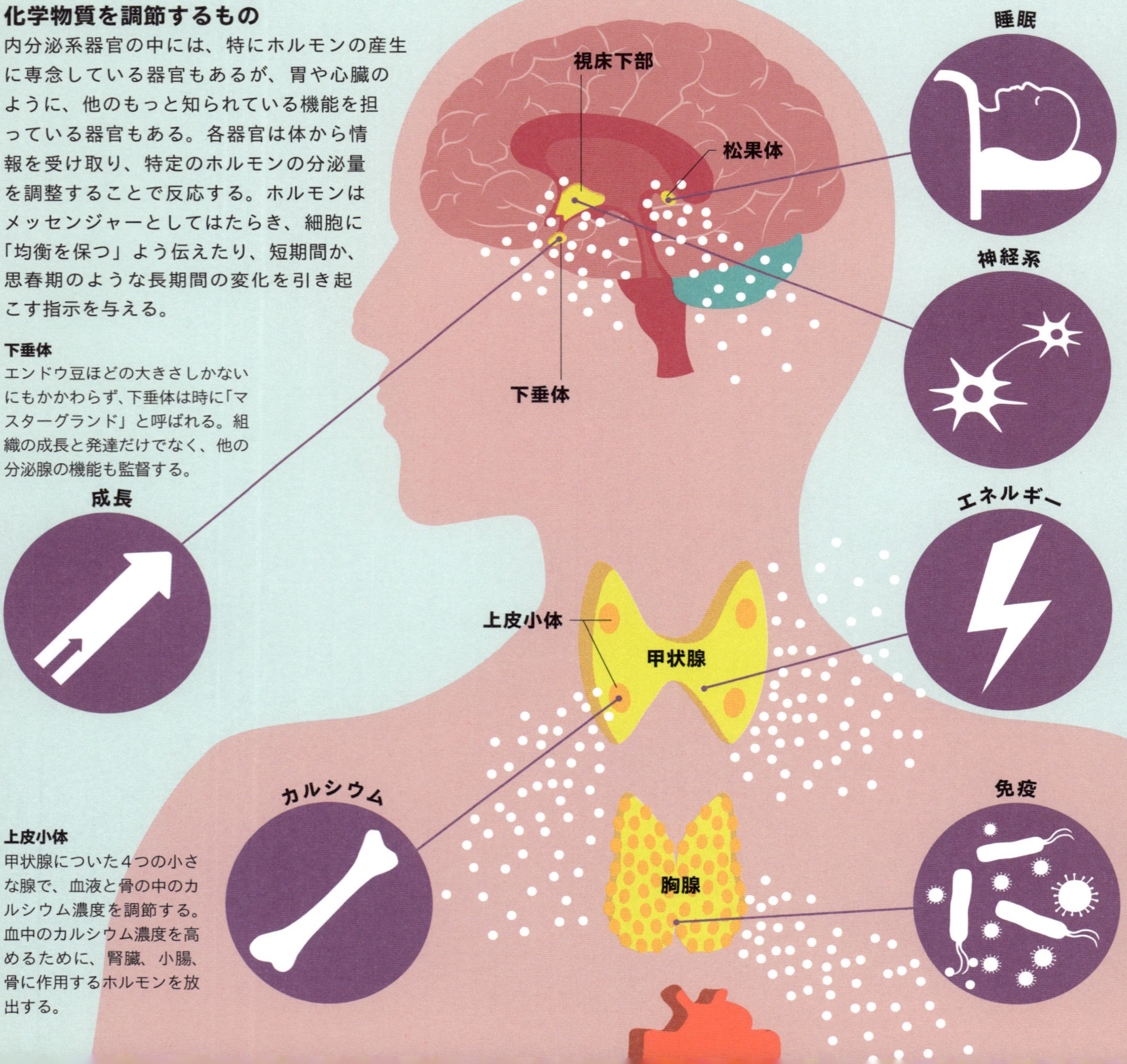

松果体
光の量が減少すると松果体がメラトニンを放出するので眠くなる。視床下部と密接に共同して作用する。

視床下部
視床下部は脳の一部で、神経系を内分泌系につないでいる。下垂体の上にあり、それと密接にはたらく。特に渇き、疲労、体温を管理している。

甲状腺
甲状腺は成長と代謝率を管理するホルモンを分泌する。さらに骨の中のカルシウムの貯蔵をうながすカルシトニンを分泌する。

上皮小体
甲状腺についた4つの小さな腺で、血液と骨の中のカルシウム濃度を調節する。血中のカルシウム濃度を高めるために、腎臓、小腸、骨に作用するホルモンを放出する。

胸腺
胸腺は病原体と戦うT細胞の産生を刺激するホルモンを分泌する。赤ん坊と思春期の若者の体内でもっとも活性化し、大人になると縮む。

ホルモン製造工場

ホルモンとして知られる分子は体中を移動し、睡眠と生殖から、消化、成長、妊娠に至るすべてを調節する組織に変化を引き起こす。ホルモンはまとめて内分泌系と呼ばれる器官によって血流に分泌される。

副腎
アドレナリンなどの「闘争／逃走」反応をつかさどるホルモンを産生する。さらに血圧と代謝の調節を助け、テストステロンとエストロゲンを少量分泌する。

膵臓
消化酵素の産生とあわせて、膵臓はインスリンとグルカゴン（血糖値を管理するホルモン、158–59頁参照）を作る。

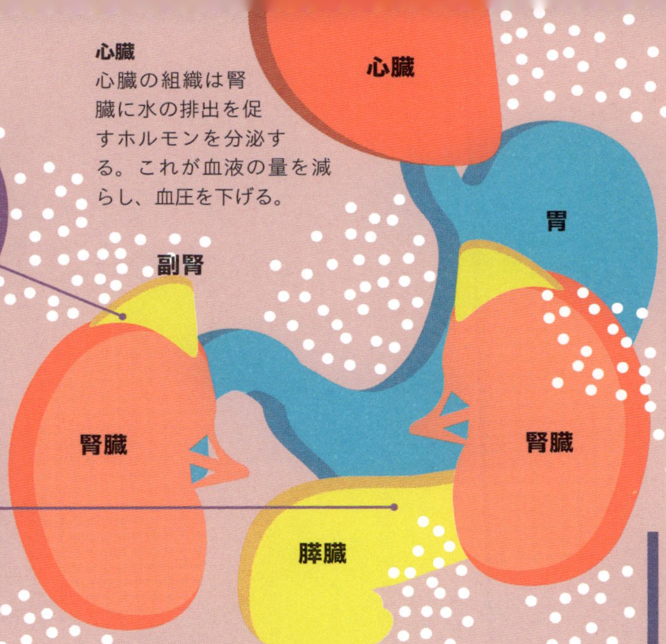

心臓
心臓の組織は腎臓に水の排出を促すホルモンを分泌する。これが血液の量を減らし、血圧を下げる。

胃
満腹になると、胃の内膜にある細胞が、胃酸を分泌するよう周囲の細胞を刺激するホルモンのガストリンを分泌する。胃酸は食物を分解するのに必要とされる（142–43頁参照）。

腎臓
腎臓が血液中の低い酸素濃度を検知すると、骨髄での赤血球の製造を刺激するホルモンを分泌する。

精巣
精巣は男性ホルモン、テストステロンを分泌する。これは少年の体の発達に役割を演じ、男性の性的衝動、筋肉の強さ、骨密度を管理する。

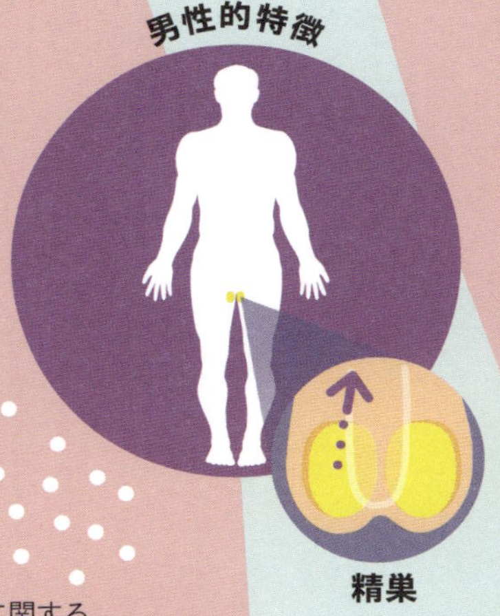

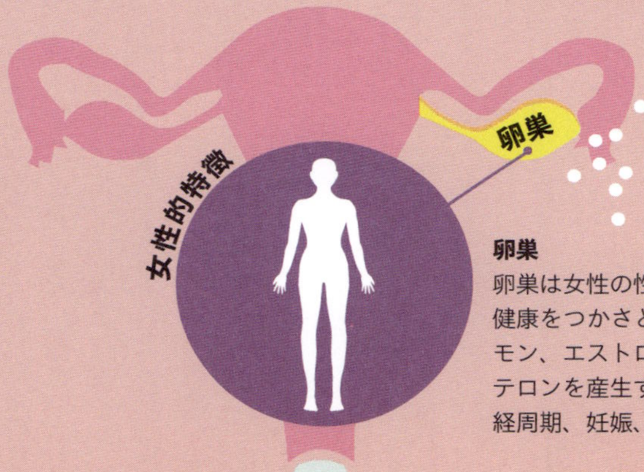

卵巣
卵巣は女性の性と生殖に関する健康をつかさどる2種類のホルモン、エストロゲンとプロゲステロンを産生する。これらは月経周期、妊娠、出産を調節する。

どのようにホルモンは作用するのか

ホルモンは体の器官と組織の間のメッセンジャーとしてはたらく分子である。血流に放出されると体中をめぐるが、ホルモンを受信する受容体のある細胞にのみ作用する——各ホルモンには独自の受容体がある。ある受容体は標的細胞の細胞質の中をただよい、別の受容体は細胞膜にそって並んでいる。

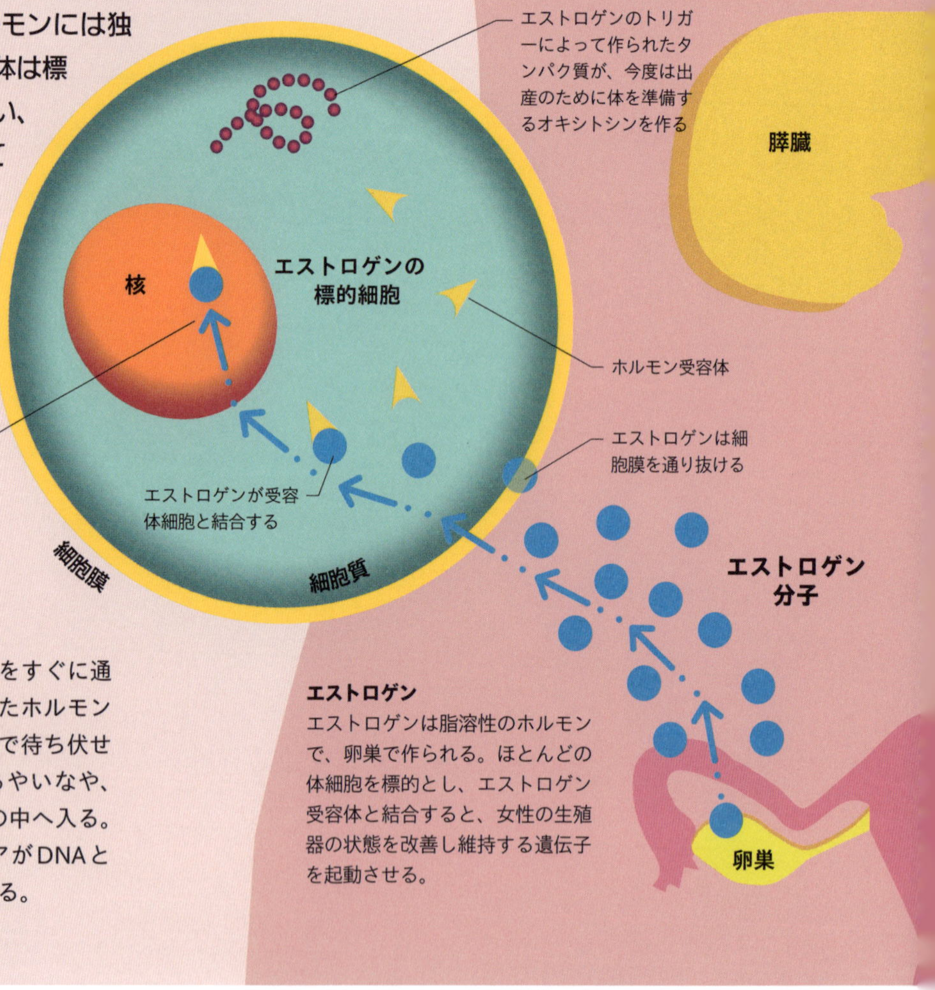

エストロゲンのトリガーによって作られたタンパク質が、今度は出産のために体を準備するオキシトシンを作る
膵臓
核
エストロゲンの標的細胞
ホルモン受容体
細胞の核内の受容体−ホルモンのペアはここで特定のタンパク質を作る遺伝子を始動させる
エストロゲンは細胞膜を通り抜ける
エストロゲンが受容体細胞と結合する
細胞膜
細胞質
エストロゲン分子
卵巣

核へ直行

ホルモンの中には標的細胞の外膜をすぐに通り抜けられるものがある。こうしたホルモンの受容体はその細胞の細胞質の中で待ち伏せする。ホルモンは膜を通り抜けるやいなや、受容体と結び付き、一緒に細胞核の中へ入る。こうして受容体とホルモンのペアがDNAと結合し、特定の遺伝子を活性化する。

エストロゲン

エストロゲンは脂溶性のホルモンで、卵巣で作られる。ほとんどの体細胞を標的とし、エストロゲン受容体と結合すると、女性の生殖器の状態を改善し維持する遺伝子を起動させる。

ホルモン刺激

内分泌腺はある種の刺激に応じてホルモンを分泌する。こうした刺激には3種類ある。血液内の変化、神経信号、他のホルモンからの指示である。しかしこれらの刺激そのものが外の世界からのメッセージへの対応であることが多い。たとえば暗くなるとホルモンのメラトニンが放出され、われわれが眠りにつくのを助ける（198−99頁参照）。

血液による刺激

いくつかのホルモンは感覚細胞が血液や他の体液の変化を感知した時に放出される。たとえば上皮小体は副甲状腺ホルモン（PTH）を血中の低カルシウム濃度に応じて放出する（194−95頁参照）。

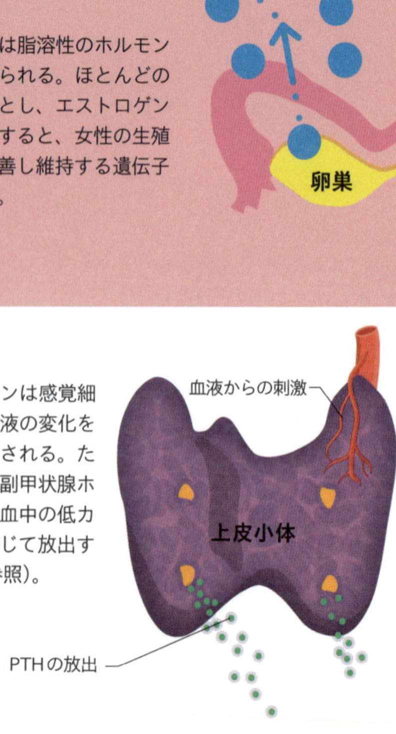

血液からの刺激
上皮小体
PTHの放出

標的細胞は**5,000**から**10万**におよぶ**ホルモン受容体**を備えているかもしれない

ホルモン療法とは何か？

ホルモンは体中に変化を引き起こすために利用されることがある。たとえば性ホルモンは、性に違和感を持つ人が性別を変更するために使われる。

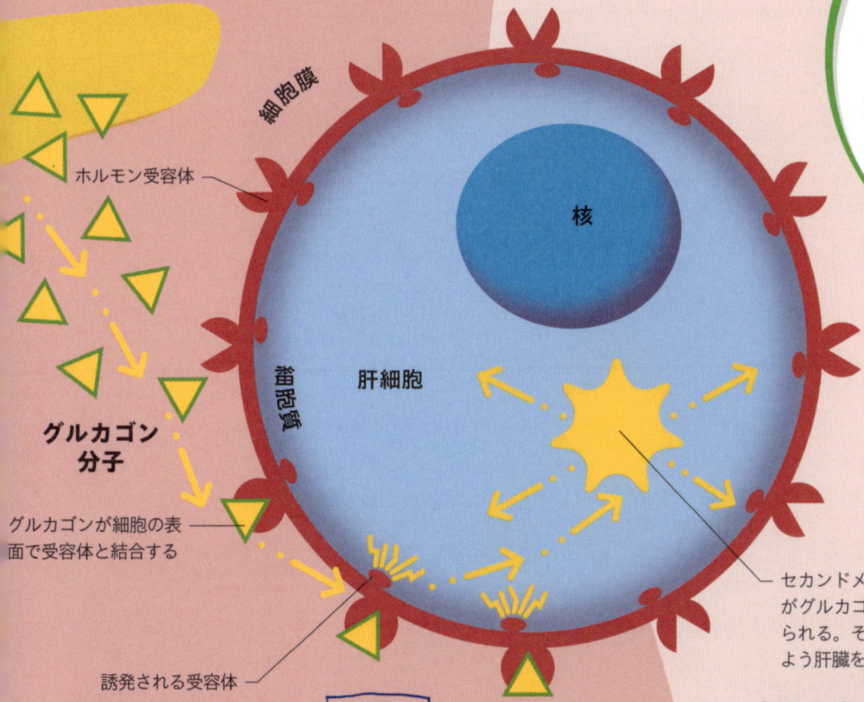
セカンドメッセンジャータンパク質がグルカゴンのトリガーのために作られる。その役目はブドウ糖を作るよう肝臓を刺激することである

グルカゴン

膵臓により放出されるグルカゴンは肝細胞を標的とし、細胞の表面にある受容体と結合する。これにより細胞の分子機構がグリコーゲンをブドウ糖へ変換し始める（156−57頁参照）。

中に入らないメッセンジャー

別の種類のホルモンは細胞の外膜を通過できない。こうしたホルモンはその代わりに細胞の表面にある受容体と結合する。これが細胞を刺激して「セカンドメッセンジャー」タンパク質を産生させ、細胞内にさらなる変化を起こす。

神経による刺激

多くの内分泌腺は神経インパルスにより刺激される。たとえば肉体的なストレスを経験すると、インパルスが神経にそって副腎へ送られ、闘争／逃走ホルモンのアドレナリンを分泌する（240−41頁参照）。

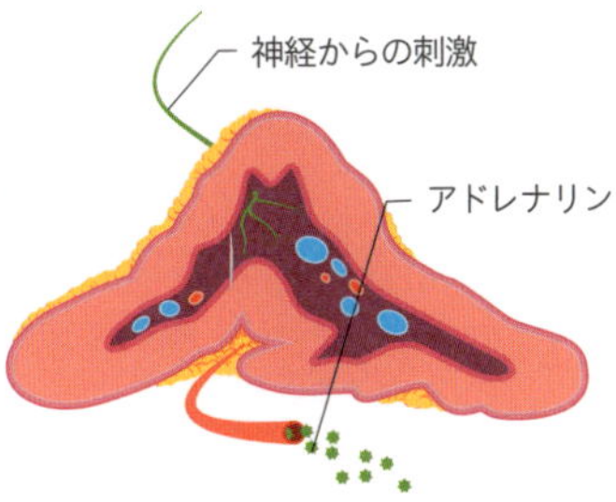
副腎

ホルモンによる刺激

ホルモンは他のホルモンに応じて放出されることもある。たとえば視床下部は、下垂体まで移動して、第二のホルモン（成長ホルモン）の放出を促すホルモンを産生する。今度はそのホルモンが成長と代謝を刺激する。

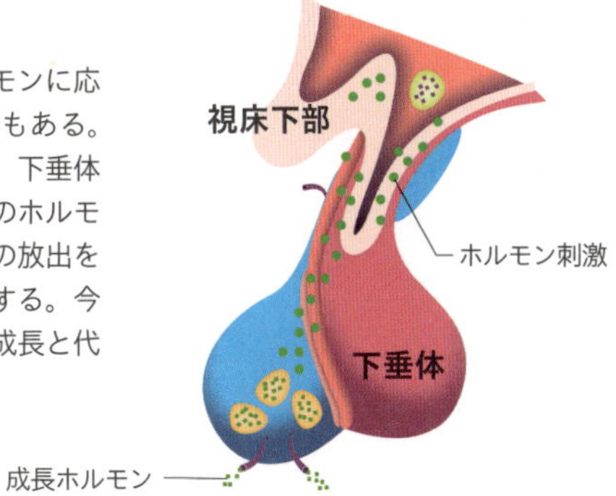

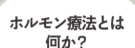

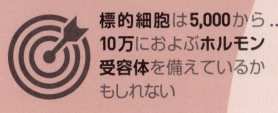

内的平衡

ホルモンは体中をめぐる情報に応じて放出される。この情報−応答パターンはフィードバック・ループと呼ばれ、家の温度を調節するサーモスタットと同じ方法で作動する。

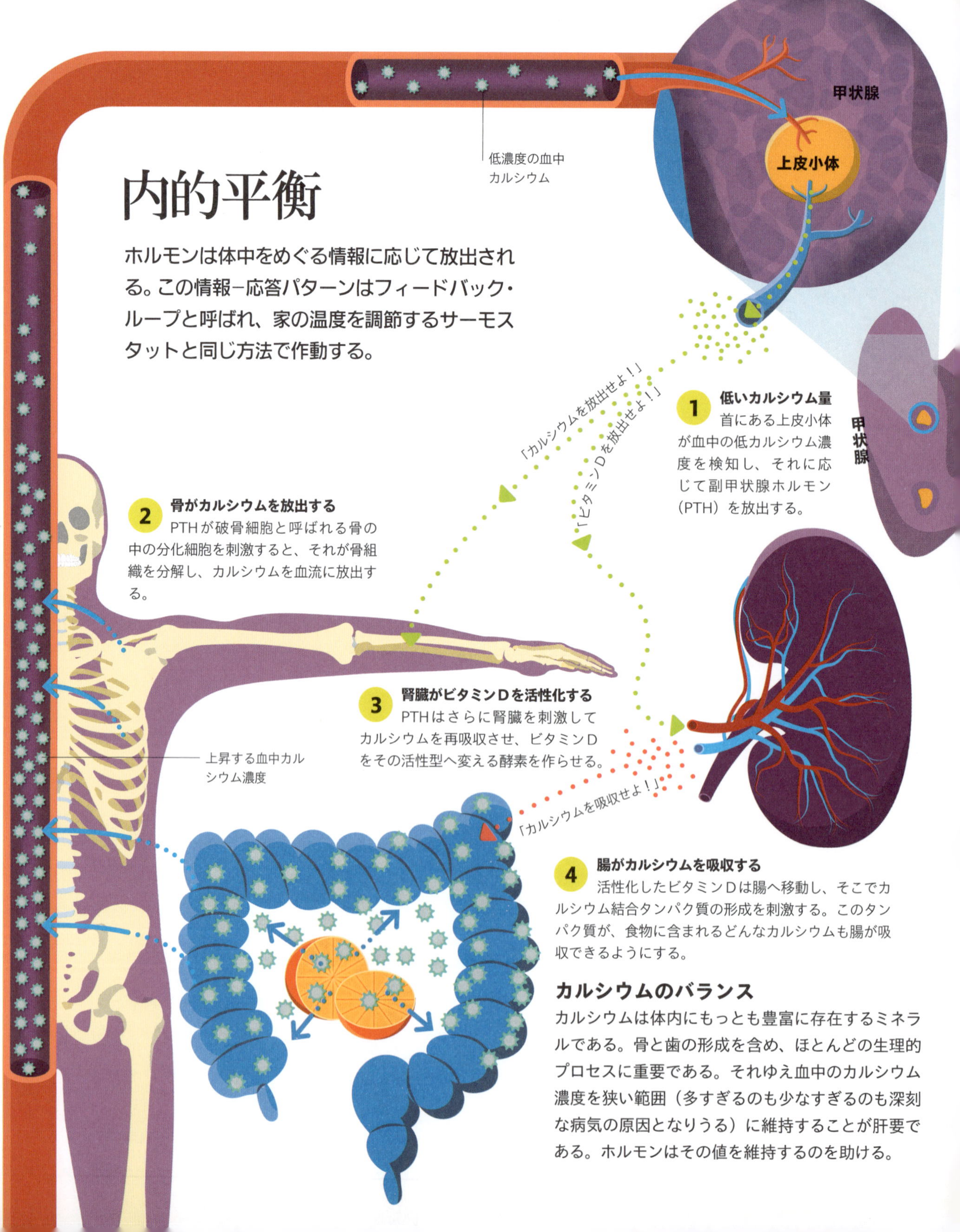

甲状腺
上皮小体
低濃度の血中カルシウム
「カルシウムを放出せよ！」
「ビタミンDを放出せよ！」
甲状腺
上昇する血中カルシウム濃度
「カルシウムを吸収せよ！」

1 低いカルシウム量
首にある上皮小体が血中の低カルシウム濃度を検知し、それに応じて副甲状腺ホルモン（PTH）を放出する。

2 骨がカルシウムを放出する
PTHが破骨細胞と呼ばれる骨の中の分化細胞を刺激すると、それが骨組織を分解し、カルシウムを血流に放出する。

3 腎臓がビタミンDを活性化する
PTHはさらに腎臓を刺激してカルシウムを再吸収させ、ビタミンDをその活性型へ変える酵素を作らせる。

4 腸がカルシウムを吸収する
活性化したビタミンDは腸へ移動し、そこでカルシウム結合タンパク質の形成を刺激する。このタンパク質が、食物に含まれるどんなカルシウムも腸が吸収できるようにする。

カルシウムのバランス

カルシウムは体内にもっとも豊富に存在するミネラルである。骨と歯の形成を含め、ほとんどの生理的プロセスに重要である。それゆえ血中のカルシウム濃度を狭い範囲（多すぎるのも少なすぎるのも深刻な病気の原因となりうる）に維持することが肝要である。ホルモンはその値を維持するのを助ける。

カルシトニンは骨の損失を減らすため、骨粗しょう症をわずらう人々に処方される

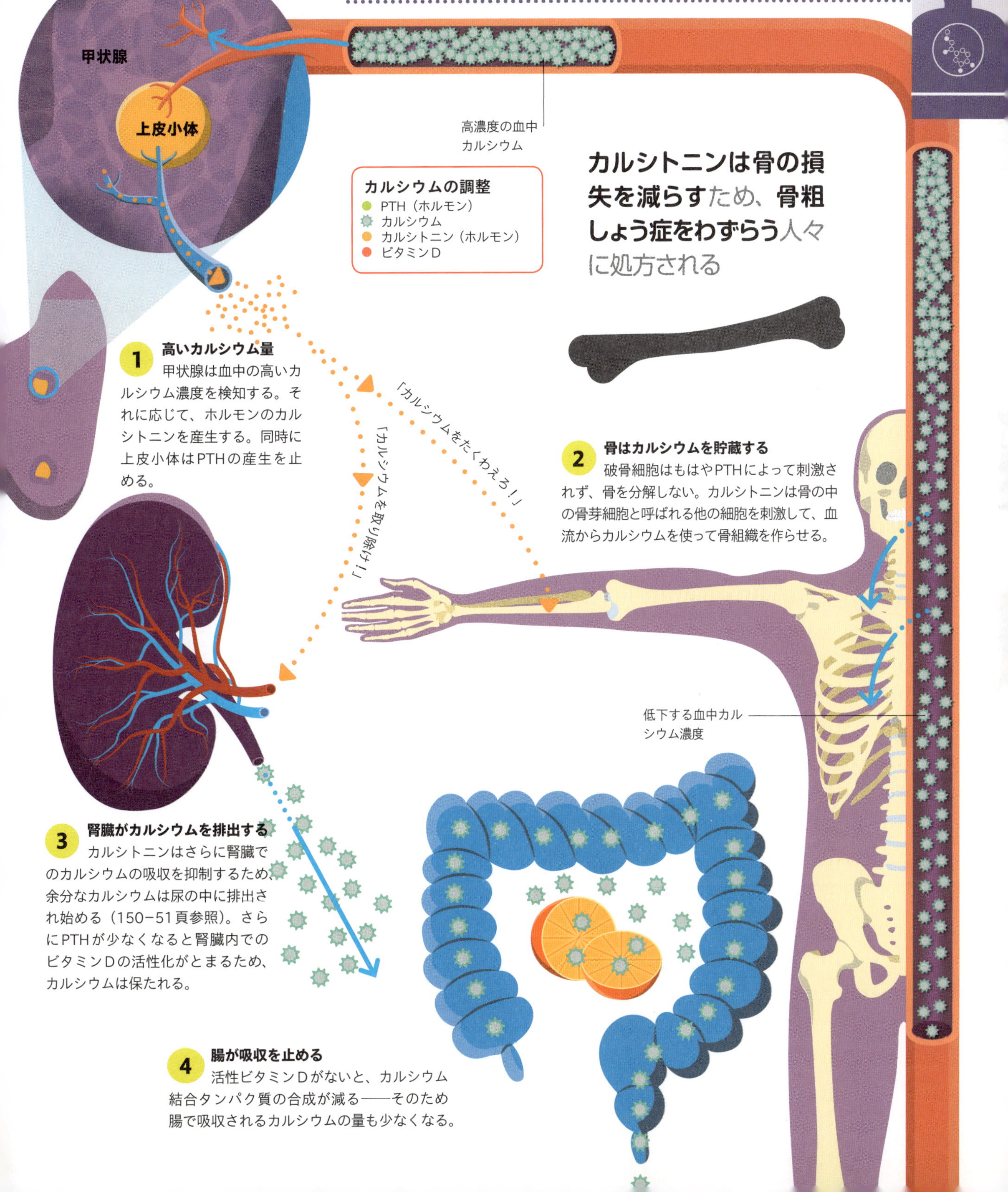

1　高いカルシウム量
甲状腺は血中の高いカルシウム濃度を検知する。それに応じて、ホルモンのカルシトニンを産生する。同時に上皮小体はPTHの産生を止める。

2　骨はカルシウムを貯蔵する
破骨細胞はもはやPTHによって刺激されず、骨を分解しない。カルシトニンは骨の中の骨芽細胞と呼ばれる他の細胞を刺激して、血流からカルシウムを使って骨組織を作らせる。

3　腎臓がカルシウムを排出する
カルシトニンはさらに腎臓でのカルシウムの吸収を抑制するため、余分なカルシウムは尿の中に排出され始める（150−51頁参照）。さらにPTHが少なくなると腎臓内でのビタミンDの活性化がとまるため、カルシウムは保たれる。

4　腸が吸収を止める
活性ビタミンDがないと、カルシウム結合タンパク質の合成が減る――そのため腸で吸収されるカルシウムの量も少なくなる。

ホルモンの変化

ホルモンは体が重大な変化を経験する時に私たちの行動の責任を負わされることが多い——たとえば、10代の不機嫌の原因など。しかし日々の行動もまたホルモンに影響を与えており、それが今度は健康に深刻な影響をおよぼす可能性がある。

ホルモンとストレス
無気力、不安、長期のストレスをもたらす一連の行動で役割を果たす3つのホルモン。

- コルチゾール
- インスリン
- メラトニン

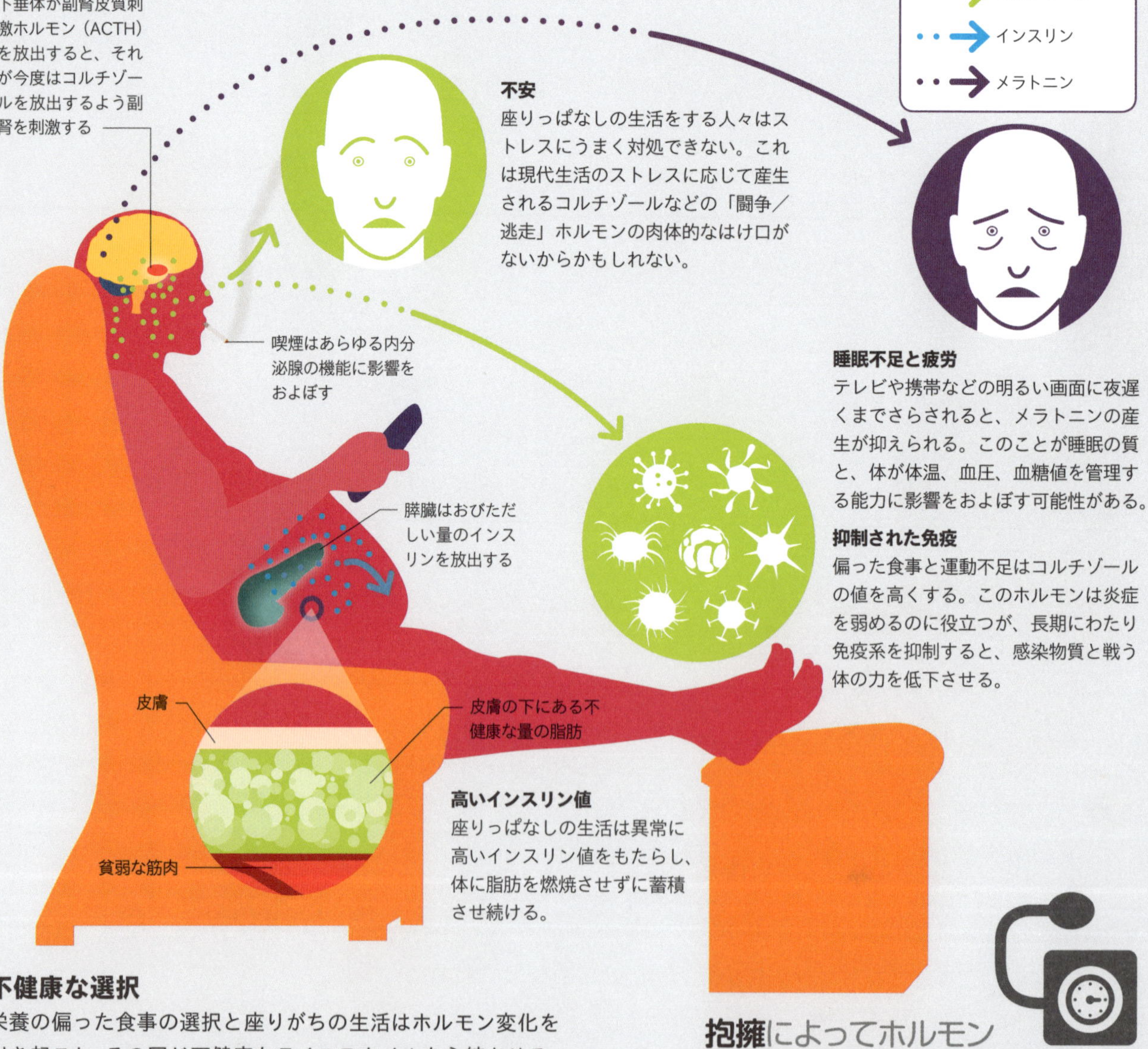

下垂体が副腎皮質刺激ホルモン（ACTH）を放出すると、それが今度はコルチゾールを放出するよう副腎を刺激する
喫煙はあらゆる内分泌腺の機能に影響をおよぼす
膵臓はおびただしい量のインスリンを放出する
皮膚
皮膚の下にある不健康な量の脂肪
貧弱な筋肉

不安
座りっぱなしの生活をする人々はストレスにうまく対処できない。これは現代生活のストレスに応じて産生されるコルチゾールなどの「闘争／逃走」ホルモンの肉体的なはけ口がないからかもしれない。

睡眠不足と疲労
テレビや携帯などの明るい画面に夜遅くまでさらされると、メラトニンの産生が抑えられる。このことが睡眠の質と、体が体温、血圧、血糖値を管理する能力に影響をおよぼす可能性がある。

抑制された免疫
偏った食事と運動不足はコルチゾールの値を高くする。このホルモンは炎症を弱めるのに役立つが、長期にわたり免疫系を抑制すると、感染物質と戦う体の力を低下させる。

高いインスリン値
座りっぱなしの生活は異常に高いインスリン値をもたらし、体に脂肪を燃焼させずに蓄積させ続ける。

不健康な選択
栄養の偏った食事の選択と座りがちの生活はホルモン変化を引き起こし、その同じ不健康なライフスタイルを永続させる。活動量が減ると、「快感」ホルモンの分泌が少なくなる。これが偏った食事の選択につながり、血糖を調節するホルモンに影響をおよぼし、体重の増加と運動不足をもたらす。

抱擁によってホルモンの**オキシトシン**が放出される。これは**血圧を低下させる**ため、**心疾患**のリスクが**下がる**

健康的なライフスタイル

定期的な運動は、より健康的な心と体をもたらすホルモンに変化を引き起こすもっとも効果的な方法のひとつである。体温の調節、水分バランスの管理、酸素必要量の増加への適応により私たちの体を活性化してくれるホルモンのいくつかは、いわゆる「快感」ホルモンでもあるので、気分を大いに高める。

運動の快感

運動は神経系の化学伝達物質である神経伝達物質の放出を増やす。それらはシナプスと呼ばれる神経細胞の間にある結合部分でシグナルを伝えており、増加することで脳の修復と維持を促進する。ドーパミンなどの神経伝達物質も幸福感を与える。

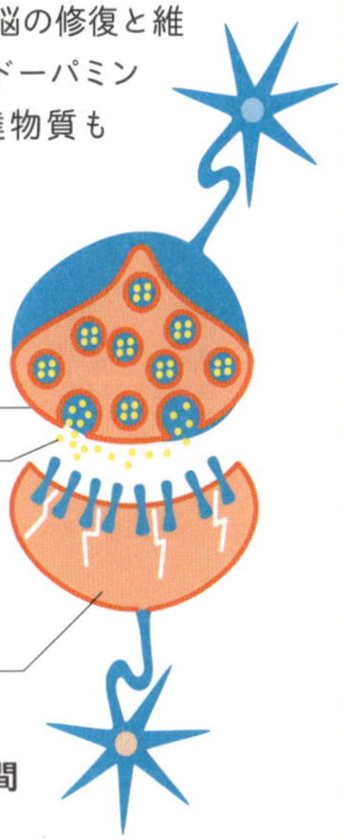
伝達する神経細胞
放出される神経伝達物質の分子
受け取る神経細胞

2つの神経細胞間のシナプス

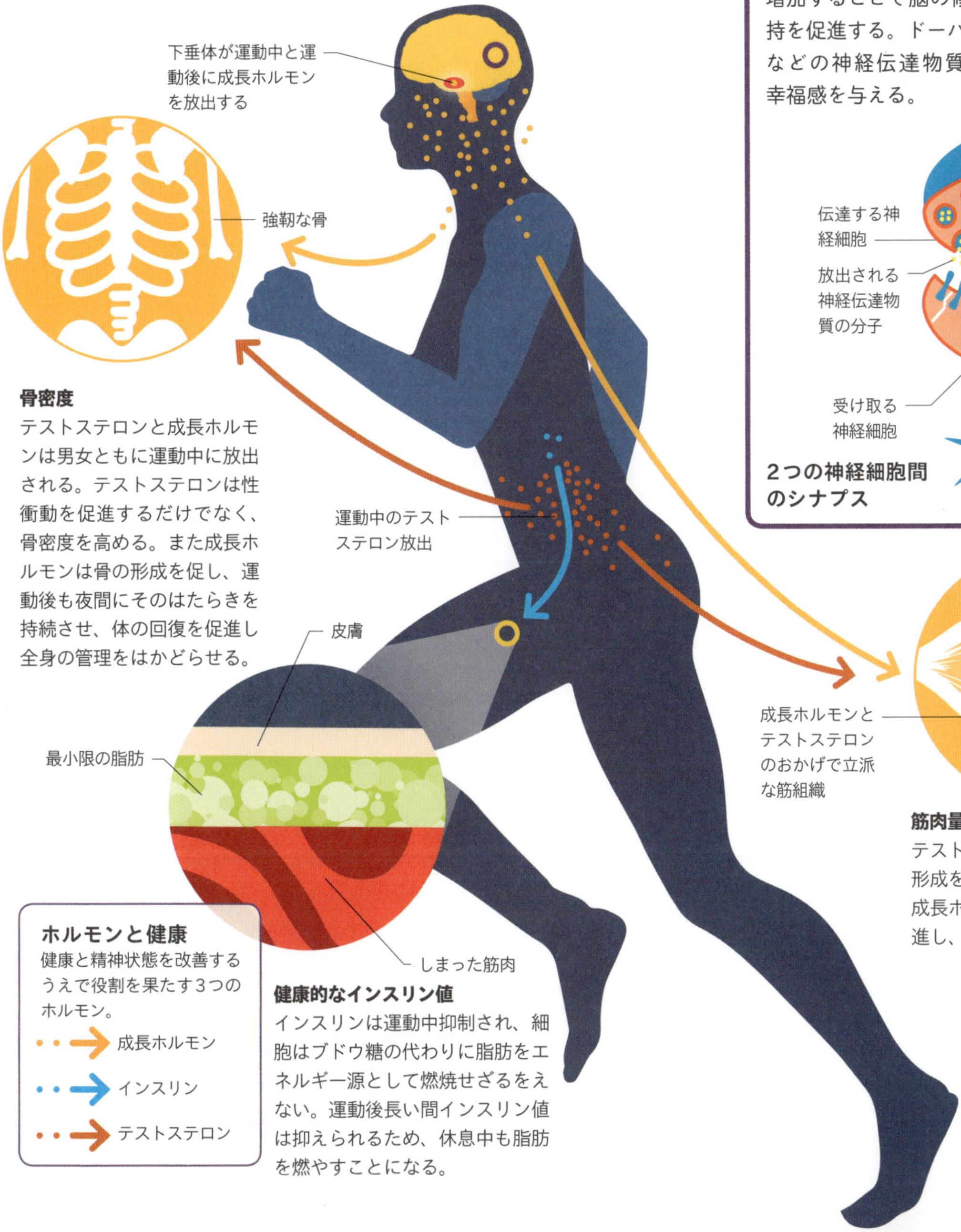
下垂体が運動中と運動後に成長ホルモンを放出する
強靭な骨
運動中のテストステロン放出
皮膚
最小限の脂肪
しまった筋肉
成長ホルモンとテストステロンのおかげで立派な筋組織

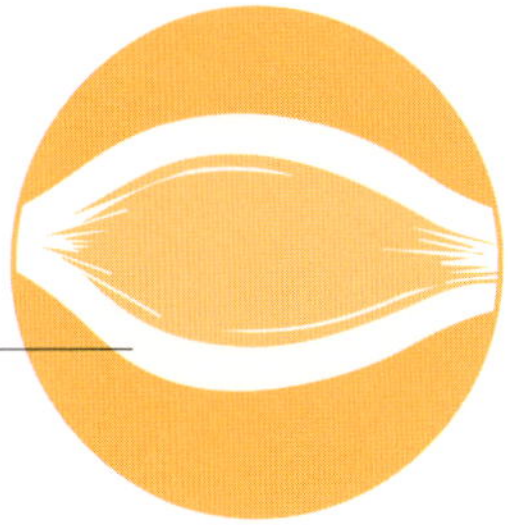

骨密度

テストステロンと成長ホルモンは男女ともに運動中に放出される。テストステロンは性衝動を促進するだけでなく、骨密度を高める。また成長ホルモンは骨の形成を促し、運動後も夜間にそのはたらきを持続させ、体の回復を促進し全身の管理をはかどらせる。

筋肉量

テストステロンはしまった筋肉の形成を刺激し、全身の代謝を増す。成長ホルモンは筋組織の成長を促進し、体の脂肪の燃焼に役立つ。

健康的なインスリン値

インスリンは運動中抑制され、細胞はブドウ糖の代わりに脂肪をエネルギー源として燃焼せざるをえない。運動後長い間インスリン値は抑えられるため、休息中も脂肪を燃やすことになる。

ホルモンと健康

健康と精神状態を改善するうえで役割を果たす3つのホルモン。

- 成長ホルモン
- インスリン
- テストステロン

一日のリズム

体には一日のリズム、特に食事と睡眠のリズムを決める時間計測システムが組み込まれている。その中心には、覚醒ホルモンのセロトニンから睡眠ホルモンのメラトニンへの毎日の化学物質の変換があり、このプロセスは約24時間かかる。

一日のサイクル

多くのホルモンは毎日周期的な変動を経る。この変動は外部の刺激とは無関係に起こる。窓のない真っ暗な部屋にいたとしても、朝になると、体を覚醒させるセロトニンの高まりを体は感じる。しかしこの周期は固定していない――たえず再調整され、異なる時間帯の地域へ旅行する時は徹底的に変えられる。

概日時計

私たちの体は概日リズムとして知られる（だいたい）24時間のホルモンサイクルではたらいている。それをつかさどる生物学的作用は概日時計と呼ばれ、体のリズムのすべてを支配している。この時計で主要な役割を果たしている歯車のひとつが、視交叉上核（SCN）という脳のごく小さな領域である。視神経のすぐ近くに位置するSCNは概日時計を調整するために目から入る光の量を利用する。

3　空腹ホルモン

空腹ホルモンは一日中変動する。食欲を増やすグレリンの量は絶食時に上昇し、朝に空腹感を高める。食欲を抑えるレプチンが「満腹」の時に信号を送る。

2　ストレスを管理するコルチゾール

一日を始める時、体はステロイドホルモンのコルチゾールを産生し、血糖値の上昇と始動する代謝によるストレスの処理を助ける。

1　眠らないセロトニン

光が視交叉上核を刺激し、メラトニンをセロトニン（脳と体、とりわけ腸を動かすのを助けるホルモン）へ変える。

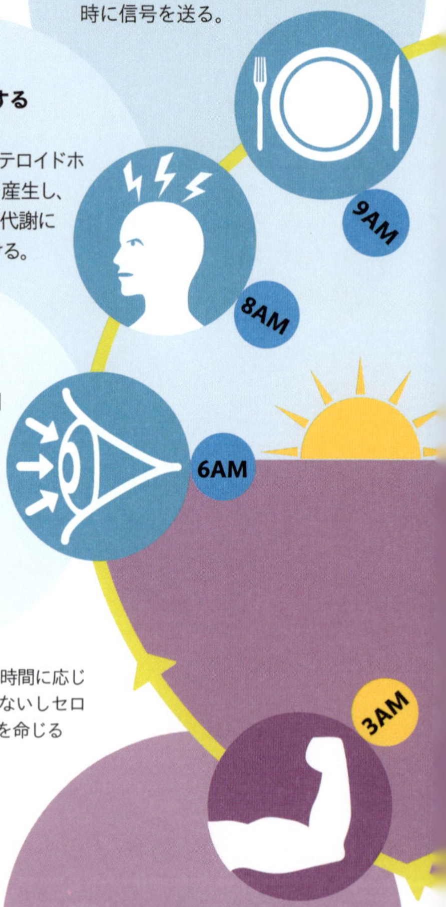

9AM
8AM
6AM
3AM

10　テストステロンが急増する

男性は夜間、寝ているか起きているかにかかわらず、テストステロン値の上昇を経験する――深夜のクラブでの喧嘩はこれで説明がつくかもしれない。

体内時計

SCNは相互的な化学物質の交換を、覚醒ホルモンのセロトニンと、睡眠ホルモンのメラトニンの間でおこなう。

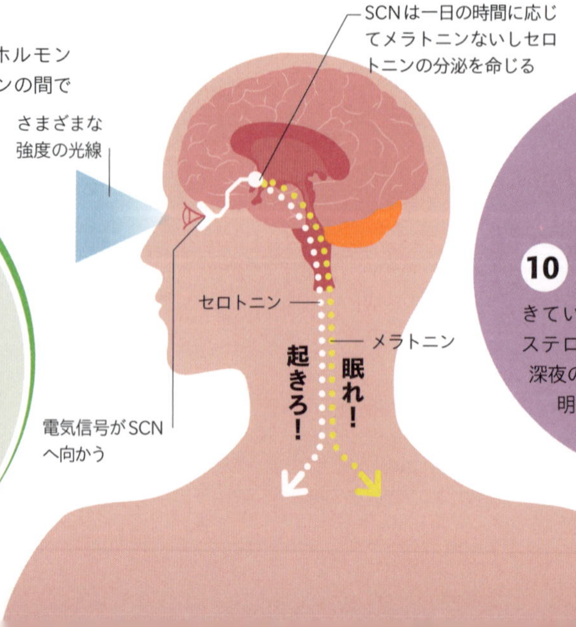

SCNは一日の時間に応じてメラトニンないしセロトニンの分泌を命じる
さまざまな強度の光線
セロトニン
メラトニン
起きろ！
眠れ！
電気信号がSCNへ向かう

ストレスから病気になることはあるか？

ストレスホルモンは私たちに闘争／逃走の準備をさせるが、他のシステム、とりわけ免疫系にも打撃を与える。そのため慢性的なストレスは病気に至ることがある。

4　コルチゾールが最大値に達する

朝の上昇の後、昼頃にもう一度コルチゾールが分泌される。それ以降コルチゾールはこのシステムであまり役割を演じない。メラトニンはこの時最小値となる。

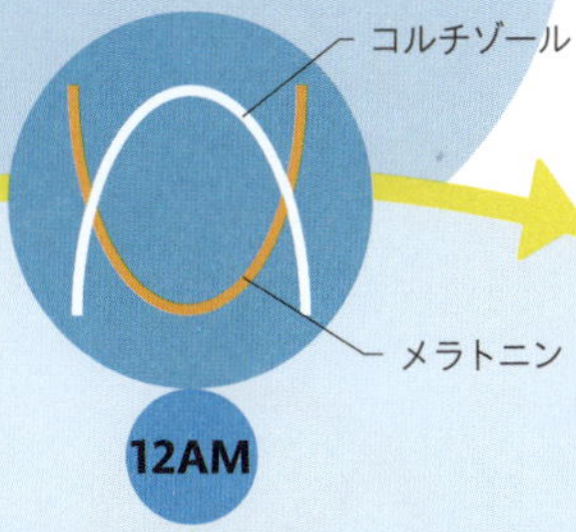

5　アルドステロンの上昇

午後の中頃はアルドステロンが最大値に達する。これは腎臓での水の再吸収を増やすことで血圧を一定に保つのを助ける。

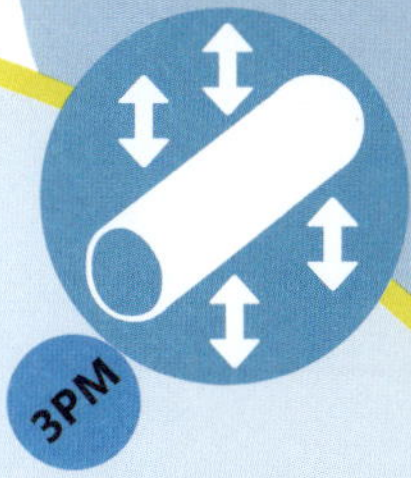

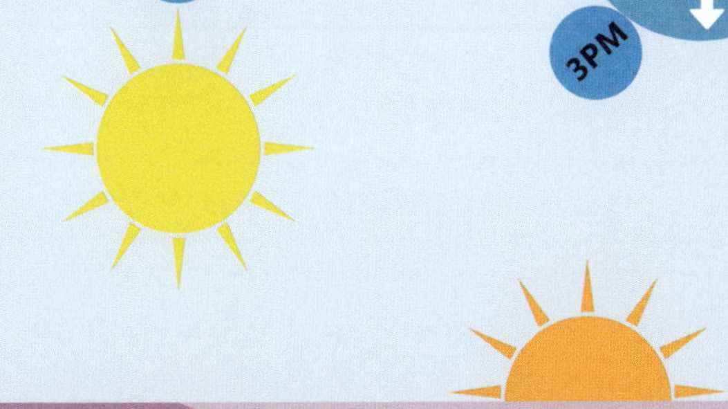

時差ぼけ

飛行機旅行は体が適応できないうちに新たな時間帯へ私たちを運ぶ。新しい昼のリズムに体内時計をリセットするには時間がかかる。ホルモンサイクルの中には柔軟なものもあるが、コルチゾールは適応に５～10日かかる。リズムが調整されるまで、変な時間に空腹や眠気を感じる。この時差ぼけと呼ばれる現象を交代勤務従業員は繰り返し体験しているが、健康におよぼす長期的な影響については、まだ十分に理解されていない。

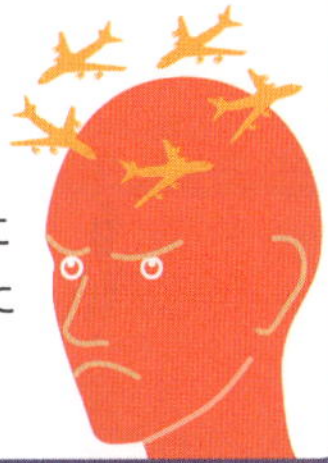

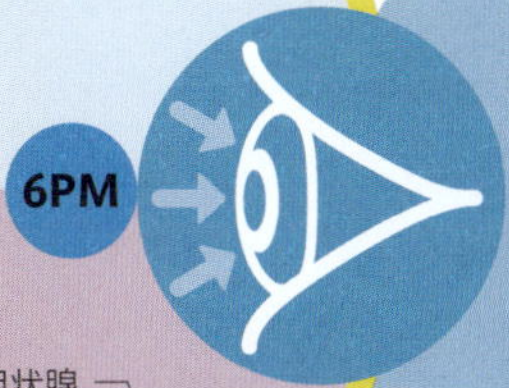

6　眠りを催すメラトニン

光量の減少はセロトニンからメラトニンへの変換を促す。これにより、ゆっくりと体に眠りの準備をさせ、最終的に眠気そのものをもたらす。

7　甲状腺を刺激する

夕方、甲状腺刺激ホルモンの量が突然増加する。これは成長と修復を刺激するが、おそらくは体に眠りの準備をさせるために神経活動を抑える。

8　成長ホルモン

眠りについて最初の２時間は子どもの成長と大人の再生に役立つ成長ホルモンの分泌が増す。日中も放出されるが、体が修復に集中できる夜間により多く作られる。

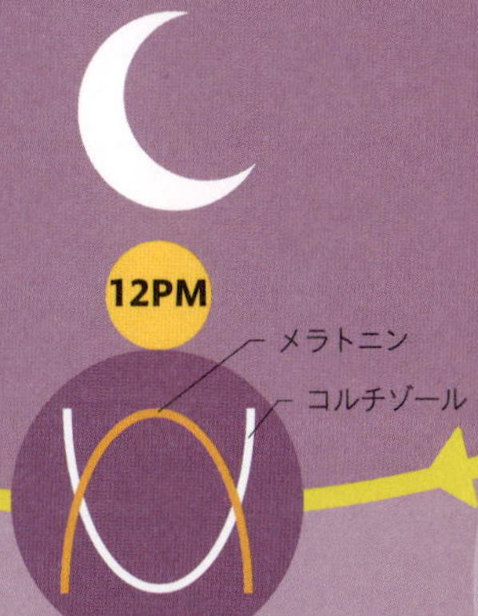

9　メラトニンが最大値に達する

血中のメラトニン量が真夜中頃最大となる。これはコルチゾールの量が最小値に変わる時でもある。これにより体は一晩中完全に休む。

昼食時に**早足**で歩くと**セロトニン値**を高めるのに役立つ

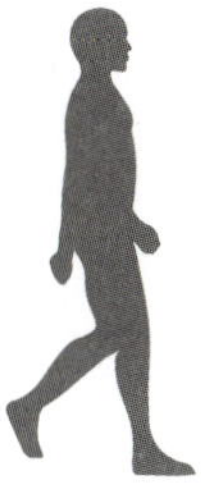

糖尿病

インスリンは、体がエネルギーとして必要なブドウ糖を受け取るために筋細胞と脂肪細胞を開ける鍵である。インスリンがないとブドウ糖は血液の中にとどまり、細胞は必要なエネルギーを得られず、健康に深刻な結果をもたらす。インスリンがうまくはたらかないと糖尿病になる。糖尿病にはⅠ型とⅡ型の２種類があり、現在世界中で３億8,200万の人々が罹患している。

糖尿病の管理

砂糖を含む食品やある種の炭水化物は脂肪を体の細胞にたくわえさせる。脂肪はインスリンを阻害するため、脂肪が多くあるほどⅡ型糖尿病のリスクは高くなる。健康的でバランスのとれた食事はこのリスクを減らすばかりでなく、この病気が発現した場合に病気の管理の重要な部分ともなる。通常、糖尿病の食事療法は血糖値をできるだけ正常値に保つことをめざし、ブドウ糖の急な変動をもたらす食品を避ける。このことはまたインスリン（治療薬）の投薬量を計算するのに役立つので、治療の一環であるかもしれない。

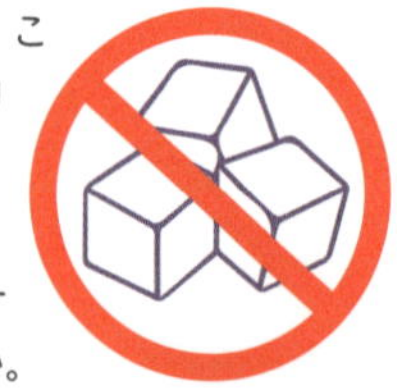

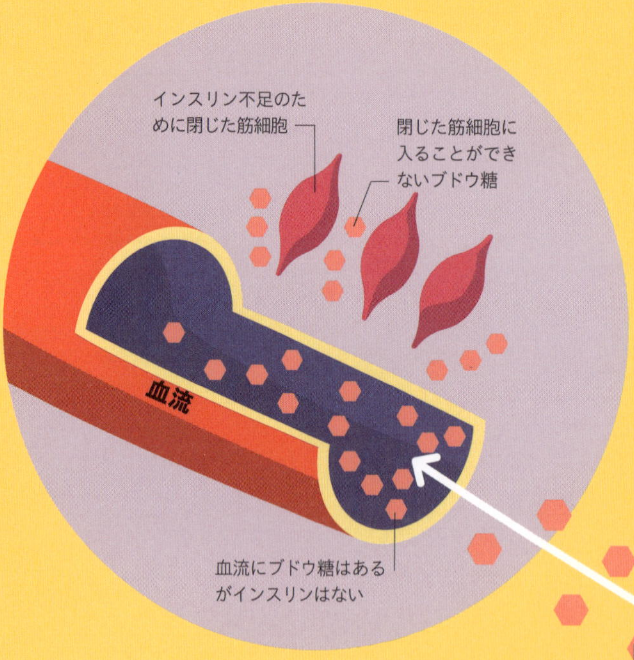

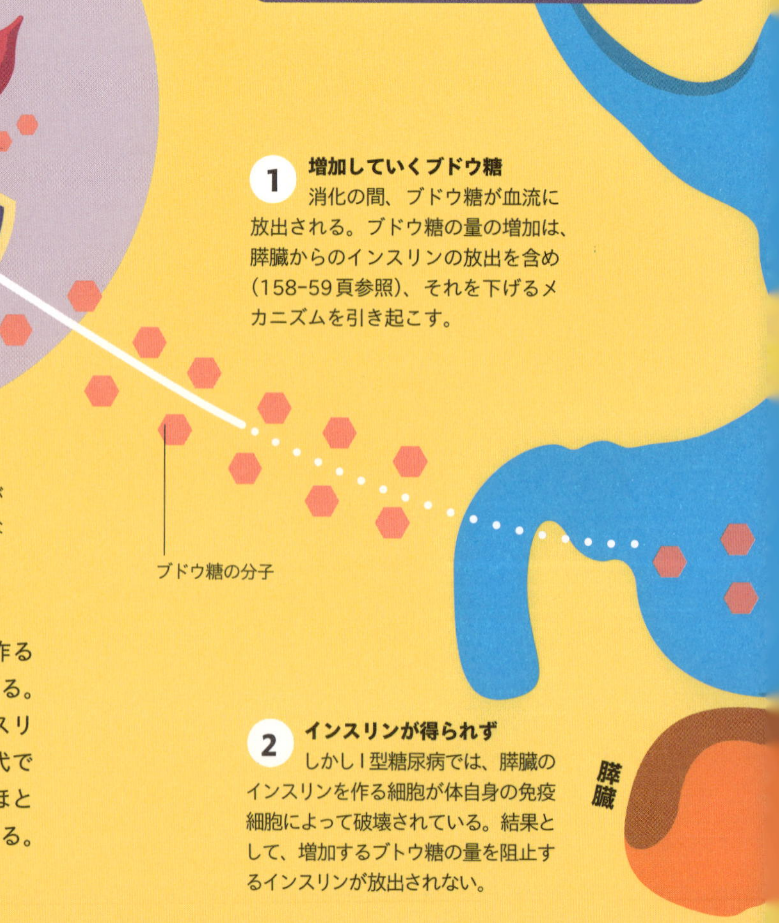

1 増加していくブドウ糖
消化の間、ブドウ糖が血流に放出される。ブドウ糖の量の増加は、膵臓からのインスリンの放出を含め（158-59頁参照）、それを下げるメカニズムを引き起こす。

2 インスリンが得られず
しかしⅠ型糖尿病では、膵臓のインスリンを作る細胞が体自身の免疫細胞によって破壊されている。結果として、増加するブドウ糖の量を阻止するインスリンが放出されない。

3 ブドウ糖の進入禁止
インスリンがないとブドウ糖は体の細胞に入ることができない。それどころか血液中に蓄積し、体はそれを排尿など他の方法で取り除こうと反応する。

Ⅰ型糖尿病

Ⅰ型糖尿病では体の免疫系が膵臓のインスリンを作る細胞を攻撃し、膵臓がインスリンを産生できなくする。わずか数週間で症状があちこちに現れるが、インスリンで治療されれば改善するかもしれない。どの年代でもⅠ型糖尿病を発症する可能性はあるが、患者のほとんどが40歳前で、特に子どものうちに診断される。Ⅰ型は糖尿病患者の10%を占める。

糖尿病の症状

Ⅰ型とⅡ型糖尿病の症状は似ている。腎臓が取り除くことのできないブドウ糖が体内に蓄積し始めるため、体はそれを排出しようとして渇き、水分摂取量と排尿量が増す。その一方で体の細胞はブドウ糖が欠乏し、そのために全身に疲労をもたらす。ブドウ糖の代わりに脂肪を燃焼する体のため、体重の減少も起こる。

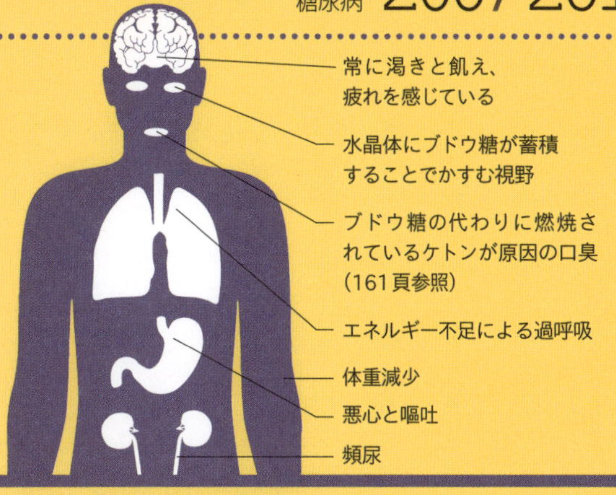
常に渇きと飢え、疲れを感じている
水晶体にブドウ糖が蓄積することでかすむ視野
ブドウ糖の代わりに燃焼されているケトンが原因の口臭（161頁参照）
エネルギー不足による過呼吸
体重減少
悪心と嘔吐
頻尿

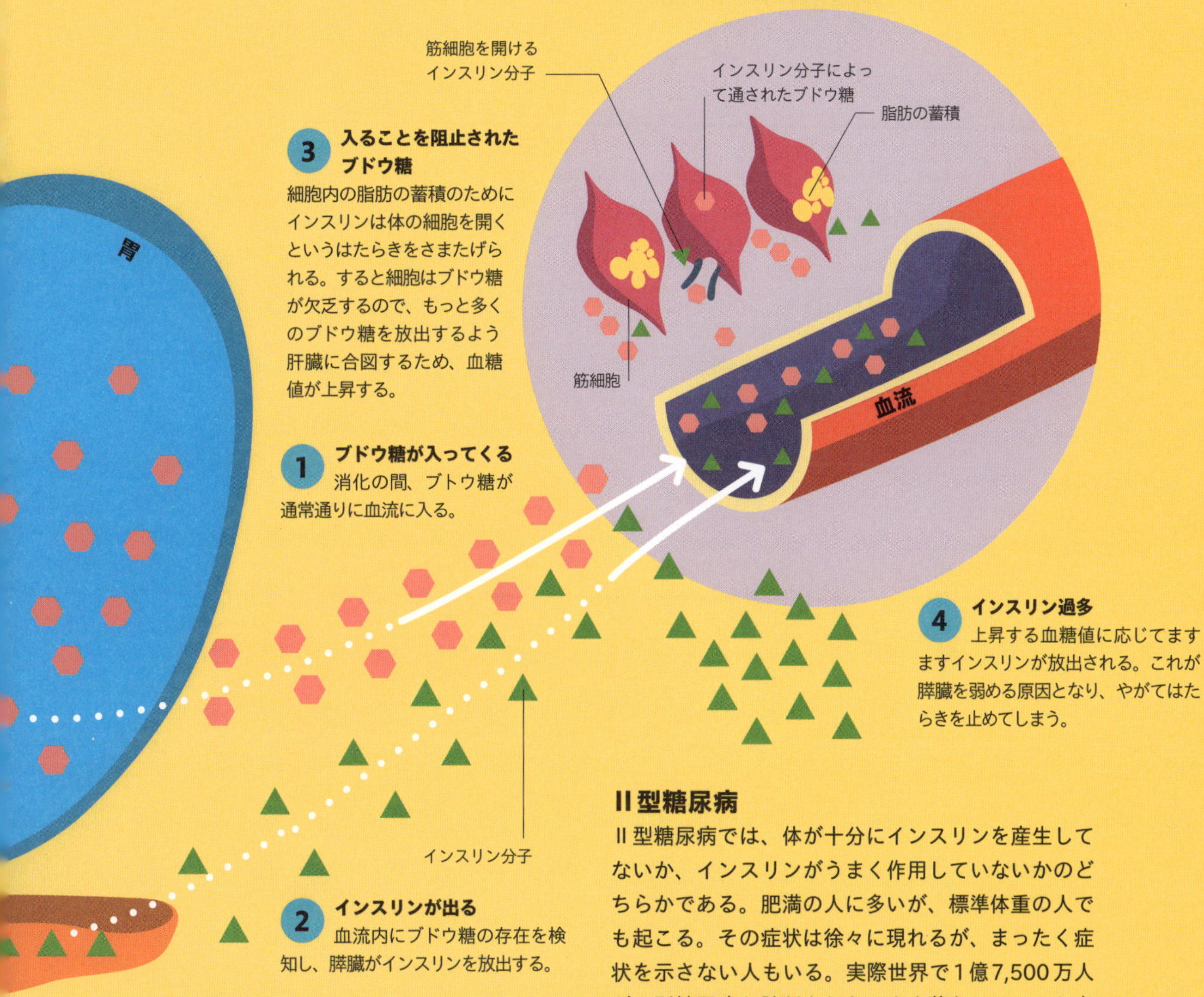
筋細胞を開けるインスリン分子
インスリン分子によって通されたブドウ糖
脂肪の蓄積
筋細胞
血流
胃
インスリン分子
3 入ることを阻止されたブドウ糖
細胞内の脂肪の蓄積のためにインスリンは体の細胞を開くというはたらきをさまたげられる。すると細胞はブドウ糖が欠乏するので、もっと多くのブドウ糖を放出するよう肝臓に合図するため、血糖値が上昇する。
1 ブドウ糖が入ってくる
消化の間、ブトウ糖が通常通りに血流に入る。
2 インスリンが出る
血流内にブドウ糖の存在を検知し、膵臓がインスリンを放出する。
4 インスリン過多
上昇する血糖値に応じてますますインスリンが放出される。これが膵臓を弱める原因となり、やがてはたらきを止めてしまう。

Ⅱ型糖尿病

Ⅱ型糖尿病では、体が十分にインスリンを産生してないか、インスリンがうまく作用していないかのどちらかである。肥満の人に多いが、標準体重の人でも起こる。その症状は徐々に現れるが、まったく症状を示さない人もいる。実際世界で１億7,500万人がⅡ型糖尿病と診断されないまま暮らしていると考えられる。糖尿病の全症例の90％をⅡ型が占める。

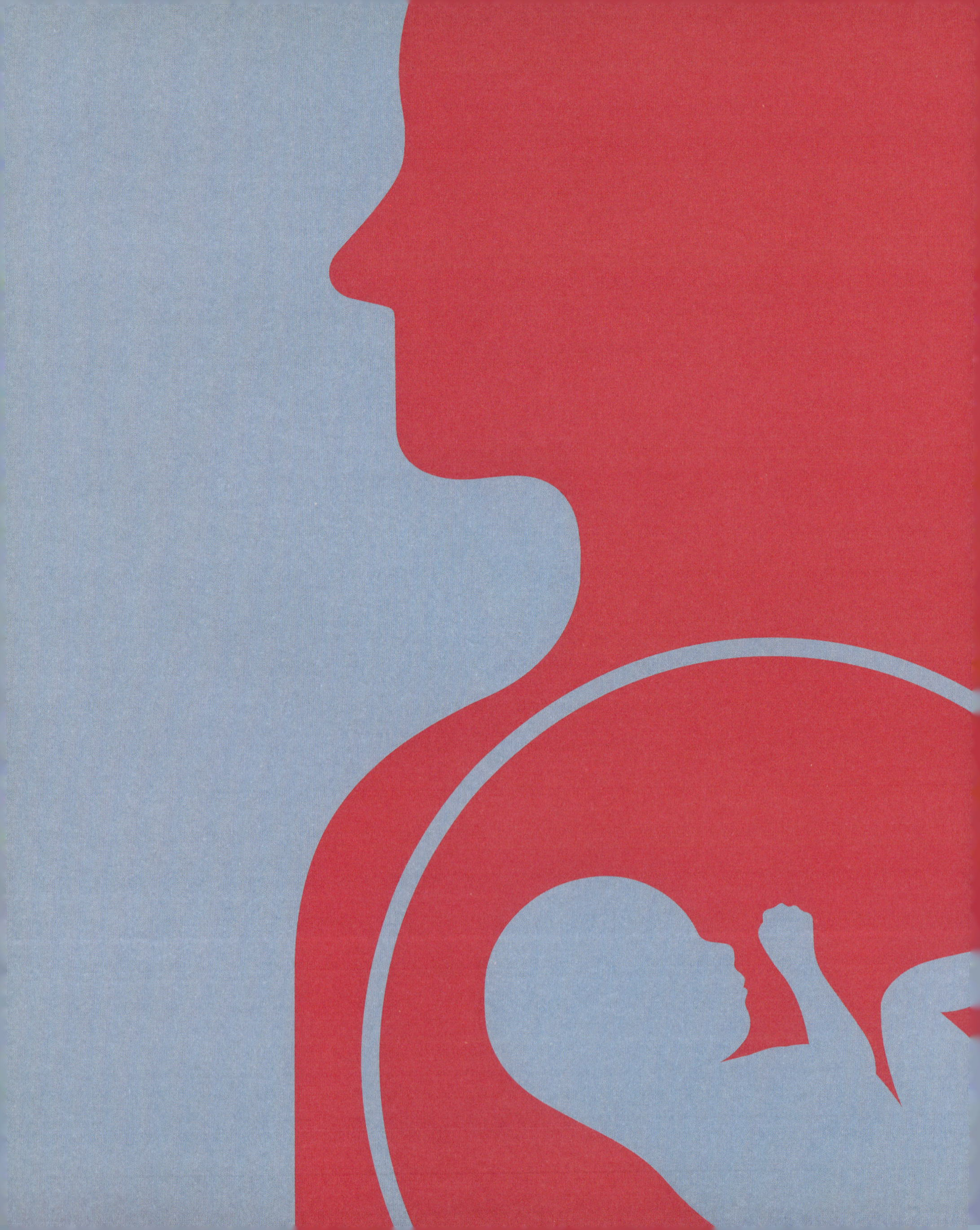

第9章

命のサイクル

有性生殖

遺伝子は将来何世代にもわたり増殖し続けるため、あなたを生殖に駆り立てる。進化の点からいえば、だから私たちはセックスをする。無数の精子がひとつの卵子を見つけるために競い合い、新たな個体を作るプロセスを始める。

精子と卵子を結び合わせる

セックスの主な目的は男性と女性の遺伝子を合わせることである。男性は、女性の卵子のひとつを受精させるために、精子の形で何百もの遺伝子の束を女性の中に挿入する。成功すれば男性と女性の遺伝子は混ざり、子孫に新たな、唯一無二の遺伝子の組み合わせを作り出す。これを成し遂げるため、男性と女性の双方がたがいに性的に刺激されるようになり、体に変化が起きる。男女とも生殖器官が血流の増加のために大きくなり、ペニスは勃起し、膣は潤滑液を分泌してペニスの挿入を助ける。

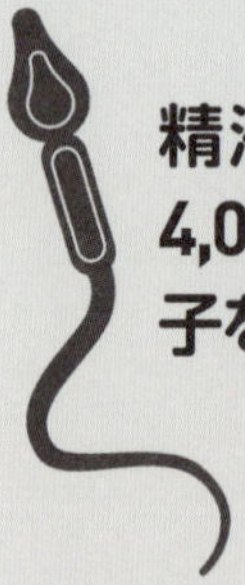

精液は通常1mlあたり4,000万から3億の精子を含む

どうして女性はオルガスムを感じるのか？

クリトリスにある敏感な神経終末が気持ちよいという信号を脳に送ると、ペニスのまわりで膣をきつく収縮させるため、できるだけ多くの精子の射出を確実にする。

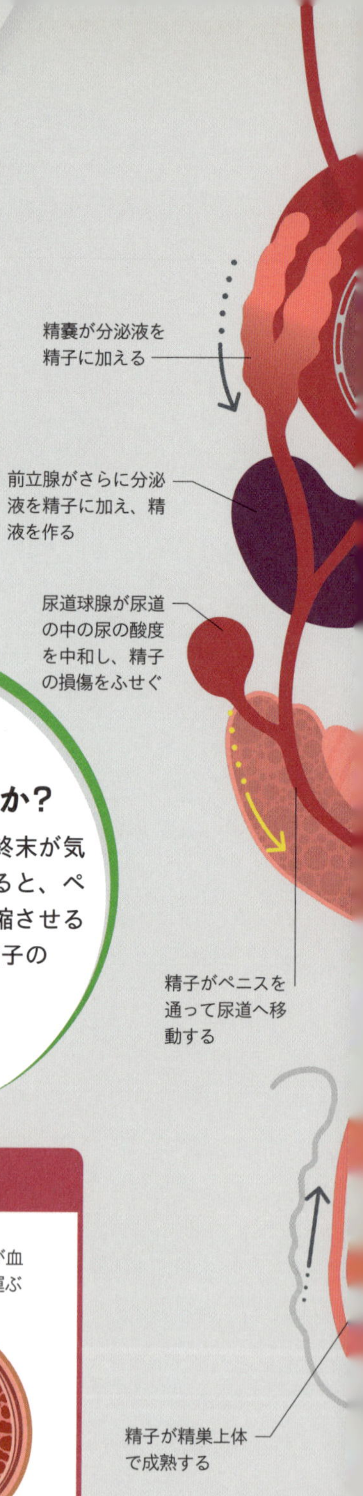
精嚢が分泌液を精子に加える
前立腺がさらに分泌液を精子に加え、精液を作る
尿道球腺が尿道の中の尿の酸度を中和し、精子の損傷をふせぐ
精子がペニスを通って尿道へ移動する
精子が精巣上体で成熟する

どのようにして勃起するのか？

ペニスには海綿体というスポンジ状の組織が2本の円筒形におさまっている。ペニスの根元の小動脈が膨張、すなわち広がると、血液がペニスに流れ込み、海綿体がふくらんで固い筒を形成する。これが小さな排出静脈を圧迫するため、血液は流出できず、ペニスは固い。射出後、圧力が低下して排水静脈がふたたび開くと、血液が流れ出てペニスは柔らかくなる。

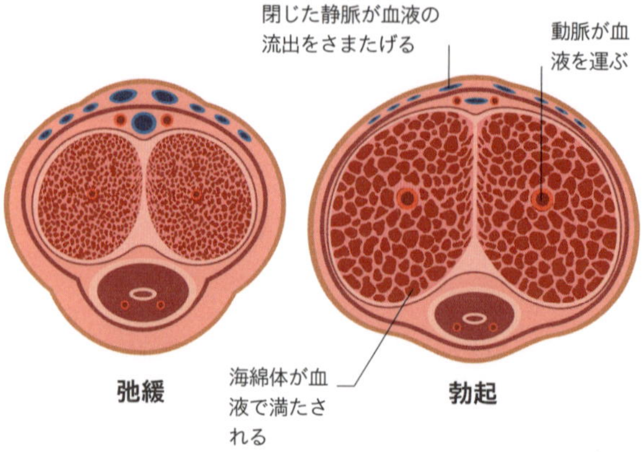
閉じた静脈が血液の流出をさまたげる
動脈が血液を運ぶ
海綿体が血液で満たされる
弛緩
勃起

精子の危険な旅

セックスの間、勃起したペニスが膣に挿入される。ペニスがオルガスムの時に精液を放出すると、精子は卵子を見つける旅を始める。何百万の精子が尻尾をむちのように動かして泳いで昇り、膣から子宮頸部を通り抜け、子宮へ入る。精子は卵管の内側を覆う毛のような細胞の動きによって起こる流れに運ばれる。わずか150かそこらの精子が、通常受精が起こる卵管上部へいたる道を見つける。残りの精子は自然に膣から排出される。

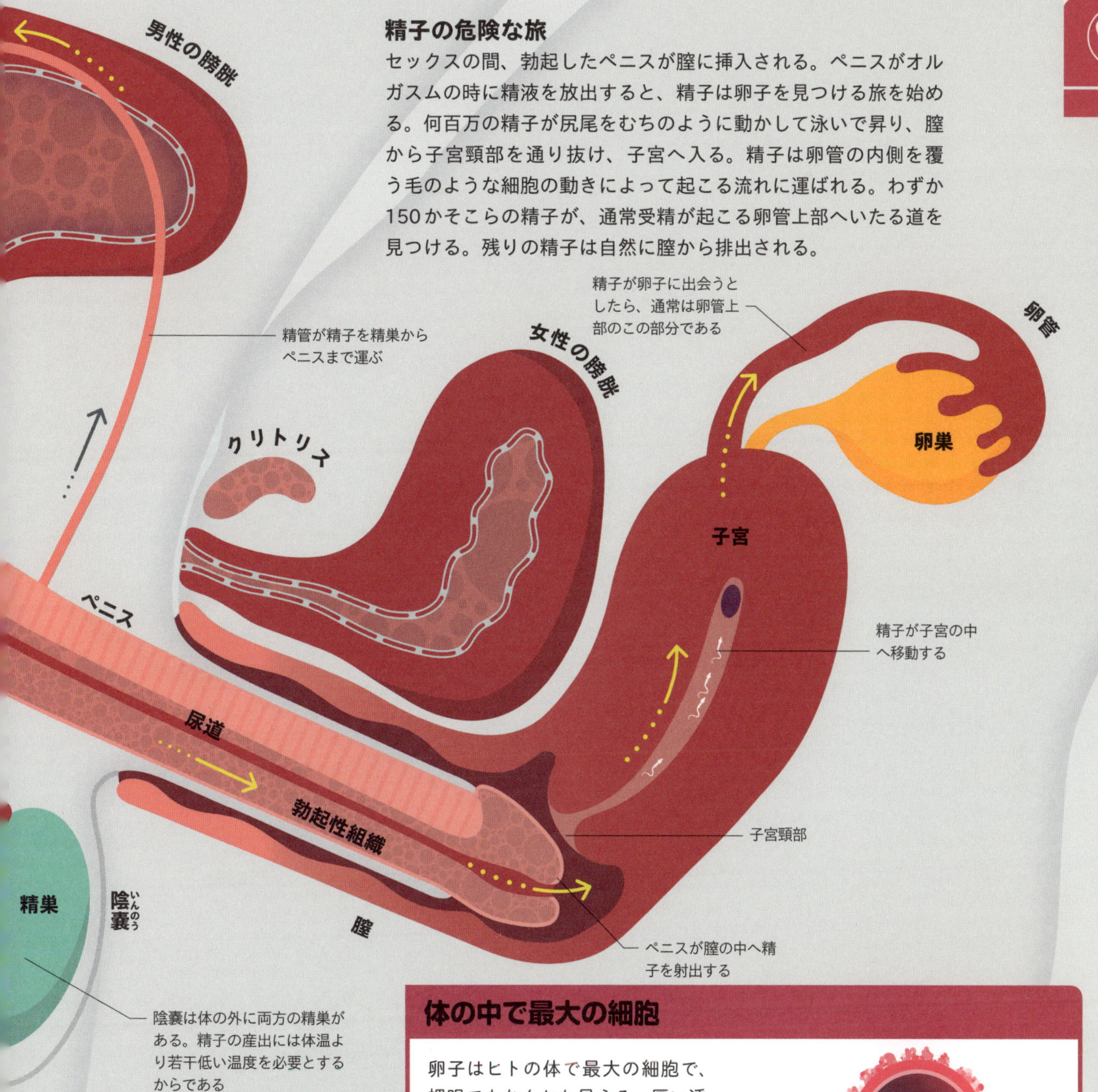

体の中で最大の細胞

卵子はヒトの体で最大の細胞で、裸眼でもなんとか見える。厚い透明な殻で保護されている。精子細胞は体の中で最小の部類の細胞で、平均約0.05mmの長さがあるが、そのほとんどは尾部である。

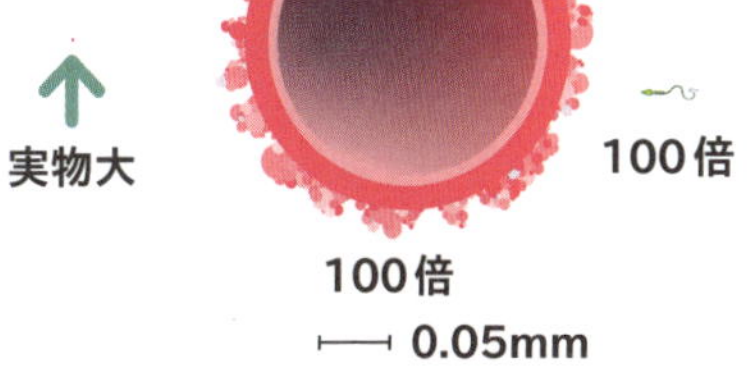

月のサイクル

毎月、女性の体は妊娠可能な状態になる準備をする。卵巣にたくわえられた、50万の休眠中の卵子が排卵の順番を待っている。ホルモンの量が最大に達すると、卵子が卵巣から噴出し、受精に備える。卵子が受精すると、子宮の内側にある厚い組織が卵子を待ち受ける。

月経周期

月経周期は脳の下垂体で管理される。思春期に始まると、卵胞刺激ホルモン（FSH）が下垂体によって作り出される。FSHはエストロゲンとプロゲステロンの卵巣での産生を促す。下垂体はFSHと黄体ホルモン（LH）を毎月パルス状に放出して、月の周期を引き起こす。ただひとつの成熟卵子が卵巣から放出されると、子宮の内層（子宮内膜）が厚くなり、その後はがれる。卵子が受精し、子宮内膜の中に着床すると、この周期は中断する。後年、年を取り、卵巣内の休眠卵子の数が、月経周期を調節するために十分なホルモンを作り出せない段階に達すると、閉経期が起こり、月経周期は止まる。

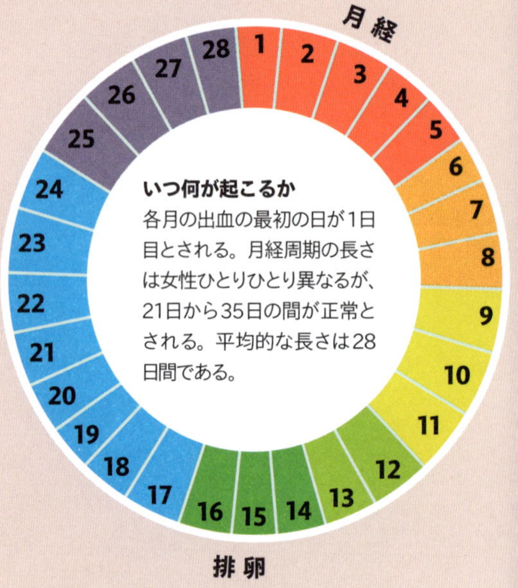
月経
1
2
3
4
5
6
7
8
9
10
11
12
13
14
15
16
17
18
19
20
21
22
23
24
25
26
27
28
いつ何が起こるか
各月の出血の最初の日が1日目とされる。月経周期の長さは女性ひとりひとり異なるが、21日から35日の間が正常とされる。平均的な長さは28日間である。
排卵

生理痛

月経中、子宮内膜の筋肉は自然に収縮し、出血を制限するために小動脈を圧縮する。収縮が強いか長引くと、近くの神経を圧迫するため、痛みが生じる。

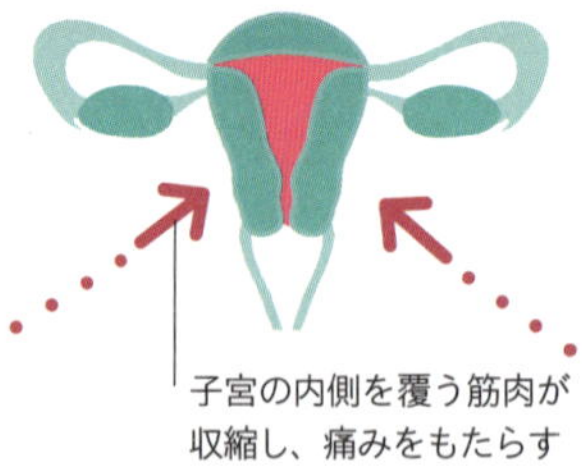
子宮の内側を覆う筋肉が収縮し、痛みをもたらす

1 月経出血
成熟卵子が子宮内膜に着床しないと、低下するプロゲステロン量がその血液供給を減らし、月経血としてその外層を落とす。このことは妊娠していないことを示す指標として役立つ。

2 子宮内膜が成長する
月経周期の最初の2週間、上昇し続けるエストロゲン量が子宮内膜を成長させる。

3 ホルモンの急増
エストロゲンが卵巣で成熟した卵子を覆う卵胞内の細胞によって作られる。エストロゲンの量が最大になると、これが下垂体から放出されるFSHとLHの急増をもたらし、排卵を引き起こす。

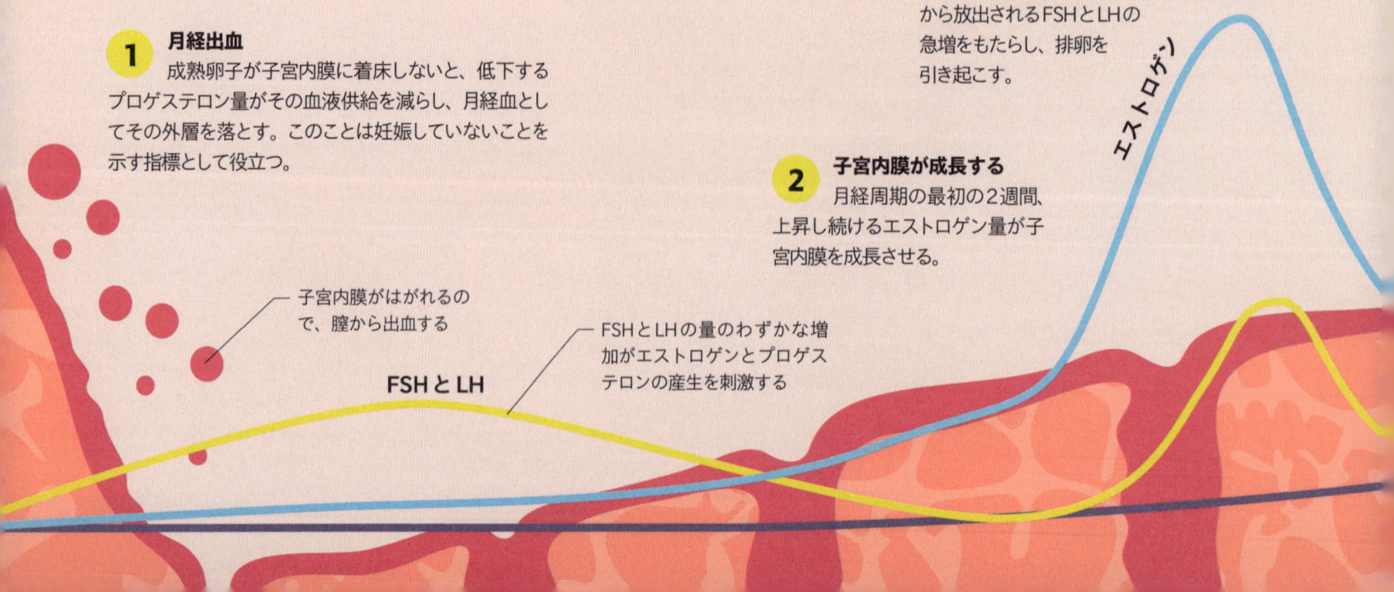
エストロゲン
子宮内膜がはがれるので、膣から出血する
FSHとLH
FSHとLHの量のわずかな増加がエストロゲンとプロゲステロンの産生を刺激する

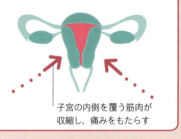

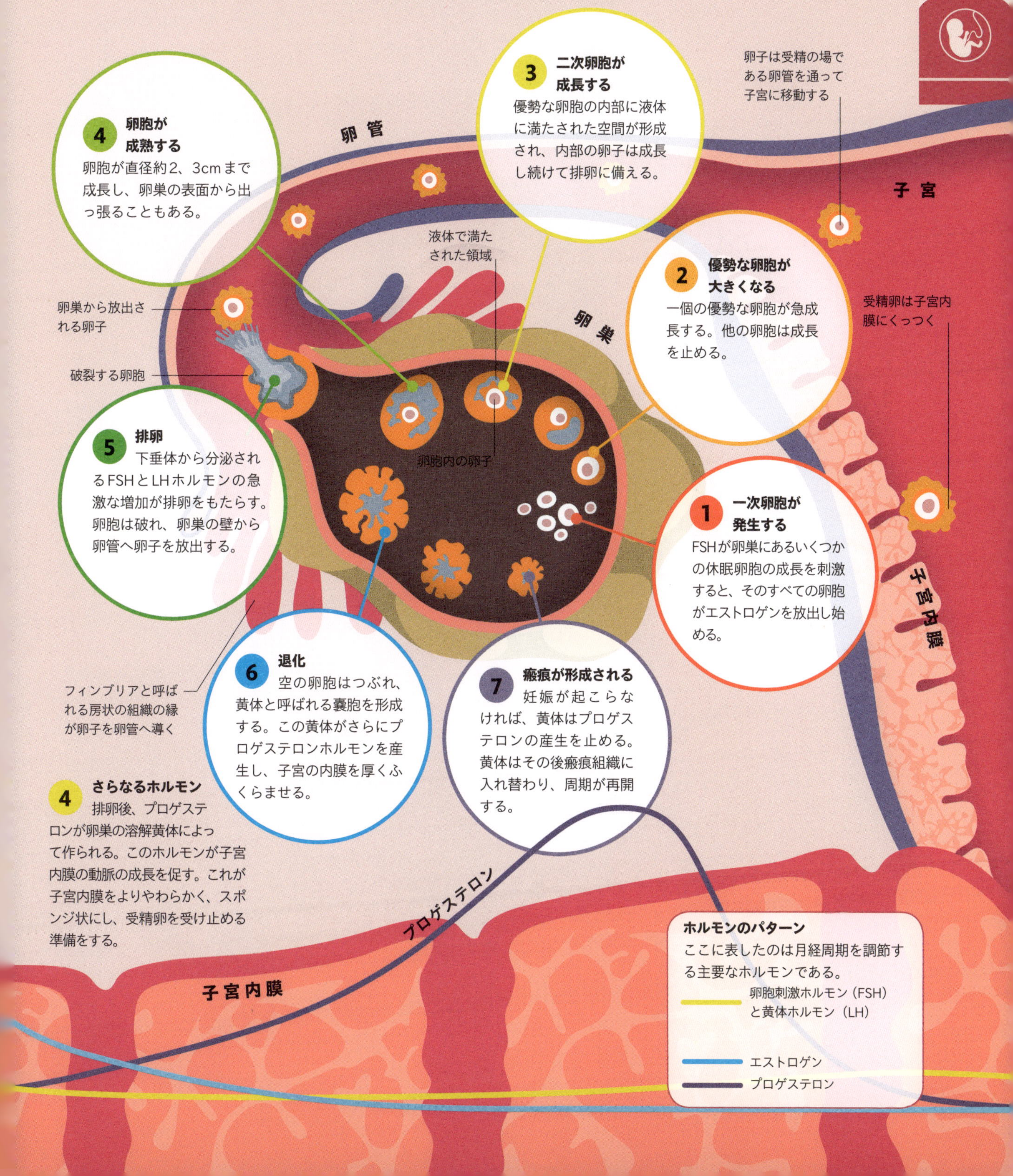
卵管
卵巣
子宮
子宮内膜
4 卵胞が成熟する
卵胞が直径約2、3cmまで成長し、卵巣の表面から出っ張ることもある。
3 二次卵胞が成長する
優勢な卵胞の内部に液体に満たされた空間が形成され、内部の卵子は成長し続けて排卵に備える。
卵子は受精の場である卵管を通って子宮に移動する
2 優勢な卵胞が大きくなる
一個の優勢な卵胞が急成長する。他の卵胞は成長を止める。
受精卵は子宮内膜にくっつく
液体で満たされた領域
卵巣から放出される卵子
破裂する卵胞
卵胞内の卵子
5 排卵
下垂体から分泌されるFSHとLHホルモンの急激な増加が排卵をもたらす。卵胞は破れ、卵巣の壁から卵管へ卵子を放出する。
1 一次卵胞が発生する
FSHが卵巣にあるいくつかの休眠卵胞の成長を刺激すると、そのすべての卵胞がエストロゲンを放出し始める。
フィンブリアと呼ばれる房状の組織の縁が卵子を卵管へ導く
6 退化
空の卵胞はつぶれ、黄体と呼ばれる嚢胞を形成する。この黄体がさらにプロゲステロンホルモンを産生し、子宮の内膜を厚くふくらませる。
7 瘢痕が形成される
妊娠が起こらなければ、黄体はプロゲステロンの産生を止める。黄体はその後瘢痕組織に入れ替わり、周期が再開する。
4 さらなるホルモン
排卵後、プロゲステロンが卵巣の溶解黄体によって作られる。このホルモンが子宮内膜の動脈の成長を促す。これが子宮内膜をよりやわらかく、スポンジ状にし、受精卵を受け止める準備をする。
プロゲステロン
子宮内膜
ホルモンのパターン
ここに表したのは月経周期を調節する主要なホルモンである。
卵胞刺激ホルモン（FSH）と黄体ホルモン（LH）
エストロゲン
プロゲステロン

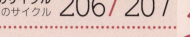

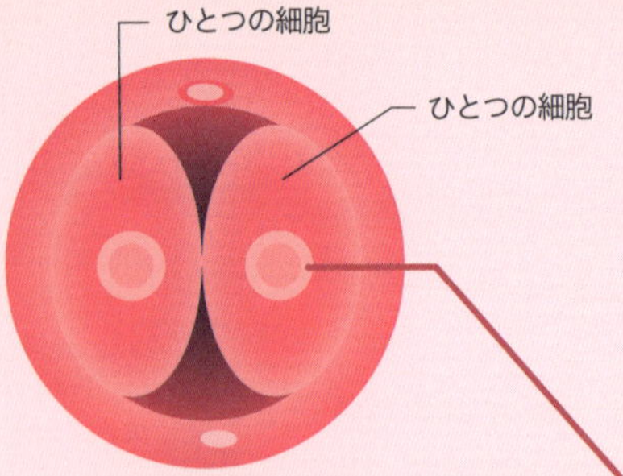

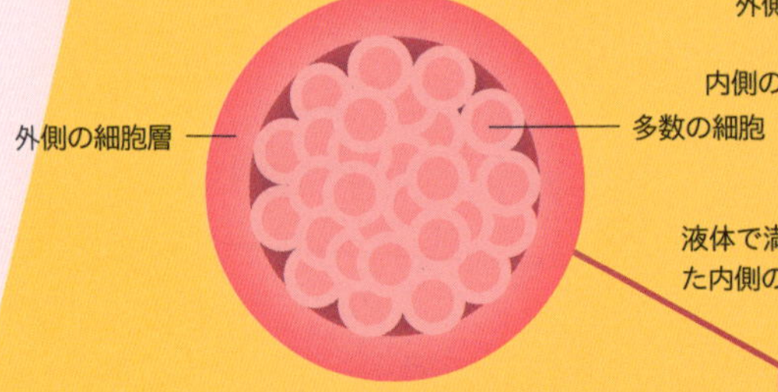

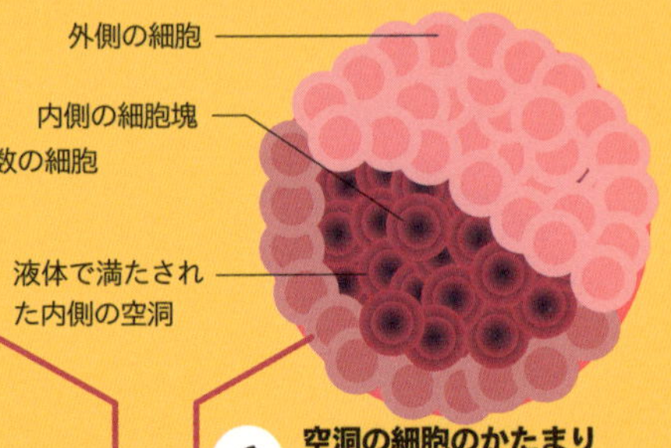

4　2細胞期
受精卵の外層の中のふたつの細胞はくっついたままである。これらが離れると、一卵性双生児になることがある。

5　細胞のかたまり
卵割細胞は、子宮へ移動する時、桑実胚と呼ばれる丸いかたまりを形成する。桑実胚は外層に包まれているため、分裂している細胞は次第に小さくなる。

6　空洞の細胞のかたまり
胞胚、すなわち細胞球には、液体で満たされた空洞があり、これがやがて羊膜となる。外側の細胞は子宮壁にくっついた時に胎盤を形成し、内側の細胞が胚を形成する。

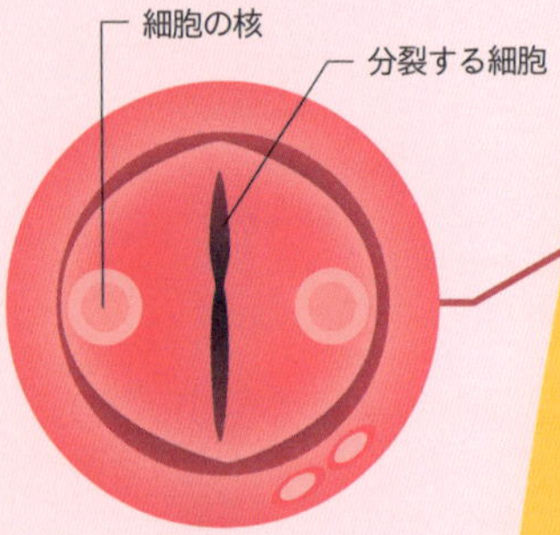

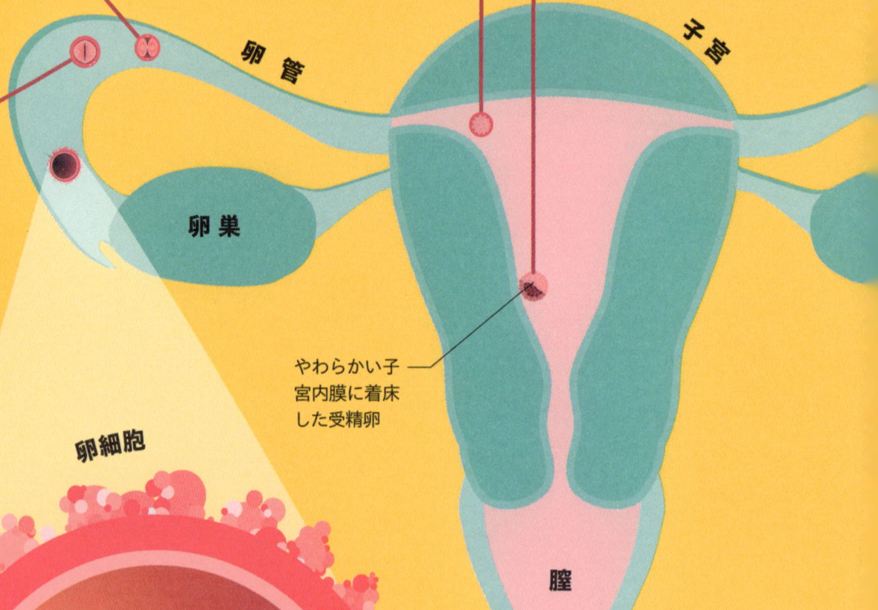

3　受精卵
受精卵は最初の分裂を始める。このようにして胚はひとつの細胞から成長する。

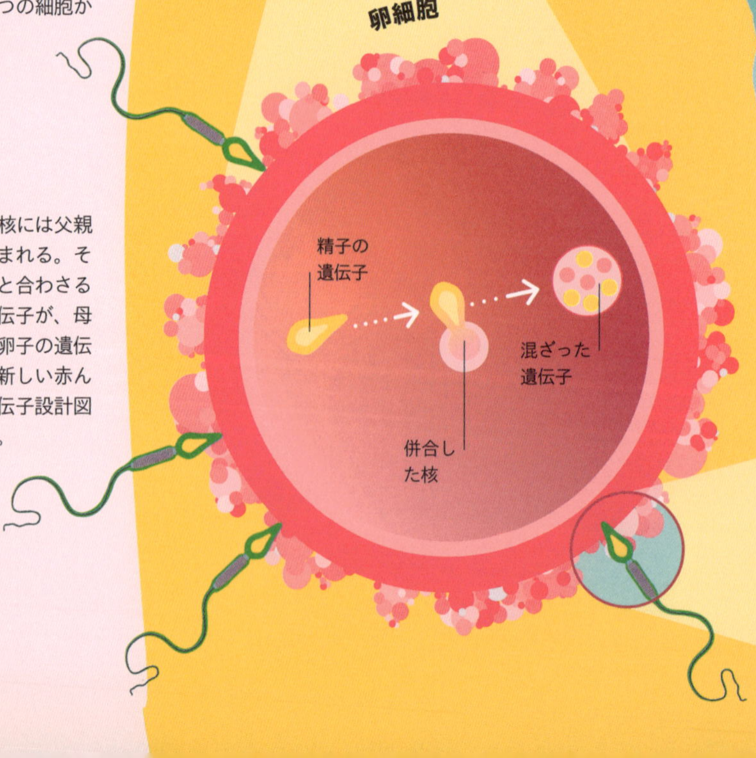

2　受精
精子の核には父親の遺伝子が含まれる。それが卵子の核と合わさると、精子の遺伝子が、母親に由来する卵子の遺伝子と結合し、新しい赤ん坊のための遺伝子設計図を完成させる。

1　穴を掘る
精子の頭部は酵素を使って卵子の外層に穴をあける。この酵素は腸が食物を消化する時に使う酵素と似ている。

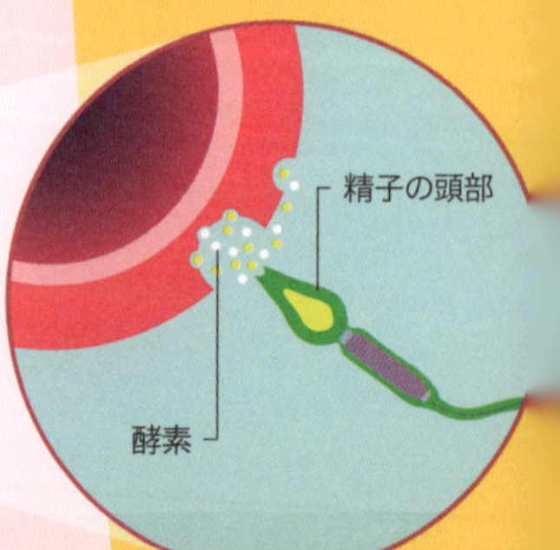

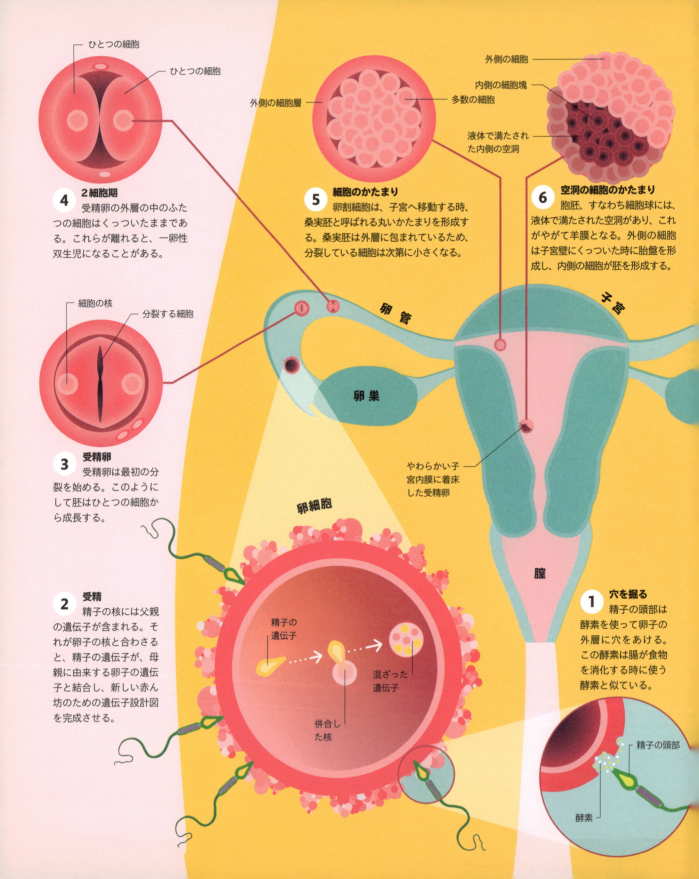

小さな始まり

セックス後の約48時間、約３億個の精子が、卵管を降りている卵子を受精させるために競争する。精子は化学作用によって卵子に引きつけられ、そのことが15cmという長い旅路を手助けしてくれる。

卵子の旅
毎月、数個の卵子が卵巣内で成熟し始める。通常は成長した卵子ひとつだけが排卵で放出される。その後放出された卵子は卵管のひとつに入る。

受精

女性が排卵していてセックスをしたのであれば、受精（妊娠の土台を作るための卵子と精子の結合）の可能性がある。精子が卵子の外層を貫通する瞬間、卵子は急激な化学変化を受け、他の精子が穴を掘るのをふせぐために固くなる。今や結合した卵子と精子は接合子と呼ばれる。これは子宮に入る時分割し始める。受精という目標は達せられたかもしれないが、まだ誕生まで長い道のりがある。

いつ妊娠が始まるのか？

妊娠は受精卵が子宮のやわらかい内膜に無事着床した時点で（この時に新しい生命が宿った可能性がある）始まる。

不妊の解決策

不妊症の問題は男女両方に共通で、6組に1組のカップルに影響をおよぼしている。女性の場合は、排卵の問題、卵管の閉塞、卵子の老化などの可能性がある。一方男性は、精子の数が少ないか精子が不活発なのかもしれない。とはいえ、治療はいくつかの方法が可能である。そのうちのひとつである体外受精は、卵子と精子を集め、それらを受精させるために「試験管」に入れる。受精した卵子はそのまま成長させてから子宮に移植する。もっと進んだ処置が細胞質内精子注入法で、精子の核が直接卵子の中へ注入される。

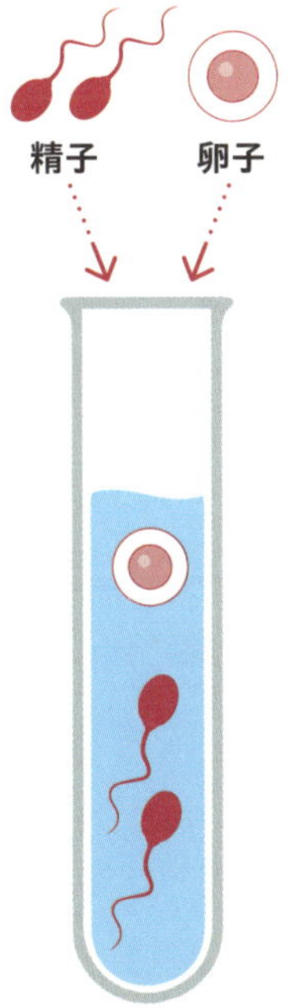
精子
卵子

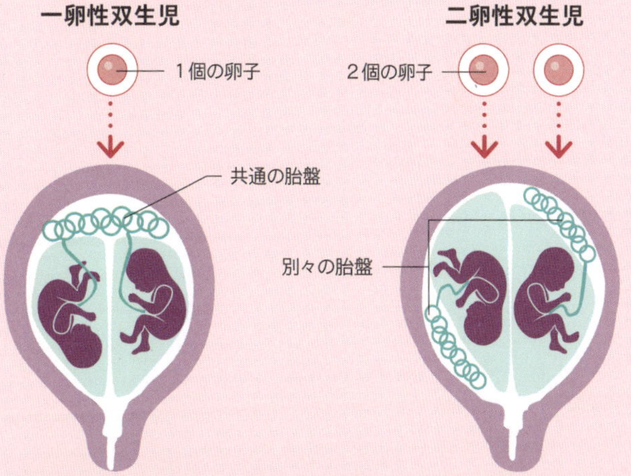
一卵性双生児
二卵性双生児
1個の卵子
2個の卵子
共通の胎盤
別々の胎盤

どのように双子ができるのか

ふたつの卵子が排卵で放出され、両方とも受精したら、二卵性双生児となる。同性でも異性でも可能で、それぞれに胎盤がついている。ひとつだけの受精卵が分裂の早い段階で分離し、それぞれの胚が別々に分裂し続けたら、一卵性双生児となり、それぞれ自分の胎盤を持つ。受精卵が遅く分離すると、一卵性双生児はひとつの胎盤を共有する。

世代ゲーム

あなたは唯一無二の個体であるが、家族と共通の、なじみの特徴を持っているだろう。この特徴は、母親の卵子と父親の精子によって伝えられた遺伝子により、代々引き継がれる。

遺伝的な特徴

遺伝子が体にどのように成長するかを指示（23頁参照）し、染色体という構造体が多数の遺伝子を運ぶ（16頁参照）。精子と卵子には父親と母親の遺伝子を無作為に選んだものが含まれる。これらの細胞が受精で合体する時、対の遺伝子は混ざり、あなたを「あなた」にする、新たな独自の設計図を作る。兄弟か姉妹がいるなら、あなたと似た遺伝子の選択を受け継いでいるため、顔の特徴や体型がたがいに似ていたり、よく似た性格や癖を共有しているかもしれない。その一方で、わずかしか同じ遺伝子を受け継いでおらず、一見したところでは血のつながりがあるように見えないことさえある。

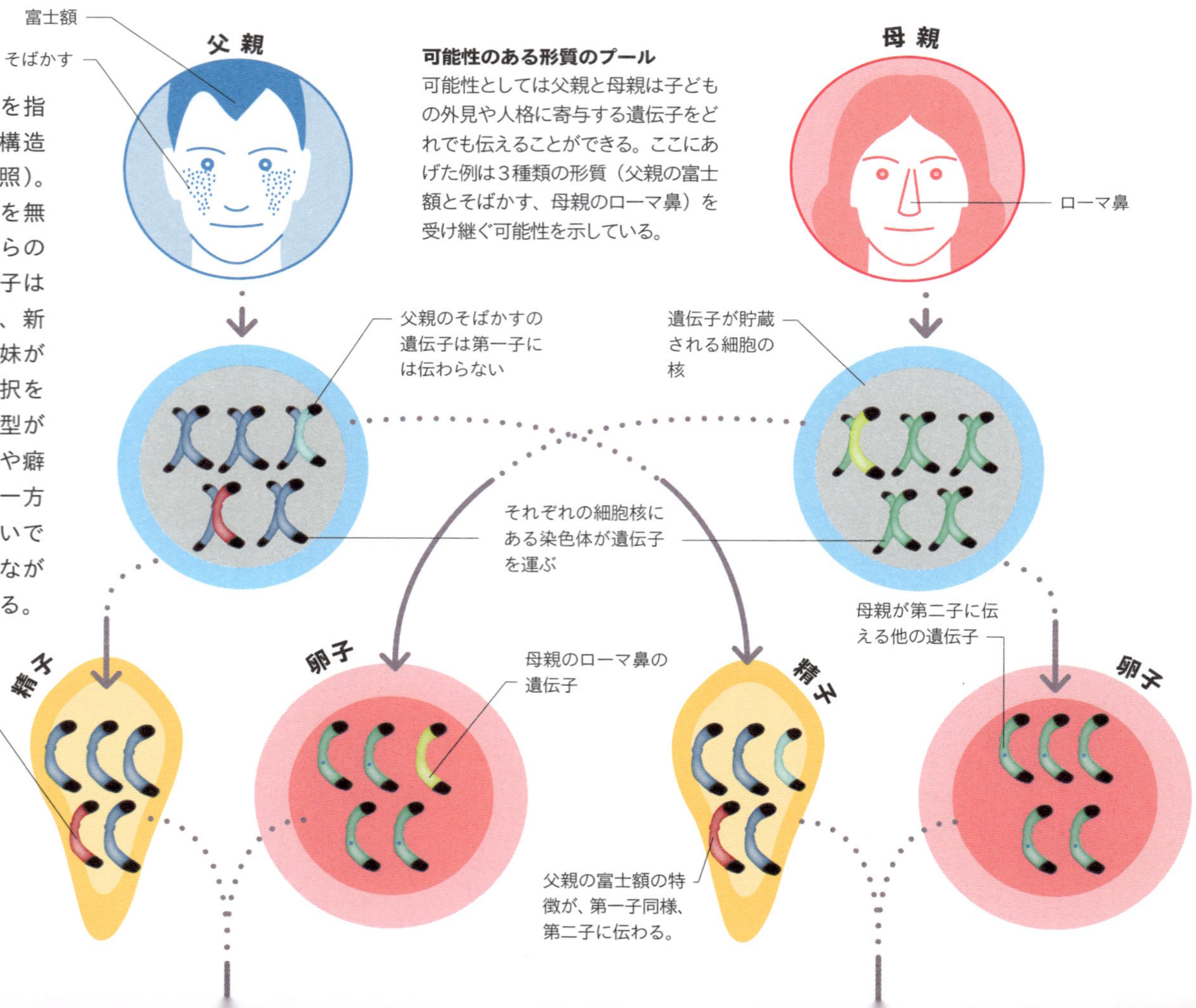
父親
母親
富士額
そばかす
ローマ鼻
父親のそばかすの遺伝子は第一子には伝わらない
遺伝子が貯蔵される細胞の核
それぞれの細胞核にある染色体が遺伝子を運ぶ
母親が第二子に伝える他の遺伝子
精子
卵子
精子
卵子
父親の富士額の遺伝子
母親のローマ鼻の遺伝子
父親の富士額の特徴が、第一子同様、第二子に伝わる。

可能性のある形質のプール

可能性としては父親と母親は子どもの外見や人格に寄与する遺伝子をどれでも伝えることができる。ここにあげた例は3種類の形質（父親の富士額とそばかす、母親のローマ鼻）を受け継ぐ可能性を示している。

選択された特徴

遺伝子の組み合わせはそれぞれの精子と卵子により異なる。この例では最初の受胎で父親の富士額の遺伝子が、母親のローマ鼻の遺伝子の入った卵子を受精させる精子の中に入っていた。しかし父親のそばかすの遺伝子は、第一子として卵子を受精させた精子ではなく、第二子の精子に入っていた。

両親からの特徴
第一子を作り出した精子と卵子は父親の富士額の遺伝子と母親のローマ鼻の遺伝子を伝えている。結果としてこの子どもは両親と特徴を共有することになる。偶然彼は父親のそばかすを受け継いでいなかった。

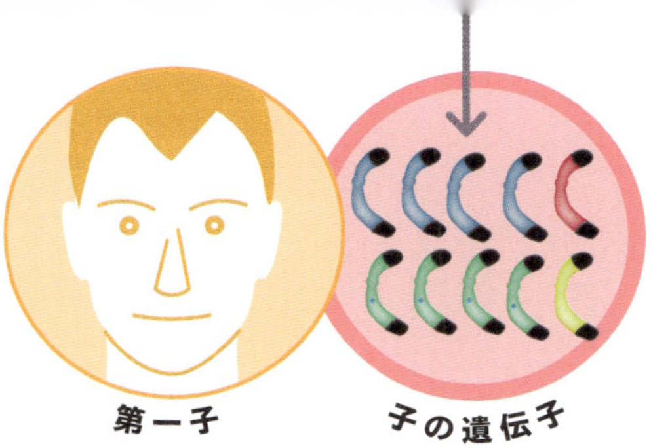
第一子
子の遺伝子

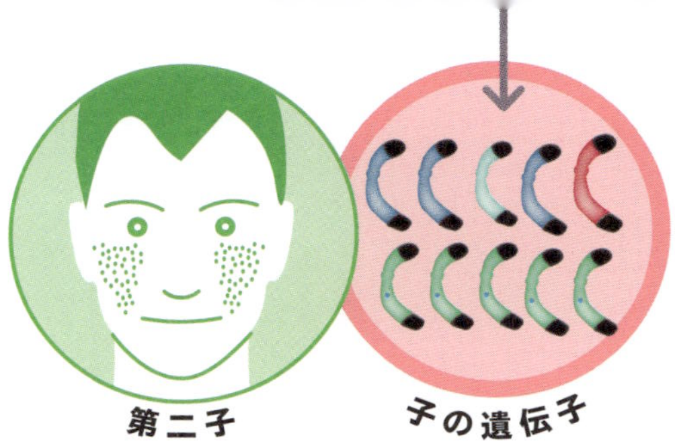
第二子
子の遺伝子

共通の特徴
第二子は父親の富士額とそばかすの遺伝子を受け継いでいる。兄弟は少なくともひとつ（富士額）は身体的特徴を共有している。

優性と劣性形質

形質は優性か劣性のパターンで受け継がれる。遺伝子の優性と劣性の型は対立遺伝子と呼ばれ、染色体の同じ場所にある。優性な対立遺伝子は、存在する時はいつもその特徴を示すが、劣性遺伝子は、より優性な型がない時にのみその影響を示す。分離型の耳たぶであれば、少なくともひとつは優性対立遺伝子を持っている。2つの劣性型を持つ場合のみ、劣性形質（よりまれな、密着型の耳たぶ）が現れる。

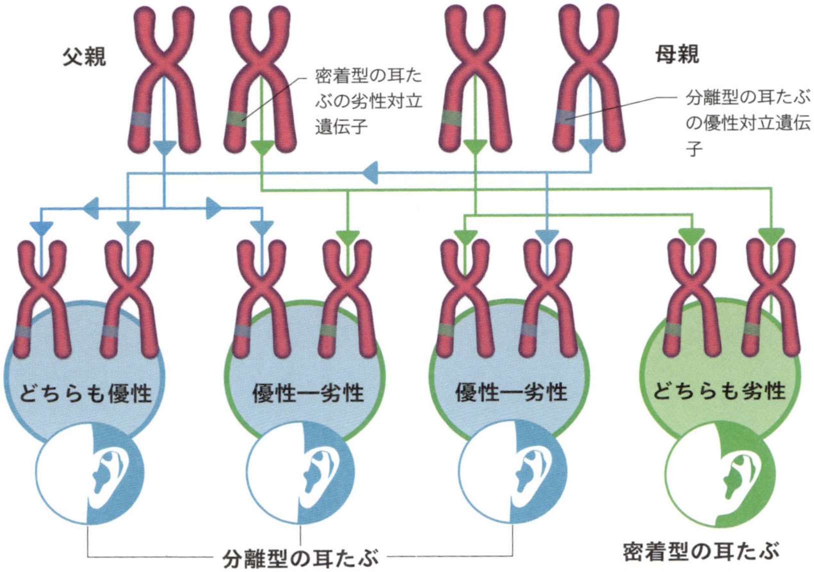
父親
密着型の耳たぶの劣性対立遺伝子
母親
分離型の耳たぶの優性対立遺伝子
どちらも優性
優性一劣性
優性一劣性
どちらも劣性
分離型の耳たぶ
密着型の耳たぶ

性別と関連した遺伝形質

母親がX染色体に、視覚に問題をもたらす、欠陥のある劣性遺伝子をもっていたら、彼女の体は別のX染色体上にある、完全な機能をもつ遺伝子を使うことになる。その欠陥のある遺伝子を受け継いだ娘は（母親のように）保因者であるが、影響を受けない。優性遺伝子がその影響を隠すからだ。しかし男性にはひとつのX染色体しかないため、欠陥のある遺伝子を持つ息子は視覚に障害がある。

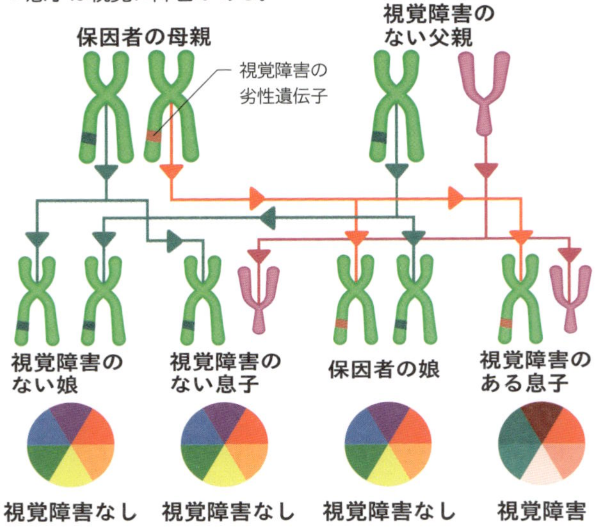
保因者の母親
視覚障害の劣性遺伝子
視覚障害のない父親
視覚障害のない娘
視覚障害のない息子
保因者の娘
視覚障害のある息子
視覚障害なし
視覚障害なし
視覚障害なし
視覚障害

成長する命

新しい生命の成長は、受精卵が分裂してからちょうど9ヶ月で完全に育った赤ん坊になるという、奇跡的なプロセスである。母親と子どもをつないでいるのは胎盤で、成長する胎児に必要なものをすべて与える特別な器官である。

細胞から器官へ

最初の8週間、赤ん坊は胚と呼ばれる。遺伝子を発現させるスイッチが入ったり切れたりすることで、どのように成長するか細胞に指示する。胚の外側の層にある細胞が、脳、神経、皮膚細胞を形成する。内側の層は腸などの主要な器官となり、2つの層をつなぐ細胞は筋肉、骨、血管、生殖器へ成長する。これらの主要な構造が築かれるやいなや、赤ん坊は誕生まで胎児と呼ばれる。

4週目の胚

脊柱、眼、手足、臓器が形を成し始める。胚は長さが約5mmで、重さは1gである。

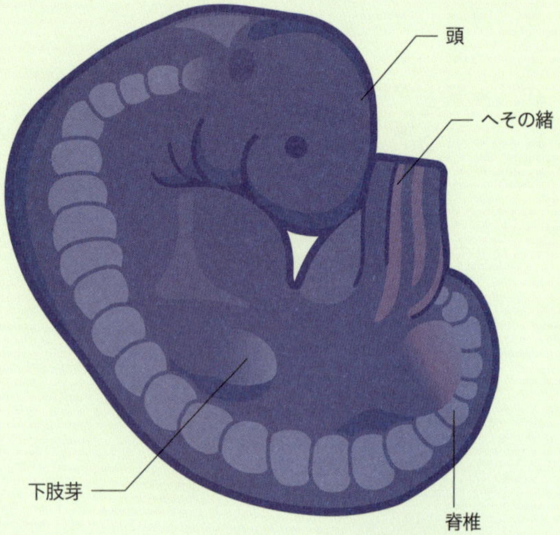

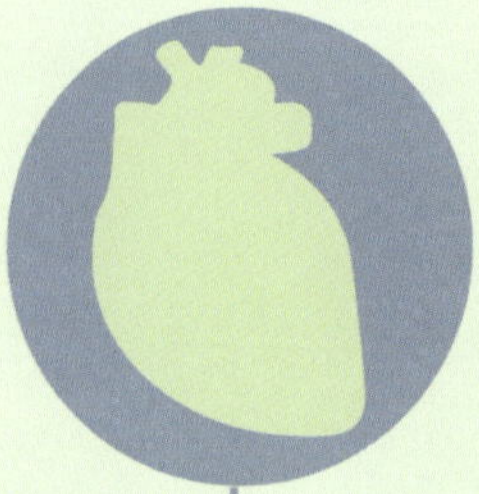

最初の心拍

心臓の成長は6週までにほぼ終わり、4つの心室すべてが毎分約144回、速く拍動する。この拍動は超音波スキャンの時に検知される。

尿を放出する

腎臓によって尿が羊水へ30分ごとに放出される。羊水の中で薄められ、胎児が飲み込んでも害はない。最終的に胎盤を経て母親に渡り、母親が自身の尿とともに排出する。

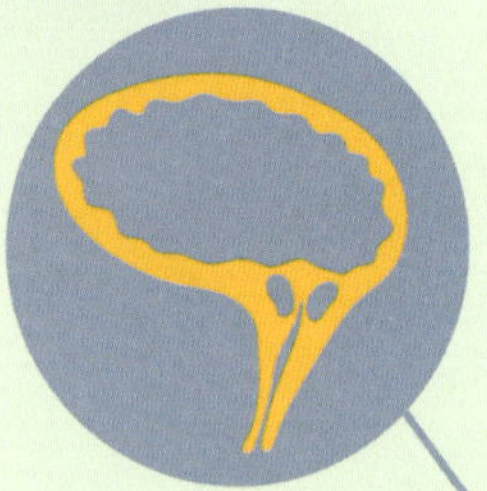

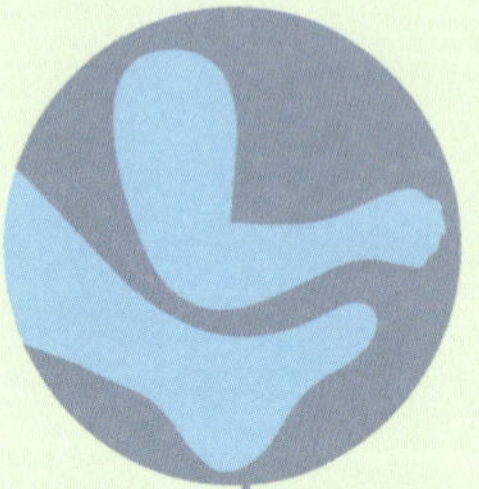

小さな手足

上肢芽が腕に成長し、下肢芽が脚になる。手足の指がくっつき始め、やがて分かれる。

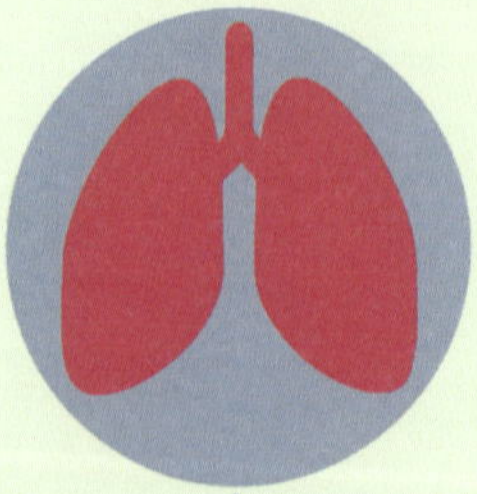

肺の形成

2つの肺がこの頃に形成され始める。赤ん坊が生まれる直前まで肺で空気を吸い込む準備は整わない。

胎児の成長

胎児はそれぞれ独自の速度で成長するため、主要な出来事の時期は一致しないことが多い。

妊娠期間予定表

1 ヶ月　**2** ヶ月　**3** ヶ月　**4** ヶ月

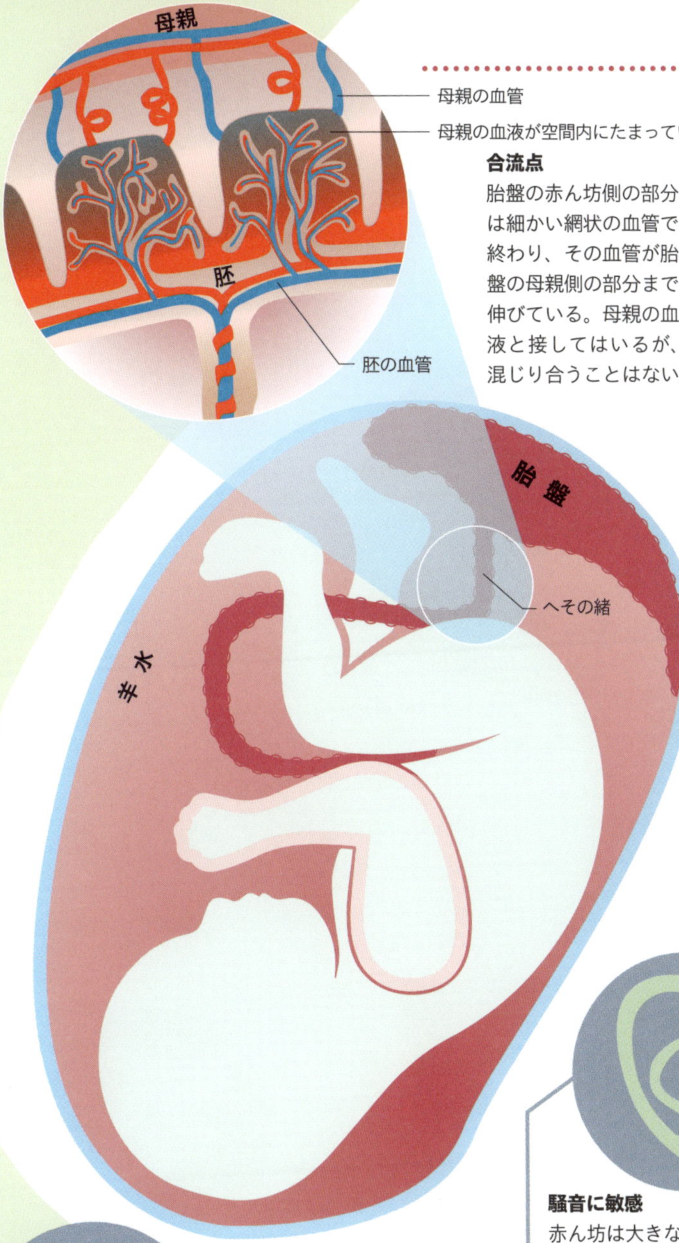
母親
母親の血管
母親の血液が空間内にたまっている
胚
胚の血管
胎盤
羊水
へその緒

合流点
胎盤の赤ん坊側の部分は細かい網状の血管で終わり、その血管が胎盤の母親側の部分まで伸びている。母親の血液と接してはいるが、混じり合うことはない。

支援体制

赤ん坊は胎盤（母親と赤ん坊の両方の遺伝子の管理下で胚とともに成長し始める唯一の器官）によって支えられる。胎盤では母親と胎児の両方からの血管が密接にからみあっているが、両者の血液が混じることはない。もしそうなると、母親の免疫系が胎児を「異物」として拒絶することになる。胎児は母親の血液から胎盤とへその緒を経て、酸素と栄養物を、二酸化炭素などの老廃物と交換に得ている。

嗅覚
胎児は羊水を通じて母親のにおいを認識できる。誕生後、赤ん坊は母親のにおいに引きつけられる。

騒音に敏感
赤ん坊は大きな騒音にびっくりする。誕生後、子宮の中にいた間に聞いた音や声を赤ん坊は覚えている。

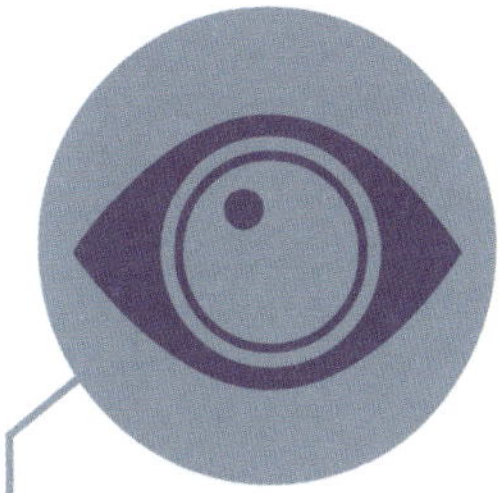

最初のまなざし
胎児のまぶたは7ヶ月頃まで開かない。両眼が最初に開いた時、眼は映像を作れない——明暗だけ感じることができる。

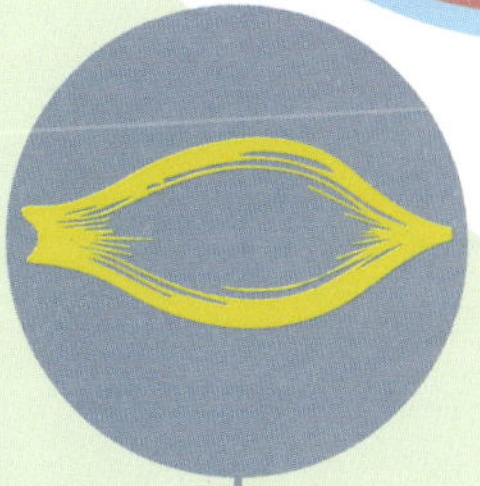

けいれんと「けり」
赤ん坊の「けり」は、胎児が脊柱を曲げたり、手足の動かし方を学んでいる時に母親が感じる多くの動きであるかもしれない。

5
ヶ月
6
ヶ月
7
ヶ月
8
ヶ月
9
ヶ月

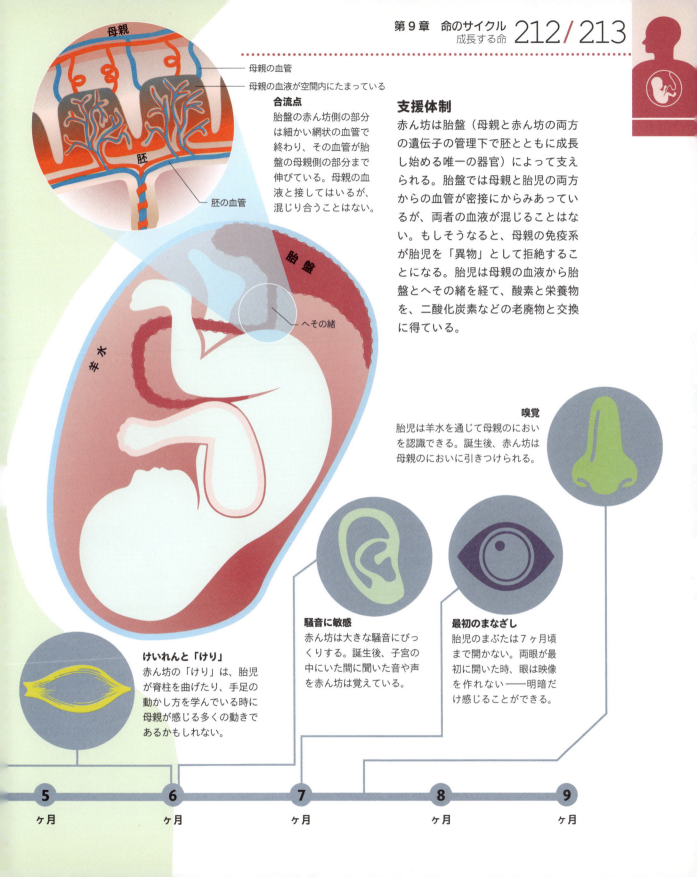

母親の新しい体

母親の体の内部で赤ん坊を養うのは驚くべき偉業であるが、同時に大きな負担も強いる。妊娠中、母体は何度も信じられないほどの変化と危険にさらされる。

妊娠期の変化

妊娠期は肉体と感情が大きく変化する時期である。この変化が母親に妊娠期の臨時の要求への支度を整えさせる。母体は自身に必要なものを供給するばかりでなく、成長する赤ん坊に必要な酸素、タンパク質、エネルギー、液体、ビタミン、ミネラルをすべて与えなければならない。さらに母体は赤ん坊の老廃物を吸収し、それを母親自身の老廃物とともに処理する。諸器官は母体と赤ん坊の両方を支えるようになるため、妊娠している女性は疲れやすい。しかし妊娠の驚異は体の順応性の驚くべき例である。

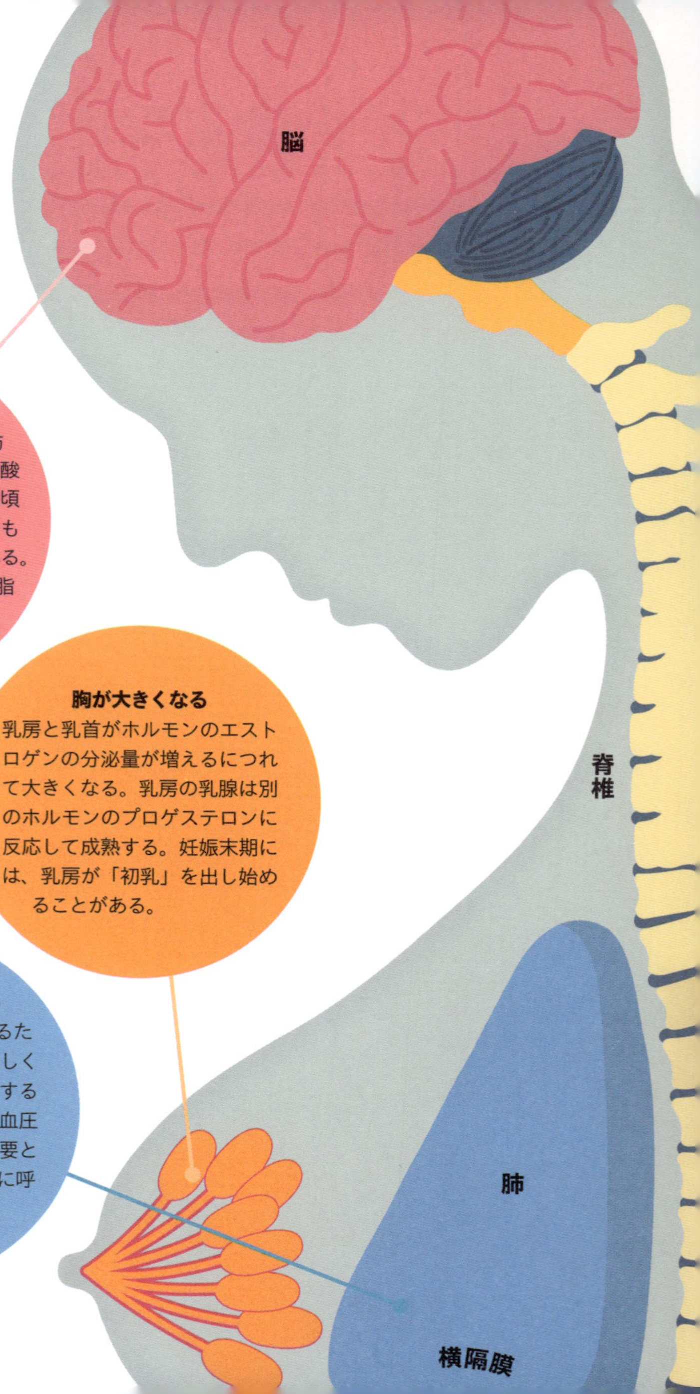

消耗する脳

脳は赤ん坊の脳に必要な脂肪酸を供給するために自身の脂肪酸を再利用する。これが妊娠末期頃に多くの女性が経験する「もやもやした思考」の原因と考えられる。母親の食事に含まれる余分な脂肪酸がこの問題をやわらげるかもしれない。

胸が大きくなる

乳房と乳首がホルモンのエストロゲンの分泌量が増えるにつれて大きくなる。乳房の乳腺は別のホルモンのプロゲステロンに反応して成熟する。妊娠末期には、乳房が「初乳」を出し始めることがある。

呼吸と心拍量が上昇する

血液の量が約3分の1増えるため、心臓がこれまでより激しく動く。母親の心拍数は上昇するが、静脈は膨張するため、血圧は自然に下がる。胎児が必要とする余分な酸素を得るために呼吸が速くなる。

何が原因で奇妙な食べ物を渇望するのか？

食物への渇望が、妊娠にともなって起こるもっとも奇妙な現象のひとつであるのは確かだ。これは栄養不足の徴候かもしれない。体や赤ん坊が特定の栄養を必要としていると、きゅうりのピクルスとアイスクリームといった奇妙な取り合わせの食べ物を切望することになるのかもしれない。土や石炭などの栄養にならないものへの渇望はきわめてまれだが、たまに起こる。

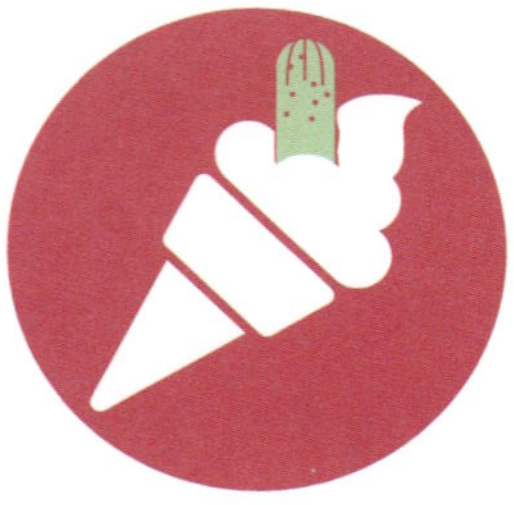

つわりとは何か？

妊娠初期、内耳内のホルモンの変化が妊婦のバランスを混乱させ、吐き気と酔った時に似ためまいを引き起こす。つわりは一日のどの時間でも起こりうる。

子宮は妊娠末期までに通常の500倍まで拡大する

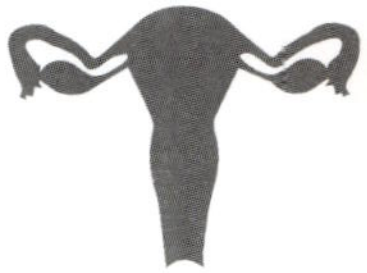

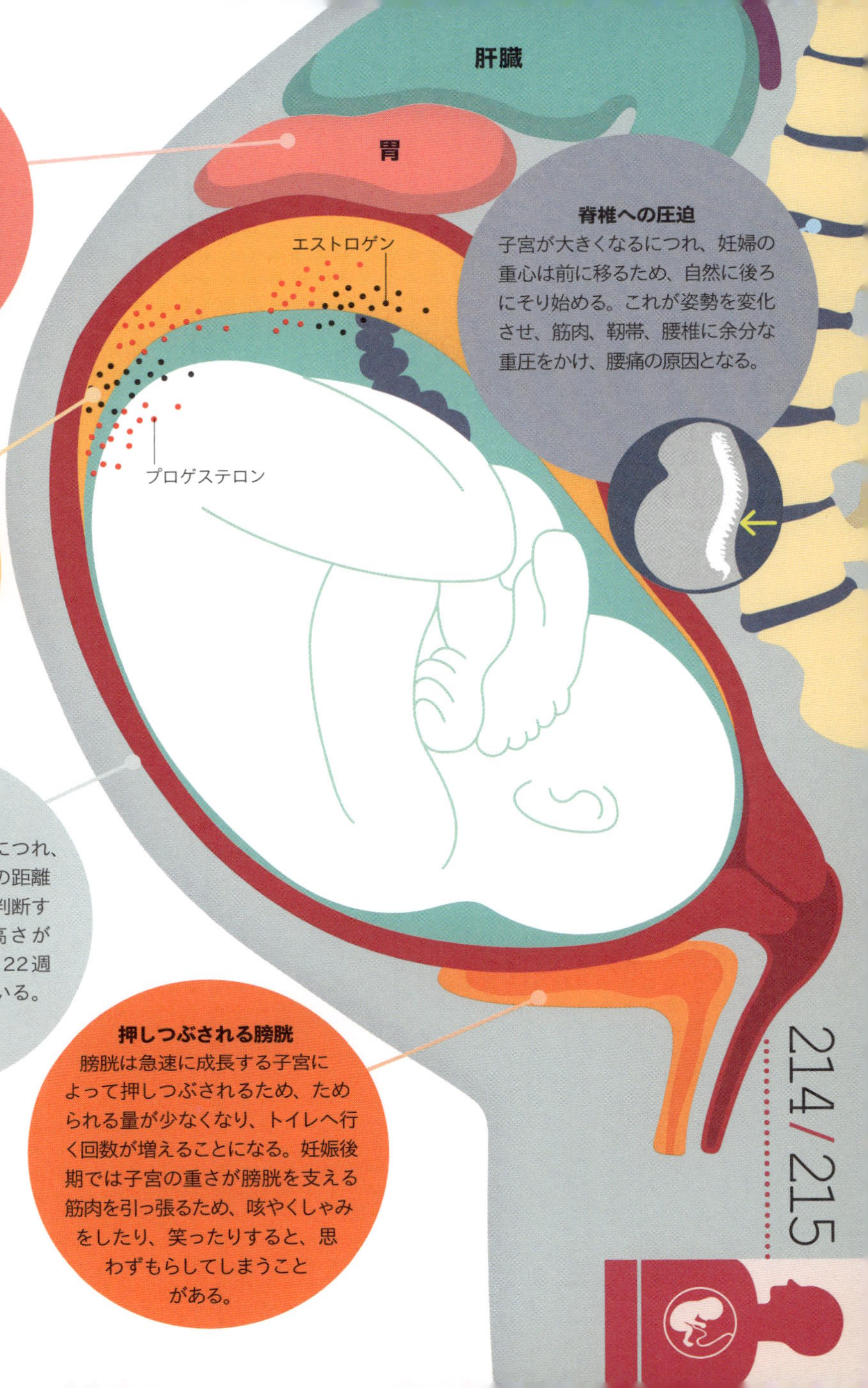

押しつぶされる胃

赤ん坊が育つにつれ、子宮も育つため、母親の胃を横隔膜に向かって押し上げる。その結果、妊婦の多くが胃酸の逆流のために胸やけを経験する。大きなげっぷに悩まされるのもそのためかもしれない。

ホルモン製造者

胎盤は形をなすにつれ、妊娠検査で検知されるホルモンのヒト絨毛性生殖腺刺激ホルモン（hCG）を産生する。その後エストロゲンとプロゲステロンを作り始め、量を徐々に増やして乳房の発達などの体の変化をもたらす。

脊椎への圧迫

子宮が大きくなるにつれ、妊婦の重心は前に移るため、自然に後ろにそり始める。これが姿勢を変化させ、筋肉、靭帯、腰椎に余分な重圧をかけ、腰痛の原因となる。

腹部の発達

子宮が骨盤の外に広がるにつれ、恥骨と子宮の底部との間の距離は、医者が妊娠の段階を判断するのに役立つ。底部の高さが22cmだとだいたい妊娠22週目であることを示唆している。

押しつぶされる膀胱

膀胱は急速に成長する子宮によって押しつぶされるため、ためられる量が少なくなり、トイレへ行く回数が増えることになる。妊娠後期では子宮の重さが膀胱を支える筋肉を引っ張るため、咳やくしゃみをしたり、笑ったりすると、思わずもらしてしまうことがある。

妊娠線

妊娠線は急激な体重増加と皮膚の伸展の結果である。皮膚の深いところで通常は皮膚を引き締めてなめらかに保つ弾性線維とコラーゲンが、妊娠の過程でもろくなる。ほとんどの女性には妊娠線が残るが、無傷で妊娠を終える幸運な女性もいる。

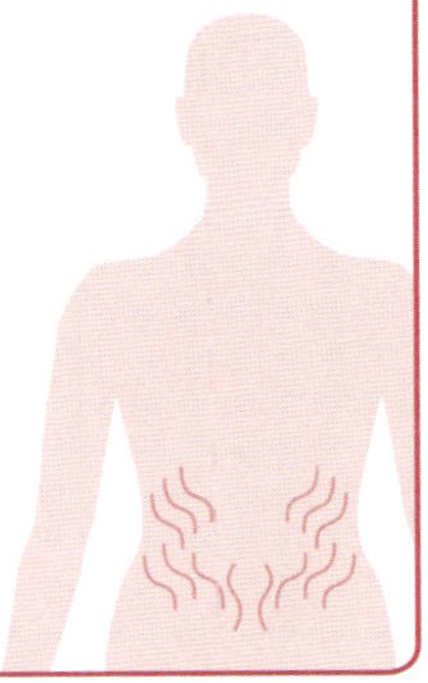

誕生の奇跡

新たな生命を産み落とすことは非常に困難かつ刺激的な経験である。9ヶ月の妊娠が母親と子どもに出産の準備を整えさせる——出産は30分ですむ場合もあれば、数日間におよぶ場合もある。

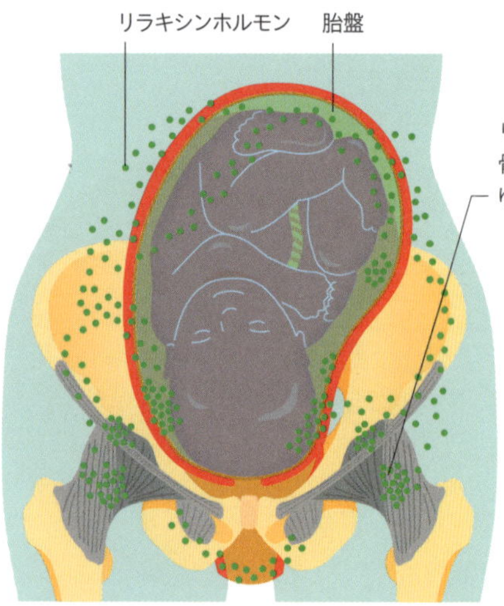

出産を始める
妊娠後期、胎盤は出産に備えて骨盤を広げるために、骨盤の靭帯を弛緩させ、子宮頸部と膣を柔軟にして開くリラキシンというホルモンを産生する。分娩を引き起こす正確な因子についてはわかっていない。

破水

1 羊水
赤ん坊の頭が子宮頸管を押すと、羊膜が破れる。通常は300ml以下の液体が漏れ出る。映画と違い、一度にすべて噴出しないかもしれない——少しずつ滴り続けることもある!

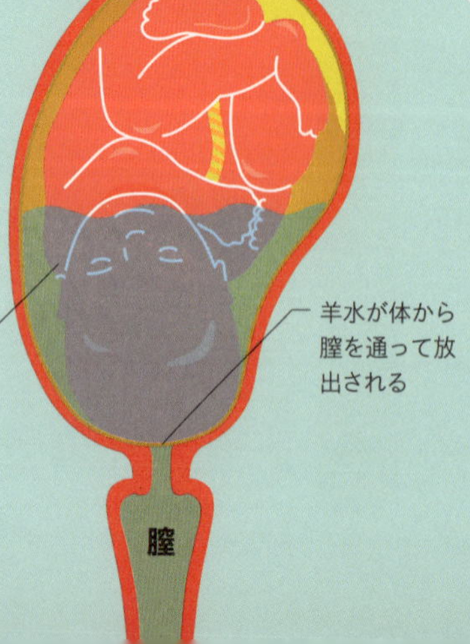

収縮と膨張

2 子宮頸管が広がる
子宮の筋肉が収縮し、赤ん坊の頭を頸管に押し付けると、徐々に頸管が10cm幅まで広がる。収縮は規則的で痛みをともなう。一般的にこの段階は約10時間続くが、異なる場合もある。

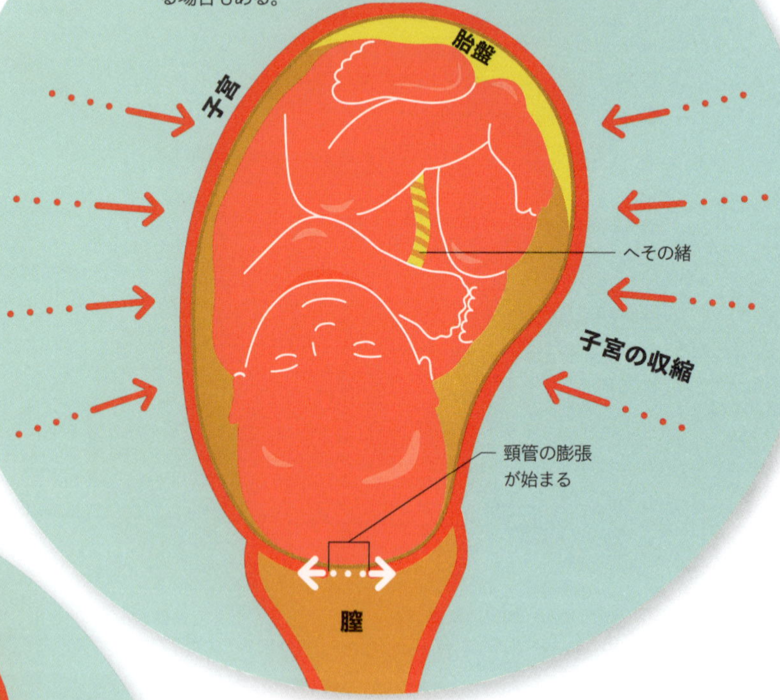

出産の違い

出産には4段階あるが、各段階でかかる時間はそれぞれ異なる。どの女性も異なる出産の経験をし、たとえ人生で何回か出産を経験したとしても毎回異なる。これらの段階は一気に起こることも、数日にわたる場合もある。2回目の妊娠では、収縮の段階に到達するまでにかかる時間が1回目よりも短いかもしれない。

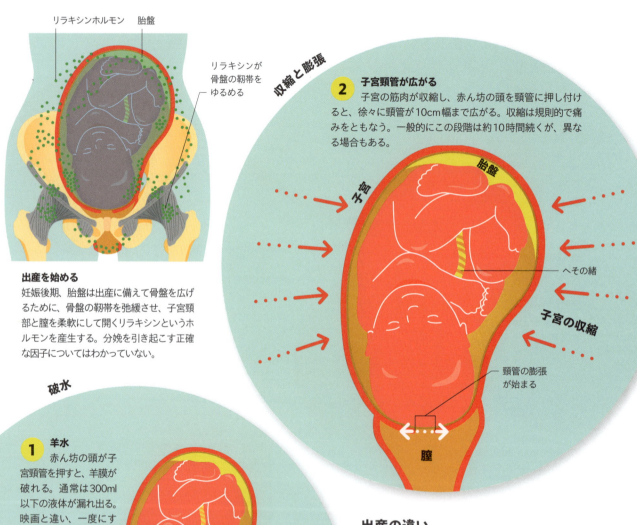

3 押し出す時

一時的な休止の後、収縮がさらに強くなる――母親が押し出す必要を感じる時である。赤ん坊は膣（産道）に押し込まれる。排臨は赤ん坊の頭が初めて見えてくる段階である。

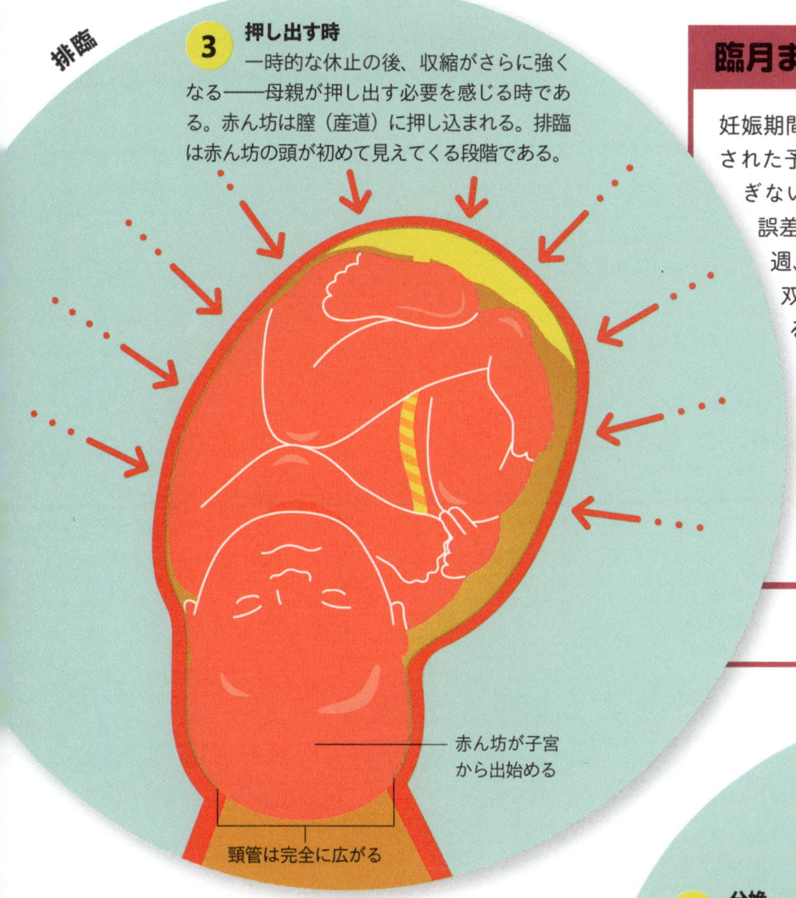
排臨
赤ん坊が子宮から出始める
頸管は完全に広がる

臨月までみごもる

妊娠期間はさまざまに異なる――妊娠初期に計算された予定日に産まれる赤ん坊は20人に１人にすぎない。医師は単胎児の妊娠の場合、２週間の誤差で40週を臨月とみなす。双子の場合は37週、三つ子の妊娠では34週を臨月とみなす。双子と三つ子はより早い成長段階で産まれるため、特別の治療を必要とする。

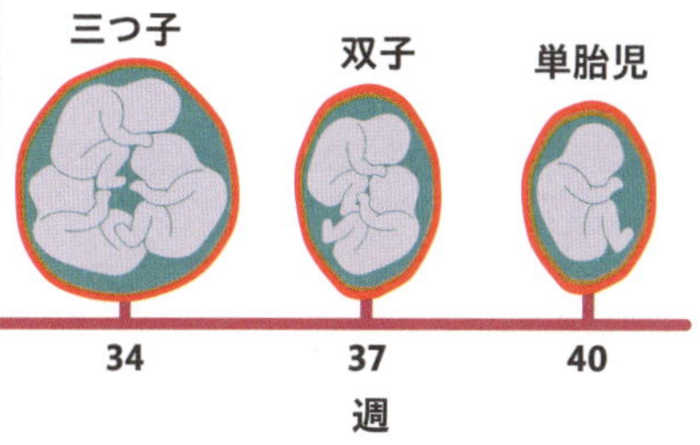
三つ子
双子
単胎児
34
37
40
週

4 分娩

赤ん坊は通常頭から先に産まれる。これは体の中で一番幅の広い部分である頭が、母親の骨盤の一番広い部分と一致して、体の残りの部分を通すためである。へその緒と胎盤は後産の段階で出される。

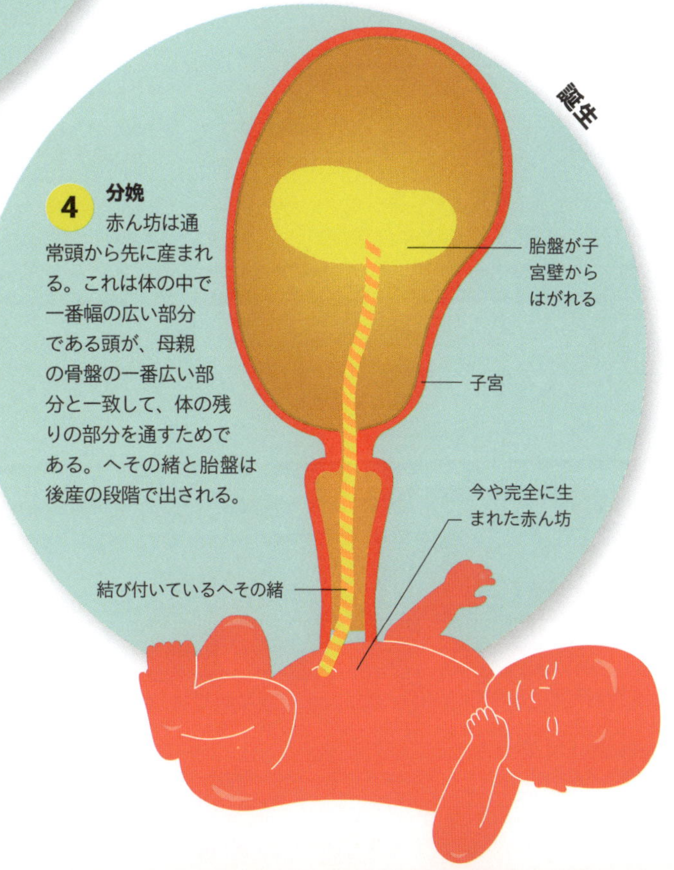
誕生
胎盤が子宮壁からはがれる
子宮
今や完全に生まれた赤ん坊
結び付いているへその緒

誕生後に何が起きるか

誕生後、赤ん坊は最初の呼吸をする。そうすることで、赤ん坊の循環系と呼吸系が初めて母親から独立してはたらき始める。肺から酸素を得るために、緊急の血管ルートの変更が起こる。心臓へ逆流する血液の圧力が心臓の穴を閉じ、正常な循環が確立する。

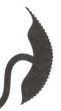

母親の胎盤から集めた血液は**将来の幹細胞の供給源**として赤ん坊のために取っておくことができる

生きるための準備

私たちは成長と発達に役立つ数々の特徴をすでに備えて生まれてくる。新生児の頭蓋骨をつなぐ、しなやかな線維状のすき間のおかげで、脳が大きくなるにつれて頭は広がる。最初の１年で急速に成長し、出生時の体重の３倍になる。

１ヶ月

1 笑い始める

人生の最初の１ヶ月間、聞いたり、見たり、人々や物や場所を認識し始める。おそらく４〜６週目には笑い始める。

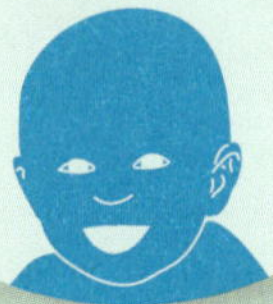

３ヶ月

2 転がろうとする

３ヶ月で、頭のバランスをとって、蹴ったり体をくねらせ、背中から体を回転させようとする。

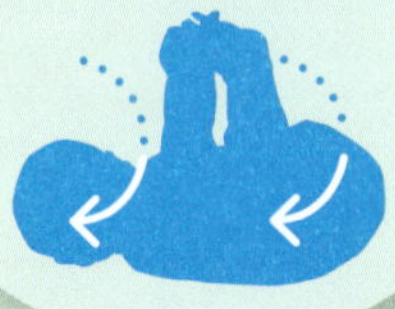

６ヶ月

3 おしゃべりが始まる

片言のおしゃべりを始める。音をまね、「はい」や「だめ」などの簡単な命令に反応する。

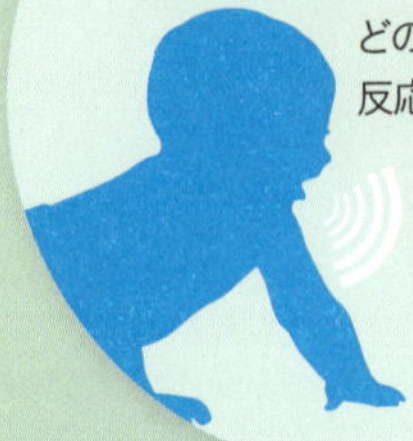

９ヶ月

4 おすわりをする

９ヶ月頃にきちんと座り、ハイハイを始める。運動機能が発達するにつれ、たえず動き回る。

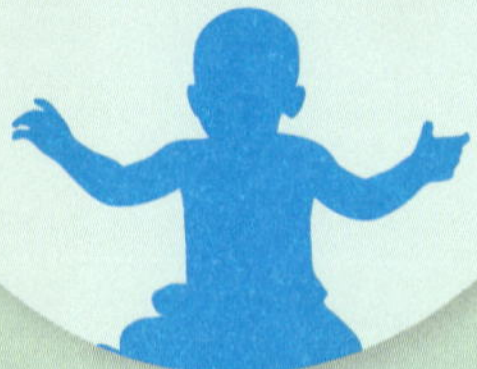

10ヶ月

5 立って歩く

だいたい10ヶ月から18ヶ月の間に歩き始める。最初の一歩は何かにつかまっている時に起きる。

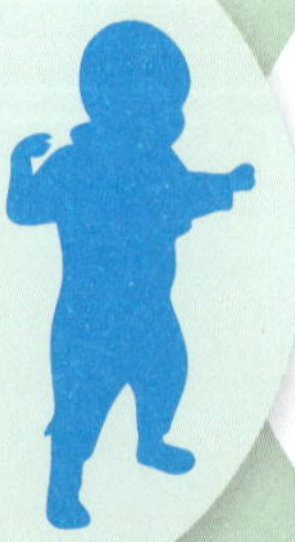

12ヶ月

6 自分を認識する

12ヶ月までに自分の名前を知り、18ヶ月までに自分の姿を認識する。

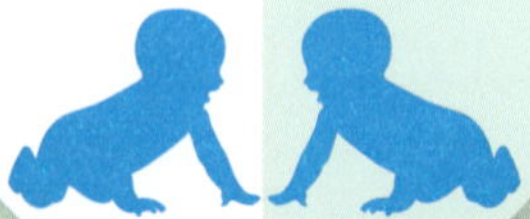

赤ん坊の反応

赤ん坊は70以上の生存反応を備えて生まれる。赤ん坊の頬の横に指を置くと、頭を向け、口を開ける。これは哺乳反射といい、おなかがすいた時に母親の乳首を見つけるのを助ける。定期的な授乳が確立すると消える。把握反射は赤ん坊がころんだ場合に安定させるのに役立ち、赤ん坊をうつぶせにすると腹這い反射を起こす。このふたつの反応はより長い期間必要とされる。

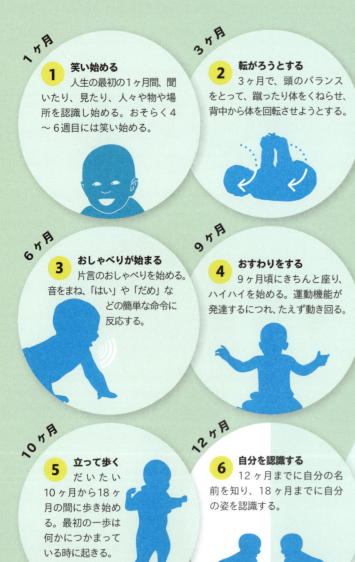

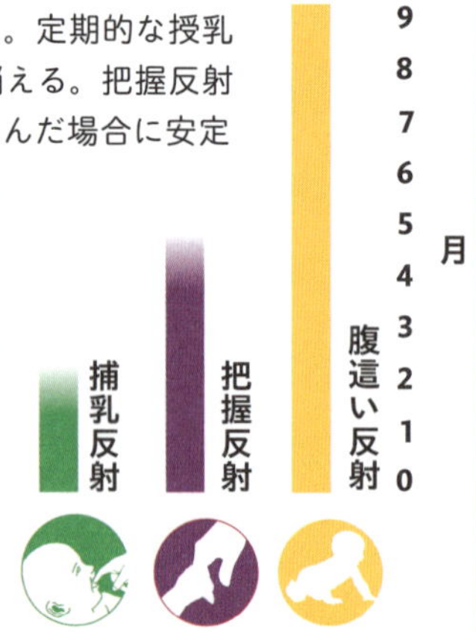

成長の重要な段階

人生の最初の１年間、人は周囲の世界を探検するのに役立つ能力を発展させる。最初の笑顔や第一歩など、成長の重要な出来事は世話をする人々が発達を監督するのに役立つ。

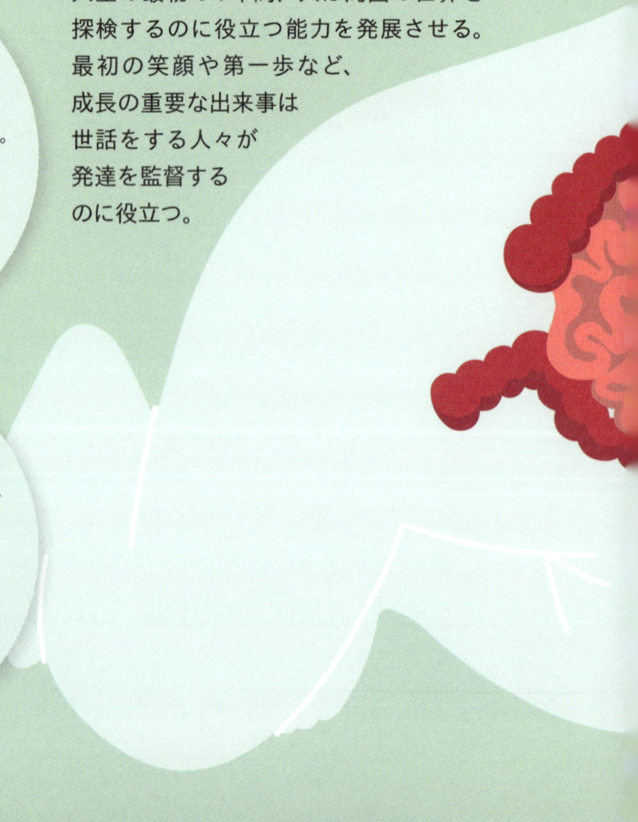

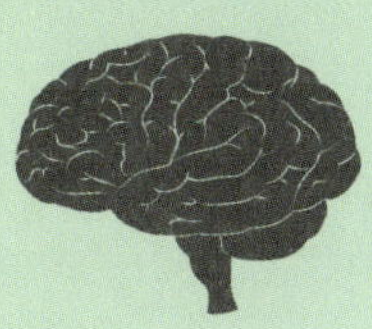

新生児の脳は大人のサイズの約4分の1である

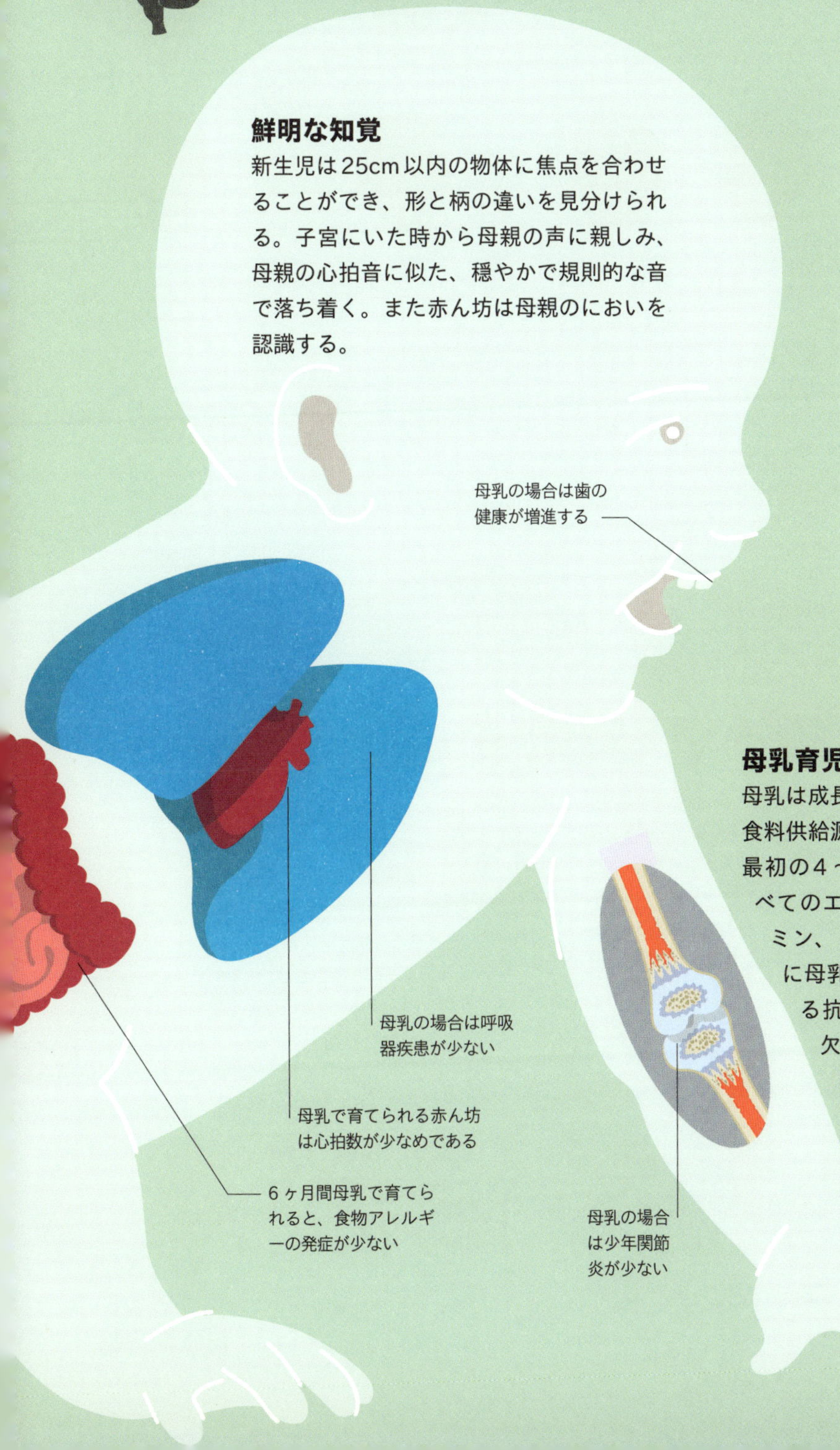
母乳の場合は歯の健康が増進する
母乳の場合は呼吸器疾患が少ない
母乳で育てられる赤ん坊は心拍数が少なめである
6ヶ月間母乳で育てられると、食物アレルギーの発症が少ない
母乳の場合は少年関節炎が少ない

鮮明な知覚

新生児は25cm以内の物体に焦点を合わせることができ、形と柄の違いを見分けられる。子宮にいた時から母親の声に親しみ、母親の心拍音に似た、穏やかで規則的な音で落ち着く。また赤ん坊は母親のにおいを認識する。

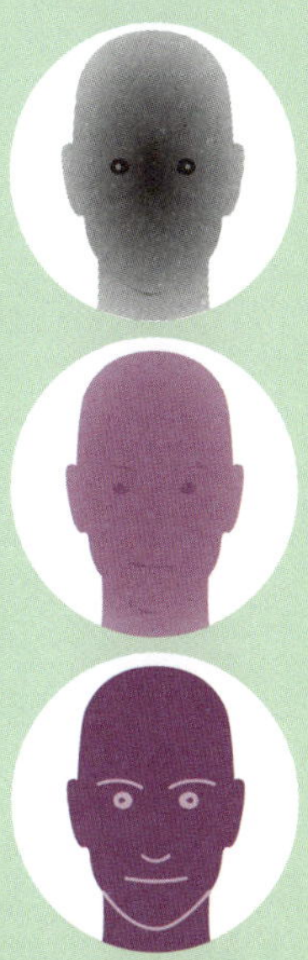

3日目
最初、赤ん坊は白黒でしか見えない。特に顔に赤ん坊は引きつけられる。

1ヶ月
約1ヶ月で正常な色覚と両眼視が発達し始める。

6ヶ月
6ヶ月までに赤ん坊の視覚は急速に発達する。今や赤ん坊は顔を見分けられる。

母乳育児の重要性

母乳は成長する新生児にとってもっとも重要な食料供給源である。栄養に大変富んでいるため、最初の4～6ヶ月間に赤ん坊が必要とするすべてのエネルギー、タンパク質、脂肪、ビタミン、ミネラル、水分を供給できる。さらに母乳は有益な細菌を供給し、病気から守る抗体と白血球を運び、脳と眼の発達に欠かせない重要な脂肪酸を届ける。母乳の恩恵は数多く、赤ん坊の骨と組織のすべてと器官のほとんどに影響をおよぼす。

他者を理解する

1歳から5歳の間にほとんどの子どもが、他人には独自の考えと見方があるとの理解を発達させる。これは「心の理論」と呼ばれる。だれにでも考えと感情があることを子どもが理解すると、他人と交代したり、おもちゃを共有したり、感情を理解するようになり、毎日の生活で観察する役割を実演するような複雑なごっこ遊びを次第に楽しむことができるようになる。

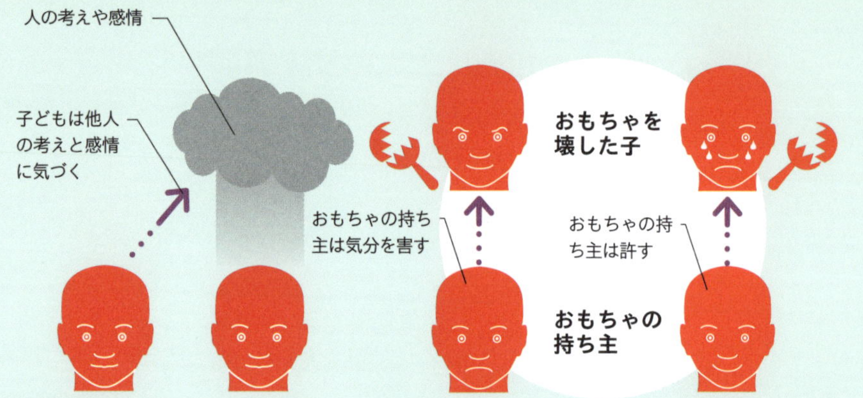

他者を理解する
「心の理論」を身につけた子どもは、ある状況で他人がどう感じるか予測し、だれかの行動の背景にある意図を理解し、どう反応すべきか判断できる。

怒り
友だちがわざとおもちゃを壊したと悟ると、意地悪をされたと思うため、気分を害する。

許し
壊れたのが偶然と悟ると、子どもは友だちが申し訳なく思っていることを理解し、友情はゆるがない。

着実な成長

幼年時代は心と体が急速に成長をとげる時期である。他人とたがいに理解し合い、境界を作り、社会的なきずなを確立するようになるためには、子どもが同じ年頃の子たちと時間を過ごすことが重要である。着実に体が成長するにつれ言葉の発達や感情の認識、行動上の習慣が現れる。新しい神経細胞の結合が脳内で生じ、知能の発達の基礎を築く。

幼年期の発達
成長するにつれ、体のプロポーションは大人に似てくる。成長は5歳と8歳の間で遅くなる。

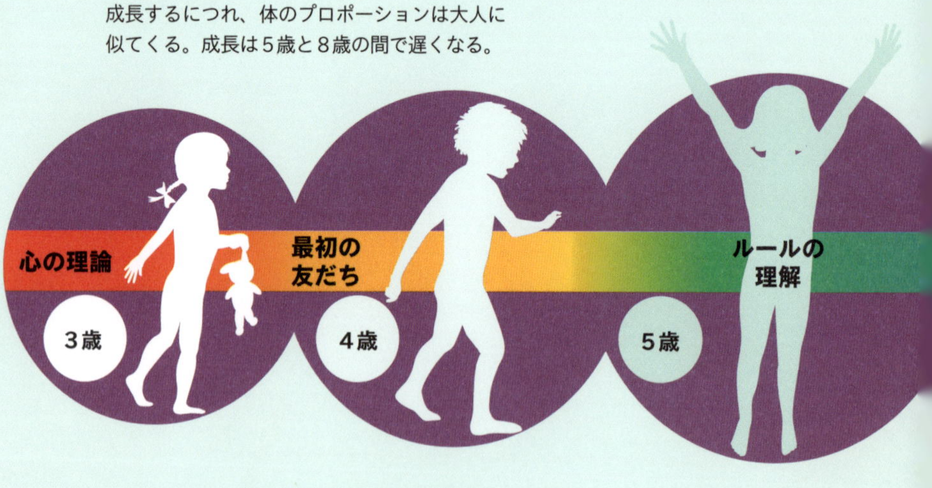

成長する

子どもの時はだれもが好奇心とエネルギーにあふれている。思春期までの子ども時代に、人は言葉をしっかり理解し、他人には他人の考えがあることを理解し、他人の感情について学び、積極的に周囲の状況を探究し始める。

2歳から10歳の**子どもたち**は**1時間に24の質問をする**

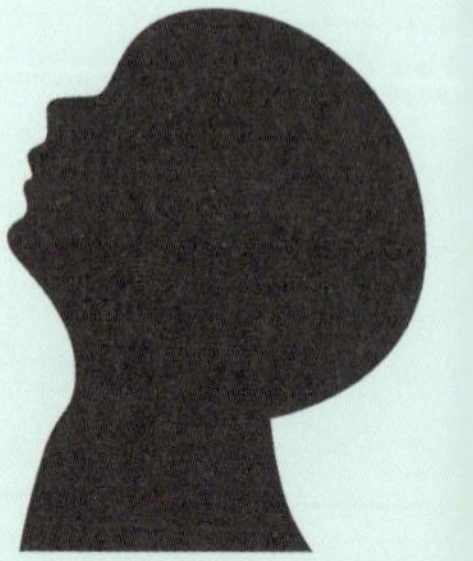

友情を育てる

４歳より上の子どもの多くは似た興味と行動をともにする他者を選んで友情を築く。彼らは今や未来の感覚があるため、秘密を共有でき、信頼できるだれかとの友情の価値を理解できる。

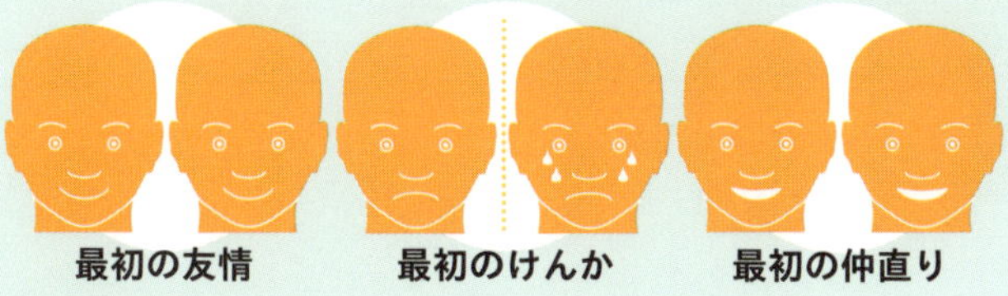

最初の解決
仲たがいしても、何が友人を不機嫌にしたのか反省することで、こどもたちは仲直りできる。

ルールを理解する

ルールにもとづいた遊びは、５歳以上の子どもたちに、ルールに従うことと勝ちたいという欲求のバランスを保つことを身につけさせ、いかさまや不正なふるまいを阻止する。これは子どもたちが善悪と、後の人生でどのように社会が動いているか理解するのに役立つ。

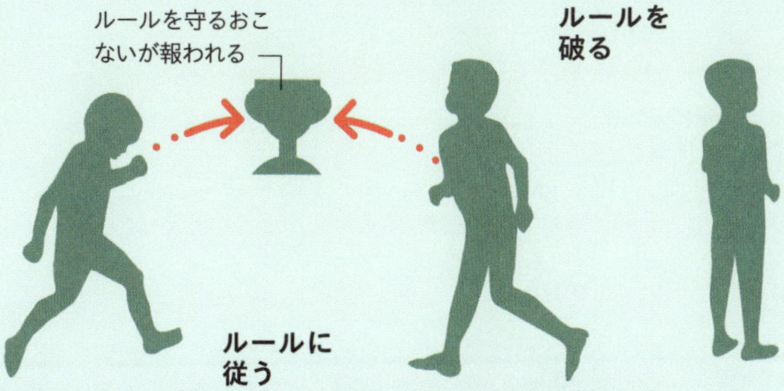

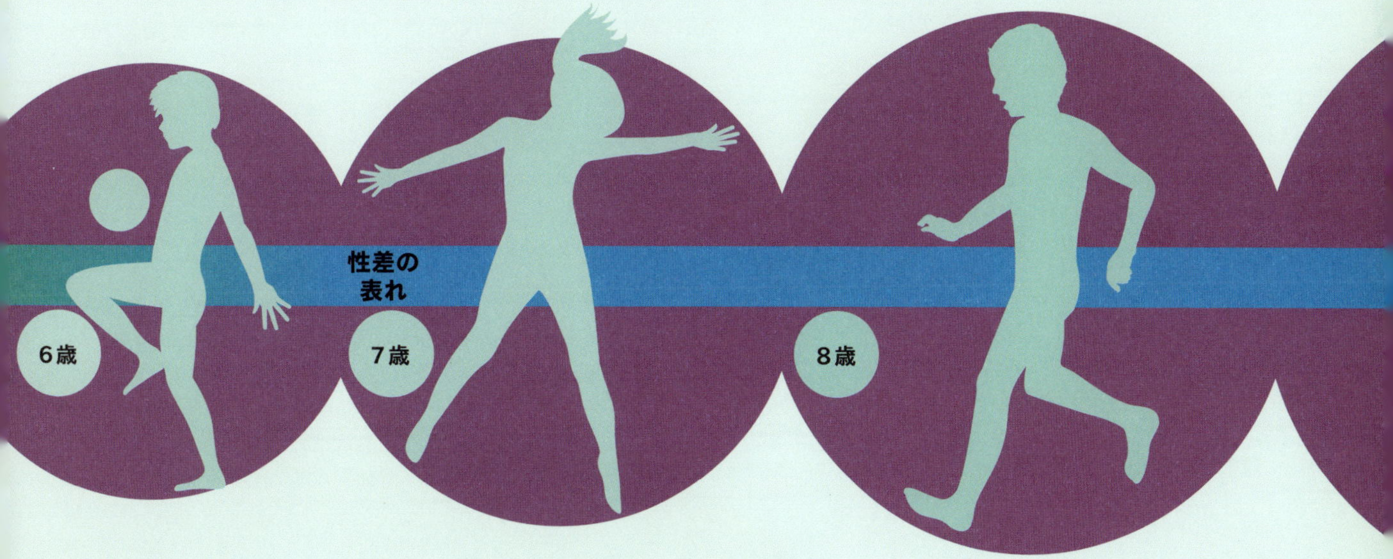

友人グループ

男児と女児は７歳までに、独自の階層のある、違った種類の友人関係を持つ。男児は１人のリーダーと彼と仲のよい友人たちの小さなサークルと、周辺の子分たちで構成される大きな友人グループを作る傾向がある。一方女児は通常対等関係にある１人か２人の仲のよい友人を持つ。もっとも人気のある女子たちが「一番の」友人としてもてはやされる。

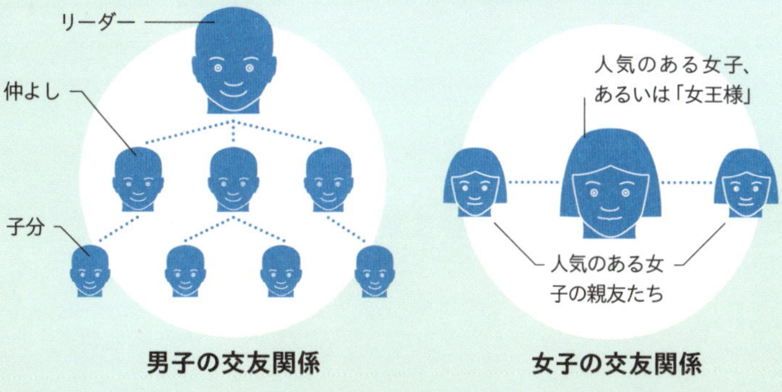

ホルモンの影響を受ける10代

思春期は幼年期と成人期の間の段階で、生殖器が成熟し、生殖が可能になる。変動するホルモン量が感情と体に変化をもたらすため、10代はどこかぎこちなく、不機嫌で、自意識過剰になる。

視床下部

下垂体

脂肪細胞

声が低くなる

思春期の始まり

体重とレプチン（脂肪細胞で作られるホルモン）が一定のレベルに達すると、視床下部が性腺刺激ホルモン放出ホルモンをパルス状に放出し、それぞれの性の変化を促進する。

男性の変化

男子は普通、9歳から12歳の間に思春期に入る。その進行の速度には大きな差があり、17、8歳までに終わる。

声が変わる

ホルモンにより喉頭が広がり、声帯が長く厚くなり、声を低くする。

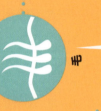

毛

胸が広くなる

胸郭が大きく成長し、毛が生えるかもしれないが、すべての男性の胸が毛深くなるわけではない。

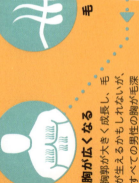

10代の脳

脳は、脳自体の変化を受けて、古い神経結合を取り除き、新しい結合を形成しており、急速に伸びる手足や筋肉や神経の調整にとても対応できない。このために10代は普段よりもぎくしゃくしているように感じるのかもしれない。

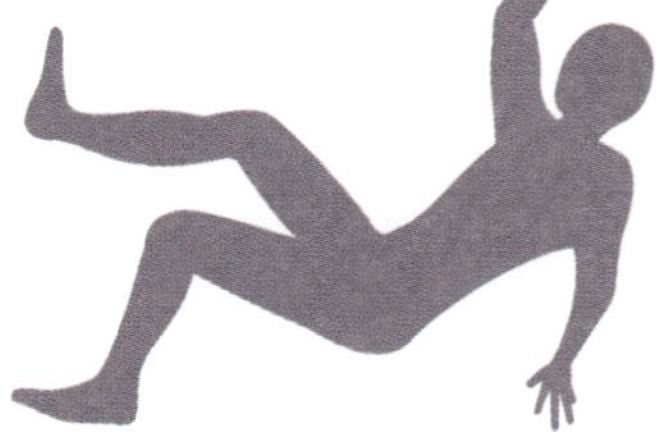

女性の変化

思春期は通常女子の方が男子より早く、8歳から11歳の間に始まる。思春期は15歳から19歳までに終わる。

毛

胸の発育

乳房が発達し、痛みを感じることもある。乳首が目立ってくる。

思春期の急激な成長期には、身長が1年間で9cmも伸びることがある！

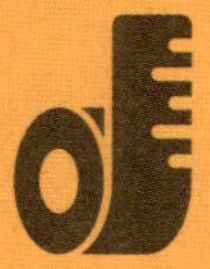

精巣がテストステロンを産生し、思春期の変化を加速する

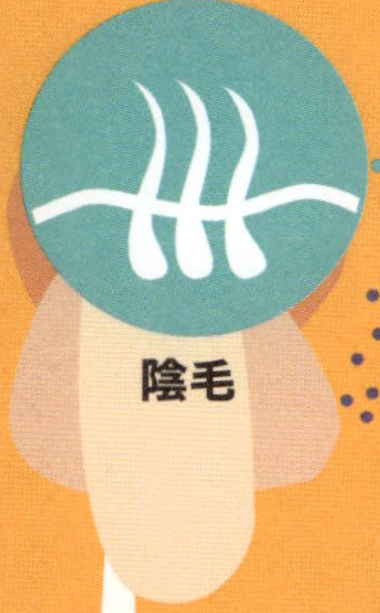

陰毛

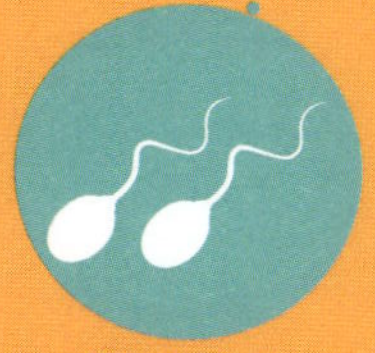

精巣での精子の産生

最初の射精
ペニスと精巣が成長し、精子の産生が始まる。一般的に睡眠中に「夢精」として最初の射精が起こる。

どうして10代はにきびができるのか？

思春期のホルモンによって皮膚の皮脂腺が活動するよう刺激される。新たに活発になると、油の分泌が通常の量まで低下するのにしばらくかかるため、多くの10代がにきびに悩む。

早熟と未熟

思春期の開始年齢は異なるため、同じ年の友人の何人かは他の人より背が高く、成熟した体つきをしているかもしれない。そのため、12歳の3人の少女が身長も体重もまったく異なることがある。女子が男子よりも成長が早いのは、47kgという低い体重が女子の思春期を引き起こす鍵であるからのようだ。男子の場合は平均約55kgという、もっと重い体重が引き金となるようだ。

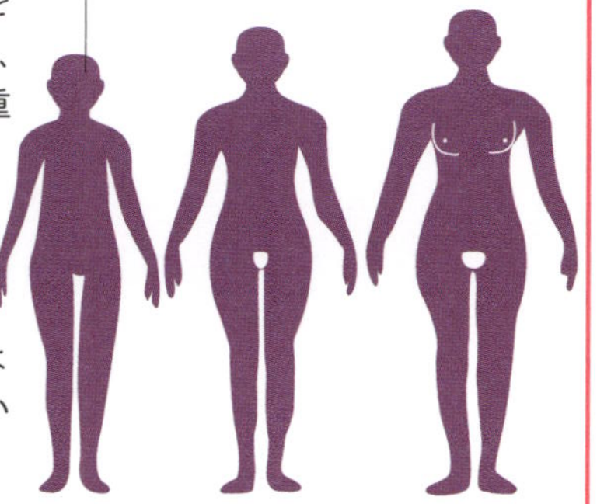

12歳の少女たち

卵巣がエストロゲンを作り、思春期の変化を加速する

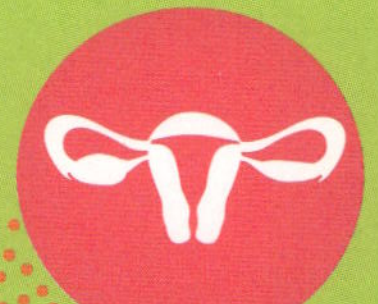

子宮と卵巣

月経が始まる
最初の月経は10歳から16歳の間に、平均して12歳で起こる。排卵は不規則に起こり、子宮は握りこぶし大まで成長する。

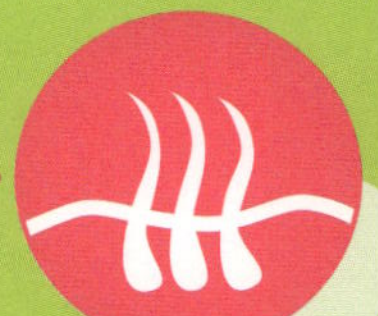

陰毛

膣内分泌
膣が長くなり、無色か乳白色の分泌物（思春期の徴候のひとつ）を分泌し始める。10代は体臭も強くなるかもしれない。

老いていく

老化はゆるやかで避けられないプロセスである。老化の速度は性別、食事、ライフスタイル、環境の間の相互作用による。

どうして老化するのか？

どうして老化が起こるかは謎である。体内の細胞が再生のために分裂するのはわかっているが、決まった回数しか分裂できない。この制限は、各細胞核にあるXの形をしたDNAの包みである染色体の、各末端にあるテロメアと呼ばれる反復単位の数と関連している。長いテロメアを受け継いでいれば、細胞はより多くの分裂をおこなえ、結果として長く生きられるのかもしれない。

フリーラジカル

早すぎる老化はフリーラジカルによってもたらされた遺伝子の損傷の結果かもしれない。この分子の断片は、DNAを傷つける日光、喫煙、放射能、汚染物質によって作られる。果物と野菜に含まれる食物の抗酸化性物質はフリーラジカルを中和するのに役立ち、長寿の可能性を増す。

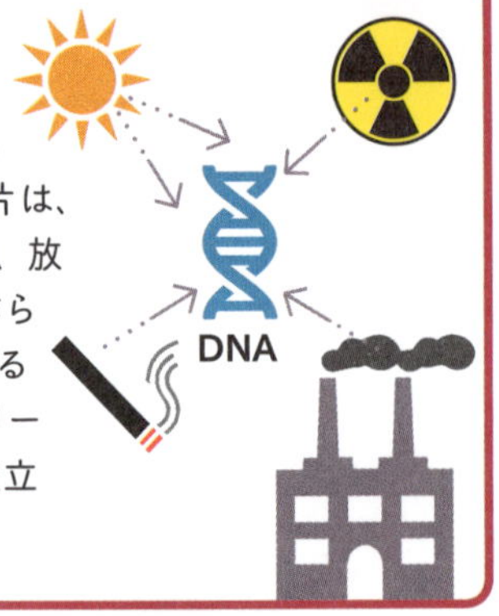

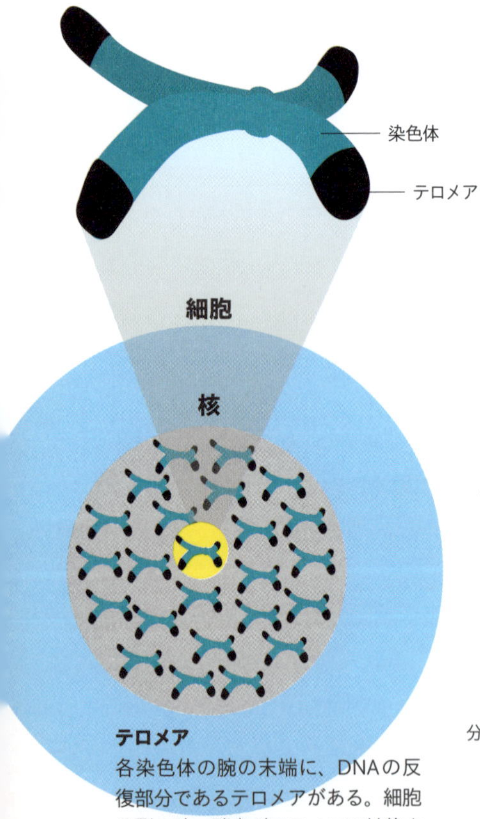

テロメア
各染色体の腕の末端に、DNAの反復部分であるテロメアがある。細胞分裂の時、酵素がテロメアに付着する。この酵素が細胞分裂を含む化学反応の速度を速める。

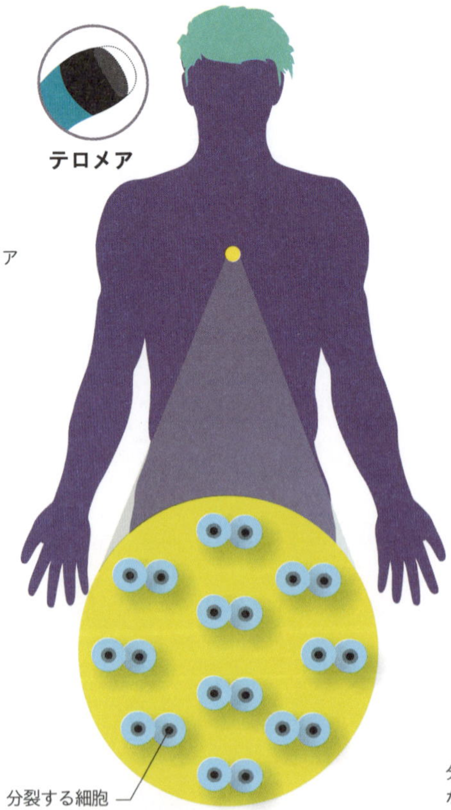

1 細胞再生
酵素はテロメアを追跡し、各細胞を複製する準備をする。酵素が離れると、酵素がテロメアの一部をとるため、染色体は分裂するごとに短くなる。

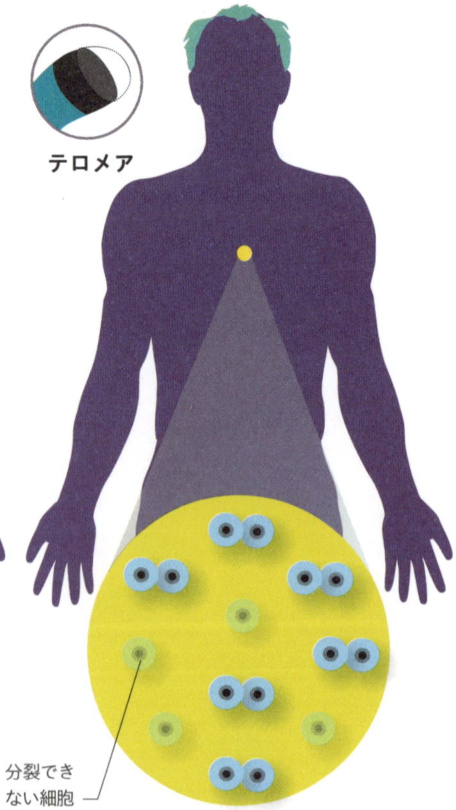

2 減少するテロメア
やがてテロメアは酵素が追跡できないほど短くなる。この短いテロメアの細胞はもはや分裂も再生もできない。細胞がテロメアを使い果たす速度はさまざまに異なる。

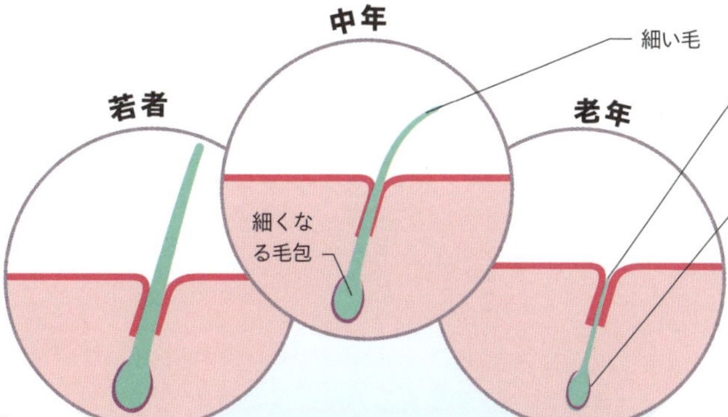

脱毛
一定の毛根が他のよりも早くその寿命に達し、活動が止まるが、男女で脱毛のパターンは異なる。たとえはげていても、毛根に毛がある場合もあるが、皮膚の表面より先に成長しない。

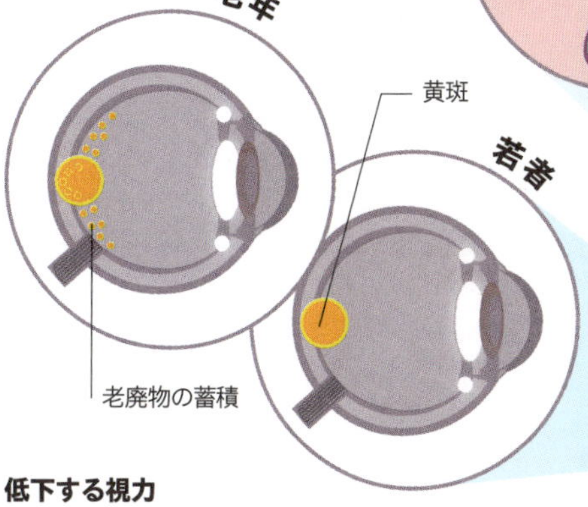

低下する視力
光にさらされると眼の後ろにある重要な部位の黄斑を傷つけ、視野を暗くする黒点になる老廃物の蓄積をもたらす。これは加齢性黄斑変性と呼ばれる。

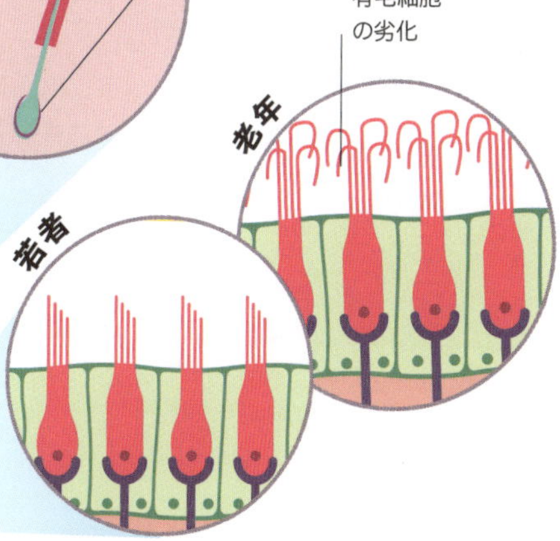

難聴
内耳の小さな有毛細胞が音波を神経信号に変え、それを脳が音として解釈する。それら有毛細胞の損傷や喪失により、加齢性難聴になるが、その数は増加している。

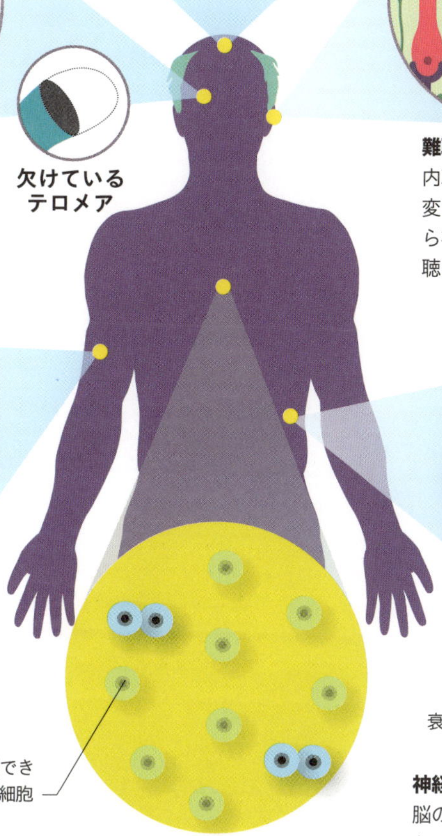

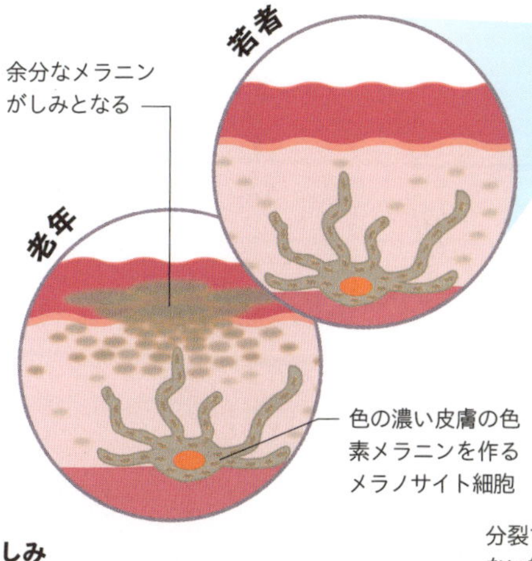

しみ
皮膚が太陽にさらされる時はいつも紫外線がフリーラジカルを発生させる。これが、色素沈着を形成する細胞にその製造を増加させ、しみを作り出す。

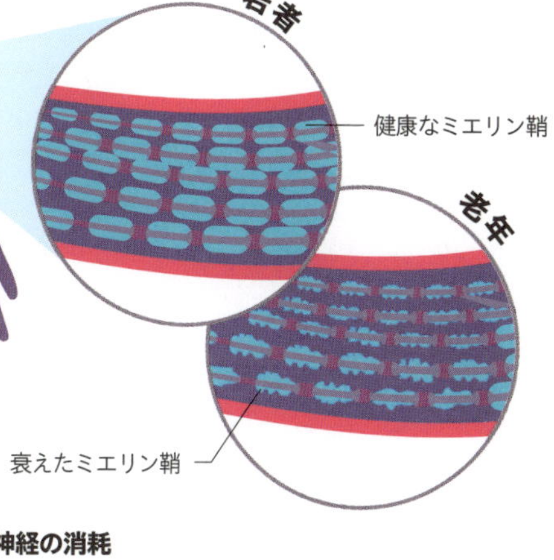

神経の消耗
脳の神経細胞を覆うミエリン鞘が劣化すると、電気信号の速度が落ちる。これがゆっくりとした思考、記憶力の低下、衰えた感覚の原因であるかもしれない。

3　再生不能
老年期にはわずかな複製細胞しか残らない。もはや自己再生できない細胞はゆっくりと崩壊していく。細胞は死に、瘢痕組織か脂肪と取り替えられるかもしれない。

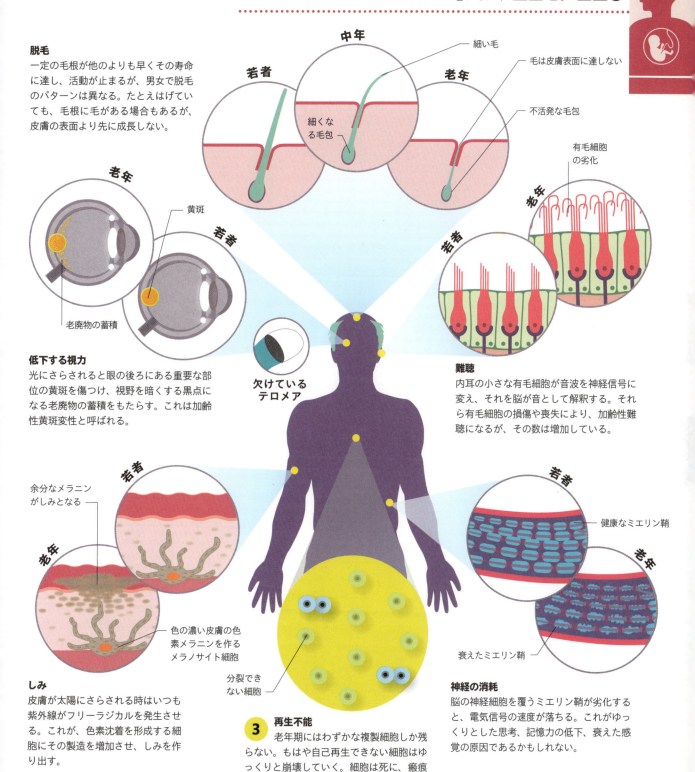

人生の終末

死は生命のサイクルの中で避けることのできない部分である。生きている細胞を維持している生体機能がすべて止まる時、それは起こる。高齢が原因の死もあるが、病気やけがによる場合もある。

主な死因

ここにあげたのはWHO（世界保健機関）による、2012年度の全世界の主な死因である。

命を奪う可能性のあるもの

心臓と肺の疾患、がん、糖尿病などの非感染性疾患が死亡証明書にもっともよく記載される。その多くは不健康な食事、運動不足、喫煙と関わりがあるが、栄養不足によることもある。

心臓と血液循環の病気——60%

心臓発作と脳卒中が全世界で2大死亡原因である。

肺の感染と機能不全——16%

肺癌と下気道感染症がともに2012年度に2番目に多い死因となっている。

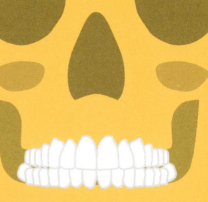

高血圧——4%

老齢で検査も治療もされないままだと致命的である。

下痢性疾患——5%

慢性的な下痢にかかっている人は、命にかかわる脱水症と栄養失調の危険がある。

HIV——5%

ヒト免疫不全ウイルスによる死は年々減少している。

交通事故——5%

道路での事故は2012年度に多数の命を奪った。

糖尿病——5%

糖尿病患者は、病気のため心臓病や脳卒中により亡くなることがある。

富は寿命にどう影響をおよぼすか？

高所得の国では10件に7件の死が、元気に長い人生を過ごしてきた70歳以上の人々である。最貧国では10人に1人の子どもが乳児期に亡くなっている。

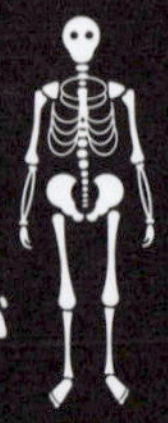

毎年世界の人口の1%が亡くなっている

脳の活動

人が死んだかどうか決定するひとつの方法が、脳の活動をスキャナーで調べることである。脳死と診断されるのは、電気の記録（EEG脳波）が高次と低次のあらゆる脳機能の不可逆的な損失を示した時で、自発呼吸も心臓の鼓動もない。「脳幹死」の人は人工的な生命維持が実施されている場合にのみ生き続けることができる。

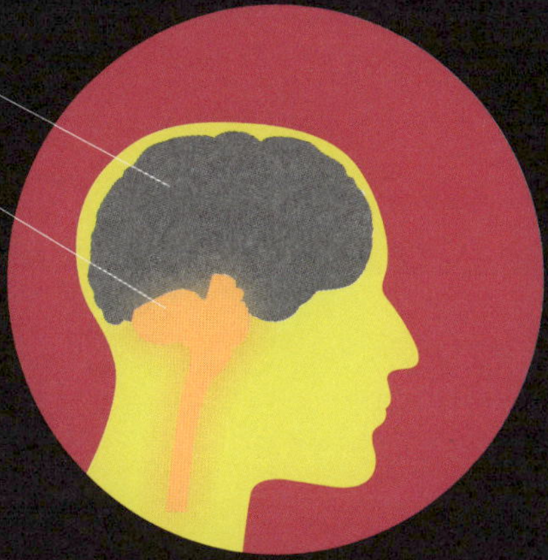
意識的な脳の活動は検知されない
昏睡状態で活動している脳幹は、呼吸などの基本機能を管理している

昏睡

昏睡とは無意識の状態で、起きることも動くことも、痛みなどの刺激に反応することもできない。こうした状態にもかかわらず、脳幹はまだ活動しており、いくつかの体の作用を維持できる。

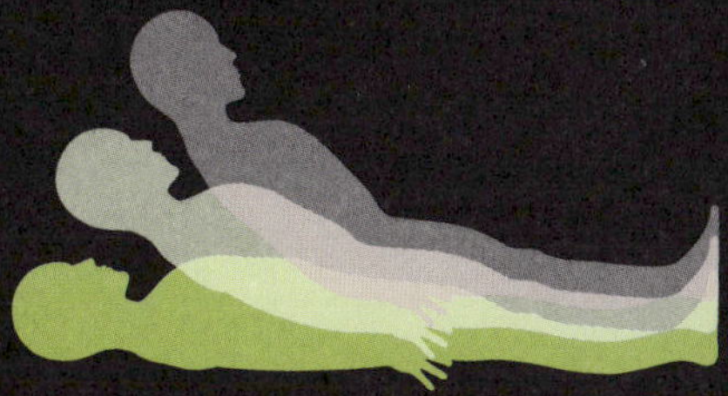

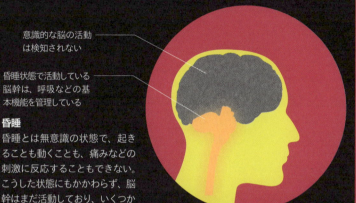

臨死体験

死の淵から蘇生した人々はしばしば、空中浮遊、体外離脱、トンネルの先に明るい光を見るなど、似たような知覚体験を報告する。そうした臨死体験に共通の記述には、過去のフラッシュバックや鮮明な記憶、歓喜や安らぎなどの強い感情に襲われることなどが含まれる。こうした体験の原因は、変化する酸素量、脳の化学物質の突然の放出、あるいは電気的活動の高まりかもしれない――本当のところはだれにもわからない。

死後の肉体

心臓が血液を供給するのを停止すると、体の細胞はもはや酸素を受け取らず、毒素を取り除いてもらうこともない。最初の弛緩した状態の後、筋細胞内の化学変化と体全体の冷却が四肢を固くする。この固くなる状態は死後硬直と呼ばれ、２日後に再び消え去る。

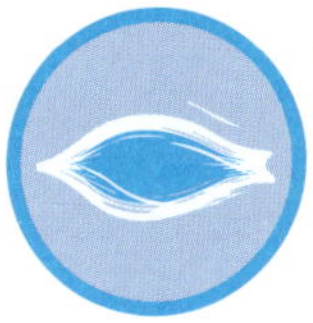

硬直

死後硬直はまぶたから始まり、周囲の温度、年齢、性別、他の要因により異なる速度で他の筋肉へ広がる。

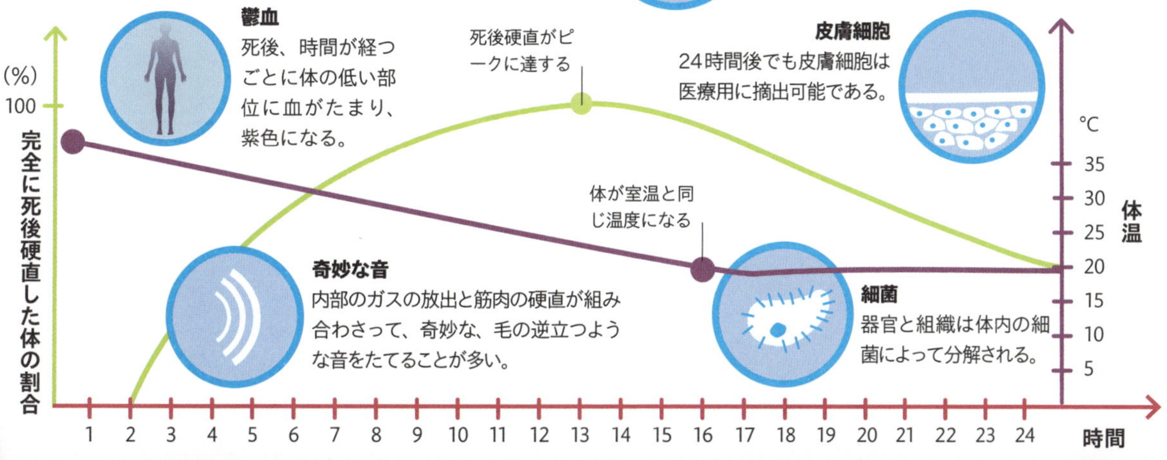
鬱血
死後、時間が経つごとに体の低い部位に血がたまり、紫色になる。
死後硬直がピークに達する
皮膚細胞
24時間後でも皮膚細胞は医療用に摘出可能である。
(%)
100
完全に死後硬直した体の割合
°C
35
30
25
20
15
10
5
体温
体が室温と同じ温度になる
奇妙な音
内部のガスの放出と筋肉の硬直が組み合わさって、奇妙な、毛の逆立つような音をたてることが多い。
細菌
器官と組織は体内の細菌によって分解される。
1 2 3 4 5 6 7 8 9 10 11 12 13 14 15 16 17 18 19 20 21 22 23 24
時間

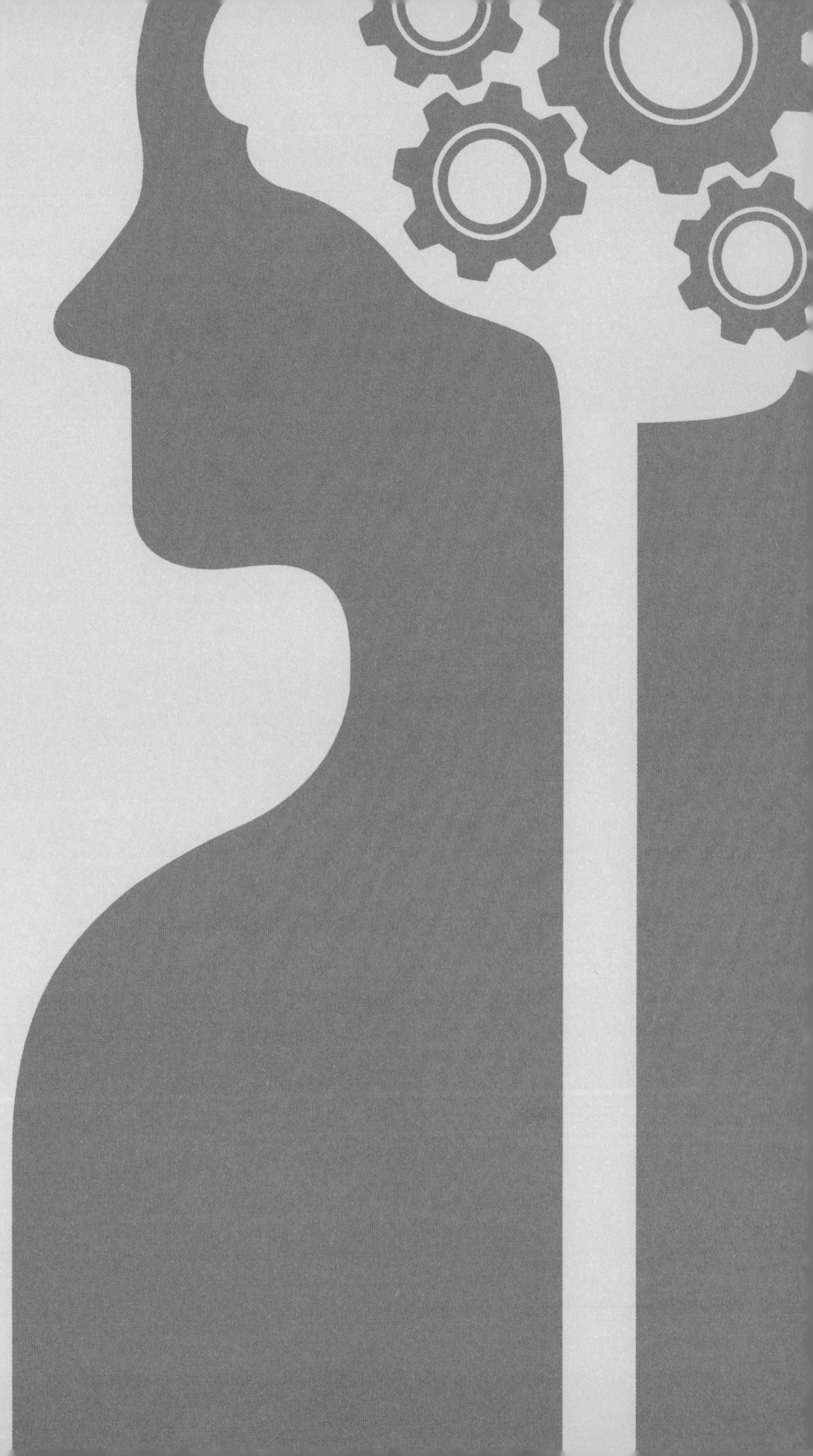

第10章

心のはたらき

学習の基礎

私たちが新しい事実、能力、刺激への反応を学ぶと、神経細胞間の結合が形成される。神経伝達物質（神経細胞によって放出される化学物質）を使って、ある細胞から別の細胞へ信号が受け渡される。学習した内容をもっと頻繁に思い出せば、それだけ多くの信号を細胞が送り、その結合が強くなる。

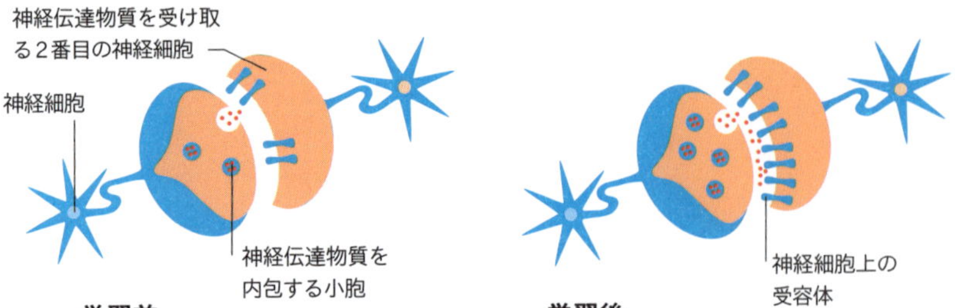

神経伝達物質を受け取る２番目の神経細胞
神経細胞
神経伝達物質を内包する小胞
神経細胞上の受容体

学習前
最初に神経細胞が発火した時は、少量の神経伝達物質しか放出されず、受け取る神経細胞にはわずかな受容体しかない。

学習後
神経細胞はより多くの神経伝達物質を放出し、より多くの受容体が２番目の細胞に形成されていて、結合を強くする。

学習の種類

私たちは情報を、それが何であるのか、またどのように与えられたかによって、それぞれ異なる方法で学習する。一部の能力に関しては、その技能を完全に習得できる「臨界期」がある。人生の遅い時期に新しい言葉を学んだ大人の場合、言葉の基本的な音を習得する臨界期を逃してしまったため、なまりのある話し方をするかもしれない。

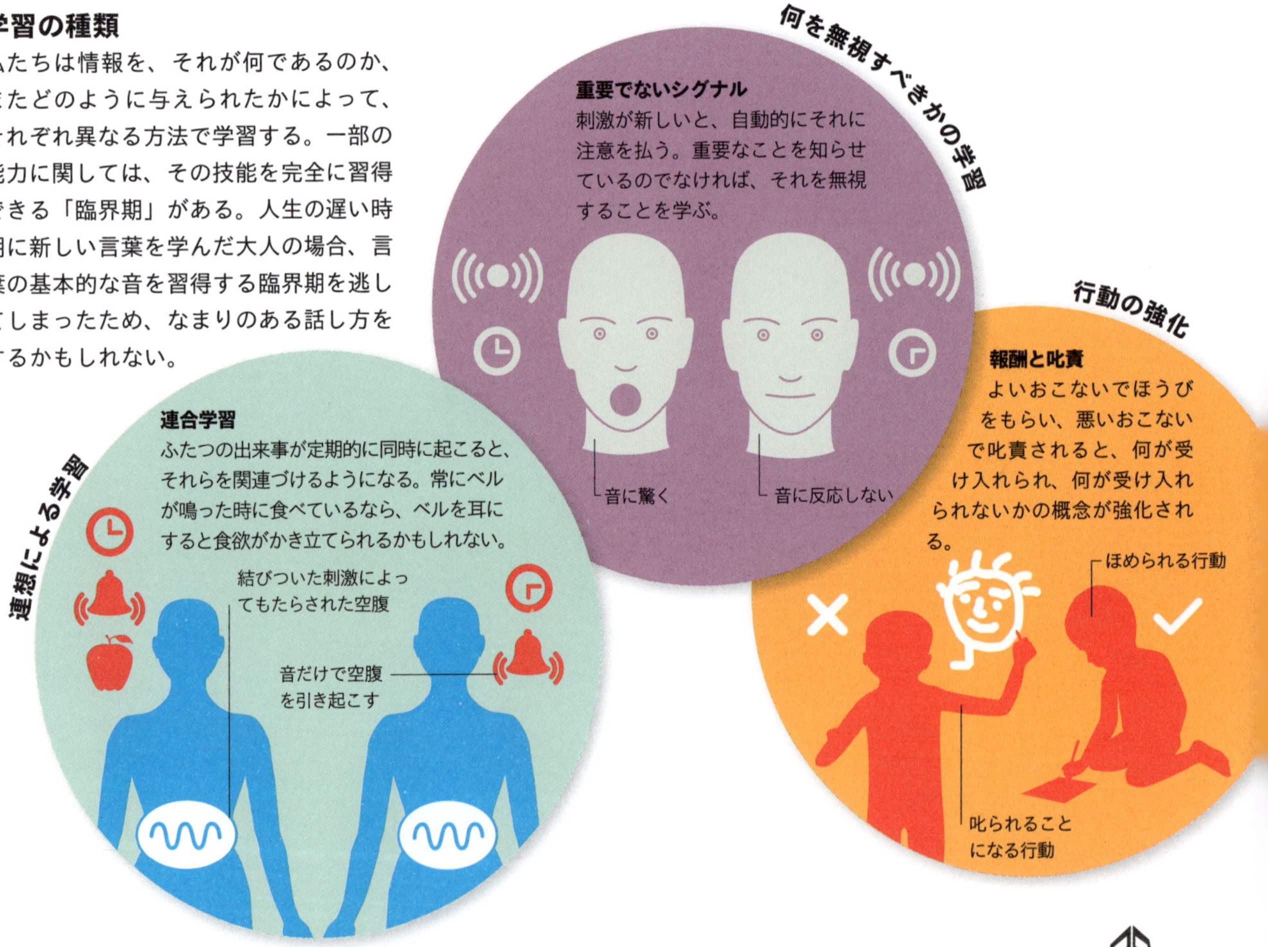

何を無視すべきかの学習
重要でないシグナル
刺激が新しいと、自動的にそれに注意を払う。重要なことを知らせているのでなければ、それを無視することを学ぶ。
音に驚く
音に反応しない
連想による学習
連合学習
ふたつの出来事が定期的に同時に起こると、それらを関連づけるようになる。常にベルが鳴った時に食べているなら、ベルを耳にすると食欲がかき立てられるかもしれない。
結びついた刺激によってもたらされた空腹
音だけで空腹を引き起こす
行動の強化
報酬と叱責
よいおこないでほうびをもらい、悪いおこないで叱責されると、何が受け入れられ、何が受け入れられないかの概念が強化される。
ほめられる行動
叱られることになる行動

学習能力

脳内での神経細胞間の結合のおかげで、あなたはいつでも特に努力しなくても学習できる――反復は学習した技能を覚えておくのに役立つ。

未知の町の探検は神経細胞の新たな結合を形成することで脳の大きさを増す

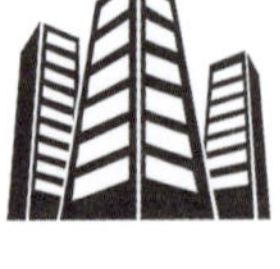

何歳の時に一番学ぶか？

子どもの時は認知、運動、言語の能力が急激に進歩する――2歳で毎週10～20の言葉を学習する。

何が重要か学習する

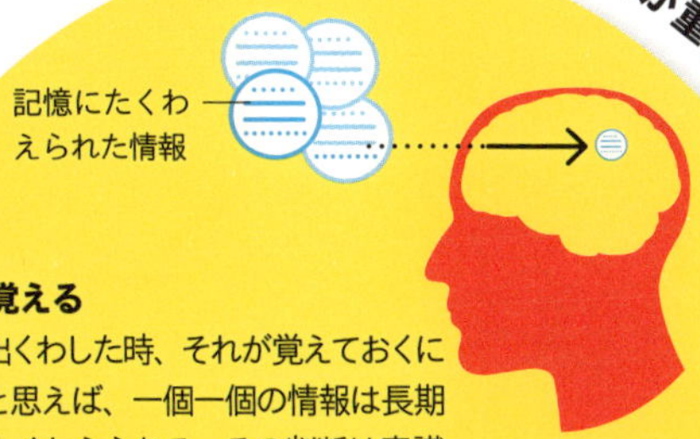
記憶にたくわえられた情報

情報を覚える

情報に出くわした時、それが覚えておくに値すると思えば、一個一個の情報は長期記憶にたくわえられる。その判断は意識的か無意識的かのどちらかである。

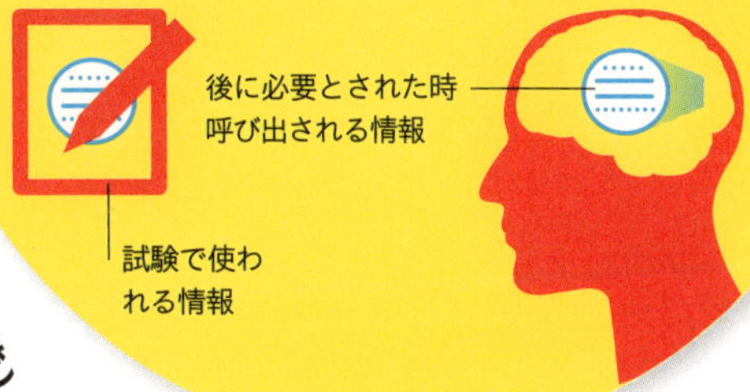
後に必要とされた時呼び出される情報
試験で使われる情報

学習した動作（運転技能）

無意識におこなうようになる

運転を学ぶ時は、人や車の往来と同時に動きに集中する。繰り返すことで車を操縦する体の動きが学習され、無意識におこなえるようになり、同時に別のことに注意を向けられる。

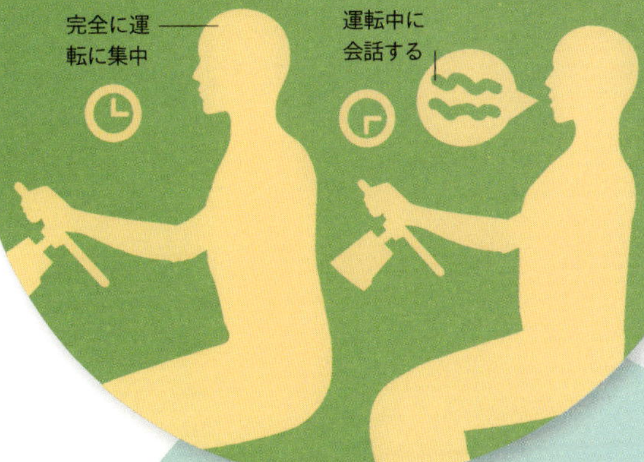
完全に運転に集中
運転中に会話する

出来事に反応

エピソード記憶

体験を見直すことで、雨の日に傘を忘れるなどの望ましくない状況を避けるようになる。

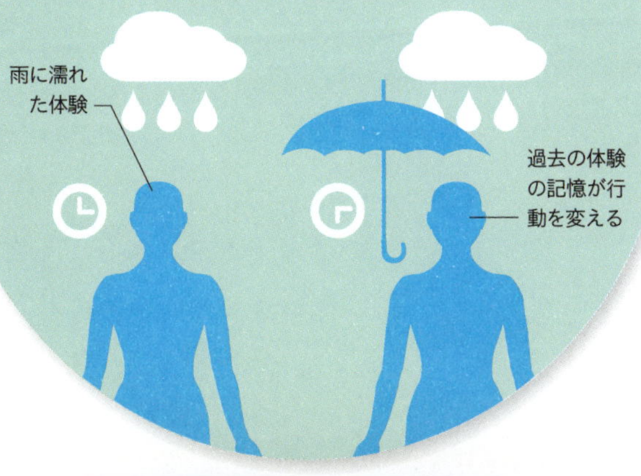
雨に濡れた体験
過去の体験の記憶が行動を変える

試験の復習

記憶が薄れ始める時にその知識を復習すると、復習するたびに記憶の強度を増す――こうすることで学習された知識は確実に長期記憶にたくわえられる。記憶のためには時間を空けず頻繁に見直すことが望ましい。試験か発表のために詰め込んで準備している時、多くの知識を短期間で覚えるが、後で見直さなければ失われる――集中した勉強が短期間しか有効でないのはこのためである。

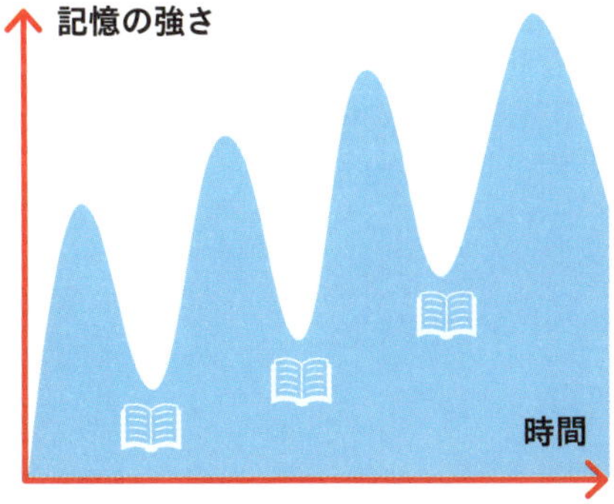
記憶の強さ
時間

記憶を作る

何かを経験するたび、脳は記憶を形成する。とるに足らない瞬間や人生を変えた出来事がすべてたくわえられるが、どれだけ多くその記憶を再考したかが、記憶にとどめられるか、それとも忘れ去られるかを決定する。記憶は一時的に短期記憶にたくわえられ、その後、重要であれば長期記憶へ移される。

どうして既視感を経験するのか？

未知の状況における既知の感覚は、似た記憶が思い浮かんでも現在と混同されてしまい、見覚えがあるという感覚が具体的な記憶のないまま現れるからかもしれない。

1 感覚記憶

何かを知覚すると、たとえ意識しなくても、一時記憶を作り出す。それは感覚記憶の中にたくわえられ、短期記憶に移されない限り、1秒もたたないうちに消えていく。

2 神経信号

信号化は感覚記憶が本当の記憶を形成するプロセスである。感覚記憶に注意を払えば、それは意識に入り、その記憶を信号化する神経細胞がより速く発火する。神経細胞結合が一時的に強くなり、短期記憶を形成する。

3 固定化

新しい経験は、新しい記憶に前後関係を与えるために、前の記憶と比べられる。感情と重要性が結び付いた記憶はそれだけ強くなり、失われることはほとんどない。睡眠は固定化が効果的に起こるために重要である。

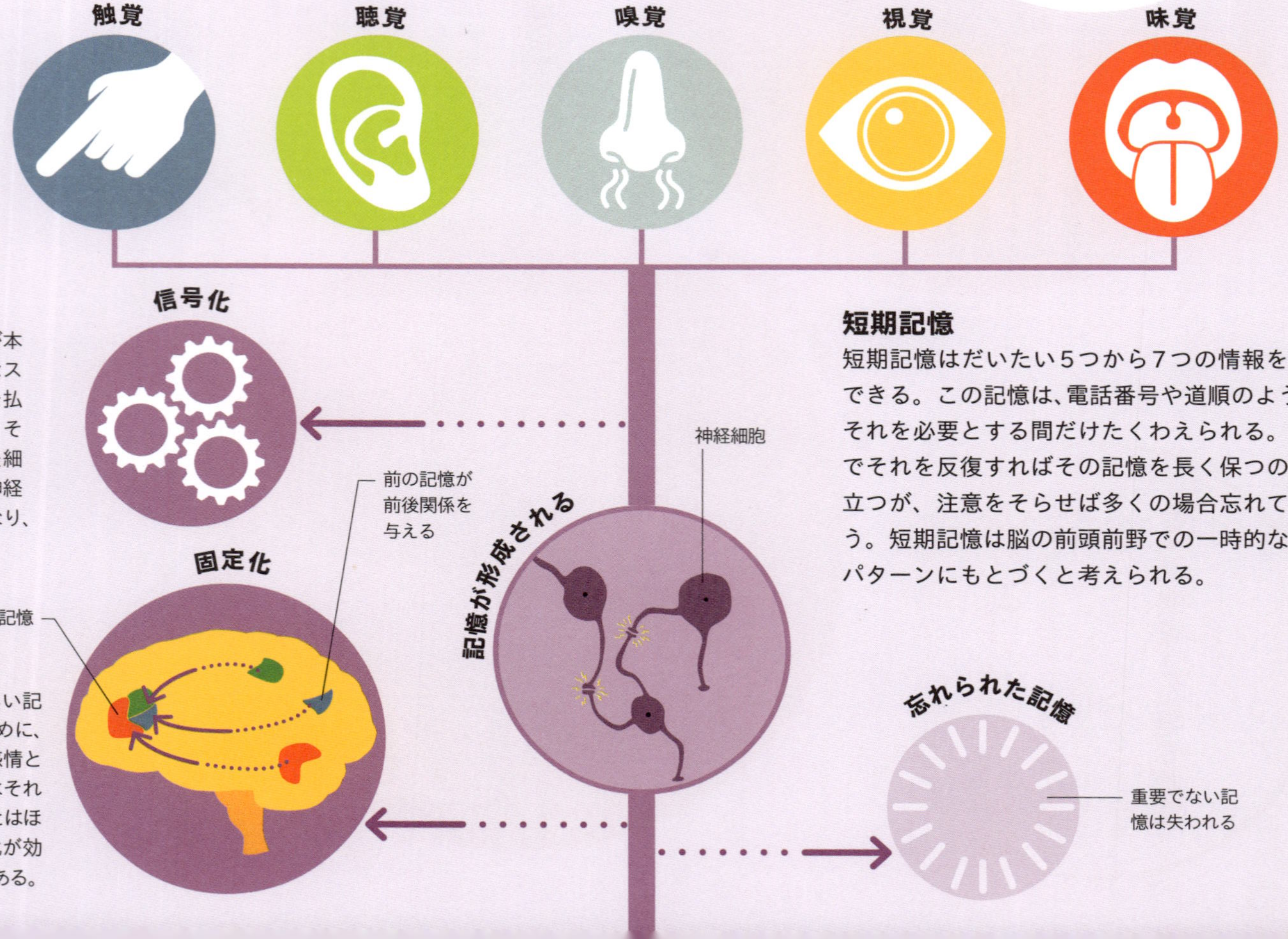
触覚
聴覚
嗅覚
視覚
味覚
信号化
固定化
最終的な記憶
前の記憶が前後関係を与える
記憶が形成される
神経細胞
忘れられた記憶
重要でない記憶は失われる

短期記憶

短期記憶はだいたい5つから7つの情報を記憶できる。この記憶は、電話番号や道順のように、それを必要とする間だけたくわえられる。自分でそれを反復すればその記憶を長く保つのに役立つが、注意をそらせば多くの場合忘れてしまう。短期記憶は脳の前頭前野での一時的な活動パターンにもとづくと考えられる。

長期記憶

長期記憶のおかげで無限に知識をたくわえられる。一生とどめておかれる可能性が高い記憶は、結婚式のような強く心に残る出来事や、配偶者の名前といった記号的価値のあるものである。こうした記憶は海馬のような記憶に関連した脳の領域での成長と関係するため、短期記憶よりも安定している。

記憶の作話

ある記憶を思い出す時、その記憶は不安定な、つまり簡単に変えられる状態に入る。作話と呼ばれるプロセスで、記憶が再び固定される時、あなたは意図せずに新しい情報を不安定な記憶に加えるかもしれない。この新しい情報があなたの記憶のわかちがたい部分となる。

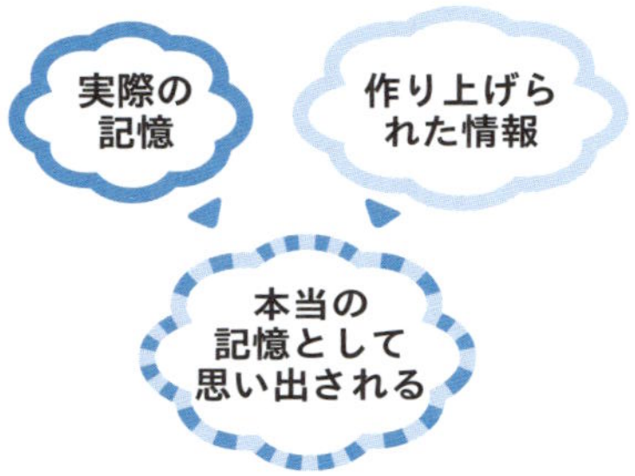
実際の記憶
作り上げられた情報
本当の記憶として思い出される

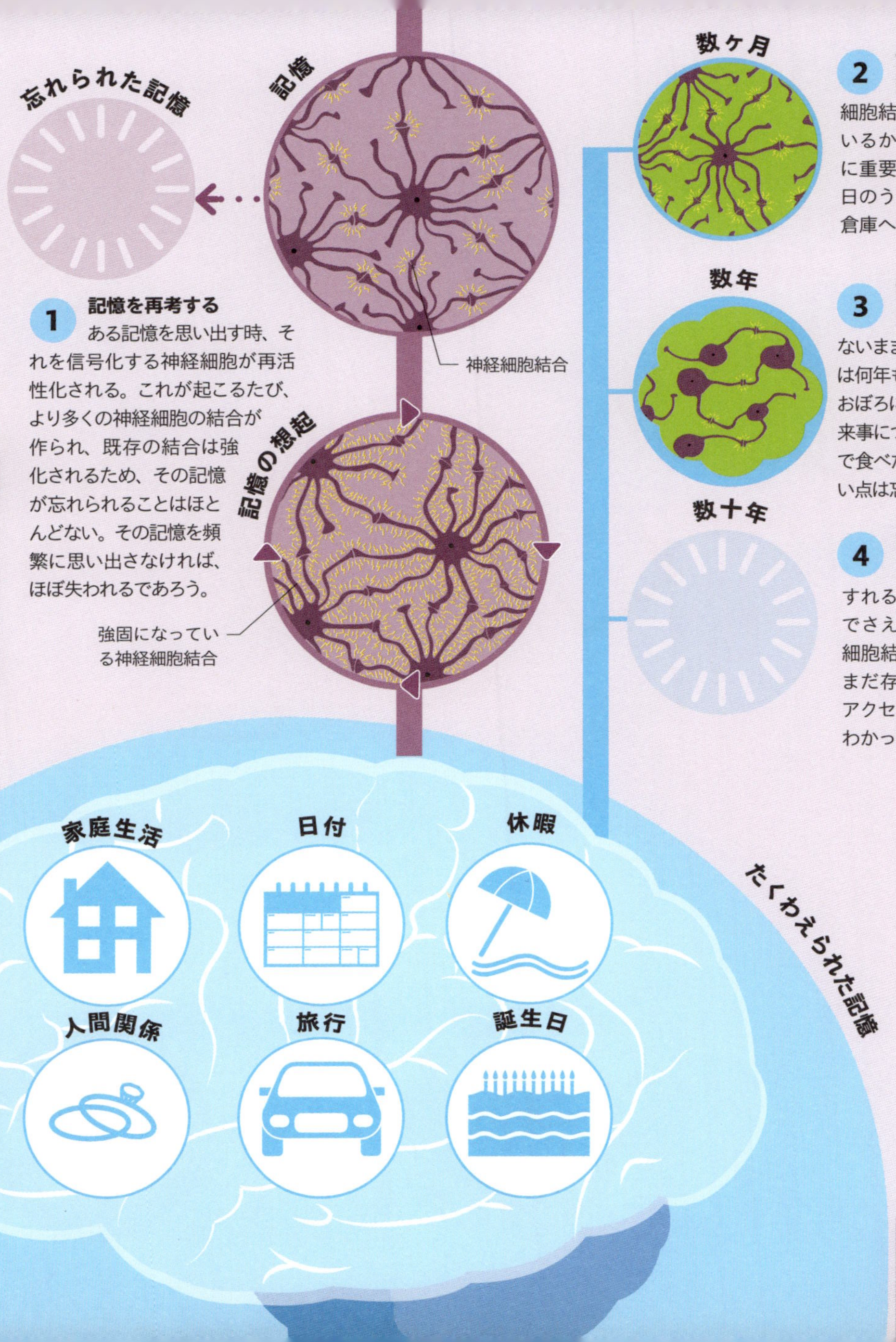
忘れられた記憶
記憶
神経細胞結合
記憶の想起
強固になっている神経細胞結合
数ヶ月
数年
数十年
たくわえられた記憶
家庭生活
日付
休暇
人間関係
旅行
誕生日

1 記憶を再考する
ある記憶を思い出す時、それを信号化する神経細胞が再活性化される。これが起こるたび、より多くの神経細胞の結合が作られ、既存の結合は強化されるため、その記憶が忘れられることはほとんどない。その記憶を頻繁に思い出さなければ、ほぼ失われるであろう。

2 保管
数か月後、神経細胞結合は消えないでいるかもしれない。特に重要な経験は、同じ日のうちに長期記憶の倉庫へ直行できる。

3 記憶がうすれる
思い返すことのないまま何か月、あるいは何年も経つと、記憶はおぼろになる。特別な出来事についても、結婚式で食べたものなど、細かい点は忘れているだろう。

4 記憶を失う
やがて記憶はうすれる——重要なことでさえ！　記憶の神経細胞結合が消えるのか、まだ存在しているのにアクセスできないのか、わかっていない。

眠りにつく

眠りは不思議な現象である――私たちは毎日眠るが、どうしてなのかわかっていない。体と脳が自己回復し、一日中蓄積した毒素を洗い流し、記憶を強化するよう割り当てられた時間なのかもしれない。眠りを取らないと体に負担がかかる。

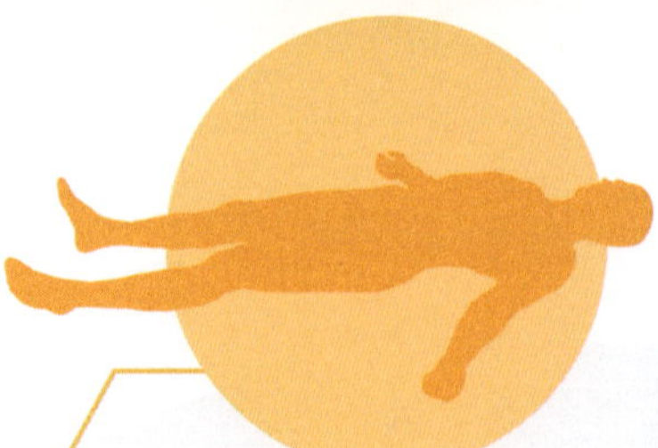

金縛り
レム睡眠中は筋肉が麻痺するため、あなたが夢を行動に移すことはない。この段階で目覚めることがあるかもしれない。この恐ろしい体験の間、なかば意識はあるが、動くことはできない。

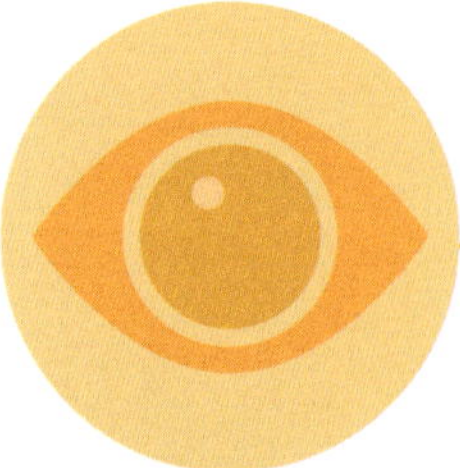

急速眼球運動睡眠（レム睡眠）
ほとんどの夢はレム睡眠中に起こる。この段階で起こされると、夢を見ていたことを覚えている。夢を見ている時、まぶたの下で両眼が動いている。

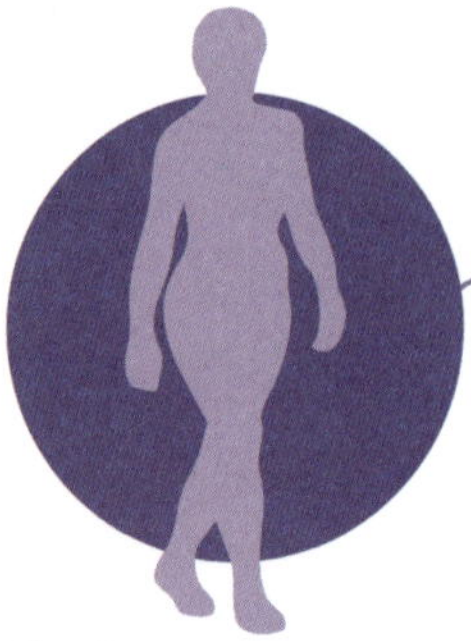

夢中遊行
夢中遊行は深い眠りの時に起こることが多いようだ――だがなぜ起こるかは謎である。歩き回ったり、食べたり、車を運転することさえある！

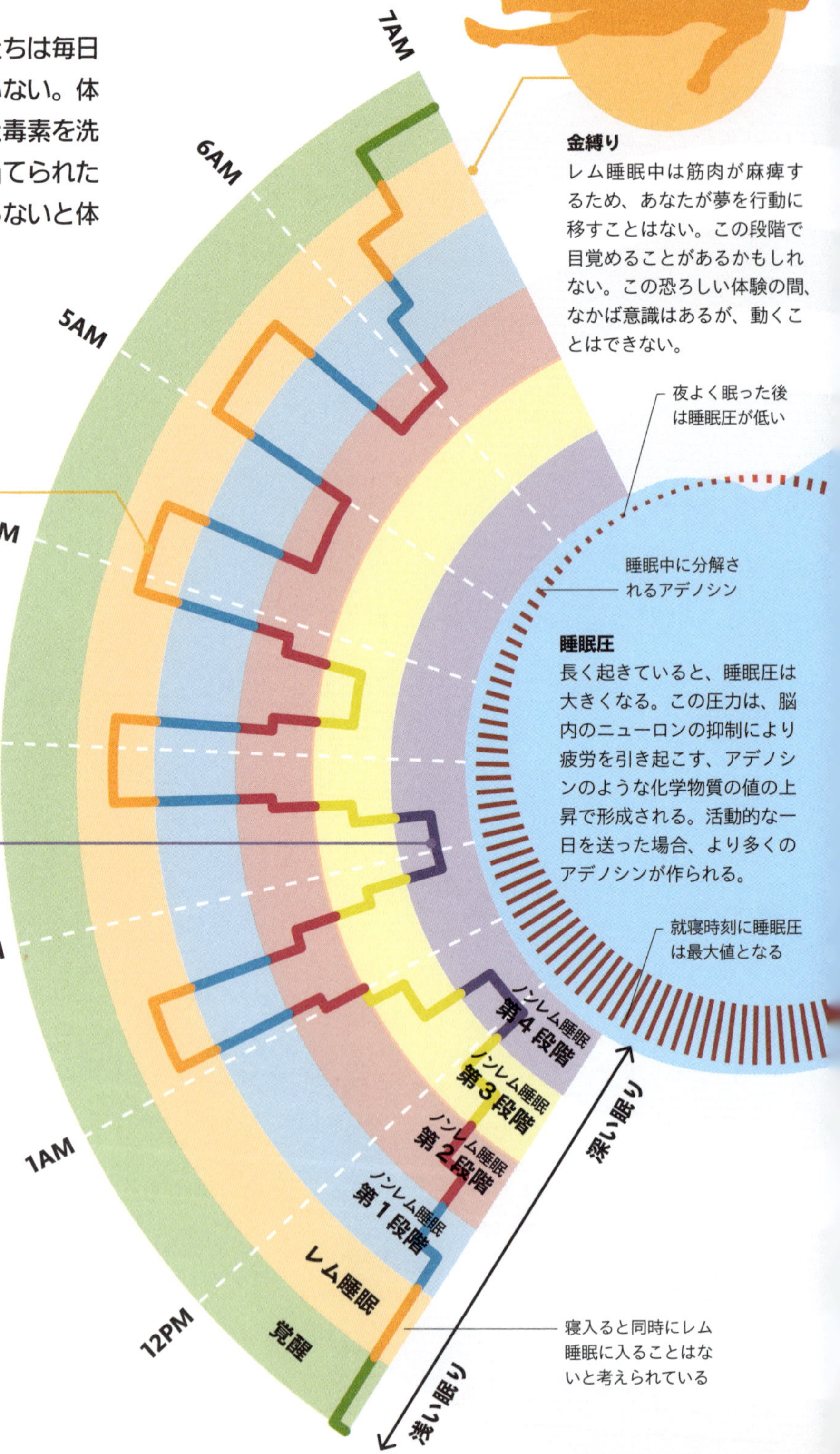

7AM
6AM
5AM
4AM
3AM
2AM
1AM
12PM
覚醒
レム睡眠
ノンレム睡眠 第1段階
ノンレム睡眠 第2段階
ノンレム睡眠 第3段階
ノンレム睡眠 第4段階
深い眠り
浅い眠り
夜よく眠った後は睡眠圧が低い
睡眠中に分解されるアデノシン
就寝時刻に睡眠圧は最大値となる
寝入ると同時にレム睡眠に入ることはないと考えられている

睡眠圧
長く起きていると、睡眠圧は大きくなる。この圧力は、脳内のニューロンの抑制により疲労を引き起こす、アデノシンのような化学物質の値の上昇で形成される。活動的な一日を送った場合、より多くのアデノシンが作られる。

私たちは**人生の3分の1を眠って**過ごしているのに、なぜなのか知らない

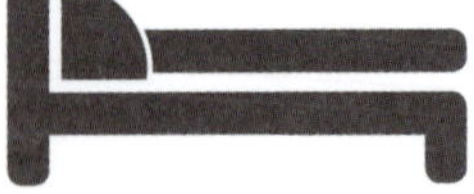

睡眠をさまたげる

私たちの多くは起きたままでいるためにカフェインを利用する。これがアデノシンという、眠気をもよおす作用のある脳内の化学物質を阻害することで、私たちは覚醒する。その効果が切れると急にひどい疲れを感じる。

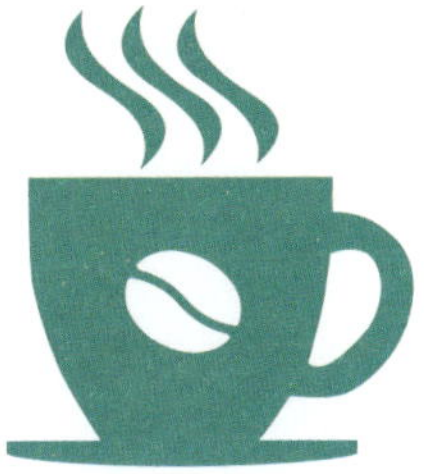

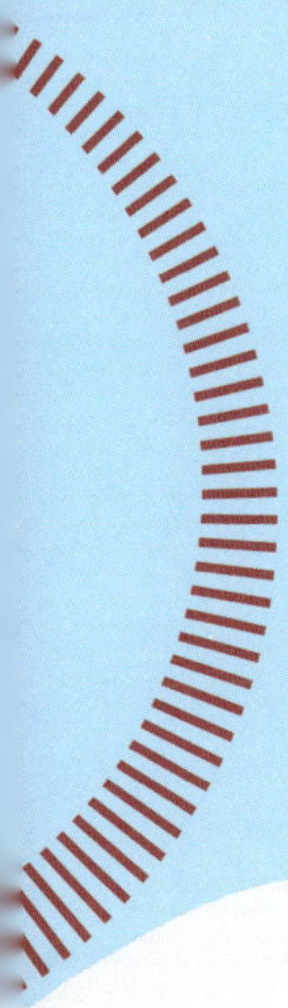

睡眠の段階

人は毎晩さまざまな睡眠段階を経験している。ノンレム睡眠第１段階は眠りと覚醒の中間である。この段階では筋肉の活動が衰えるため、体をぴくぴく動かすことがある。本格的な眠りに入ると、第２段階で心拍数と呼吸が規則正しくなる。深い眠りの第３段階と第４段階では脳波がゆるやかに規則的になる。ひととおり他の睡眠段階を経験すると、レム睡眠に繰り返し入る傾向がある。レム睡眠中、心拍数は上がり、脳波は起きている時と似ている。

ひと晩の睡眠

典型的な夜間の８時間睡眠ではレム睡眠を交え１回90分で各段階の眠りを繰り返す。

- 覚醒
- レム睡眠
- ノンレム睡眠 第１段階
- ノンレム睡眠 第２段階
- ノンレム睡眠 第３段階
- ノンレム睡眠 第４段階
- 睡眠圧

影響の範囲

もし眠らなければ、体と認知作用におよぼすさまざまな影響に悩まされることになる。長期間の睡眠遮断は幻覚を引き起こすことさえある。

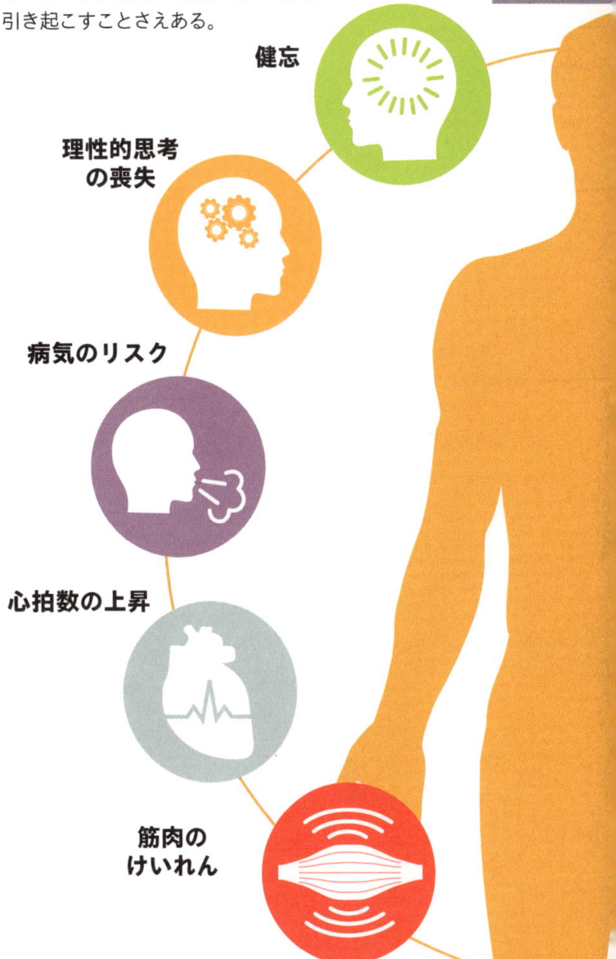
健忘
理性的思考の喪失
病気のリスク
心拍数の上昇
筋肉のけいれん

もし眠らなければ

長時間眠らずに過ごすと不快な症状を引き起こす。疲れるとだんだん脳は幸福感の調節にかかわる神経伝達物質（化学物質）に無反応になる。このため疲れた人は不機嫌なことが多い。眠ると脳がリセットされ、今一度この神経伝達物質に敏感になる。睡眠遮断の影響は、起きたままでいる時間が長ければそれだけ悪化していく。

夢に入り込む

脳は、人々や場所や感情についての記憶を引き出してはふたたび混ぜ合わせて、夢と呼ばれる、時に複雑でたいていは当惑させるようなヴァーチャルリアリティを創造する。

夢を創造する

レム睡眠の間、脳は少しも眠っていない。この睡眠段階にある時、脳はきわめて活動的である。それが夢の大半を処理している時である。知覚と情動に関連した脳の領域は、夢を見ている時、特に活動的である。脳が起きている時と同じペースで酸素を消費するため、心拍数と呼吸数は上昇する。夢を見るのは、脳が記憶を処理する方法と関連があると考えられている。

夢中遊行と寝言

夢中遊行は徐波睡眠か深い睡眠の間に起こる。この睡眠段階では筋肉はレム睡眠の時のように麻痺していない。脳幹は神経信号を脳の運動野へ送り、あなたが夢を実際に行動に移すようにする。睡眠不足の時に起こりやすい。

寝言はレム睡眠の間に起こり、通常は筋肉を麻痺させる神経信号がさえぎられた場合、夢の中で声を出すことを可能にする。また、ある睡眠段階から別の段階へ移る時に起きることもある。

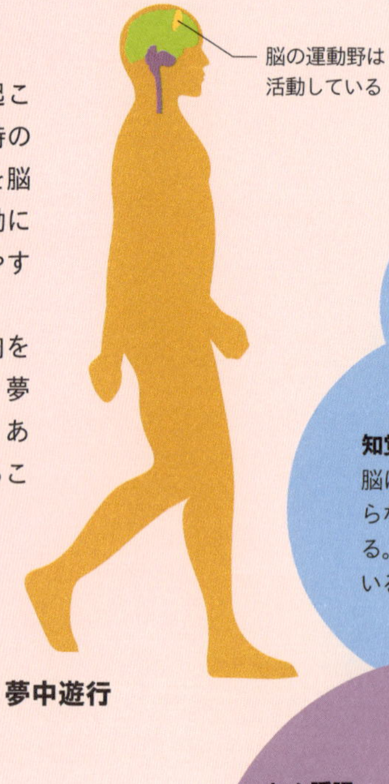
脳の運動野は
活動している
夢中遊行

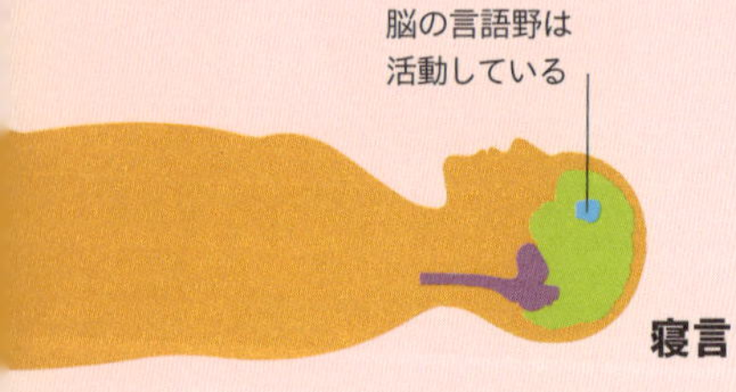

2時間
毎晩夢を見るのに費やす推定合計時間

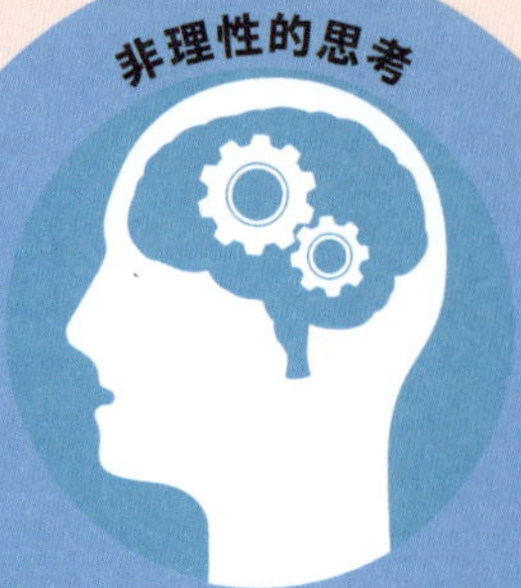

弱められた論理
理性的思考の大半が生じる脳の前頭前野は休止している。夢の中の途方もない出来事を普通のことであるかのように受け入れやすい。夢見ているあなたの自我はその出来事を何か他のこととして処理できないからだ。

感覚の入力なし

知覚を再現する
脳は眠っている時に新しい感覚の入力をほとんど受け取らないため、感覚信号を処理する脳の部分は休止している。あなたは夢の中で「感じて」いるが、それは起きている時にかつて得た感覚を再び体験しているのである。

レム睡眠
レム睡眠の間は脳幹の神経信号が脳の活動を調節する。「レム睡眠オン」神経と「レム睡眠オフ」神経の間の相互作用が、いつ、どれだけレム睡眠へ移行するか調整する。眼を動かす筋肉はレム睡眠時に唯一活動している筋肉なので、夢を見ている時には眼が動く。

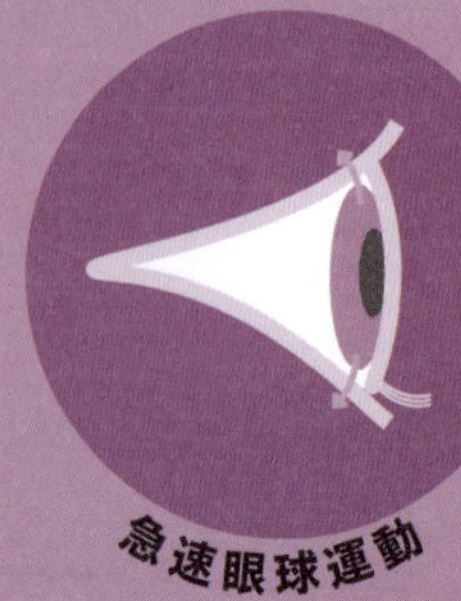
急速眼球運動

麻痺した体

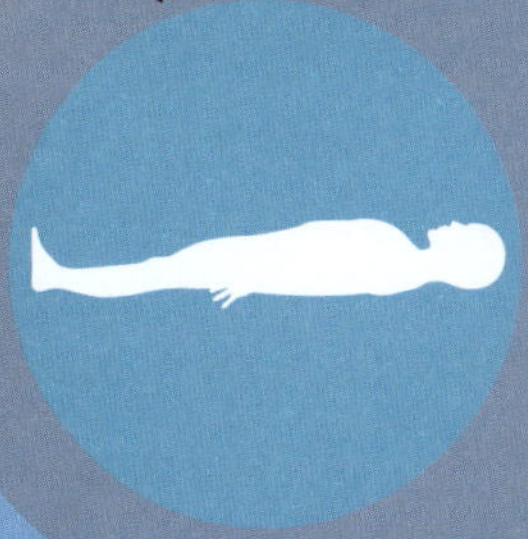

動くことができない
意識的な動きを支配する運動野は休止している。脳幹は神経信号を脊髄へ送り、筋肉の麻痺を起こし、夢を行動に移さないようにする。運動神経を刺激する神経伝達物質の産生が完全に止められる。

記憶の強化

睡眠は記憶の保管に重要である。おそらく寝た後でも新しい情報を失わないでいるだろう。夢は新たな記憶を処理して無差別に混ぜ、重要でないものを忘れ去る脳の副産物と考えられる。

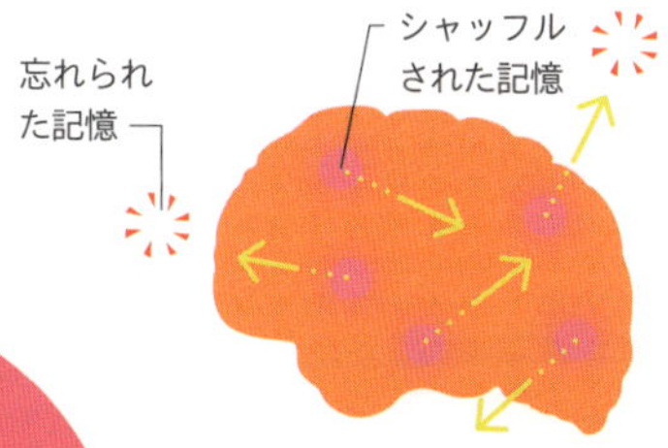
忘れられた記憶
シャッフルされた記憶

感情的な反応

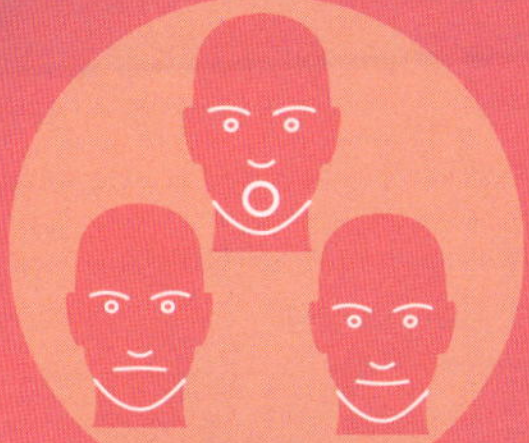

感情が激しくなる
脳の真中にある情動の中枢が非常に活発化するが、このことは夢見ている時に体験する感情の混乱を説明する。この領域は扁桃体を囲んでいるが、これが恐怖への反応を調節するため、悪夢の時に活発化するのかもしれない。

空間認識

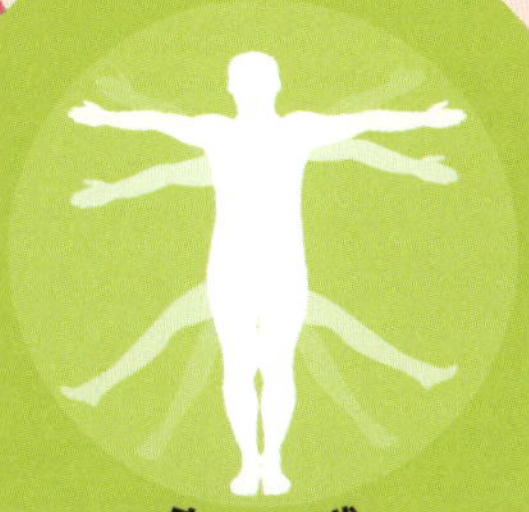

動きの感覚
夢を見ている時に動かなくても、実際に行動しているように感じるかもしれない。空間認識をつかさどる小脳が活動的になるため、夢の中で走ったり、落下したりしていると感じるのかもしれない。

心像

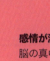

混ぜ合わされた記憶
脳の後ろ側にある視覚野が、記憶された出来事から、夢の中で体験するイメージを生み出すため活動している。その中には訪れたことのある場所や出会った人々、影響を受けた事物までも含まれるかもしれない。感情と結びついているものも、まったく無作為に選ばれたものもある。

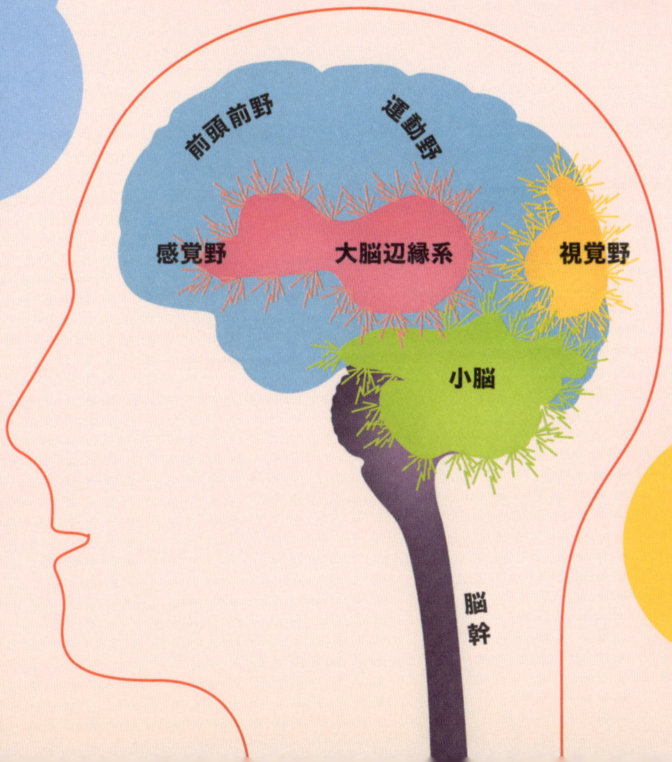
前頭前野
運動野
感覚野
大脳辺縁系
視覚野
小脳
脳幹

すべては感情

感情は私たちの判断に影響を与え、起きている時の生活の多くを占める。社会的結び付きはヒトの祖先が生き残るためにきわめて重要であったため、私たちは他者の感情を読み取ることができるように進化してきた。感情がどう作用するのか理解することで、私たちは自分が感じていることに影響をおよぼすことができると思うようになった。

どうして私たちは悲しい時に泣くのか？

悲しみ、あるいはストレスを感じる時に流す涙はコルチゾールのようなストレスホルモンを分泌している。だから泣いた後は気分がすっきりする！

基本感情（情動）

数少ない基本的な感情が普遍的に確認される。喜び、悲しみ、恐れ、怒りはかけ離れた文化の人々でも認識可能な表情をともなうようだ。基本感情が組み合わさることで、私たちが経験する多くの複雑な感情が生まれる。

恐れと怒り

恐れと怒りに対する体の反応は、異なるホルモンが関わっているにもかかわらず、よく似ている。怒っているのか、怖がっているのかを決定するのは、主として脳の解釈である。

喜びと悲しみ

脳と大腸が、喜びに作用するセロトニン、ドーパミン、オキシトシン、エンドルフィンなどのホルモンを産生する。これらのホルモンが少なくなると悲しみが生じる。

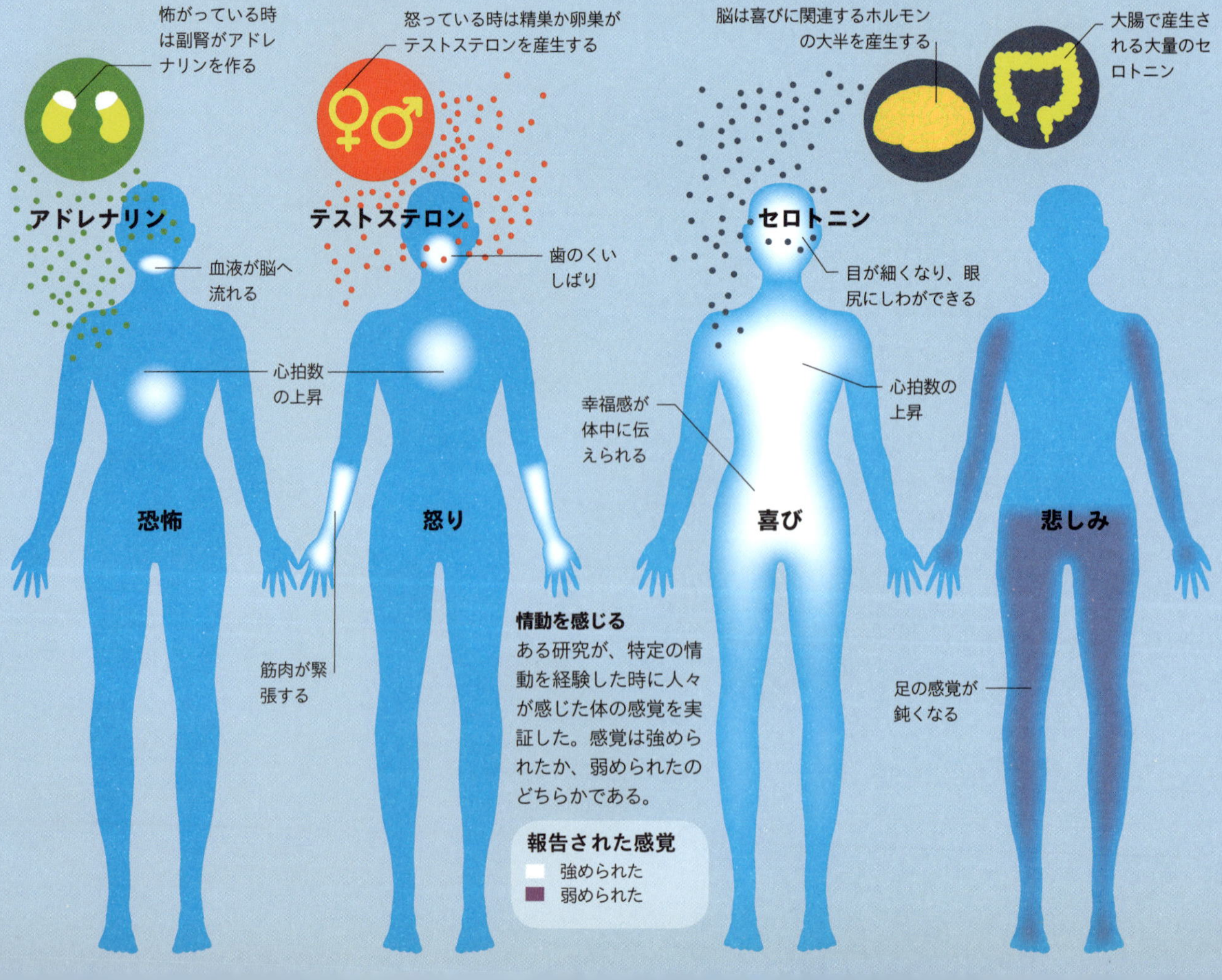

怖がっている時は副腎がアドレナリンを作る
アドレナリン
血液が脳へ流れる
心拍数の上昇
恐怖
怒っている時は精巣か卵巣がテストステロンを産生する
テストステロン
歯のくいしばり
怒り
筋肉が緊張する
脳は喜びに関連するホルモンの大半を産生する
大腸で産生される大量のセロトニン
セロトニン
目が細くなり、眼尻にしわができる
幸福感が体中に伝えられる
心拍数の上昇
喜び
悲しみ
足の感覚が鈍くなる
情動を感じる
ある研究が、特定の情動を経験した時に人々が感じた体の感覚を実証した。感覚は強められたか、弱められたのどちらかである。
報告された感覚
強められた
弱められた

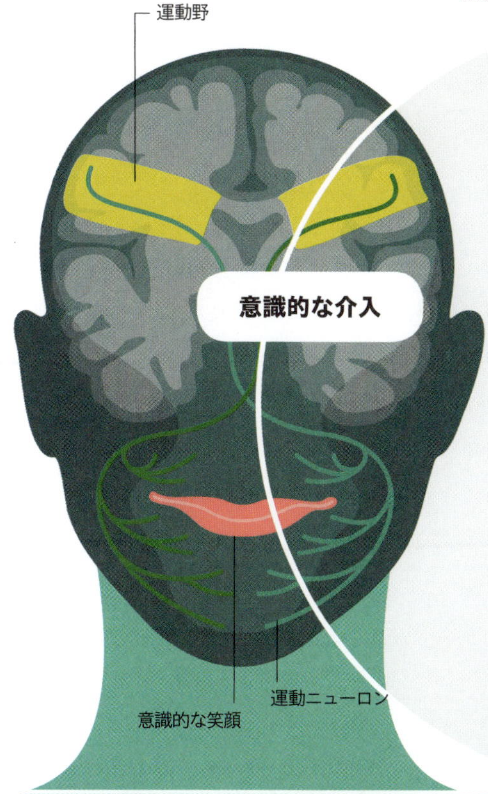
運動野
意識的な介入
運動ニューロン
意識的な笑顔

どのように感情は生じるのか

感情は気持ち、表現行動、体の徴候で構成される。気持ちが先に思われるかもしれないが、フィードバック・ループにより体が感情を、また逆に感情が体を調節できる。反応を変えることで、このサイクルのある時点で、感情を強めたり、抑えたり、変えることができる。たとえば、喜びを感じている場合に微笑み続ければ、さらに喜びを感じるようになるだろう。

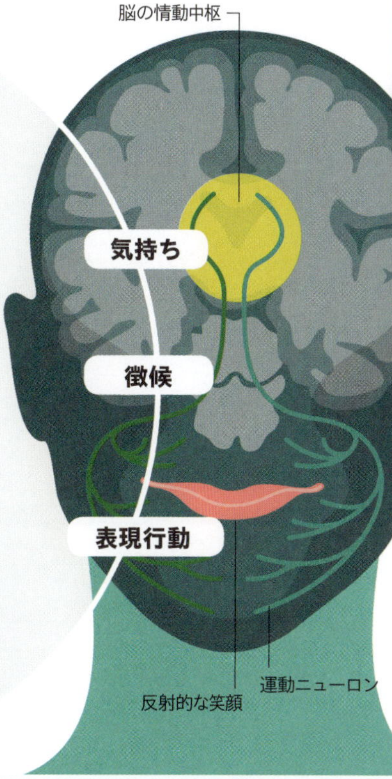
脳の情動中枢
気持ち
徴候
表現行動
反射的な笑顔
運動ニューロン

意識的な表情
ある感情を感じ始めた後で、本当の感情を隠したり高めたりするために表情を変えることができる。この行動は運動野からの神経経路によって意識的に操作される。

反射的な表情
情動が喚起されると、表情が自然に表れる。たとえば、よい知らせを聞くと、ほほえまずにはいられない。この反射行動は、脳の情動中枢にある扁桃体からの信号によると考えられる。

「ランナーズハイ」の間に感じる喜びはオピオイドという**脳内の天然化学物質**によってもたらされる

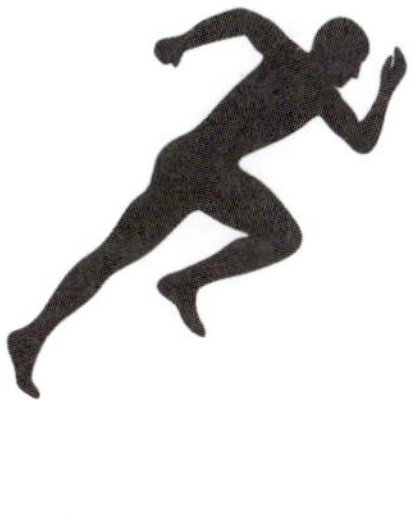

どうして私たちには感情があるのか？

感情は言語習得前のコミュニケーション手段として進化したと専門家は考える。感情のシグナルを理解することで、私たちはより強い社会的結びつきを形成できる。表情により助けが必要なことや、自分の行いを後悔していることを示したり、怒っている場合に相手に離れているよう警告することができる。しかし科学者の中には、もっと単純な説明がつくと考える者もいる。すなわち、恐怖で眼が広がればもっとよく見えるようになるからだろうし、嫌悪の表情で鼻にしわを寄せるのは空気中の有害な化学物質を阻止する方法かもしれないと。

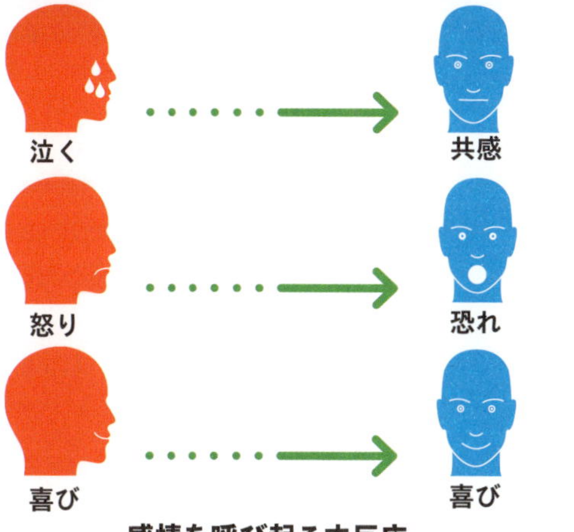
泣く
共感
怒り
恐れ
喜び
喜び

感情を呼び起こす反応

闘争／逃走反応

危機にさらされると体はすぐ行動を起こす。脳はさまざまな生理的変化を起こす信号を体に送り、その難問に立ち向かうか、逃げる準備をさせる。

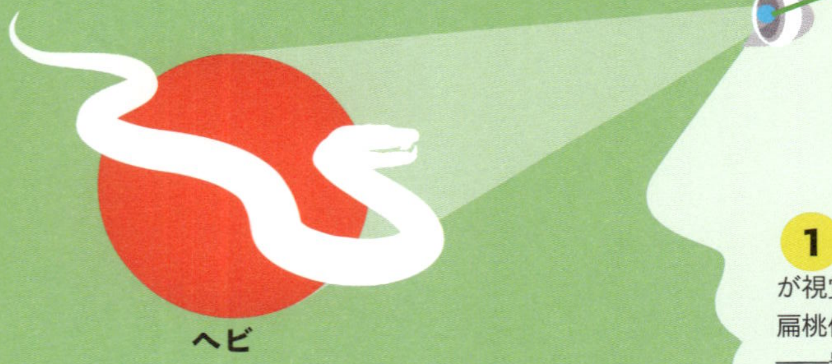
ヘビ

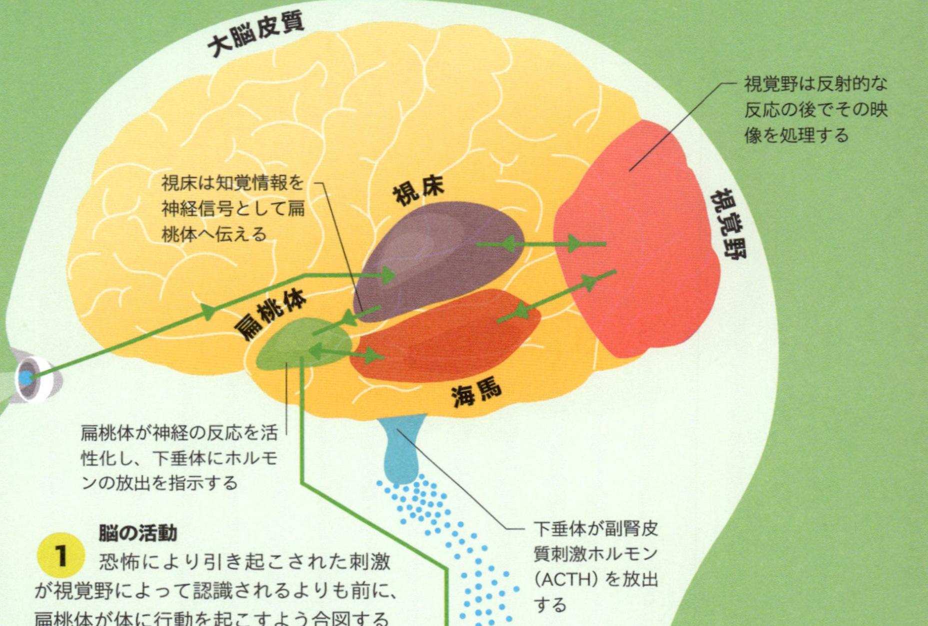
大脳皮質
視覚野
視覚野は反射的な反応の後でその映像を処理する
視床
視床は知覚情報を神経信号として扁桃体へ伝える
扁桃体
海馬
扁桃体が神経の反応を活性化し、下垂体にホルモンの放出を指示する
下垂体が副腎皮質刺激ホルモン（ACTH）を放出する
神経信号
ホルモン

1 脳の活動

恐怖により引き起こされた刺激が視覚野によって認識されるよりも前に、扁桃体が体に行動を起こすよう合図する——影を見て跳び上がる時はこれが起こっている。その後視覚野が、その脅威が本物か確認するためにその像をしっかり分析し、それに応じて体の反応が調整される。大脳皮質はさらに、その脅威と以前に直面したか確認するため、海馬にたくわえられている記憶を調べる。

反応を活性化する

あなたはこれまで、庭のホースに驚いて、結局それがヘビでも何でもないまったく無害な物体であることに気づいた経験はないだろうか？　脳は意識が脅威に気づく前に神経系を活性化し、副腎からホルモンの放出をもたらす。一方、その情報はもっと長い経路を伝わって大脳皮質へ達し、そこで意識的な脳の領域がその脅威が本物か分析する。脅威でなければ体の反応を静めることになる。

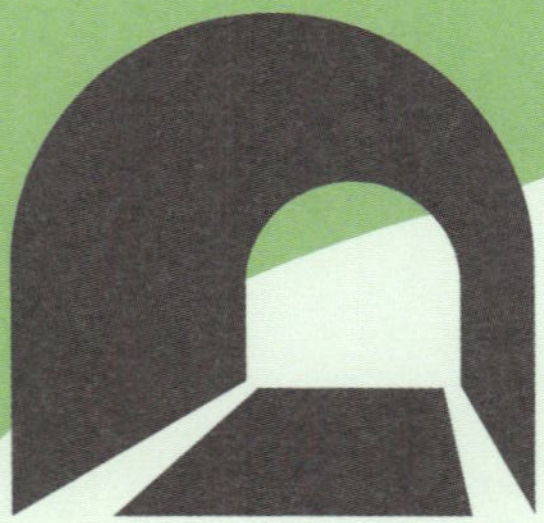

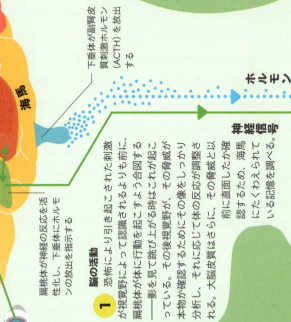

ストレスが高まっている時には、**周囲で起こっていることに気づかない視野狭窄**を経験するかもしれない

2 別の経路

脳からの信号は神経と、下垂体から放出されたホルモン（ACTH）によって体へ送られる。神経信号はホルモンよりも速く伝わるため、神経信号が副腎でのホルモン産生を促進する。

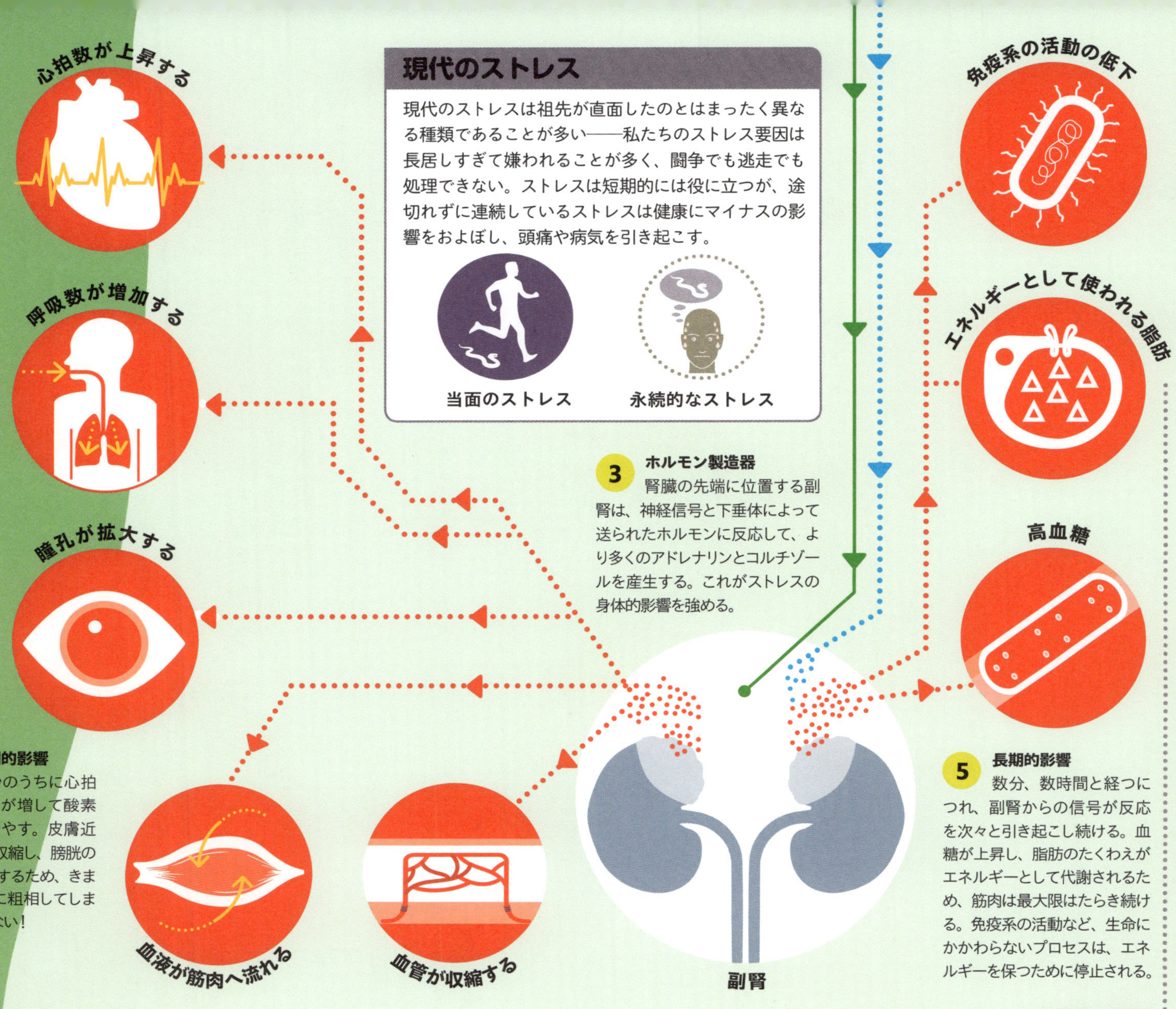
心拍数が上昇する
呼吸数が増加する
瞳孔が拡大する
血液が筋肉へ流れる
血管が収縮する
副腎
免疫系の活動の低下
エネルギーとして使われる脂肪
高血糖

現代のストレス

現代のストレスは祖先が直面したのとはまったく異なる種類であることが多い――私たちのストレス要因は長居しすぎて嫌われることが多く、闘争でも逃走でも処理できない。ストレスは短期的には役に立つが、途切れずに連続しているストレスは健康にマイナスの影響をおよぼし、頭痛や病気を引き起こす。

当面のストレス

永続的なストレス

3 ホルモン製造器

腎臓の先端に位置する副腎は、神経信号と下垂体によって送られたホルモンに反応して、より多くのアドレナリンとコルチゾールを産生する。これがストレスの身体的影響を強める。

4 短期的影響

数秒のうちに心拍数と呼吸量が増して酸素の循環を増やす。皮膚近くの血管が収縮し、膀胱の筋肉が弛緩するため、きまり悪いことに粗相してしまうかもしれない！

5 長期的影響

数分、数時間と経つにつれ、副腎からの信号が反応を次々と引き起こし続ける。血糖が上昇し、脂肪のたくわえがエネルギーとして代謝されるため、筋肉は最大限はたらき続ける。免疫系の活動など、生命にかかわらないプロセスは、エネルギーを保つために停止される。

情動の障害

私たちの感情は脳内の化学物質と電気回路のバランスによって制御されているため、ある種の化学物質の不均衡が情動障害を引き起こすことがある。専門家はかつて、そうした病気は心理的なものにすぎないと考えていたが、今では体内の物理的な変化がそれぞれの病気の根底にあることを理解している。

恐怖症

恐れが脅威にまさっている場合、恐れは恐怖症と見なされる。命を奪う可能性のあるヘビに用心するのは理にかなっている。その恐怖心が絵やおもちゃのヘビにまでおよび、日常生活に影響し始めたら、恐怖症となる。恐怖症は時間をかけて発症し、幼い頃の記憶、あるいは刺激をもたらす出来事と関係づけられることがある。

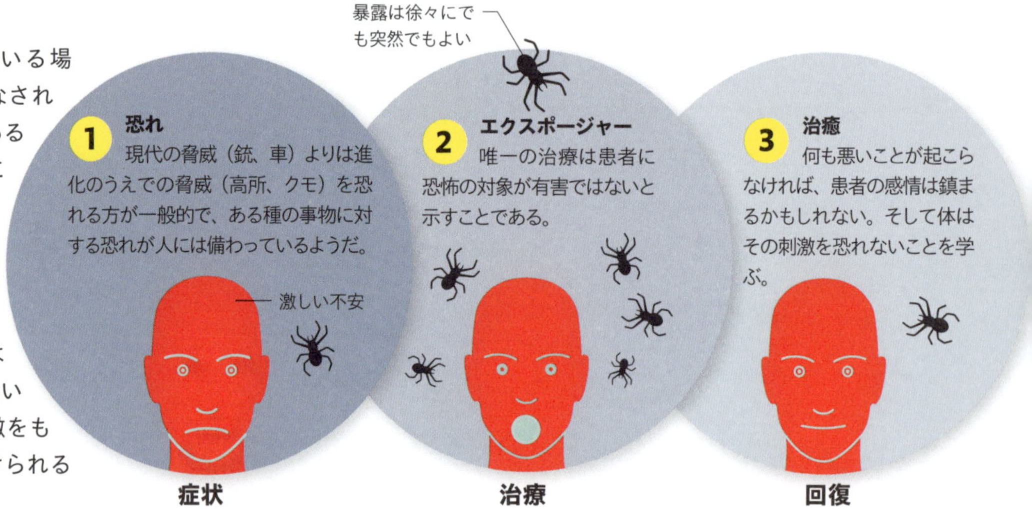

暴露は徐々にでも突然でもよい
1 恐れ
現代の脅威（銃、車）よりは進化のうえでの脅威（高所、クモ）を恐れる方が一般的で、ある種の事物に対する恐れが人には備わっているようだ。
激しい不安
症状
2 エクスポージャー
唯一の治療は患者に恐怖の対象が有害ではないと示すことである。
治療
3 治癒
何も悪いことが起こらなければ、患者の感情は鎮まるかもしれない。そして体はその刺激を恐れないことを学ぶ。
回復

強迫神経症

強迫神経症（OCD）の患者は、敵対的な思考が侵入してくる体験から強迫的な行動に向かい、その行動が不安をやわらげてくれると信じ込んでしまう。強迫神経症の原因は、脳の前頭葉をより深い部分へつなぐ領域における過度な活動かもしれない。大半の症例は治療で抑えることができる。

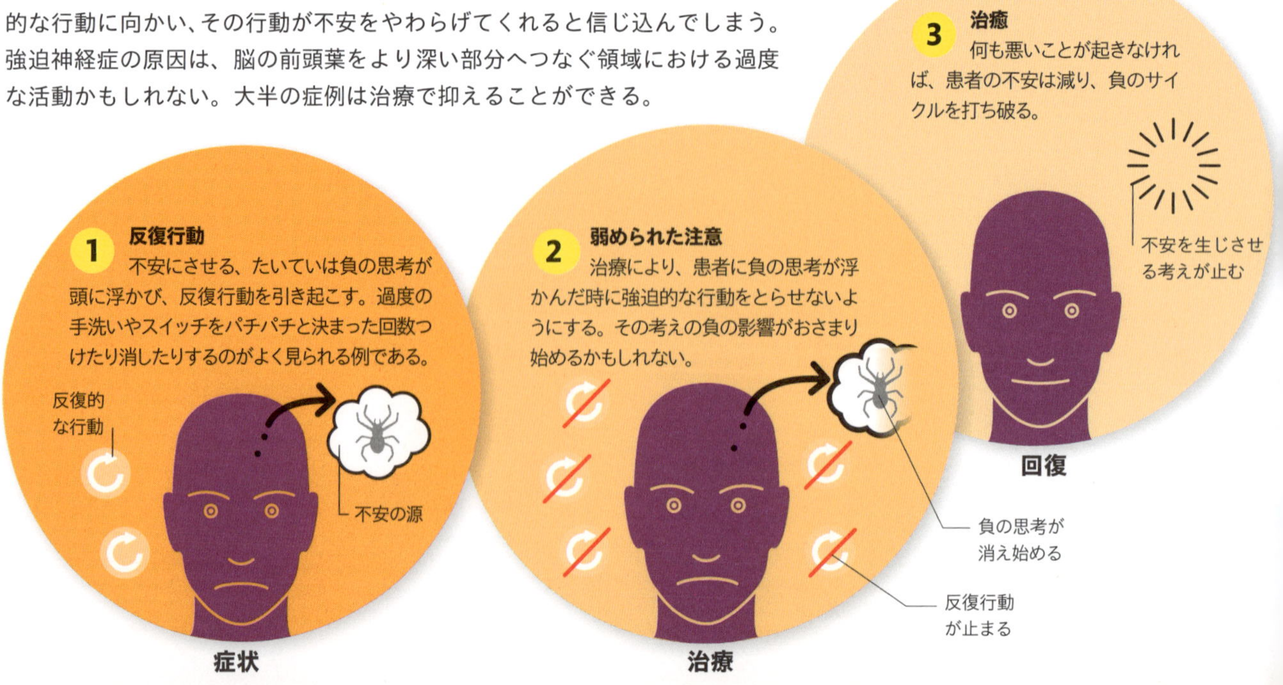

1 反復行動
不安にさせる、たいていは負の思考が頭に浮かび、反復行動を引き起こす。過度の手洗いやスイッチをパチパチと決まった回数つけたり消したりするのがよく見られる例である。
反復的な行動

2 弱められた注意
治療により、患者に負の思考が浮かんだ時に強迫的な行動をとらせないようにする。その考えの負の影響がおさまり始めるかもしれない。
負の思考が消え始める
反復行動が止まる

不安を生じさせる考えが止む

心的外傷となる記憶

心に傷を負った後で、フラッシュバック、極度の不眠、不安、抑うつを経験する人々がいる――それらは心的外傷後ストレス障害（PTSD）の症状である。PTSDにかかると、普通の記憶とは異なり、トラウマとなる記憶を思い出すことで「闘争／逃走」反応が引き起こされる。心理療法か薬による治療が与えられるかもしれない。

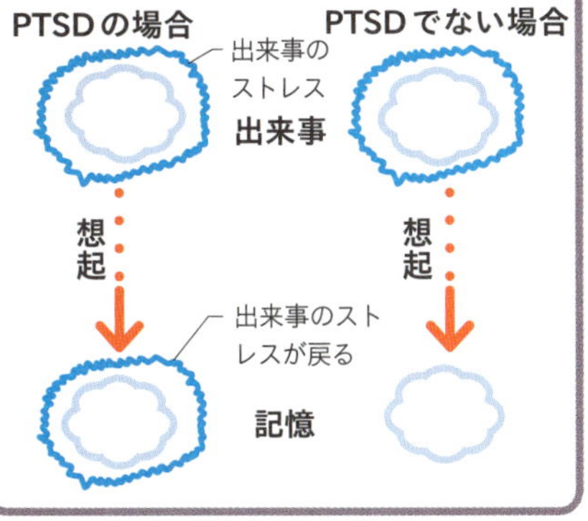
PTSDの場合
PTSDでない場合
出来事のストレス
出来事
想起
想起
出来事のストレスが戻る
記憶

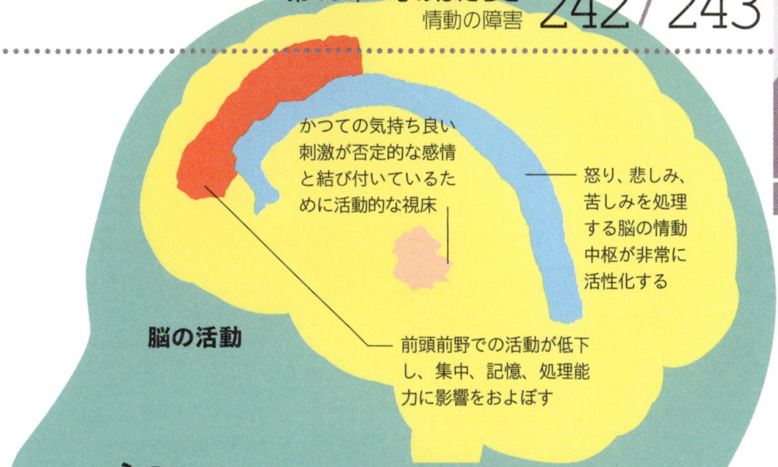
かつての気持ち良い刺激が否定的な感情と結び付いているために活動的な視床
怒り、悲しみ、苦しみを処理する脳の情動中枢が非常に活性化する
脳の活動
前頭前野での活動が低下し、集中、記憶、処理能力に影響をおよぼす

うつ

うつの症状には気分低下、無気力、睡眠障害、頭痛が含まれる。脳内の化学物質の不均衡によって引き起こされ、ある領域が異常に活発か不活発になっていると考えられる。抗うつ剤は化学物質の量を増やすことでこの均衡をリセットするのに役立つが、症状だけで、原因に対処できない。うつに対する考えは、心の状態ではなく、病気として理解する方向へ進歩している。

双極性障害

躁から極度のうつへの気分の変化を示す双極性障害は遺伝的要因が高い（家系に伝わる）が、ストレスの多い生活上の出来事によって引き起こされることが多い。双極性障害はうつの特殊型である。ノルアドレナリンとセロトニンを含む脳内のある種の化学物質のバランスに問題が生じることによると考えられ、そのために脳のシナプスが躁の時は異常に活発になり、うつの時は異常に不活発になる。

躁期
過剰なエネルギー、睡眠の減少、早口がすべて当てはまる。さらに患者は、自分が有名人である、といった妄想を抱く。
化学物質活性度の上昇
症状
シナプス
極度の歓喜

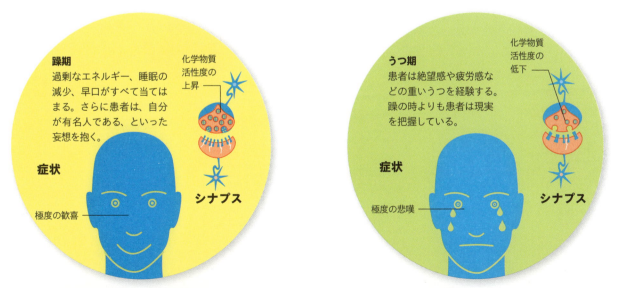

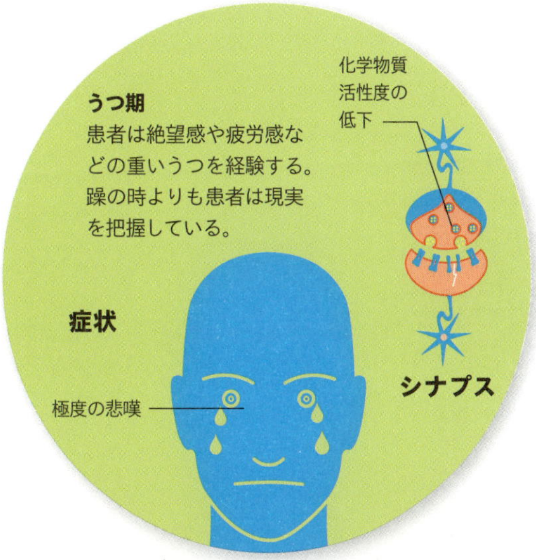
うつ期
患者は絶望感や疲労感などの重いうつを経験する。躁の時よりも患者は現実を把握している。
化学物質活性度の低下
症状
シナプス
極度の悲嘆

魅力を感じる

誰かに魅力を感じる時には私たちに何が起こっているのだろうか？　どうしてあるタイプに引きつけられて他はそうでもないのか、どうして誰かに決めるのか、こうしたことについて科学者たちはようやく理解し始めたばかりである――どうやらホルモンのしわざであるようだ。

文化は魅力に影響するのか？

単一の文化の中でも美の理想は時代とともに変わる。ヨーロッパではかつて白い肌と豊満な体型が富を示し、一般に女性の魅力と見なされた。現在ではスリムで日焼けした容姿が望ましいとされる。

化学結合

性的魅力が生じる時、ホルモンが恋愛感情を増加するのに重要な役割を果たす。脳内のドーパミンの量が増し、おなじみの喜びの増加をもたらす。アドレナリンへ変換される化学物質が放出され、口は渇き、手のひらに汗をかく。さらに瞳孔が拡大し、あなたの欲望を相手に知らせることであなたをさらに魅力的にする。セロトニンの値が変化し、それが性的な欲望に満ちた考えをもたらすと考えられる。

1 即座の欲望

魅力を感じる人を見ると、たちまちのうちに前頭前野腹内側と呼ばれる脳の領域が活性化し、デートの可能性を分析する。テストステロンが男女ともに放出され、性的な欲望を刺激する。

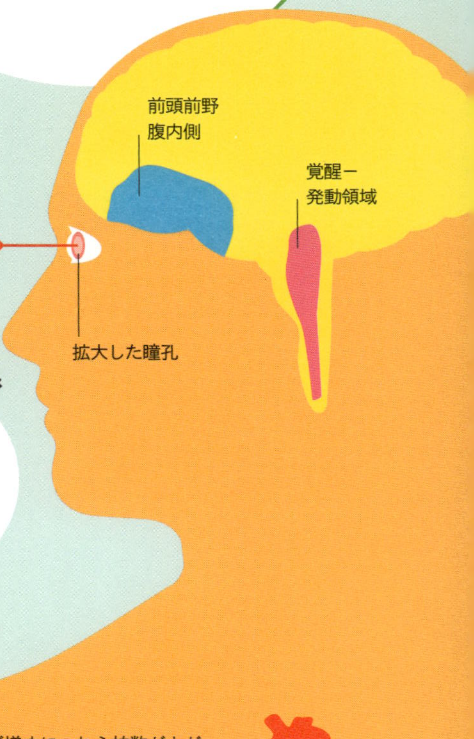

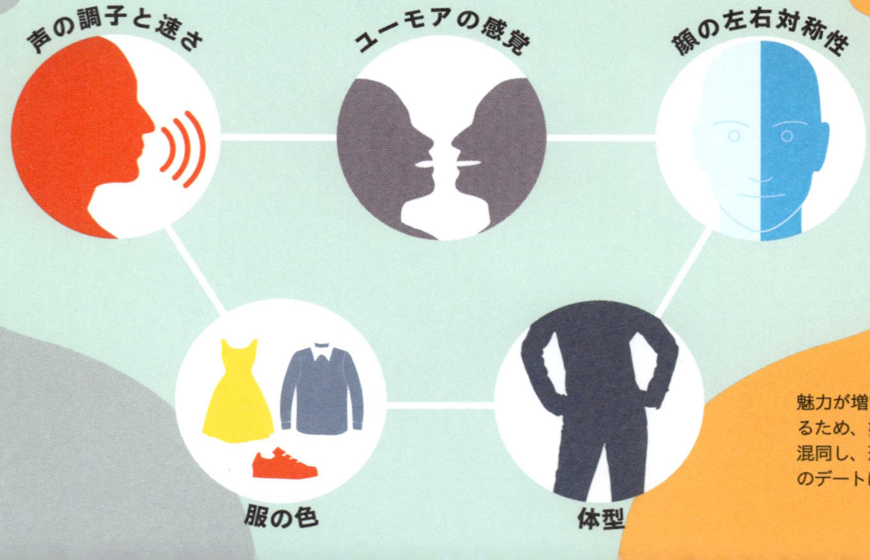
声の調子と速さ
ユーモアの感覚
顔の左右対称性
服の色
体型

2 寄与する要因

性的魅力は顔の左右対称性や体型などの手がかりを利用する。それらが健康と多産を示すからである。同じような趣味などの手がかりは、長期間うまくやっていけるかをはっきりさせる。赤い色は男女双方に情熱を燃え立たせる。

魅力が増すにつれ心拍数が上がるため、好意と恐れの気持ちを混同し、恐怖映画を重要な最初のデートに選ぶかもしれない！

3 長期のつがいのきずな

しばらく経つと関係は変化し、別のひとそろいのホルモンが重要になる。オキシトシンはセックスの後に放出され、信頼ときずなの感情を増し、関係を確立させるのに役立つ。2人の人物が非常に多くの時間をともに過ごす時に放出され、単婚制を促進する。

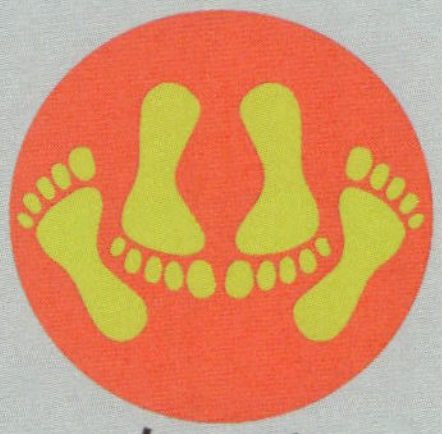

セックス

長く視線を合わせることで2人の間の磁力は増す

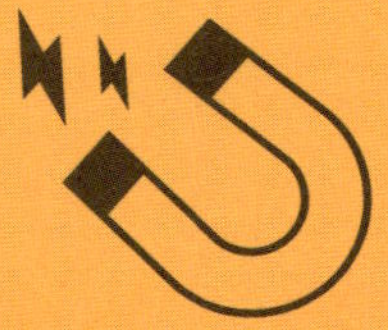

月経周期

巧妙なシグナル

多くの動物で、メスが繁殖可能な時期は、体に明るい色の腫れた部分ができたり、尿内に含まれるフェロモンなどの目立つしるしで明らかになる。ヒトの場合、排卵期はそれほど明確ではない——またなぜそのように進化してきたのか不明である。それにもかかわらず、気があるふりをする、魅力的に着飾るなど、女性には受精能力を示す巧みな方法がある。男性はこうしたシグナルを無意識のうちにとらえることができるようだ。ある研究結果によれば、男性は排卵期の女性のにおいに反応した時の方が、より多くのテストステロンを放出する。

変化するシグナル

排卵期の女性には、受精能力を示すかすかな変化がある。声の調子があがり、頬は赤くなり、いつもよりふざけたり、人目を引くような服を着る。

排卵

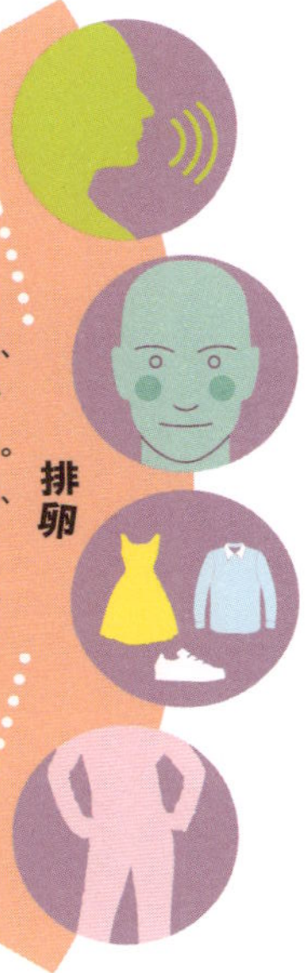

体臭

汗は、ある人物が健康か、さらには遺伝的に適合するかどうか教えてくれる。自分と比較的異なる免疫系を持つ人々のにおいをより魅力的なにおいと感じる傾向がある。その遺伝子と混ぜ合わせれば、より健康な子孫を持てるようになるからだ。一般的に女性は、自身にやや似ている男性のにおいを、遺伝的に一致する人々や完全に異なる人々のにおいよりも好む。

並はずれた頭脳

だれの脳も唯一無二であるが、私たちのほとんどが夢見ることしかできない素晴らしいことをおこなえる人々がいる。脳の神経回路におけるわずかな変化、あるいは私たちがそれを活用できるようになることで、信じられない能力を生じさせる可能性がある。

言葉の遅れ

自閉症（アスペルガー症候群は除く）の子どもたちは言葉を習得するのに普通よりも時間がかかり、中には一度も言葉を使わない者もいる。言語使用者も、成人して他者とのコミュニケーションのために言葉を使う際に苦労するかもしれない。

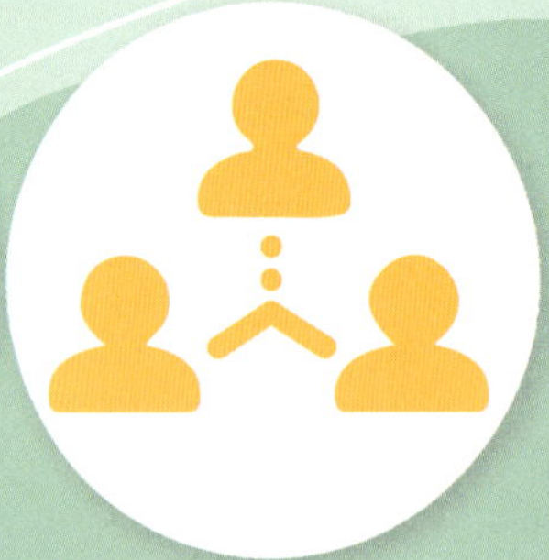

社会性の欠如

視線を合わせることが少ないのは自閉症のひとつの徴候である。自閉症者はつきあいを嫌う傾向があり、その複雑なルールを、混乱させる恐ろしいものとみなす。とはいえ、自閉症の人々が決して強い社会的結び付きを形成しないというわけではない。

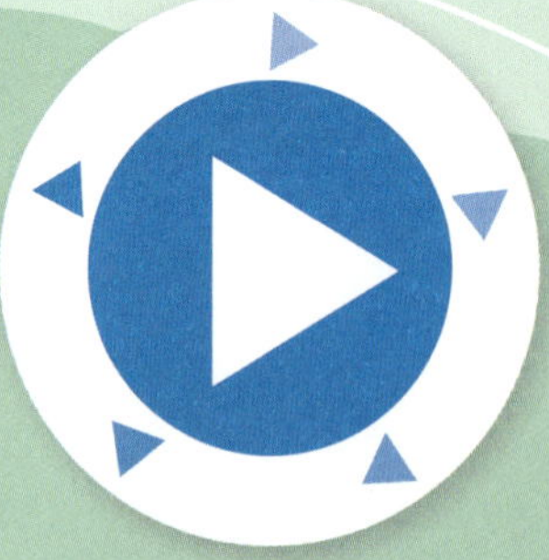

反復行動

自閉症者は情報を別の仕方で処理するため、毎日の状況が当惑させるものであるかもしれない。自分の気持ちを落ち着かせる何らかの決まった行動が一般的で、不安な時に自分自身を静めるのに役立つ。

特定の関心

自閉症者はしばしば狭い特定の関心を発達させる。それらがなぐさみと楽しみの源であるかもしれない。なじみのあるテーマの構造と秩序が、頭を混乱させるような社会生活からの休息を提供してくれるからであろう。

時に自閉症がもたらす結果

自閉症スペクトラム

自閉症スペクトラム障害（アスペルガー症候群を含む）はおそらく脳内における異常なパターンの結合により引き起こされる。自閉症は家族内で遺伝するため、遺伝子が役割を演じていることはわかっている。とはいえ、ある人にはわずかしか影響をおよぼさないのに、一生涯世話を必要とする人々もいるのはなぜか、不明である。

まれな驚異的才能

時に自閉症者は数学、音楽、芸術の分野で信じられないほどの能力を示す。これは細かいことに集中する脳の処理の特徴的なパターンのためであるかもしれない。

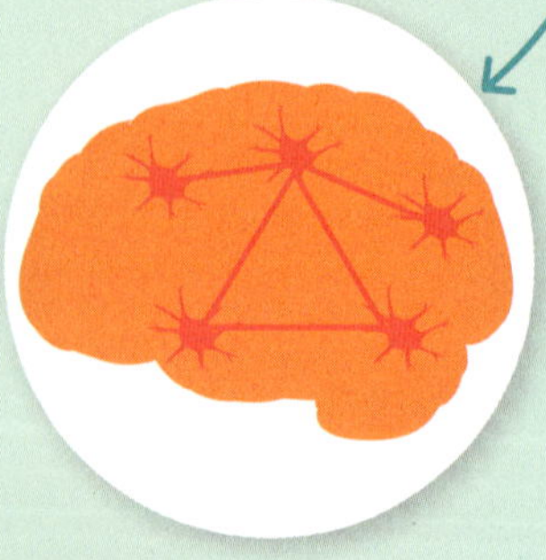

増大する結合

どんな脳も成長する時に不必要な神経細胞の結合は取り除かれる。自閉症ではこの処理が抑制され、あまりに多くの結合になっていると考えられる。

感覚のショート

複数の知覚が融合している人がいる。文字や数字を色つきで見る人や、Cのシャープの音を聞くとコーヒーの味を感じる人がいる。彼らの症状は共感覚と呼ばれ、幼年期の脳が発達する時期に、神経細胞を取り除く処理をおこなわないために起こる。その結果、脳の感覚野の間に余分な結合が残っている。共感覚は家系に伝わる傾向があるため、遺伝性と考えられる。しかし一卵性双生児の両方に共感覚がある場合もあれば、片方にしか見られないこともあるので、遺伝だけではないようだ

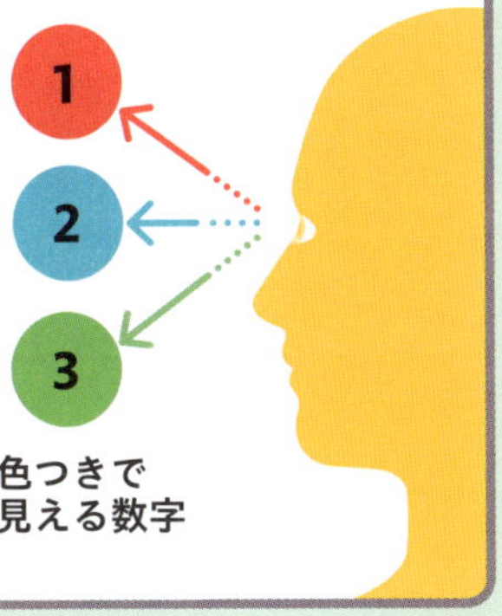
1
2
3
色つきで
見える数字

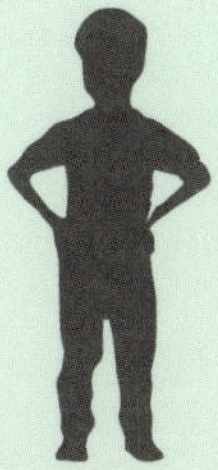

5歳までに、卓越した自伝的記憶をもつ人々はすべてを記憶にとどめ始める。

幻覚

幻覚は驚くほど一般的である。配偶者を亡くしたばかりの人の多くが故人を目撃した経験を報告しており、ほとんどすべての人が何か実在しないものを眼の端で見た経験がある。これらは世界を理解しようとする脳の試みの正常な副産物である。

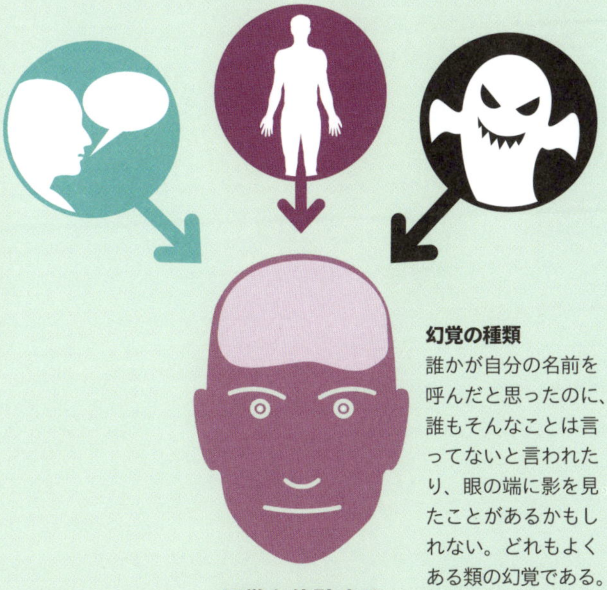

幻覚を体験する

幻覚の種類
誰かが自分の名前を呼んだと思ったのに、誰もそんなことは言ってないと言われたり、眼の端に影を見たことがあるかもしれない。どれもよくある類の幻覚である。

記憶のチャンピオン

素晴らしい記憶力の持ち主がいるが、彼らはたいてい、なじみの道に沿って記憶する必要のあるアイテムを置く、といったテクニックを使う。卓越した自伝的記憶をもつひとにぎりの人々は、生涯の間に起きた出来事を重要でないことも含めてすべて記憶している。そのうちのひとりは増大した側頭葉と尾状核をもっていた。どちらの領域も記憶と結び付いている。

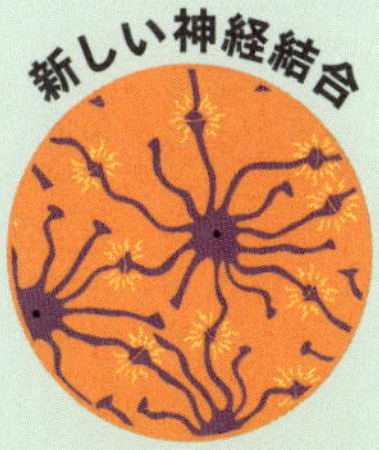
新しい神経結合

記憶の経路
一連の数字を覚える必要があるなら、ひとつの方法は、各数字を仕事へ行く途中で目にする物か場所と結びつけることである。たとえば「3」を車かビルの窓にはめ込んだら、正しい順番で覚えているのに役立つ。

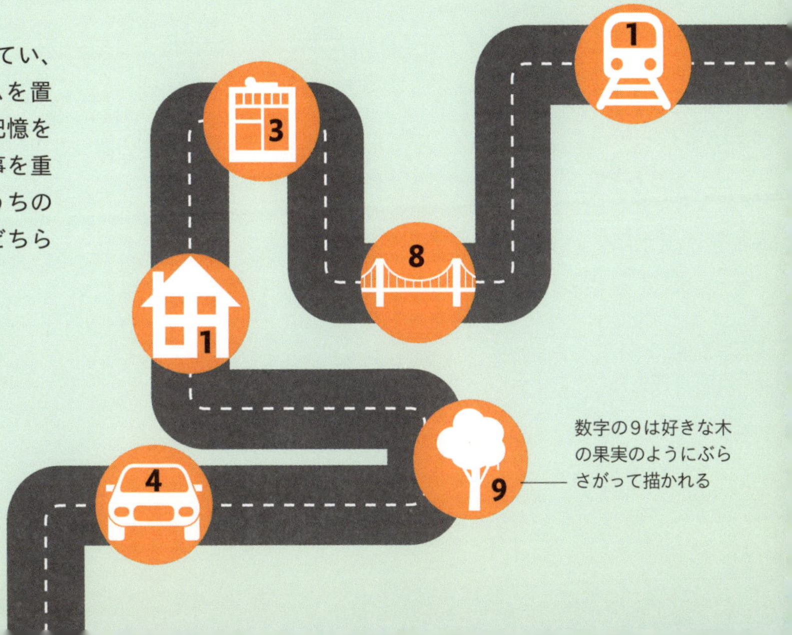
1
3
8
1
9
4
数字の9は好きな木の果実のようにぶらさがって描かれる

索引

あ

- 赤ん坊
  - 感覚 219
  - 誕生 216–17
  - 誕生時の身長と体重 38
  - 認知能力の発達 218–19
  - 微生物 173
  - 母乳育児 219
  - 骨の成長 38
- アキレス腱 37, 54–55, 71
- アクチン 56–57, 131
- あくび 119
- あご 41, 44–45, 101
- あざ 126–27
- 脚 37, 127, 173, 212
- 足 36, 37, 173
- 味 98–99
- アデニン 16–17
- アデノウイルス 176
- アデノシン 234–35
- アテローム性動脈硬化症 128
- アドレナリン
  - アナフィラキシーの治療 186
  - 血液内の循環 121
  - 産生 191
  - 性的魅力 244
  - 闘争／逃走反応 193, 238, 241
- アナフィラキシー 186
- アブミ骨 36, 88
- アポトーシス 15, 27, 169, 170
- アミノ酸 14, 20–21, 121, 138–41, 144–45, 157
- アミラーゼ 142, 144–45
- ＲＮＡポリメラーゼ 22
- アルコール 51, 61, 92, 152, 157, 163
- アルドステロン 199
- アレルギー 118, 169, 186–87, 219
- アンチコドン 20–21

い

- 胃
  - 胃液 141, 143
  - 潰瘍 148
  - 構造／組成 12, 143
  - 行動／リラックス 69
  - 消化 141, 143
  - 妊娠の影響 215
  - 微生物 148
  - ホルモン産生 140, 191
- 移植 25, 170
- 痛み
  - 感覚 78–79, 99
  - 関連痛 78
  - 神経圧迫 70
  - 捻挫と挫傷 71
  - 反射 60–61
  - むち打ち症 71
  - 目的 78
  - 腰痛（背部痛） 71
- 痛み止めの作用 78–79
- 一日のリズム 198–99
- 遺伝 17, 210–11
- 遺伝子
  - 遺伝 210–11
  - 遺伝子交換 19
  - 数 16–17
  - 受精時 208, 210
  - 性別に関連した 211
  - 性別の決定 23
  - 対立遺伝子 17
  - 転写 22
  - 突然変異 21
  - 長さ 16
  - はたらき 20–21
  - 発現 17, 22–23
  - 翻訳 20–21
  - 優性と劣性 211
- 遺伝子交換 19
- 遺伝子治療 27
- いびき 118
- 入れ墨 32
- 色の恒常性 85
- インスリン 149, 158, 160–61, 191, 196–97, 200–201
- インフルエンザ 182–83

う

- ウイルス
  - 遺伝子治療 27
  - 風邪とインフルエンザ 182–83
  - 細胞への侵入 168, 182
  - 種類 176
  - 症状 183
  - 有益な 172–73
  - ワクチン 176, 185
- ウジ虫治療（マゴットセラピー） 175
- うそ 109
- 歌を歌う 105
- うつ 96, 243
- 腕
  - 筋肉 54–55, 58–59
  - 神経の疾患 70
  - 胚の成長 212
  - 非言語コミュニケーション 108
  - 微生物 172
  - 骨 49, 54–55
- 運動
  - 強度 133
  - 脂肪燃焼 133, 163
  - 準備運動 58
  - 心血管性 132
  - 心拍数 133
  - 水分補給 131
  - タイミング 163
  - 体力レベル 134–35
  - 乳酸値 130–31
  - 骨の生成 50
  - ホルモン 197
  - 無酸素呼吸 131
  - 有酸素呼吸 130–31
  - ランナーズ・ハイ 239
  - 利点 134–35
  - レジスタンス・トレーニング 133
- 運動野 105, 236–37, 239

え

- 栄養 138–41, 219
  →消化系と食事の項も参照せよ
- 腋窩 171–72
- エストロゲン
  - 月経周期 206–207
  - 骨粗しょう症 50
  - 産生 191–92, 223
  - 妊娠期 214–15
  - はたらき 192
- ＨＩＶ（ヒト免疫不全ウイルス） 176, 226
- エネルギー
  - 運動時の利用 130–31, 135
  - 栄養からの 138–39
  - 行動／リラックス 68
  - 細胞呼吸 116
  - 砂糖のわな 160–61
  - 脂肪酸 158–59
  - 闘争／逃走反応 241
  - バランス 158–59, 190
  - 微生物の消化による 149
- ブドウ糖 156–59, 200
- エラスチン 32
- 塩化物 146
- 遠近法 85
- 嚥下 142
- 遠視 86

お

- 横隔膜 112–13, 118–19
- 黄体 207
- 嘔吐 152–53, 165
- オキシトシン 192, 196, 238, 245
- オキシヘモグロビン 117
- オピオイド 79, 239
- 親知らず 42–43
- オルガスム 204
- 音楽 91
- 温度の感覚 77, 99

か

- 概日時計 198
- 回転の感覚 92
- 海馬 233, 240
- 潰瘍 148
- 顔の認識 106
- 化学療法剤 27
- 鏡箱療法 100
- 鍵と鍵穴説 97
- 蝸牛 88–89, 91, 95
- 核、細胞の 14–15, 20
- 顎関節 41, 44–45
- 学習 62, 230–31
- 角膜 25, 80, 82, 86–87
- かさぶた 46–47
- 下垂体 152, 190, 193, 196–97, 206–207, 222, 240–41
- ガストリン 191
- 風邪 182–83
- 加速の感覚 93
- 滑面小胞体 15
- 過敏性腸症候群（ＩＢＳ） 165

- カフェイン 152, 235
- 花粉症 187
- 髪 34–35, 225
- 噛み痕 42
- かゆみ 46, 79
- ガラクトース 164
- 体の位置感覚 100–101
- 体の所有感覚 101
- カリウム 147
- 顆粒球 46, 169, 174–75
- カルシウム 36, 50–51, 149, 162, 190, 192, 194–95
- カルシトニン 190, 195
- カロリー 159–62
- がん 18, 27, 31, 33, 160, 169, 180–81, 226
- 感覚
  - 赤ん坊の 219
  - 体の位置 100–101
  - 体の所有 101
  - 記憶 232
  - 嗅覚 96–97
  - 視覚 →視覚の項
  - 触覚 74–77, 99
  - 胎児の発達 213
  - 聴覚 →聴覚の項
  - 統合感覚 102–103
  - 味覚 98–99
  - 夢の中での 236
- 感覚ホムンクルス 76
- 細胞 22–25, 170, 217
- 感情 →情動の項
- 関節
  - 位置受容体 101
  - 関節リウマチ 186
  - 屈曲と伸展 54
  - 構造／組成 40
  - 種類 40–41
  - 人工関節 51
  - 脱臼 49, 71
  - 二重関節 41
  - 捻挫 71
  - はたらき 40
  - 変形性関節症 51
- 関節液 40
- 関節炎 51
- 関節リウマチ 25, 186
- 汗腺 30
- 感染
  - ウイルス 176, 182–83
  - 感染症 176–77
  - 原生動物による 177
  - 抗体への試験 178
  - 骨折した場合 48
  - 細菌による 174–76
  - 細胞のネクローシス 15
  - 真菌による 177
  - 伝播 177
  - に対する防御 31, 168–69
  - 歯の 43
  - 病原体に対するバリア 168–69
  - 耳の中での 94
  - 免疫反応（応答） 174–75, 180–81, 183, 185–87
  - 予防注射 184–85
- 肝臓
  - 栄養物の処理 154–57
  - グリコーゲン分解 156
  - への血液供給 154
  - ケトン体の産生 161
  - 構造／組成 154–55
  - 行動／リラックス 68
  - 再生 156
  - 脂肪代謝 156
  - 製造機能 157
  - 損傷 157
  - 胆汁の産生 141, 144, 155, 157
  - タンパク質合成 157
  - 貯蔵機能 157
  - 毒素の無毒化 156
  - 熱の産出 157
  - はたらき 156–57
  - ビタミンの貯蔵 157
  - ブドウ糖の貯蔵 157
  - ホルモン産生 157
  - ミネラルの貯蔵 157
  - 濾過速度 155
- 桿体細胞 82–83

き

- キームス 141–45
- 記憶 231-33, 237, 243, 247
- 器官 12, 212–13 →各器官の項も参照せよ
- 気管 112, 114
- 傷 46–47, 174–75
- 寄生生物 168, 176–77
- 喫煙 26, 32, 51, 196, 226
- 気道 68, 112–14, 118–19, 183, 186–87 →呼吸の項も参照せよ
- キヌタ骨 88
- 嗅覚 96–97
- 嗅覚受容体 97
- 球形嚢 93
- 臼歯 42–43
- 旧石器時代ダイエット 162–63
- 共感覚 247
- 狭心症 128
- 胸腺 171, 190
- 強迫神経症（ＯＣＤ） 242
- 恐怖症 242
- 近視 86
- 筋線維束 56
- 筋肉
  - ウェイト・リフティング 58–59
  - 腕 54–55
  - 運動の利点 135
  - エネルギーの利用 158–59
  - 顎筋 44–45
  - 体のてこと支点 55
  - 眼筋 80–81
  - 筋線維 56
  - 筋組織 13
  - 屈曲と伸展 54–55
  - けいれん 57
  - 腱による制御 55
  - 構造／組成 56
  - 呼吸 132
  - 骨格筋細胞 13
  - 収縮／弛緩 57–59
  - 準備運動 58
  - 神経系による制御 60–61
  - 伸展受容体 100
  - 睡眠中の麻痺 234, 237
  - 成長 133
  - 体熱の産生 59
  - チームワーク 54
  - 遅筋と速筋 57
  - 張力 58–59
  - 等尺性収縮 59
  - 等張性収縮 58–59
  - 乳酸 131–32
  - 捻挫と挫傷 70–71
  - 反射 60–61
  - 表情筋 107
  - 平滑筋細胞 13
  - 無酸素呼吸 132
  - 有酸素呼吸 131
  - 立毛筋 30
  - レジスタンス・トレーニング 133

く

- グアニン 16–17
- 空間認識 237
- 空腹 140, 198
- くしゃみ 118, 176
- くすぐり反応 77
- 口
  - 舌 →舌の項
  - 食事 140, 142
  - 顎関節 41
  - 歯 42–43
  - 発話 104
  - 微生物 172
- クプラ 92
- グリコーゲン 157, 159, 193
- グリセミック指数（ＧＩ） 163
- クリプトコッカス 177
- グルカゴン 159, 191, 193
- グルテン 165
- グルテン不耐性 165
- グレリン 140, 198

け

- 毛 30, 34–35, 74, 222, 225
- 系 10–11
- 脛骨 37
- けが 70–71
- 下剤 141
- 血圧 124–25, 196
- 血液
  - 栄養の運搬 145
  - 産生 120
  - 酸素／二酸化炭素の運搬 114–17, 120–21
  - 心臓内の循環 122–23
  - 水分バランス 152–53
  - 成分 120
  - 赤血球 13, 16, 116–17, 120, 139
  - 体内の循環 125
  - 物資／老廃物の運搬 121
  - 免疫細胞 174
  - 量 120
  - 濾過処置 150–51, 154–55
- 血液型 171
- 血管
  - 冠状 128
  - 血圧 124–25, 197
  - 血流 127–28
  - 行動／リラックス 68–69

　水分バランス 152–53
　損傷と修復 126–27
　誕生時 217
　闘争／逃走反応 241
　妊娠の影響 214
　閉塞 127
　骨の中の 36
　免疫反応 174–75
　→動脈、毛細血管、静脈の項も参照せよ
月経周期 206–207, 223, 245
結合組織 13
　→靭帯、腱の項も参照せよ
結腸 144, 146–49
　→腸の項も参照せよ
ケトン体 161
ケラチン 21, 32, 34–35, 139
下痢性疾患 226
腱
　アキレス腱 37, 54–55, 71
　種子骨 36
　側頭筋腱 44
　張力受容体 100
　長さ 54–55
　捻挫と挫傷 71
　はたらき 54
　指 55
幻覚 247
肩甲骨 37, 54–55
犬歯 42–43
幻肢痛 100
原始脳 62–63, 68–69
減数分裂 19
原虫感染 177

こ

抗うつ剤 243
高血圧 226
抗原 170–71, 178–81
虹彩 80–81
コウジカビ属 177
高次脳 62–63
高次脳皮質 79
甲状腺 190, 195, 199
甲状腺刺激ホルモン 199
抗真菌薬 177
抗生物質 48, 148, 173, 176
抗体 120, 169–71, 175, 178–80
高タンパク質ダイエット 161
高地の影響 115
交通事故 226
喉頭 104, 222
喉頭蓋 119, 142
肛門 147
抗利尿ホルモン（ＡＤＨ） 152–53
呼吸
　アナフィラキシー 186
　運動中／後 130–32
　ガス交換 114–17
　花粉症 187
　仕組み 112–13
　喘息 187
　誕生時 217
　闘争／逃走反応 241
　妊娠の影響 214
呼吸器系 10–11
　気管 112, 114
　肺 →肺の項
コクシジオイデス 177
心の理論 220
鼓脹（腹の張り） 149, 164–65
骨格系 →骨の項
骨髄 24, 36, 38, 120–21, 157, 170, 191
骨折 38, 48–49
骨粗しょう症 48, 50–51, 195
骨盤 37, 215, 217
コドン 21
鼓膜 88, 94
コミュニケーション
　言語 104–105
　非言語 108–109
コラーゲン 32, 36, 41, 45–46, 49, 126, 138–39, 215
ゴルジ体 14
コルチゾール 109, 196, 198–99, 238, 240–41
昏睡 227

さ

細菌、有益な 146–49, 164–65, 172–73
細菌感染 43, 168, 174–76, 178–79
　→感染の項も参照せよ
サイトカイン 174–75, 180–81, 183, 187
細胞
　遺伝子発現 22–23
　ウイルスの侵入 182
　数 14
　構造／組成 14–15
　呼吸 116
　細菌の 148
　死 15
　シグナル伝達 15
　自己マーカー 170–71
　種類 13
　増殖 18–19
　直径 15
　ＤＮＡの損傷と修繕 26–27
　ＤＮＡ分子 16
　はたらき 14–15
　ホルモン受容体 192–93
　膜 14–15, 18, 139, 192–93
　老化 224–25
細胞質 14–15, 20–21, 24, 192–93, 209
細胞膜 14–15, 18, 139, 192–93
酢酸 149
挫傷 71
砂糖のわな 160–61
サルコメア 57
サルモネラ菌 176
三角筋 59
酸素
　一日の消費量 116
　エネルギーとしてのはたらき 116, 130
　ガス交換 115, 117
　高地の影響 115
　循環 114–17, 120–21, 128, 134
　心臓 128
残像 83
酸素の吸入
　運動中／後 130–32
　運動の利点 134
　行動／リラックス 68
　呼吸フィードバック・システム 112
　肺胞内での抽出 114

し

死 226-27
ジアルジア属 177
紫外線 26, 31, 33, 87, 225
視覚
　色の恒常性 85
　栄養 139
　遠近法 85
　遠視 86
　近視 86
　色覚 83
　色覚異常 87
　視野狭窄 240
　焦点 81
　視力検査 87
　白黒映像 83
　神経信号 83
　閃光融合 85
　像の形成 80–83
　損傷と修復 86–87
　脳の処理 84–85
　白内障 87
　発達 219
　光受容体細胞 13
　光の明暗 81
　乱視 86
　立体視 84
　両眼視 84
　緑内障 87
　老化 86–87, 225
　→眼の項も参照せよ
視覚野 85, 237, 240
色覚 83
色覚異常 87
子宮
　月経周期 206–207
　受精卵の着床 208–209
　出産 216–17
　妊娠中 215
子宮頸部（管） 205, 216–17
軸索 23, 62, 66–67, 78
視交叉上核（ＳＣＮ） 198
死後硬直 227
時差ぼけ 199
思春期 222–23
視床 62–63, 79, 85, 240, 243
視床下部 10, 140, 152, 190, 193, 222
視神経 80–82, 87
舌
　いびき 118
　感度 76
　食事 142
　体位センサー 101
　発話 104
　他の受容体 99
湿疹 186
シトシン 16–17

しびれ 66
自閉症 107, 246
脂肪
　産生 15
　代謝 15, 156
　貯蔵 158, 160
　燃焼 133, 163
脂肪（栄養素） 138, 145
脂肪細胞 13, 25, 158–61
脂肪酸 138–39, 144–45, 156, 158–61, 214, 219
脂肪組織 140
指紋 32
しゃっくり 119
尺骨 37, 49, 55
尺骨神経 37, 70–71
10代 38, 222–23
重炭酸塩 147
集団免疫 184
重力の感覚 93
手根管症候群 70
種子骨 36
樹状細胞 168
出産 216–17
循環器系 →血管と心臓の項
消化管 138, 140–41
　→腸、胃の項も参照せよ
消化器系 10–11
　胃 141, 143
　　→胃の項も参照せよ
　異常 141, 164–65
　栄養の吸収 145
　嘔吐 165
　ガスの生成 149
　肝臓 →肝臓の項
　空腹／満腹ホルモン 140, 198
　口 140
　結腸 144, 146–49
　酵素 141–45, 163–64
　構造／組成 142–47
　行動／リラックス 68–69
　鼓脹 149, 164–65
　小腸 141, 144–45
　　→腸の項も参照せよ
　食道 12, 140–43, 165
　食物の通過時間 140–41
　咀嚼と嚥下 142–43
　大腸 141, 146–47
　　→結腸と腸の項も参照せよ
　胆汁 141, 144–45, 155, 157
　腸 →腸の項
　有益な細菌 148–49
松果体 190
消化不良 143
小臼歯 42
情動
　基本感情 238
　形成 239
　障害 242–43
　性的魅力 244–45
　と音楽 91
　とにおい 97
　の発達 220
　表情 107
　ホルモン 238–39
　目的 239
　夢の中での 237
小脳 62–63, 101, 237
上皮細胞／組織 13, 168
上皮小体 190, 192, 194–95
小胞 14–15
静脈
　肝静脈 154–55
　血圧 124
　酸素の乏しい血液の運搬 116, 125
　酸素の豊富な血液の運搬 114
　静脈瘤 127
　腎静脈 150–51
　深部静脈血栓症 126
　ペニスの勃起 204
静脈瘤 127
上腕骨 36, 49, 54–55
上腕三頭筋 54–55
上腕二頭筋 54–55, 58–59
食細胞 168–69, 179
食事 140, 142–43, 198
　→消化系の項も参照せよ
食道 12, 140–43, 165
食物 →食べ物の項
除細動 129
触覚 74–77, 99
視力 →視覚の項
視力検査 87
真菌、有益な 172–73
真菌感染 168, 177
神経／神経系 10–11
　構造／組成 66–67
　行動／リラックス 68–69
　しびれ 66
　自律神経 68–69
　脳内の 64–65
　老化 225
　学習 230–31
　感覚の入力／行動の出力 60–61
　記憶 231–33
　嗅覚 97
　言語 105
　交感・副交感 69
　呼吸フィードバック・システム 112
　視覚 82–83
　軸索 23, 62, 66–67, 78
　触覚 74–75
　神経細胞 13
　神経組織 13
　信号伝達 64, 66–67
　脊髄 →脊髄の項
　速度 66
　損傷 70
　聴覚 89
　痛覚 78–79
　闘争／逃走反応 240–41
　脳 →脳の項
　→神経終末の項も参照せよ
神経細胞体 62, 67
神経終末
　クリトリス 204
　舌の上 99
　手／指 75, 76
　鼻腔 118
　皮膚 30–31, 74, 78
　耳の有毛細胞 95
神経組織 13
神経伝達物質 67, 89, 135, 197, 230, 235, 237
心血管系 →血管、心臓の項
心血管運動 132
人工内耳 95
人獣共通感染症 177
新生児 →赤ん坊の項
心臓
　運動の利点 135
　血液循環 122–23
　血液量 191
　血流 121, 128
　構造 122–23
　サイクル 122–23
　疾患 128–29, 226
　除細動 129
　心血管運動 132
　心電図 122–23
　組織の修復 25, 128
　損傷 128
　胎児の発達 212
　洞房結節／ペースメーカー 122–23
　動脈 128
　拍動 122–23
　不整脈 129
　ホルモン産生 191
腎臓
　カルシウムの排出 195
　構造／組成 150–51
　水分バランス 153
　ビタミンＤ活性 194
　ホルモン産生 191
　濾過作用 150–51
腎臓結石 150
心臓病 160, 226
心臓発作 124, 127–28, 226
靭帯 37, 40–41, 49, 70–71, 81, 101, 216
身長 39
心的外傷後ストレス障害（ＰＴＳＤ） 243
心電図（ＥＣＧｓ） 122–23
心肺蘇生法（ＣＰＲ） 129
心拍数
　運動強度 133
　運動の利点 135
　行動／リラックス 68
　心血管運動 132
　性的魅力 244
　闘争／逃走反応 241
真皮 31–32, 47, 74–75, 174–75
深部静脈血栓症 126
心房細動 129

す

水晶体 80–83, 86–87, 201
膵臓 10, 140–41, 144, 158–59, 191–93, 196, 200–201
錐体細胞 82–83
水分補給 131, 152–53
睡眠
　概日時計 198–99
　体の麻痺 234, 237
　記憶の固定化 237
　遮断 235

  - 睡眠圧 234
  - 寝言 236
  - 夢中遊行 234, 236
  - メラトニン 190, 192, 196, 198–99
  - 夢 236–37
  - レベル 234–35
  - レム睡眠 234–37
- 睡眠遮断 235
- スーパーマンポーズ 109
- 頭蓋骨 37, 44–45
- 頭痛 63, 183
- ストレス 198–99, 241

せ

- 精液 204–205
- 制御タンパク質 22
- 精子 13
  - 遺伝 210–11
  - 大きさ 205
  - 産生 19, 223
  - 射精 204–205, 223
  - 卵管への旅 205
  - 卵子の受精 208–209
- 生殖器、女性
  - 月経周期 206–207
  - 構造／組成 205, 207
  - 精子の旅 205
  - 妊娠 208–209
  - 微生物 172
- 生殖器、男性 177, 204–205
- 生殖器系
  - 遺伝 210–11
  - 月経周期 206–207
  - 受精 208–209
  - 女性生殖器 205, 207
  - 性交 204–205
  - 性差の決定 23
  - 生殖細胞 13
  - 男性生殖器 204–205
- 性腺刺激ホルモン放出ホルモン 222
- 精巣 11, 24, 191, 204–205, 223, 238
- 声帯 104
- 成長グラフ 39
- 成長ホルモン 38, 193, 197, 199
- 性的魅力 244–45
- 性的欲望 244
- 性別の決定 16
- 生理痛 206
- 咳 118–19, 183
- 脊髄 10, 24–25, 170
  - 感覚の入力／行動の出力 60–61
  - 信号伝達 62–63, 68–69, 78–79, 147, 237
  - 反射 60–61
- 脊柱（脊椎） 36, 40, 70–71, 212–13, 215
- セックス 204–205
- 赤血球 13, 16, 116–17, 120, 139
- 切歯 42–43
- セルリアック病 165
- セロトニン 79, 135, 198–99, 238, 243–44
- 閃光融合 85
- 仙骨 37
- 染色体
  - 遺伝 210–11
  - ＸＹ染色体 16, 23, 210–11
  - 減数分裂 19
  - ＤＮＡ分子 16–17
  - テロメア 224
  - 有糸分裂 18
- 喘息 186–87
- 線虫 177
- 前頭前野 232, 236, 243–44

そ

- 双極性障害 243
- 組織
  - 移植 25
  - 幹細胞作成技術 25
  - 種類 13
- 咀嚼 41, 44–45, 140, 142
- そばかす 33, 210
- 粗面小胞体 14

た

- ダイエット 161–63
- 体温調節 30
- 胎児 38, 179, 212–13
- 体臭 245
- 体重 38, 50–51, 55, 71, 158–61, 163, 196, 201, 215, 218, 222–23
- 体性感覚野 76–77
- 大腿骨 37, 51
- 大動脈 128
- 大脳 62–63, 76
- 大脳皮質 62–63, 76, 101
- 胎盤 179, 208–209, 212–13, 215–17
- 対立遺伝子 17
- 体力レベル 134–35
- ダウン症候群 19
- 唾液腺 142
- 脱臼 49, 71
- 脱水症 131, 152
- 脱毛 225
- 食べ物
  - アレルギー 186
  - 処理 →消化系、食事の項
  - 妊娠中の渇望感 214
  - 必須栄養素 138–39
  - 不健康な選択 196
  - →消化器系、食事の項も参照せよ
- 断食 162–63
- 胆汁 141, 144–45, 154–55, 157
- 炭水化物
  - 過敏性腸症候群（ＩＢＳ） 165
  - 肝臓の利用 156
  - 消化 144–45
  - 低糖質ダイエット 161
  - 糖尿病 200
  - 微生物による消化 149
  - 必須栄養素 138
- 断続的断食法 162
- 胆嚢 144, 155, 157
- タンパク質
  - 肝臓での生成 157
  - 細胞の外への運搬 14
  - 小胞内へのパッケージ 14
  - ハウスキーピング 23
  - はたらき 16
  - 翻訳 14, 16, 20–21
- タンパク質（栄養素） 138, 161

ち

- 膣 204–206, 208, 216–17, 223
- 窒息 142
- 乳房 214–15, 222
- チミン 16–17
- 血餅 46, 49, 126–27
- 中心体 15
- 虫垂 147
- 腸
  - 栄養の吸収 149
  - ガスの生成 149
  - 過敏性腸症候群（ＩＢＳ） 165
  - カルシウムの吸収 194–95
  - 行動／リラックス 69
  - 消化 141, 144–47
  - 触覚 74
  - セルリアック病 165
  - 乳糖不耐性 164
  - 微生物 148, 172
  - ホルモンの産生 238
- 聴覚
  - 音の受信 88–89
  - 音の処理 90–91
  - 音の高さ 89
  - 音源定位 90–91
  - 障害 94–95
  - 人工内耳 95
  - 有毛細胞 13, 89, 92–93, 95
  - 老化 95, 225
- 聴覚野 95
- 直腸 10, 146–47
- 鎮痛剤 78–79

つ

- 椎間板ヘルニア 71
- 椎骨 50, 70
- ツチ骨 88
- 爪 34–35
- つわり 215

て

- 手 36, 55, 75, 109, 172
- ＤＮＡ（デオキシリボ核酸）
  - 遺伝子治療 27
  - 遺伝子発現 17, 22
  - 塩基 16–17, 20–21, 26–27
  - 化学療法 27
  - 交換と組み換え 19
  - 損傷と修復 26–27
  - 転写 20
  - 突然変異 26
  - 二重らせん 16–17
  - はたらき 16
  - 複製 20

　複製と分割　18
　フリーラジカル　224
Ｔ細胞
　数　181
　がんとの闘い　180–81
　抗菌性の化学物質　175
　産生　170, 190
　自己試験　171
　種類　181
　成熟／放出　171
　Ｂ細胞刺激　178, 180
　リンパ節への移動　171
低糖質ダイエット　161
デオキシヘモグロビン　117, 127
てこ、体の　55
テストステロン
　運動の利点　197
　情動　238
　スーパーマンポーズ　109
　性的魅力　244–45
　分泌　191, 223
　夜間の増加　198
鉄　116,–17, 139, 149, 157
テロメア　224–25

と

糖　57, 68, 116, 138–39, 144–45, 147
　→ブドウ糖の項も参照せよ
銅　157
瞳孔　68, 81, 244
橈骨　37, 49, 54
透析　151
闘争／逃走反応　191, 193, 240–41
糖尿病　200–201, 226
洞房結節　122-23, 129
動脈
　運動の利点　134
　冠状動脈　128
　肝動脈　154–55
　血圧　124–25
　構造　124
　行動／リラックス　68
　酸素に富んだ血液の運搬　124
　酸素の乏しい血液の運搬　114
　腎動脈　150
　生理痛　206
　閉塞　127–28
　ペニスの勃起　204
ドーパミン　197, 238, 244
毒素
　肝臓での無毒化　156
　による損傷　15, 26, 168
　防御として放出される　148
トランスファーＲＮＡ（tRNA）　20–21
トリコモナス　177
鳥肌　30–31
トレポネーマ菌　176

な

内分泌系　10–11
　下垂体　152, 190, 193, 196–97, 206–207, 222, 240–41
　甲状腺　190, 195, 199
　視床下部　10, 140, 152, 190, 193, 222
　膵臓　10, 140–41, 144, 158–59, 191–93, 196, 200–201
　精巣　11, 24, 191, 204–205, 223, 238
　副腎　10, 121, 191, 193, 196, 238, 240–41
　卵巣　191–92, 223, 238
　→ホルモンの項も参照せよ
ナチュラルキラー（ＮＫ）細胞　169
ナトリウム　146–47
涙　81
難聴　94-95, 225

に

にきび　47, 223
二酸化炭素　10, 99, 112, 115–17, 120–21, 125
二重関節　41
乳酸　43, 57, 121, 130–31
乳酸菌　148
乳歯　42
乳腺　172, 214
乳糖不耐性　164
ニューロン　66–67, 90–91, 163, 197, 234
尿　150–51, 153, 195, 212
尿管　10, 150–51, 153
尿素　150–51
妊娠
　Ｒｈ溶血性疾患の新生児　179
　期間　217
　受精　208–209
　出産　216–17
　胎児の成長と発達　212–13
　つわり　215
　特別な食欲　214
　妊娠線　215
　母体の変化　214–15
妊娠線　215

ね

ネクローシス　15
寝言　236
熱　176, 182–83
捻挫　71

の

脳
　アルコールの影響　61
　痛みの感覚　78–79
　うつ　243
　運動の利点　135
　エネルギー供給　161
　音の処理　90–91
　概日時計　198
　学習　62, 230–31
　活動領域　65
　かゆみ反応　79
　体の位置感覚　11, 101
　感覚の入力／行動の出力　60–61
　記憶　231–33, 247
　嗅覚　97
　共感覚　247
　強迫神経症（ＯＣＤ）　242
　恐怖症　242
　空腹／満腹感　140
　ケトン体の利用　161
　幻覚　247
　構造／組成　62–63
　システム　112
　子どもの　220–21
　死　227
　視覚　84–85
　視交叉上核（ＳＣＮ）　198
　思考の処理　63
　思春期の影響　222
　自伝的記憶　247
　自動機能制御　62
　自閉症　246
　情動の形成　239
　触覚　76–77
　処理の速度　60
　神経経路　65
　神経細胞の数　65
　神経細胞の活動　65
　新生児　218–19
　心的外傷後ストレス障害（ＰＴＳＤ）　243
　水分バランス　152
　性的魅力　244
　双極性障害　243
　大脳半球　64, 76–77
　断食の効果　163
　デフォルトモードネットワーク　65
　統合感覚　102–103
　闘争／逃走反応　240–41
　妊娠の影響　214
　ネットワーク　65
　脳梁　64
　灰白質　62
　白質　62
　発達　218–20
　発話　104–105
　表情を読む　106
　ホルモン生成　238
　夢　236–37
脳幹　61–63, 68, 79, 227, 236–37
脳卒中　124, 129, 160, 226
脳梁　64
ノルアドレナリン　243

は

歯　42–43
胚　23, 25, 212–13
肺
　アレルギー反応　187
　運動の利点　134
　ガス交換　114–15, 120
　がん　226
　感染　226
　構造／組成　112–15
　行動／リラックス　68
　呼吸　112–13

- 疾患　226
- 咳　118-19
- 喘息　187
- 胎児期の成長と発達　212
- 容量　132

排出系　141, 146-47, 150-51
肺胞　113-15
ハウスキーピングタンパク質　23
歯ぎしり　43
拍動　122-24, 128-29, 132, 212
白内障　87
発話　101, 104-105
鼻
- いびき　118
- 風邪とインフルエンザの症状　183
- 嗅覚　96-97
- くしゃみ　118
- 骨折　48
- 微生物　172
- 骨と軟骨　48

瘢痕　47
反射　60, 218

ひ

皮下組織　30-32, 47
光受容細胞　13
非言語コミュニケ-ション　108-109
腓骨　37
Ｂ細胞
- Ｔ細胞による刺激　178, 180
- 抗体生成　175, 179-80
- 自己試験　170-71
- 種類　178
- リンパ節への移動　171

皮脂　31, 47
肘　37, 40-41, 48-49, 54-55, 70
微小管　15
ヒスタミン　46, 174-75, 183, 186-87
微生物
- 有益な　146, 148-49, 164, 172-73
- 有害な　148, 172-73
  →感染の項も参照せよ

ビタミン
- 肝臓での貯蔵　157
- 微生物による生成／分泌　149
- ビタミンＡ　139, 155, 157
- ビタミンＢ　146, 149, 157
- ビタミンＣ　126, 138
- ビタミンＤ　30-31,33, 36, 50, 157, 194-95
- ビタミンＥ　157
- ビタミンＫ　126, 146, 149, 157
- 必須栄養素　138

左きき　64
ひっかき行為　79
ヒト絨毛性生殖腺刺激ホルモン（ｈＣＧ）　215
泌尿器系　10-11, 150-53
- 腎臓　→腎臓の項
- 尿管　150-51, 153
- 膀胱　69, 121, 150-51, 153, 204-205, 215

皮膚
- 色　33
- 重さ　12
- かさぶた　46
- 傷への反応　174-75
- 構造／組成　30-32
- 自己再生　32
- 湿疹　186
- 触覚　74-75
- 伸展受容体　101
- 層　31-32
- 損傷　46-47
- 温管理　30
- 治癒　46-47
- 透過性　31
- にきび　47, 223
- 妊娠線　215
- はたらき　30-31
- 瘢痕　47
- 微生物　173
- ビタミンＤの合成　33
- 防御バリアとして　31-33
- 水ぶくれ　47
- 面積　31
- やけど　47
- 老化　32, 225

ビブリオ属（細菌）　176
肥満　160
肥満細胞　169, 174-75
病気
- 感染症　176-77
- 死因　226
- ＤＮＡの突然変異による　18, 26-27
- ワクチン　184-85
  →感染の項も参照せよ

病原体　168, 176-77, 180-81, 184
→感染の項も参照せよ
表情　106-109, 239
表情を読む　106-107
表皮　31-33, 47, 74-75, 174-75
疲労感　234-35
ピロリ菌　148

ふ

ファニーボーン　37, 70
不安　196
副甲状腺ホルモン（ＰＴＨ）　192, 194-95
副腎　10, 121, 191, 193, 196, 238, 240-41
不整脈　129
双子　171, 208-209
ブドウ糖
- 運動中の利用　130-31
- 肝臓での生成　68, 156-57
- グリセミック指数（ＧＩ）　163
- 砂糖のわな　160-61
- 闘争／逃走反応　241
- 糖尿病　200-201
- 乳酸からの転化　121
- 乳糖からの転化　164
- バランス　158-59
- ホルモンの管理　191, 193, 196
- ライフスタイルの影響　196-97

不妊　209
不妊治療　209
ＰＲＩＣＥ処置　71
フリーラジカル　224
プロゲステロン　191, 206-207, 214-15
プロスタグランジン　78
プロテアーゼ　145
プロバイオティクス　149
プロピオン酸　149
糞便　141, 146-47

へ

平滑筋　12-13, 124-25
閉経　206
平衡感覚　92-93
ペースメーカー　122-23
へそ　172
ペニス　204-205
ヘモグロビン　116-17, 127, 139, 157
ヘルペスウイルス　176
変形性関節症　51
扁桃体　97, 237, 239-40

ほ

膀胱　69, 121, 150-51, 153, 204-205, 215
方向の感覚　92
補体タンパク質　168
ボディランゲージ　108-109
母乳育児　219
骨
- 運動による効果　50
- カルシウムの蓄積　195
- カルシウムの放出　194
- 関節　→関節の項
- 血管　36
- 構造／組成　36-37, 50
- 骨格　37
- 骨折　38, 48-49
- 骨粗しょう症　48, 50-51
- 成長　38-39, 223
- 治癒　49
- 強さ　36
- はたらき　36
- 老化　48, 50

ホルモン
- 「快感」　196-97
- アデノシン　234-35
- アドレナリン　→アドレナリンの項
- アルドステロン　199
- 一日のリズム　198-99
- インスリン　149, 158, 160-61, 191, 196-97, 200-201
- 運動の利点　197
- エストロゲン　→エストロゲンの項
- オキシトシン　192, 196, 238, 245

ま

み

む

め

も

や

ゆ

よ

ら

- 酪酸 149
- ラクターゼ 164
- 卵形嚢 93
- 乱視 86
- 卵子 13
  - 遺伝 210-11
  - 月経周期 206-207
  - サイズ 205
  - 受精 205, 208-209
  - 生成 19
- 卵巣
  - 月経周期 206-207
  - ホルモン産生 191-92, 206-207, 223, 238
- 卵胞刺激ホルモン（ＦＳＨ） 206-207

り

- リーサス因子（Ｒｈ） 179
- リッサウイルス 176
- リパーゼ 143-45
- リボソーム 14, 20-21
- 両眼視 84
- 緑内障 87
- リラキシン 216
- リン酸 16-17, 36
- 臨死体験 227
- リンパ系 145, 170-71, 178

れ

- レジスタンス・トレーニング 133
- レプチン 140, 198, 222
- レム睡眠 234-37
- 連鎖球菌 176
- レンチウイルス 176

ろ

- 老化
  - 記憶力低下 233
  - 傷の治り 175
  - 骨粗しょう症 48, 50-51, 195
  - 細胞死 225
  - しみ 225
  - 視力の変化 86-87, 225
  - 神経の劣化 225
  - 脱毛 225
  - 椎骨 71
  - ＤＮＡ損傷 26
  - テロメアの長さ 224
  - 難聴 95, 225
  - 歯 42
  - 皮膚 32, 225
  - フリーラジカル 224
  - 変形性関節症 51
  - 免疫応答 175

わ

- ワクチン 176, 180-81, 184-85, 187
- 笑い 128

謝辞

本書の製作にご協力いただいた以下の皆様に、ＤＫ社よりお礼申し上げます。

デザイン協力：Amy Child, Jon Durbin, Phil Gamble, Alex Lloyd, Katherine Raj

製作準備：Nadine King, Dragana Puvacic, and Gillian Reid

校　正：Caroline Jones for indexing, and Angeles Gavira Guerrero

図版の掲載を快諾くださった以下の方々にも感謝いたします。

85頁　Edward H Adelson

87頁　Photolibrary: Steve Allen

詳細はウェブをご覧ください。

www.dkimages.com